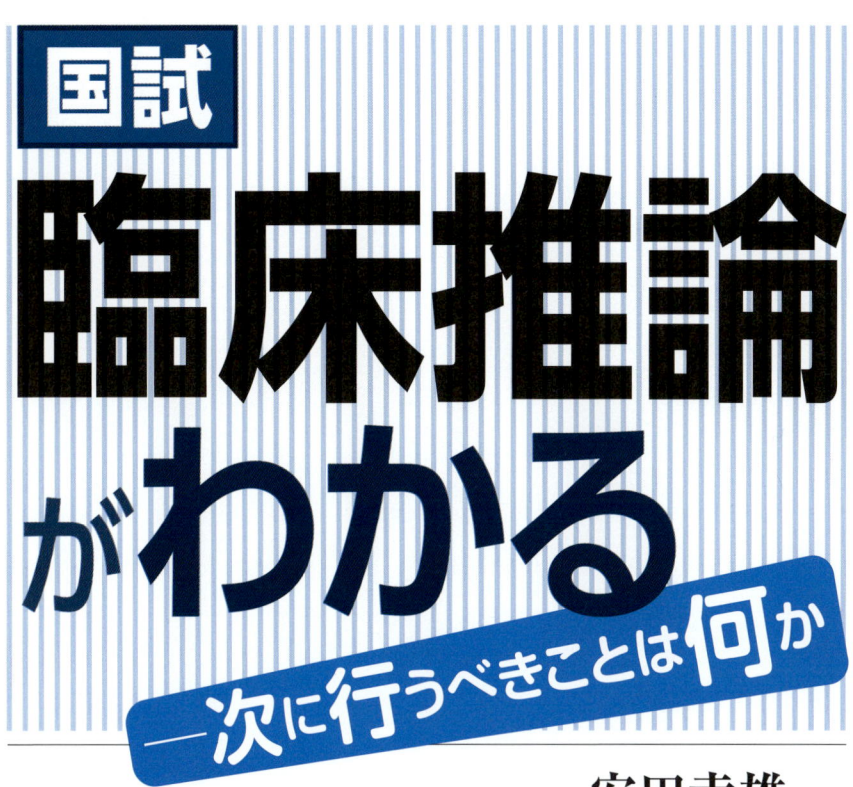

国試

臨床推論がわかる
——次に行うべきことは何か

安田幸雄 編集

医学評論社

＊正誤情報，発行後の法令改正，最新統計，診療ガイドライン関連の情報につきましては，弊社ウェブサイト（http://www.igakuhyoronsha.co.jp/）にてお知らせいたします。

＊本書の内容の一部あるいは全部を，無断で（複写機などいかなる方法によっても）複写・複製・転載すると，著作権および出版権侵害となることがありますので，ご注意ください。

序

　第106回医師国家試験で，臨床問題・長文問題の主文に「まず行うべきなのは，現時点で実施すべきなのは，次に行うのは，…どれか。」と記された問題が数多く出現しました．これらの設問は，医療面接－身体診察－検査－治療－評価－医療面接…と続く診療のスパイラルで連続するプロセスの一場面を切り取って提示し，その時点でこの患者さんに何が起こっているのか（臨床推論），そしてその推論に基づく問題解決のための優先すべき検査・処置・治療・説明は何か（臨床決断），を求めています．このような問題は第107回以降も引き続き多く出題されてきました．

　世界的な規模で持続している医学教育改革の流れの中で，医学部卒業時点での到達目標は，医学的知識から臨床能力に大きく変わってきました．初期臨床研修をスムーズに開始できるような，卒前卒後で連続性のある教育に向かっている，といえます．医学部卒業時までに習得した臨床能力を評価する際に，ペーパーテストで測定できるのは認知領域だけですので，医師国家試験においては，一般問題では医学の基本や疾患各論の知識を問う問題，そして臨床問題・長文問題ではそれらの知識を用いて患者さんの問題解決を行うための臨床推論，臨床決断の能力を測定する問題，が中心となっていくのは必然的であるといえます．

　本書の目的は，医学部卒業時までに到達することが求められるレベルの，臨床推論能力と臨床決断能力の習得の支援にあります．代表的な症候ごとに，エキスパートがキーワードなどを使って半ば無意識的に行う直感的な診断方法ではなく，医療の初心者が用心深く行う帰納法的な診断戦略を使って，診断仮説の形成，その仮説の検証，診断と治療の結合，の順で診断を確定していく，臨床推論過程の解説を目指しました．

　本書の構成は，章立ては医師国家試験出題基準にある「必修の基本的事項」の「主要症候」に準じ，各症候について，まず医療の初心者や非専門分野の医師がたどる推論方式の一つである診断のフローチャートを提示し，その解説と医学生が知っておくべき鑑別疾患の一覧を記し，さらに演習問題と診断のフローチャートを利用した解き方を加えて，臨床推論のプロセスが医学部中・高学年の学生に理解できるよう分かりやすく記載しました．

　本書が新しい医学教育の理念に沿った臨床医育成の一助になれば幸いです．

2014年8月

金沢医科大学　名誉教授
安田　幸雄

Page Guide

全70項目。冒頭に定義を掲載！

各症候の診断をわかりやすくフローチャートに！

フローチャートを順を追って説明！

各症候の対象疾患をレジュメの末尾にすべて掲載！

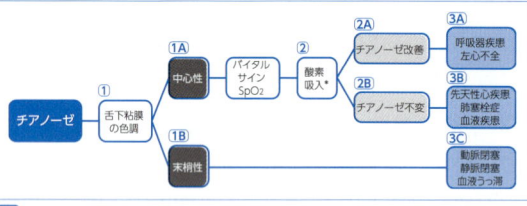

臨床現場を想像しながら，是非，症例問題にチャレンジ！

どう考えるのか！

どこに着目するのか！

フローチャートとの対応も明示！

そして，「現時点で何を行うべきなのか」が見えてくる！

Contents

Chapter 1　全身症候

1. 発　熱 …………………………… 2
2. 全身倦怠感 ……………………… 11
3. 食思〈欲〉不振 ………………… 17
4. 体重減少，体重増加 …………… 21
5. ショック ………………………… 34
6. 意識障害 ………………………… 45
7. けいれん ………………………… 51
8. めまい …………………………… 61
9. 脱　水 …………………………… 69
10. 浮　腫 …………………………… 79

Chapter 2　皮膚，粘膜

1. 皮疹，粘膜疹 …………………… 88
2. 瘙　痒 …………………………… 104

Chapter 3　頭頸部，感覚器

1. 視力障害 ………………………… 110
2. 視野異常 ………………………… 115
3. 複　視 …………………………… 119
4. 眼球運動障害 …………………… 123
5. 結膜の発赤（出血，充血）…… 130
6. 聴力障害（難聴）……………… 136
7. 耳　鳴 …………………………… 141
8. 鼻出血 …………………………… 145
9. 咽頭痛 …………………………… 149
10. 嗄　声 …………………………… 153

Chapter 4　呼吸器，心臓，血管

1. 咳嗽，喀痰 ……………………… 158
2. 血痰，喀血 ……………………… 167
3. 喘　鳴 …………………………… 173
4. 呼吸困難，息切れ ……………… 177
5. チアノーゼ ……………………… 183
6. 胸痛，胸部圧迫感 ……………… 191
7. 失　神 …………………………… 202
8. 動　悸 …………………………… 208
9. 頻脈，徐脈 ……………………… 214
10. 不整脈 …………………………… 223
11. 高血圧 …………………………… 230

Chapter 5　消化器

1. 嚥下障害，誤嚥 ………………… 240
2. 腹　痛 …………………………… 244
3. 胸焼け …………………………… 253
4. 悪心，嘔吐 ……………………… 259
5. 吐血，下血 ……………………… 266
6. 便　秘 …………………………… 274
7. 下痢，（粘）血便 ……………… 279
8. 黄　疸 …………………………… 287
9. 腹部膨隆・膨満 ………………… 294

Chapter 6　血液，造血器，免疫

1. 貧　血 …………………………… 306
2. リンパ節腫脹 …………………… 314
3. 出血傾向 ………………………… 320

Chapter 7　腎，泌尿器，生殖器

1. 乏尿，無尿 …………………… 330
2. 多　尿 ………………………… 337
3. 排尿障害 ……………………… 342
4. 血　尿 ………………………… 346
5. 蛋白尿 ………………………… 351
6. 月経異常 ……………………… 356
7. 不正性器出血 ………………… 363

Chapter 8　心理，精神機能

1. 記憶障害 ……………………… 368
2. 幻覚，妄想 …………………… 372
3. 躁，抑うつ …………………… 380
4. 不安，恐怖，強迫 …………… 385
5. 睡眠障害 ……………………… 389

Chapter 9　神経，運動器

1. 構音障害 ……………………… 398
2. 頭　痛 ………………………… 404
3. 運動麻痺，筋力低下 ………… 410
4. 運動失調 ……………………… 416
5. 不随意運動 …………………… 422
6. 歩行障害 ……………………… 429
7. 感覚障害 ……………………… 435
8. 腰背部痛 ……………………… 442
9. 筋肉痛 ………………………… 450
10. 関節痛，関節腫脹，関節変形 ……… 455

Chapter 10　内分泌，代謝，栄養，乳腺疾患

1. 肥　満 ………………………… 462
2. や　せ ………………………… 466
3. 乳房のしこり・左右差，皮膚の陥凹 …… 472

■ 索　引 …………………………… 479

Editor and Authors

編集

安田　幸雄　金沢医科大学名誉教授

著者（50音順/敬称略）

青木　達哉	東京医科大学名誉教授
朝倉　英策	金沢大学附属病院　病院臨床教授
荒田　智史	関東医療少年院医務課医務課長
石黒　達昌	元テキサス大学MDアンダーソン癌センター客員助教授
石光　俊彦	獨協医科大学循環器・腎臓内科学教授
市邉　義章	北里大学医学部眼科学診療准教授
井出　冬章	帝京大学ちば総合医療センター脳神経外科
伊藤　昭彦	医療法人社団常仁会牛久愛和総合病院耳鼻咽喉科医長
大賀　優	東京医科大学茨城医療センター脳神経外科講師
沖永　功太	帝京大学医学部名誉教授
金井　誠	信州大学医学部保健学科教授
亀谷　学	医療法人財団天翁会あいクリニック中沢院長/聖マリアンナ医科大学客員教授
川杉　和夫	帝京大学医学部内科学教授
川田　暁	近畿大学医学部皮膚科学教授
川田　忠典	医療法人社団育成会鹿島田病院病院長/昭和大学医学部客員教授
草場　岳	医療法人社団仁星会大泉学園クリニック院長
洪　定男	順天堂大学スポーツ健康科学部スポーツ医学客員准教授
後関　利明	北里大学医学部眼科学診療講師
後藤　守孝	東京医科大学血液内科学分野
近藤　信和	近藤整形外科院長
佐野　元規	千葉西総合病院副院長/内科部長
島本　史夫	大阪薬科大学薬物治療学II教授
庄司　進一	一之瀬脳神経外科病院脳神経センター長/筑波大学名誉教授
副島　昭典	杏林大学保健学部教授
高木　融	戸田中央総合病院副院長/東京医科大学消化器外科・小児外科派遣教授
中野　弘一	東邦大学教授教育・研究支援センター長/学長補佐
中村　博幸	東京医科大学茨城医療センター内科教授（呼吸器）
永島　隆秀	獨協医科大学内科学（神経）講座講師
野口　純男	横須賀共済病院副院長/横浜市立大学医学部臨床教授
塙　篤雄	群馬パース大学客員教授/日本赤十字社東京都血液センター
馬場　俊吉	日本医科大学耳鼻咽喉科学特任教授（千葉北総病院）
平田　幸一	獨協医科大学内科学（神経）講座教授
福島　久喜	国際医療福祉大学病院乳腺外科教授
堀　有行	金沢医科大学医学教育学教授
松田　重三	帝京短期大学ライフケア学科教授
松本　博	中野南口クリニック
安田　幸雄	金沢医科大学名誉教授
山内　俊一	帝京大学/北東京寿栄園併任医学部教授

写真集　ix

Photos

No. 1 (p. 67)

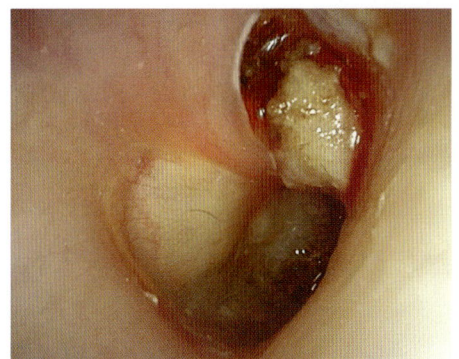

No. 2 (p. 112)

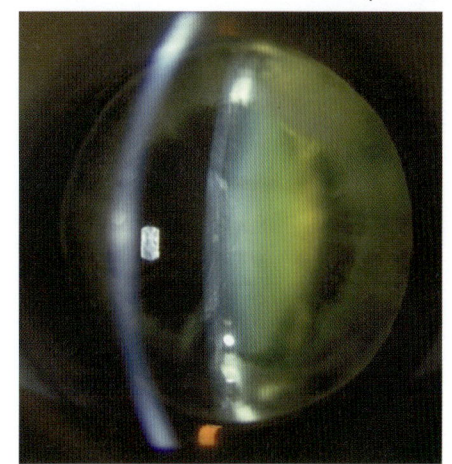

No. 3 (p. 125)

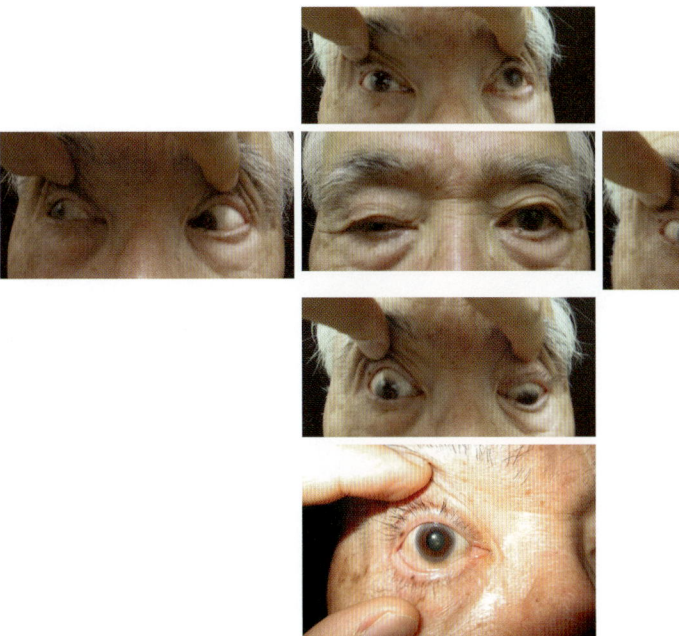

x 写真集

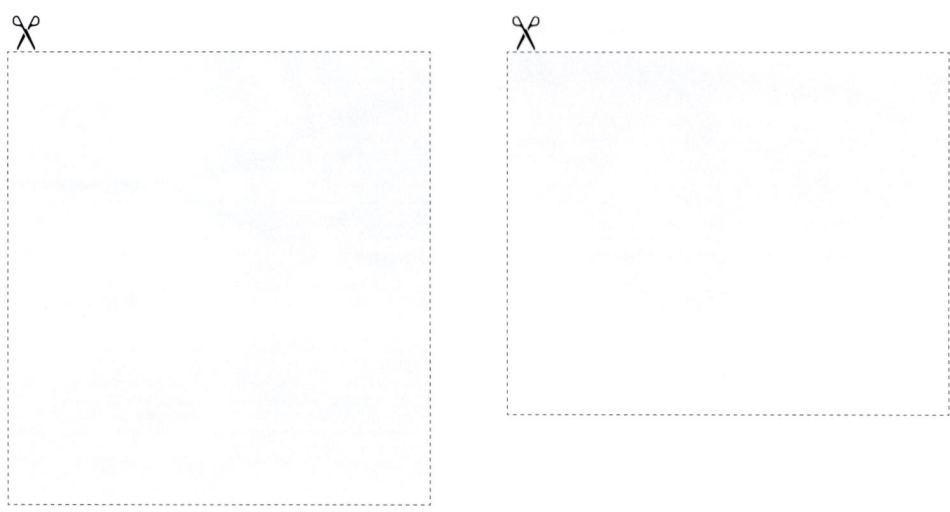

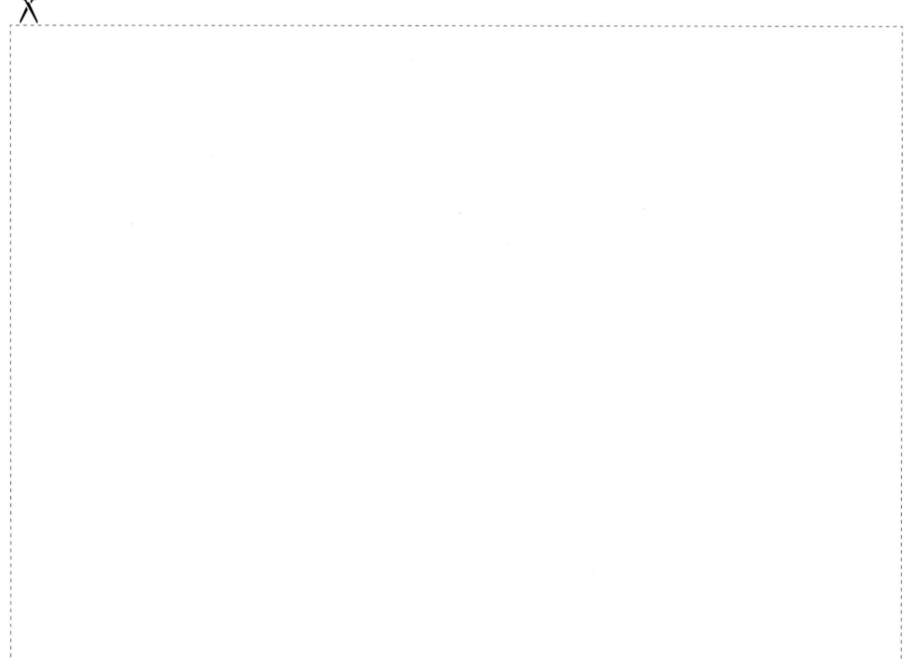

写真集 xi

Photos

No. 4（p. 127）

A B

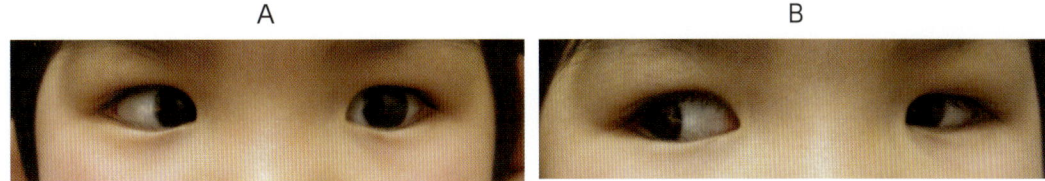

No. 5（p. 128）

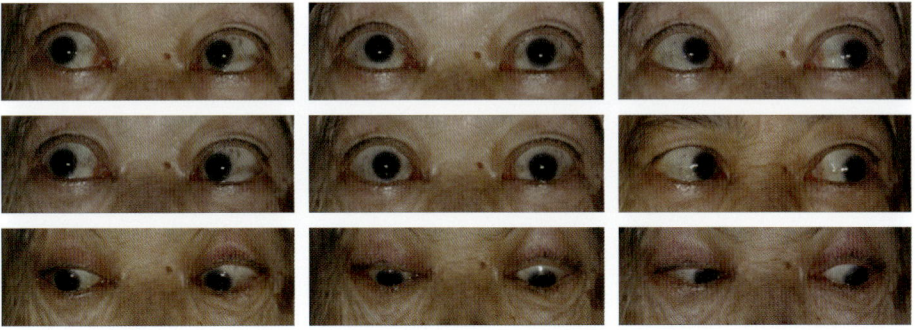

No. 6（p. 133）

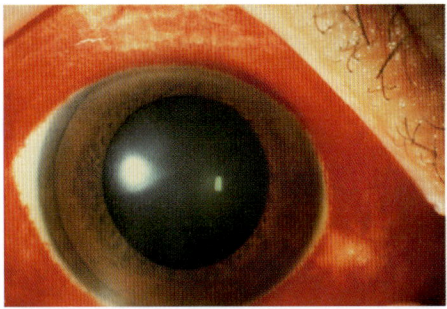

xii 写真集

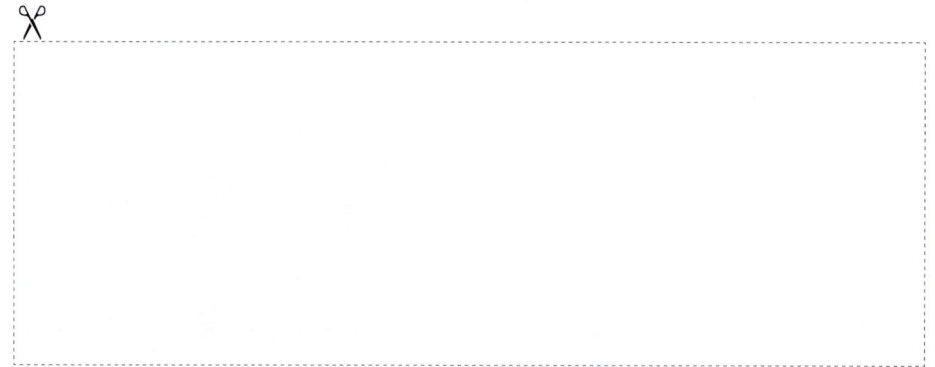

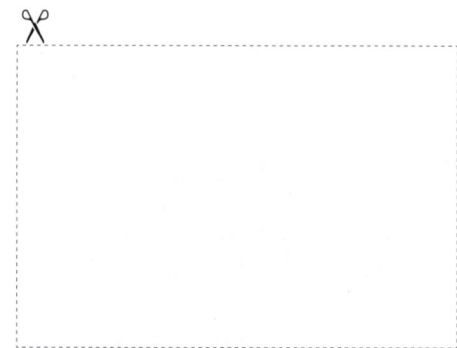

写真集　xiii

Photos

No. 7（p. 134）

A　　　　　　　　　　　B

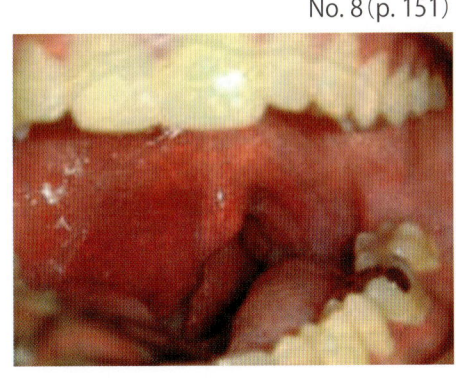

No. 8（p. 151）　　　　　No. 9（p. 246）

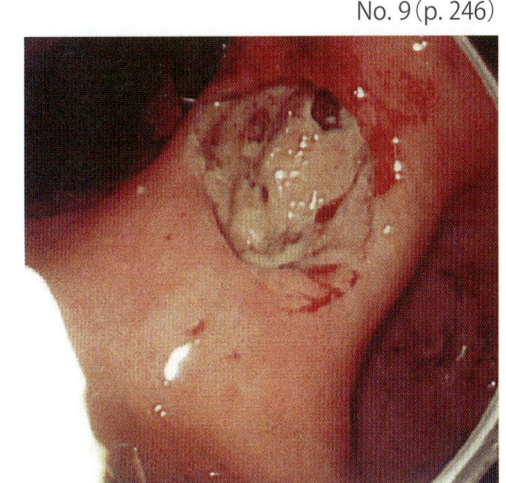

No. 10（p. 251）　　　　　No. 11（p. 473）

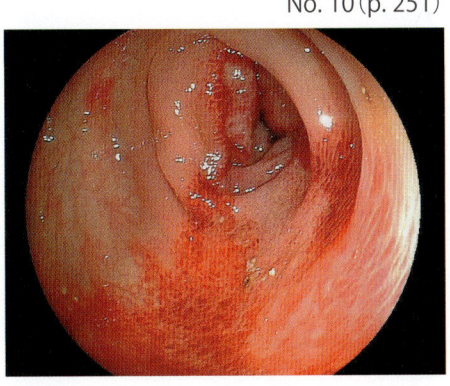
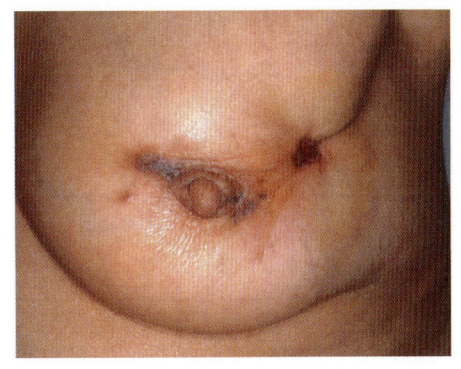

xiv 写真集

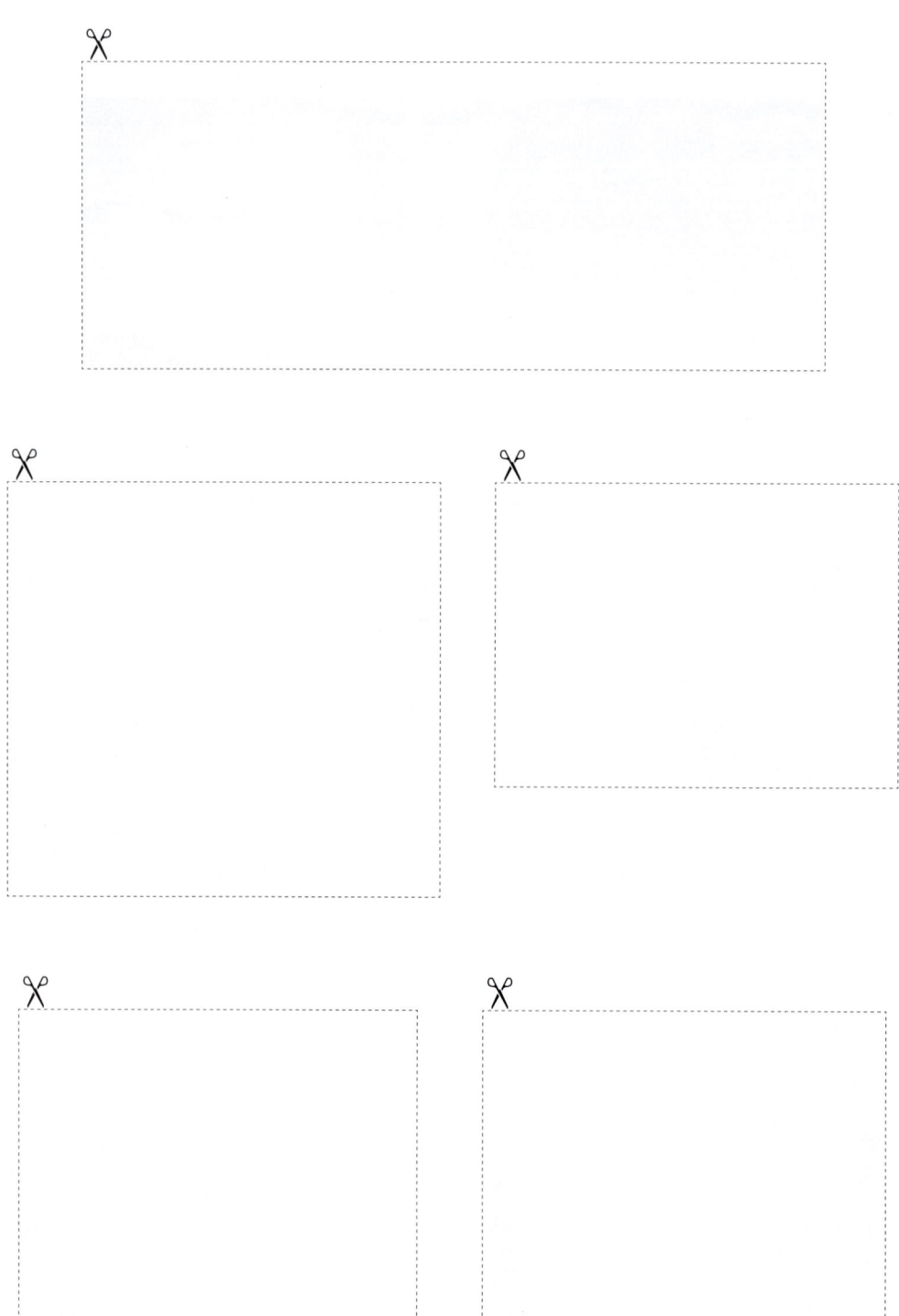

写真集 **xv**

Photos

No. 12 (p. 473)

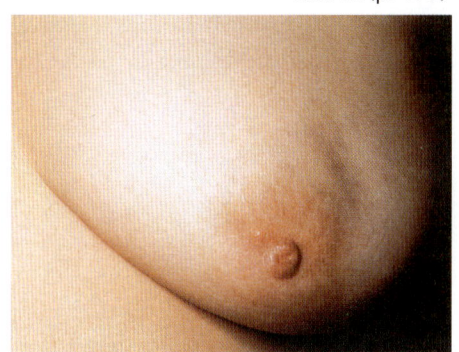

No. 13 (p. 473)

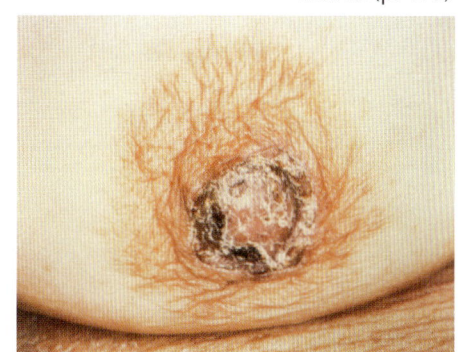

No. 14 (p. 474)

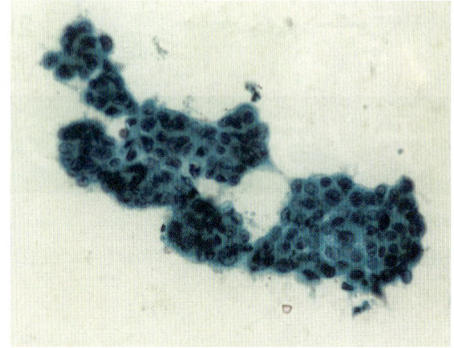

No. 15 (p. 475)

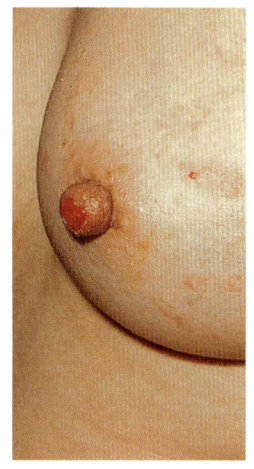

xvi 写真集

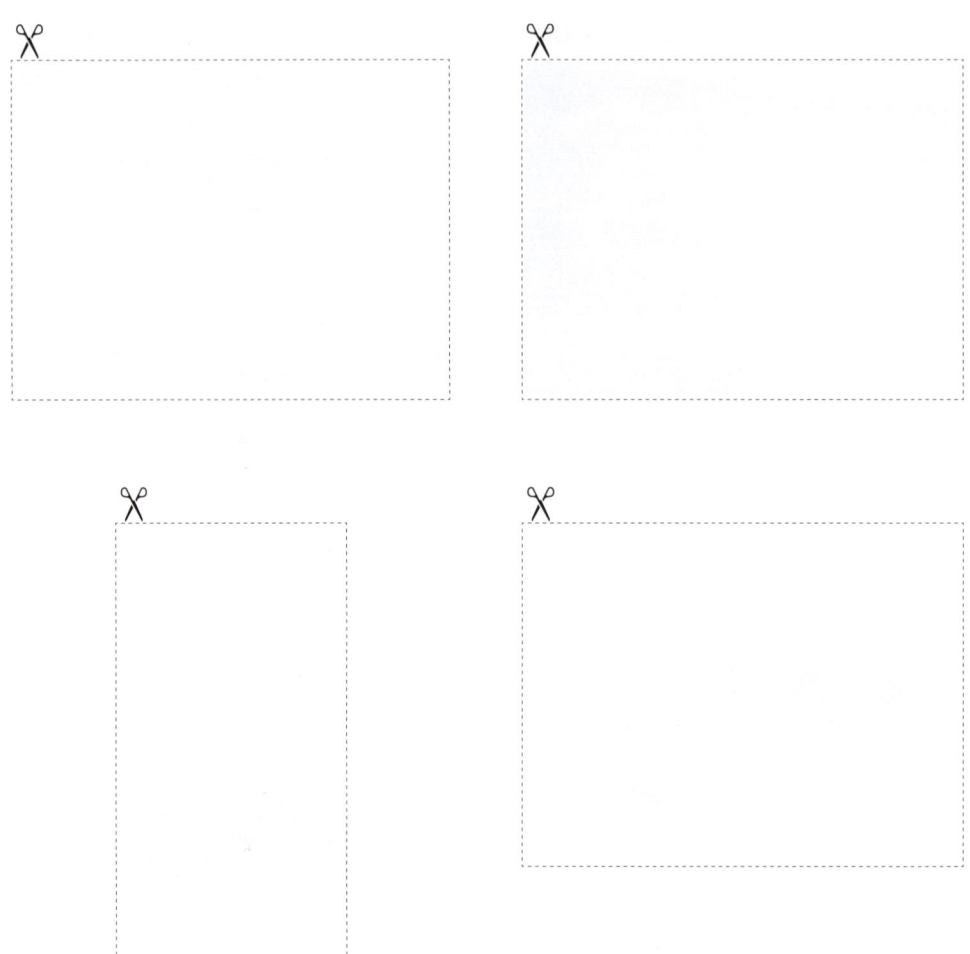

Chapter 1　全身症候

1 発　熱 …………………………………………… 2
2 全身倦怠感 ……………………………………… 11
3 食思〈欲〉不振 ………………………………… 17
4 体重減少，体重増加 …………………………… 21
5 ショック ………………………………………… 34
6 意識障害 ………………………………………… 45
7 けいれん ………………………………………… 51
8 めまい …………………………………………… 61
9 脱　水 …………………………………………… 69
10 浮　腫 …………………………………………… 79

1-1 発　熱

亀谷　学

　発熱とは，口腔温を基準とし，早朝 37.2℃以上，夕方 37.7℃以上をいう。なお，腋窩温は口腔温より平均 0.5℃低い。

診断のフローチャート

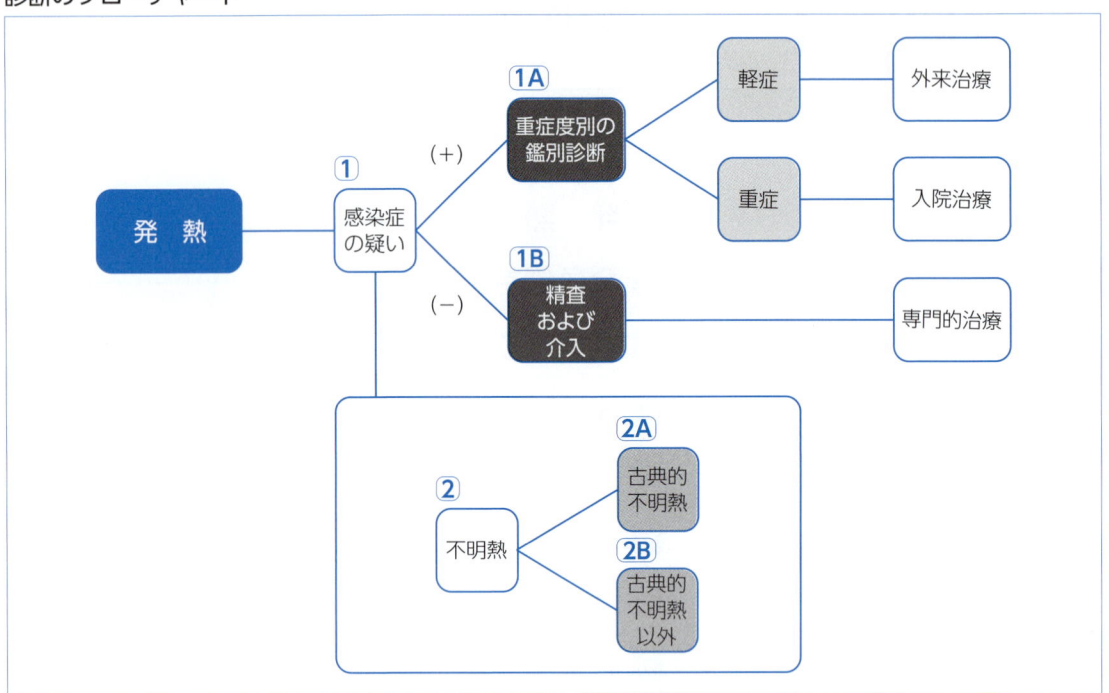

1　まずは感染症を疑う
　発熱では，最も頻度の高い感染症をまず疑う。上気道炎などの日常病から膿瘍などの比較的まれな疾患まで，原因は多岐に及ぶ。問診・身体診察・検査所見から疾患を系統的に鑑別する。
【問　診】
①病歴：発熱の期間，熱型，病人との接触，随伴症状
②現病歴・既往歴：基礎疾患の有無（例：糖尿病，悪性腫瘍，免疫不全状態など），すでに治療中であれば，その内容や開始時期など薬剤熱を考慮して詳細に聴く。
③生活歴：性交歴，周囲の感染症
④渡航歴：最近の旅行（例：活動，食物，虫刺され，性行為），旅行前予防接種歴など
【身体診察】
　全身を系統的に診察する（表 1 参照）。
【検　査】
①検体検査：尿・血算・血液生化学・血清学的検査など

表1 発熱をきたす感染症の系統的な診察

系統別	問診・徴候	主な検査[*1]
中枢神経系	頭痛，羞明，項部痛，髄膜刺激症状，神経精神症状，眼底所見	脳CT・MRI，腰椎穿刺
耳鼻咽喉系	鼻汁，咳，後鼻漏，咽喉頭痛，頬部痛，耳痛，扁桃腫大，頸部リンパ節腫脹，耳鼻鏡所見	溶連菌・アデノウイルス迅速検査，副鼻腔エックス線，頭部CT
呼吸器系	咳，痰，胸痛，呼吸困難，呼吸副雑音，胸・心膜摩擦音	胸部エックス線・CT，喀痰Gram染色・PCR・培養
心血管系	歯科治療歴，塞栓（皮膚・爪床など），胸痛，心雑音，心不全，ライン留置，心血管手技	ECG，心臓超音波・CT，MRA（細菌性動脈瘤），血液培養
消化器系	腹痛，悪心，嘔吐，排便異常，黄疸，腹部腫瘤，腹膜刺激症状，直腸所見	腹部エックス線・超音波・CT，便潜血，便培養
泌尿生殖器系	性交歴，悪寒戦慄，排尿障害，腰痛，下腹部痛，膿尿，腟・陰部排膿，前立腺圧痛，CVA[*2]叩打痛	泌尿生殖器超音波・CT，尿Gram染色・培養，腟ぬぐい液培養
筋骨格系	関節所見（疼痛・発赤・腫脹，水腫，可動制限）	関節エックス線・超音波・MRI，関節穿刺（細胞数・Gram染色・培養）
軟部組織	軟部組織所見（疼痛・発赤・腫脹）	体表超音波，軟部組織CT・MRI，生検
全身性	免疫不全状態，感染症の先行，上気道症状，皮疹，盗汗，虫咬傷痕，リンパ節腫脹	ウイルス迅速検査，真菌培養，特異抗体検査，血液培養

[*1] 検体検査（尿・血算・血液生化学・血清学的検査など）は，すべてに含まれるため，ここでは省略する．
[*2] CVA：肋骨脊柱角

②**迅速検査**：咽頭ぬぐい液（A群β溶連菌，インフルエンザ・アデノ・RSウイルスなど），便（ノロウイルスなど）
③生理・画像検査：ECG，単純エックス線撮影・超音波・CT・MRI・核医学（ガリウム検査など），PETなど
④**Gram染色**：喀痰・尿・便・関節液など
⑤**培養検査**：尿・便・喀痰・血液・関節液・膿などを**抗菌薬投与前に検査**する．
⑥特殊検査：腰椎穿刺，腹水・胸腔穿刺，骨髄穿刺・生検，皮膚生検など

1A 感染症と診断された場合

各疾患のガイドラインなどを参考に**重症度評価**を加味して最終診断する．救急治療を要する**細菌性髄膜炎**や**敗血症**などを見逃さないことが重要である．軽症例は外来で，重症例は入院で治療する（③**鑑別診断の対象疾患**参照）．

【治 療】

①**ウイルス感染症**：単純疱疹・帯状疱疹・インフルエンザなどに有効な一部の抗ウイルス薬以外は，抗菌薬を投与しない．
②**細菌感染症**：Gram染色により起因菌を半同定し，初期の抗菌薬を投与する．後日，培養結果が出た時点で狭域の抗菌薬に変更する．

表2　感染症以外の原因で発熱をきたす疾患の診断

疾　　患	問診・徴候	主な検査
膠原病	関節痛，関節炎，非瘙痒性・特異的皮疹，筋力低下，胸水，Raynaud 現象，神経精神症状，口内炎など	各種画像診断，特異抗体，腫瘍マーカー，生検など疾患固有の専門的検査など
悪性腫瘍	体重減少，盗汗，疼痛，骨痛，腫瘤，神経精神症状，リンパ節腫脹，吐下血，貧血，黄疸，不正出血など	
他の疾患または状況	薬剤投与歴，皮疹，頭痛，胸痛，筋肉痛，関節痛，神経精神症状，浮腫，呼吸困難，頸部リンパ節腫脹など	検温時の観察，画像検査，各種ホルモン検査，関節液ピロリン酸結晶など

1B　感染症と診断されない場合

現時点では感染症と診断できない場合，または感染症以外で診断がつかない場合は，外来または入院で精査するか，または必要に応じて対症療法などで介入する。ここでは，不明熱の原因疾患のうち，感染症以外の疾患や状況について精査することになるが，「他の疾患または状況」の中には薬剤熱・詐熱・骨折・偽痛風などが含まれることを知っておく（表2および 3 鑑別診断の対象疾患参照）。

【治　療】
①不明熱の診断に基づき，かつ各疾患のガイドラインに従って治療する。
②発熱の患者は注意深い経過観察が必要である。

2　不明熱の定義を満たす発熱の場合

発熱の原因が分からないときに安易に不明熱というのは誤りである。不明熱は次のように定義されている。

① 38.3℃以上の発熱
② 3 週以上持続する発熱
③ 1 週の入院精査でも診断がつかない発熱（最近は，3 回の外来精査，または 3 日以上の入院精査で診断がつかない発熱をいう）

2A　古典的不明熱をきたす疾患と発生頻度

①感染症（28.8％），②膠原病（29.1％），③悪性腫瘍（14.1％），④他の疾患または状況（15.7％），原因不明（12.3％）

2B　不明熱の 4 つのカテゴリー分類

古典的不明熱では，2A の①～④を精査する。表3 の古典的不明熱以外の 3 つのカテゴリーでは，各状況における感染症を考慮し，関連する臨床情報を参考に感染症以外にも配慮して治療にあたる。

表3　不明熱の分類と定義

分　類	定　義
古典的不明熱	38.3℃以上の発熱，3週以上持続 3日間の入院精査または3回の外来検査で診断不能
院内感染の不明熱	入院患者（急性期病院） 38.3℃以上の発熱，3日間以上持続 入院時に感染症を認めない。潜伏感染も否定的 3日間の精査では診断不能。初期の培養検査は陰性
好中球減少患者の不明熱	好中球<500/μL 38.3℃以上の発熱，3日間以上持続 3日間の精査では診断不能。初期の培養検査は陰性
HIV患者の不明熱	HIV感染患者 38.3℃以上の発熱， 発熱は外来で4週以上。入院で3日間以上 48時間の培養検査が陰性で，3日間の精査では診断不能

3　発熱における鑑別診断の対象疾患

1A　感染症を原因とする場合（重症度別）	
中枢神経系	[重症] 脳膿瘍，硬膜外膿瘍，細菌性髄膜炎
耳鼻咽喉系	[軽症] 上気道炎，咽頭炎，扁桃炎／[中等症] 副鼻腔炎，中耳炎，扁桃膿瘍／[重症] 咽後膿瘍，急性喉頭蓋炎
呼吸器系	[軽症] 気管支炎／[中等症] 肺炎，胸膜炎，結核／[重症] 肺膿瘍，膿胸
心血管系	[軽症] ライン感染／[中等症] グラフト感染，心膜炎／[重症] 感染性心内膜炎
消化器系	[軽症] 大腸炎，回腸末端炎，憩室炎／[中等症] 虫垂炎，胆嚢炎，胆管炎，肝炎／[重症] 腹膜炎，肝膿瘍
泌尿生殖器系	[軽症] 前立腺炎／[中等症] 腎盂腎炎，骨盤内炎症性疾患，性感染症
筋骨格系	[重症] 化膿性関節炎
軟部組織	[中等症] 丹毒，蜂窩織炎／[重症] 壊死性筋膜炎
全身性	[軽症] ウイルス感染症（インフルエンザ・アデノウイルス，EBウイルス，サイトメガロウイルス〈CMV〉など）／[中等症] 真菌感染症，抗酸菌感染症，リケッチア感染症（つつが虫病など）／[重症] HIV感染症，敗血症
1B　感染症以外を原因とする場合	
膠原病	血管炎症候群，成人Still病，リウマチ性多発筋痛症，側頭動脈炎，全身性エリテマトーデス〈SLE〉，関節リウマチ
悪性腫瘍	悪性リンパ腫，免疫芽細胞性リンパ節症，成人T細胞白血病，肝細胞癌，胃癌，腎細胞癌，乳癌骨転移，卵巣癌
他の疾患または状況	亜急性壊死性リンパ節炎，薬剤熱，詐熱，亜急性甲状腺炎，骨髄異形成症候群〈MDS〉，深部静脈血栓症，肺塞栓症，視床下部機能不全，骨折，偽痛風

Case I

　36歳の女性。3週間前から発熱が持続し，労作時の息切れが出現している。本日，突然，左側腹部に激痛が出現し，尿が赤くなったと，救急外来を受診した。体温38.1℃。脈拍120/分，整。血圧155/90 mmHg。心尖部に3/6度の汎収縮期逆流性雑音を聴取，心尖拍動を2肋間超えて触知，下腿浮腫を認める。第3指の指尖腹側に有痛性の小結節と母趾の爪床に赤く小さい斑点を認める。尿所見：蛋白（＋），糖（－），潜血（3＋）。血液所見：赤血球382万，Hb 11.0 g/dL，Ht 31%，白血球12,800，血小板28万。赤沈62 mm/1時間，CRP 13.8 mg/dL。
　次に問診する項目で適切なのはどれか。
　a　最近，発熱とともに咽が痛かったことはありますか。
　b　高尿酸血症を指摘されたことはありますか。
　c　家族に心筋梗塞の人はいますか。
　d　排尿時に痛みはありますか。
　e　最近，抜歯をしましたか。

アプローチ

- 36歳の女性
- 発熱が3週間続き，労作時の息切れが出現
- 本日，突然，左側腹部痛と肉眼的血尿が出現
- 心雑音，心尖拍動拡大と下腿浮腫がある
- 指尖に有痛性小結節，爪床に小発赤がある
- 検査所見から感染症が疑われる

診断のポイント

　感染症による発熱（F1A）として病態を整理する。
　心雑音の性状から僧帽弁閉鎖不全症が疑われる。心尖拍動の拡大から心肥大が，また労作時息切れと下腿浮腫から心不全を発症していると考えられる。
　しかし，今回の主訴は，突然の左側腹部痛と肉眼的血尿であり，指尖の有痛性小結節と爪床の小発赤が診断の鍵を握っている。
　心血管系疾患で発熱をきたす病気は数が少ない。ライン感染やグラフト感染は本症例には当てはまらない。心膜炎は感冒様症状と胸痛や心電図変化が特徴的で，本症例に少なくとも胸痛の訴えはない。
　そこで感染性心内膜炎〈infectious endocarditis：IE〉を想定すると病態が読めてくる（3 鑑別診断の対象疾患参照）。

次に行うべきこと

　設問の内容を吟味してみる。
　突然の左側腹部の激痛と肉眼的血尿は，尿路結石でよくみられる所見である。発熱の持続で脱水症になり尿路結石を発症したとしてもおかしくはないが，指尖の有痛性小結節と爪床の小

発赤との関連性については説明がつかない．よって，次に問診する項目として「高尿酸血症の指摘の有無（b）」は適当ではない．

来院時の血圧が高いことと下腿浮腫および肉眼的血尿が主訴であることから，急性腎炎の発症を想定してみる．しかし，突然の左側腹部の激痛は起こらないであろう．よって，A群β溶連菌感染後の急性腎炎の可能性を聴くための「最近の高熱と咽の痛みの有無（a）」も誤りである．

高熱と肉眼的血尿から腎盂腎炎を否定する必要はある．しかし，突然の左側腹部の激痛は腎盂腎炎の症状ではない．よって，先行する膀胱炎の有無を尋ねた「排尿時の痛みの有無（d）」は適切ではない．

冠動脈疾患のリスクに"心筋梗塞の家族歴"がある．弁膜症の心不全で労作時の息苦しさを訴えているが，本症例の臨床経過からは冠動脈疾患を優先して疑うことにはならない．よって，「家族に心筋梗塞の有無（c）」も間違いである．

本症例は，①高熱と検査結果から感染症が疑われ，②僧帽弁閉鎖不全症と心不全による下腿浮腫から心症状があり，③指尖のOsler結節と爪床のスプリンターヘモレージから塞栓症を認める．つまり，IEの3徴がそろっている．主訴の「突然発症した側腹部の激痛と肉眼的血尿」は，心腔内の疣贅がシャワーエンボリーを起こし，その1つとして腎塞栓を発症したと考えるのが最も妥当である．よって，IEを発症する頻度が高い歯科治療について，「最近の抜歯の有無（e）」がさらに聴きたい重要な情報である．

[臨床推論]

弁膜症の患者が観血的手技を受ける場合は，血液を介して細菌が障害弁膜に接触し，細菌性疣贅を形成する．つまり，弁膜症の患者は菌血症に晒されることで，常にIEを発症するリスクがある．

本症例は，既往に僧帽弁閉鎖不全症があり，抜歯に伴う菌血症から僧帽弁に疣贅が形成され，時間経過とともに弁膜の破壊が進み心腔内の血行動態が悪化して心不全に至ったと推察される．

IEでは，疣贅は心腔内から血流を介して全身臓器に塞栓症を発症する．指尖のOsler結節，爪床のスプリンターヘモレージ，眼底のRoth斑などはIEに特異的な塞栓として有名である．

突然の左側腹部の激痛からは，腎塞栓の他にも虚血性腸炎や脾塞栓なども鑑別する必要がある．いずれも起こり得る病態であるが，肉眼的血尿を伴ったことからここでは腎塞栓と診断する．

IEは，自然治癒のない疾患のため，ガイドラインに従い適切に血液培養を行い，有効な抗菌薬を長期間投与することになる．疣贅の本体は細菌のため，塞栓症に抗凝固療法の適応はない．むしろ細菌性動脈瘤が形成され，脳内にできればくも膜下出血破裂を起こす危険性がある．

抗菌薬の治療期間が月単位に及ぶことからも，確定診断と適切な抗菌薬の選択が必須になる．

正解：e

Case Ⅱ

67歳の女性。数日前から頻尿，残尿感と排尿後に痛みがあったが放置していた。今朝から全身がだるく，ぞくぞく寒く身体が震え，吐気があり嘔吐したために来院した。既往歴では，糖尿病を指摘されていたが放置しており，神経因性膀胱と診断されている。来院時所見：体温39.5℃。呼吸数 24/分。脈拍 124/分，整。血圧 110/75 mmHg。SpO_2 100%（room air）。悪寒戦慄がある。眼瞼結膜に貧血を認めない。眼球結膜に黄染を認めない。咽頭発赤はなく，肺・心臓の聴診に異常所見はない。右側腹部から背部に鈍痛があり，右 CVA（肋骨脊柱角）を叩打すると飛び上がるほどの痛みを訴える。尿，全血算，血液生化学検査を実施した。

次に行うべきことはどれか。
a 抗菌薬の投与
b 尿培養の検査
c 尿の Gram 染色
d 血液培養の検査
e 解熱薬の投与

アプローチ

・既往に糖尿病と神経因性膀胱がある 67 歳の女性
・排尿時症状が先行し，悪寒戦慄と悪心・嘔吐で来院した
・発熱，側腹部から背部の鈍痛と CVA 叩打痛を認める

診断のポイント

尿路感染症が疑われる（F1A）。

膀胱炎は，排尿困難，頻尿，尿意切迫，恥骨上の疼痛，血尿などが出現するが発熱はない。それに続くことの多い腎盂腎炎は，38℃以上の発熱，悪寒戦慄，横腹の痛み，CVA 叩打痛，吐気・嘔吐などが特徴である。

なかでも CVA 叩打痛は，腎盂腎炎を示唆する唯一の理学的所見とされ，①軽度（軽くあるのみ，1＋），②中度（けっこう痛がる，2＋），③重度（飛び上がるほど痛がる，3＋）と区別するが，偽陽性や偽陰性に注意を要する。

頻脈は高熱を反映しており，悪寒戦慄は敗血症からショックに進行する可能性を示唆している。

次に行うべきこと

発熱の患者における重症感染症への対応が問われている。

尿路感染症は外陰部からの逆行性感染が主体で細菌感染症を疑う。起炎菌に有効な抗菌薬を早急に開始する必要がある。

しかし，「尿培養（b）」や「血液培養（d）」による同定には数日を要するため，簡便に起因菌の半同定ができる「Gram 染色（c）」を行って抗菌スペクトラムを推定し，治療開始を優先する。

尿培養や血液培養の検体採取は抗菌薬の開始前に行う。

> 臨床推論

　尿路感染症は，①尿路異常を伴わない単純型尿路感染症，②解剖学的または機能的な異常を伴う複雑型尿路感染症，に分かれる．複雑型には，膀胱尿管逆流〈VUR〉，重複腎盂尿管，尿管狭窄，水腎症，尿管瘤，神経因性膀胱などがあり，上部尿路感染症が多く，反復しやすく，起炎菌は抗菌薬に耐性となりやすい．

　本症例には神経因性膀胱があり，②複雑型とされる．治療は，①単純型は外来でも可能だが，②複雑型は入院が原則である．

　来院時のバイタルサインから，循環動態は維持されていると判断できる．敗血症に対しては，通常は複数のスタッフが同時に処置を進める．選択肢の中で，「解熱薬の投与（e）」を除き，ほかの4つはいずれも急いで行う必要がある．

　しかし，設問は診断と治療の優先順位を尋ねている．敗血症では「抗菌薬の投与（a）」が最も重要だが，そのためには「Gram染色（c）」による起因菌の半同定が簡便であり，まず行う手段である．そして治療開始後に，尿培養や血液培養の結果が分かった時点で感受性の高い抗菌薬に変更するのがよい．

正解：c

> Case Ⅲ

　75歳の男性．2週前に風邪をひき，2日前から咳痰が激しくなり38.5℃の発熱があり入院となった．肺炎と診断され，喀痰培養にてモラキセラが検出されたためにアンピシリン・スルバクタムが開始され，第3病日には解熱し経過は良好であった．そろそろ経口抗菌薬に変更しようと考えた第7病日，再び高熱を発症した．体温39.2℃．呼吸数24/分．脈拍96/分，整．血圧128/80 mmHg．SpO$_2$ 97%（room air）．高熱の割に元気である．眼瞼結膜に貧血を認めない．眼球結膜に黄染を認めない．肺と心臓の聴診所見に異常はなく，腹部は平坦，軟で正常範囲である．第7病日の検査では，尿所見：糖（－），蛋白（－），潜血（－）．血液所見：Hb 13.0 g/dL，白血球 16,400（好酸球 25%）．血液生化学所見：尿素窒素 18.0 mg/dL，クレアチニン 0.8 mg/dL，AST 48 IU/L，ALT 30 IU/L．CRP 1.5 mg/dL．主な単純エックス線撮影，超音波検査，CTに異常を認めない．

　次に行うべきことはどれか．

a　熱型の観察
b　喀痰培養の再検査
c　喀痰Gram染色の再検査
d　血液培養の再検査
e　抗菌薬の中止

> アプローチ

・75歳の男性，肺炎の入院治療が順調に経過したところでの発熱
・高熱の割に元気であり，比較的徐脈である
・発熱をきたす新たな器質的・機能的疾患が見当たらない

診断のポイント

　発熱の診断の原点に戻り，アルゴリズムに従い，感染性（F1A）と非感染性（F1B）について考える。

　感染症の治療中は，特に膿瘍形成などの合併症が心配になる。抗菌薬使用によるクロストリジウム関連下痢症などは消化器症状を認めていない点で可能性は低い。ルート刺入部の感染については常に注意を払っていないと見落とす。

　新たな感染症を発症した可能性が低い場合は，非感染性（F1B）を考える。入院による臥床では深部静脈血栓症を，また高齢患者では偽痛風なども除外する必要があるが，身体診察と主な検査所見から，これらは否定的である。

　そこで，高熱の割に元気であり，比較的徐脈，白血球上昇，好酸球上昇，軽度の肝機能障害があり，また薬剤投与を開始して7〜10日で発熱していることから，本症例では薬剤熱が疑われる。ただし，薬剤熱は除外診断であることを最後まで忘れてはならない。

次に行うべきこと

　薬剤熱が疑われれば，可能な範囲で中止できる薬剤をすべて止めて経過観察する。通常は薬剤中止後72時間以内に解熱する。解熱しない場合は，改めて発熱のアルゴリズムに従って精査を進める。

臨床推論

　薬剤熱の診断は，疑うところから始まる。高熱にもかかわらず元気で比較的徐脈のときは，その可能性が高い。疑わしきは「中止可能な薬剤をすべて止めること（e）」である。

　検査所見で好酸球上昇などは感度が低く，「これさえあれば薬剤熱！」と言える特異的な所見がない。このことが薬剤熱の診断を難しくしている。

　原因薬剤としては，抗菌薬，抗腫瘍薬，中枢神経作動薬などが多い。薬剤熱の機序は，過敏性反応によるとされている。免疫複合体を介したⅢ型アレルギーの関与が示唆されるが，免疫応答の詳細は不明である。投与された薬剤またはその代謝産物がハプテンとして認識され，免疫複合体を形成し，免疫複合体が補体系を活性化し，発熱物質産生に作用すると推測されている。ほかにも，リンパ球による細胞性免疫を介した機序が知られている。これらは初回投与時ではなく，再投与時に免疫応答が成立し薬剤熱として現れるといわれている。

　薬剤熱のクリニカルパールは，意外にも医師よりも患者のほうが薬剤熱に早く気づくということである。

正解：e

1-2 全身倦怠感

松田 重三

全身倦怠感とは，日常の生活に支障をきたすような疲労・倦怠感を自覚する状態をいう。

診断のフローチャート

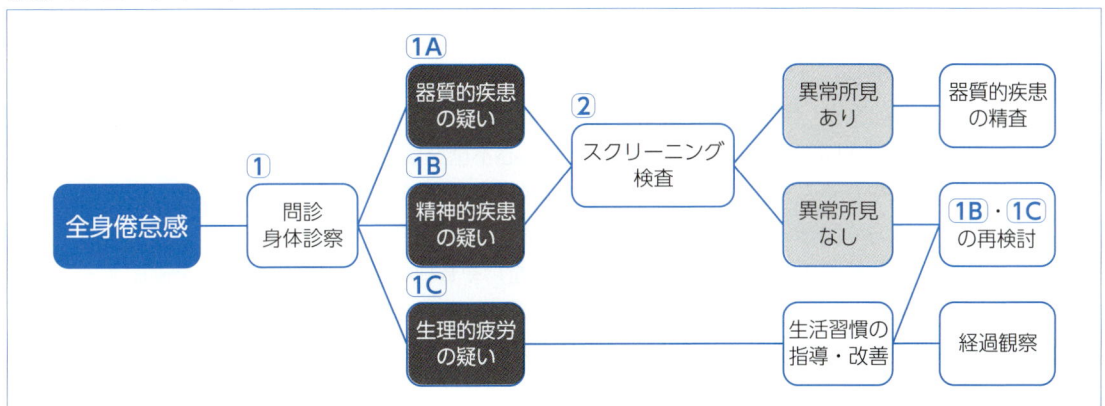

1 問診・身体診察

全身倦怠感の鑑別診断で重要なことは，器質的基礎疾患がその原因として存在するか否かの確認である。これには，システムレビュー〈review of systems〉による系統的問診，診察が有用である。

【問 診】

①既往歴・服薬歴の聴取：現在治療中の疾患や，既往歴を必ず聴いておく。例えば，降圧薬服用による低血圧，アレルギーや上気道炎・鼻炎などで処方された抗ヒスタミン薬（睡眠補助用として市販されている薬にも抗ヒスタミン薬が含まれている）などを服用していても全身倦怠感が生じる。

②発症の仕方：急性発症の場合は，細菌性・ウイルス性の感染症や食道静脈瘤，食道出血（Mallory-Weiss症候群など），胃・十二指腸潰瘍・大腸憩室などからの急性出血による貧血などに起因する。また，発熱の有無や消化器・肝疾患の既往歴を聴く。全身倦怠感を訴える患者のほとんどが慢性発症の場合が多い。慢性発症の場合は精神神経疾患，不眠症，内分泌疾患などがある。

③自覚症状：呼吸困難，息切れ，咳，痰などの症状では肺気腫，気管支拡張症，肺線維症，肺結核などの呼吸器疾患，心不全などの循環器疾患の可能性を考える。

④安静・運動：精神神経疾患は安静時にも生じる。副腎機能不全なども同様である。坐位から立位になったときに生じる場合は起立性低血圧の可能性がある。労作時や運動時に増強する場合は呼吸器疾患，循環器疾患の他に慢性の貧血でもみられる。

⑤不安・焦燥感・厭世観：不安神経症やうつ病を疑うきっかけになる。安静時にも生じる。

⑥喫煙やアルコールの嗜好：長年の喫煙歴がある場合は肺気腫などの呼吸器疾患を，アルコール飲酒歴がある場合はアルコール性急性・慢性肝炎，中毒を，それぞれ考える。家族歴に肝

疾患がある場合は，B型，C型肝炎ウイルスに起因する可能性も考慮する。
⑦睡眠不足：睡眠時無呼吸症候群を疑う。肥満の有無を確認するとともに，「日中眠くならないか」，「いびきをかくか」，本人または同居家族に聴く（睡眠時無呼吸症候群）。睡眠前の水分摂り過ぎ，前立腺肥大症などにより夜間頻尿となり，睡眠不足をきたすことも多い。
⑧不特定多数との性的接触：HIV 感染症を疑う。既往に梅毒や淋病，非淋菌性尿道炎がある場合，HIV 感染の可能性が高くなるので確認しておく。
⑨精神神経疾患，うつ病を疑った場合：先入観に捉われず，その背後にある基礎疾患を見逃さないよう診断を進めることを忘れてはならない。

【身体診察】
①頸静脈の怒張は上大静脈症候群（肺癌，悪性リンパ腫など）を疑う。腕神経叢上肢部の知覚障害・運動障害，頸部交感神経麻痺がみられたら Horner 症候群もある（3徴候：縮瞳，眼瞼裂縮小，眼球陥凹）。肝脾腫，下肢の浮腫は心不全を疑う。
②顔面がややむくんだ感じで，下肢に圧痕を残さない浮腫を認めたら甲状腺機能低下症を考える。話し方や動作の緩慢は，家族がまず気付くことが多い。
③眼球・眼瞼結膜の黄染（肝疾患・溶血性貧血）や貧血の有無（各種貧血）を確認する。
④手首や腕などに切り傷がみられる場合や極端に痩せている場合は，精神神経疾患（神経性食思不振症など）を疑う。隠すために長袖を着ていることが多いので，袖を捲ってもらい，診察する。
⑤匙状の爪は慢性の鉄欠乏性貧血を，巨大舌はビタミン B_{12} 欠乏症を示唆する。ばち状指があれば慢性呼吸器疾患が考えられる。
⑥筋力の低下や圧痛がある場合，筋炎を疑う。
⑦肥満傾向や鼻中隔弯曲がある場合，睡眠時無呼吸症候群を疑ってみる。
⑧頸部・腋窩・鼠径部のリンパ節腫大がみられたら，リンパ・網内系の悪性腫瘍（特に悪性リンパ腫）または HIV 感染を疑う根拠になる。左鎖骨窩にリンパ節腫大がある場合（Virchow 転移），胃癌や卵巣癌などの転移が考えられる。
⑨リンパ節腫大とともに咽頭炎，および診察時検温で 37℃ 以上の微熱がみられたら，慢性疲労症候群の可能性もある。線維筋痛症では身体各部の圧痛点の有無を確認する。
⑩前頸部の腫脹・突出をみた場合，甲状腺腫大をまず疑う。それは，甲状腺機能亢進症（Basedow 病）や慢性甲状腺炎（橋本病）である。なお，Basedow 病の眼球突出はかなり進行しないとみられないので，頻脈や多汗などが病初期には参考になるが，これを不安症などと誤診することもあるので注意する。いずれも女性に多い。
⑪胸部聴診で coarse crackles があれば，心不全や呼吸器疾患を疑う。
⑫血圧の測定で坐位と立位で 20 mmHg 以上の変動がみられたら，起立性低血圧と診断できる。左右の血圧差や脈拍の相違がみられたら大動脈炎症候群が疑われる。頸部雑音の有無を確認する（独楽音）。

2 スクリーニング検査

問診・身体診察の結果を踏まえて，検査を進める。
①血球算定：貧血，白血球，慢性の肝疾患などの有無が明らかとなる。白血球の増加（白血病）や減少（慢性肝疾患・骨髄異形成症候群〈MDS〉）なども診断のポイントになる。白血球分画も必ず実施する。好中球の増加は細菌感染症や慢性骨髄性白血病（著明増加）の，またリン

パ球の増加はウイルス感染症や再生不良性貧血の，それぞれ目安となる。異型リンパ球がみられたらEBウイルス感染症（伝染性単核球症）を疑う。咽頭痛，発熱，発疹（皮疹，口蓋の紅斑），頸部リンパ節腫脹のほかに，肝脾腫，肝機能障害が生じる。サイトメガロウイルス感染症でも似たような症状が出るので留意する。リンパ球の低下ではHIV感染症を疑う。CD4リンパ球（Th），CD8リンパ球（Ts）と抗HIV抗体，HIV-RNAを測定する。

②生化学検査：鉄欠乏性貧血の場合は，血清鉄やフェリチンの低下が生じる。血清鉄が低下し，フェリチンが増加している場合は，慢性感染症やその他の慢性疾患を疑う。溶血性貧血では間接ビリルビンやAST，LD〈LDH〉の増加，巨赤芽球性貧血（悪性貧血）ではビタミンB_{12}の低下がみられる。葉酸も同時に測定する。胃切除の有無，抗内因子抗体，抗胃壁細胞抗体の存在を確認する。肝疾患では総ビリルビン，AST，ALT，γ-GTPなどの増加，甲状腺機能低下症ではAST，CK〈CPK〉，総コレステロールの増加，TSHの増加，FT_3，FT_4の低下（甲状腺機能亢進症ではこれらが逆の所見を得る）がみられる。悪性リンパ腫ではLD増加をみる。副腎機能不全ではコルチゾールの低下を生じる。

③血清検査：慢性肝障害ではB型肝炎ウイルス〈HBV〉のHBs抗原およびHBV-DNAあるいはC型肝炎ウイルス〈HCV〉抗体，HCV-RNAが陽性となる。橋本病に起因する甲状腺機能低下症では，抗甲状腺抗体（抗サイログロブリン抗体，抗ペルオキシダーゼ抗体）が陽性である。EBウイルス感染症では抗EBV VCA-IgG抗体，EBV VCM-IgM抗体，抗EBNA抗体測定が有用である。抗HIV抗体陽性，HIV-RNAが陽性ならHIV感染症であり，CD4リンパ球（Th）数が低下する。

④胸部エックス線：心拡大と肺血管影の異常（うっ血）所見があれば心不全を，肺野の透過性亢進，肋間腔の開大，横隔膜平坦化をみたら肺気腫を，それぞれ疑う。

⑤心電図：左心負荷，右心負荷が明らかとなる。甲状腺機能低下症では，波高の低下を認める。

⑥骨髄像：貧血の原因，悪性リンパ腫や癌の転移の有無が分かる。

⑦睡眠ポリグラフィー：睡眠時無呼吸症候群の診断に有用である。

⑧リンパ節生検：悪性リンパ腫や癌の転移が判明する。

⑨頸部エコー，心エコー，腹部エコー検査：甲状腺腫大，心不全や慢性肝障害の有無診断に有用である。

⑩CT，MRI検査：悪性リンパ腫，癌，肝疾患の診断に威力を発揮する。

3 全身倦怠感における鑑別診断の対象疾患*

1A　器質的疾患

[慢性感染症] 肺結核，HIV感染症／[筋疾患] 筋炎
[呼吸器疾患] 肺気腫，肺線維症，気管支拡張症／[循環器疾患] 起立性低血圧，心不全
[肝臓・消化器疾患] 慢性消化管出血，急性・慢性肝炎，肝硬変
[血液・腫瘍性疾患] 貧血，白血病・悪性リンパ腫，多発性骨髄腫，原発性マクログロブリン血症，癌
[膠原病・膠原病類縁疾患] 多発性筋炎・皮膚筋炎，結節性多発動脈炎，線維筋痛症
[内分泌疾患] 甲状腺疾患，副腎機能不全

1B　精神的疾患

うつ病，身体化障害

*薬剤起因性の全身倦怠感や睡眠障害による不眠症や睡眠時無呼吸症候群，そして原因不明の疾患として慢性疲労症候群や線維筋痛症も，全身倦怠感の対象疾患である。

Case 1

　18歳の女性。大学生。3～4日前より咽頭痛が生じ、次第に全身倦怠感が増強、首にしこりがあるのに気付いた。熱はあるようだが体温計がないので測定していないという。昨日入浴時に胸部・腹部のぶつぶつに気付き、今朝起床後の洗顔時に顔がむくんでいたため、心配になり来院した。既往歴・家族歴・服薬歴に特記すべきことはない。体温38.4℃。両側上眼瞼がむくんでおり、扁桃に白苔を認める。体幹部のみならず、顔面、項部、四肢に丘状紅斑を認める。両側後頸部に著明なリンパ節腫脹がある。腹部触診で肝臓を1.5横指触知するが、脾臓は触れない。聴打診上、異常はない。下肢に浮腫を認めない。

現時点での対応として適切なのはどれか。
a　ループ利尿薬投与
b　副腎皮質ステロイド投与
c　抗菌薬（ペニシリン）投与
d　抗ウイルス薬（アシクロビル）投与
e　非ステロイド性抗炎症薬（アセトアミノフェン）投与

アプローチ

　　・18歳の女性
　　・3～4日前からの咽頭痛、扁桃白苔、発熱、頸部リンパ節腫脹
　　・全身倦怠感、両上眼瞼浮腫、全身の丘状皮疹
　　・肝腫大

診断のポイント

　主訴と診察所見から、まず特に溶連菌性咽頭炎をはじめとする急性上気道炎が考えられる（F 1A）。「両眼瞼浮腫」からネフローゼ症候群などの可能性も否定できないが、「咽頭痛」、「扁桃白苔」、「両側後頸部リンパ節腫脹」、「全身の皮疹」などは関連性が薄く、両下腿浮腫もみられないことから、まず否定的であろう。

　溶連菌性咽頭炎は扁桃の白苔とともに、両頸部リンパ節腫脹、全身の皮疹とともにイチゴ舌がみられるが、本症例のような著明なリンパ節腫脹をきたすことはまれである。また、リンパ節腫脹は溶連菌性咽頭炎では前頸部リンパ節腫脹が主体であり、後頸部もみられる本症とは異なる。しかも、溶連菌性咽頭炎は急性発症し、すぐ受診するので、3～4日も経過して受診することは少ない。

　若年者で溶連菌性咽頭炎に似た症状をきたし、しかも両眼瞼腫脹がみられた場合、まず念頭に置くのはEBウイルス感染症であろう。「肝腫大」も1つの手がかりとなる所見である。脾腫も生じるが触診できるのはまれである。

　頸部リンパ節腫脹は悪性リンパ腫や結核性リンパ節炎などでもみられるが、本症例のように急に生じることはないが、その後も経過観察すべきことは言うまでもない。

現時点での対応

　このような患者を日常診察することは決してまれでなく、検査結果が出るまでの数日～1週

間前後の対応がまず求められる。
　両眼瞼浮腫がみられるが，本症では「利尿薬（a）」の投与は適切でない。溶連菌性咽頭炎に対しては「ペニシリン（c）」投与が有用であるが，EBウイルス感染症の可能性が高い本症では，ペニシリン投与は禁忌であるので控えておく。偶然に溶連菌性咽頭炎が合併した場合はマクロライド系抗菌薬を投与する。現在開発されている抗ウイルス薬は，ヘルペス感染症に有効な「アシクロビルまたはバラシクロビル（アシクロビルのプロドラッグ）（d）」と抗インフルエンザウイルス薬のみである。かなり重症な症例では「副腎皮質ステロイド（b）」投与の検討もありうるが，本症には現時点では必要ない。EBウイルス感染症は安静や対症療法のみで軽快するので，「非ステロイド性抗炎症薬（e）」，とりわけ安全なアセトアミノフェンの頓用で対応するのが現時点ではベストである。

臨床推論

　診察所見から，本症では対症療法でまず様子をみながら診断を進めればよいと考えられる。咽頭・扁桃培養とともに，白血球数，白血球分画とあわせて異型リンパ球増加の有無を血液像で確認する。麻疹，風疹，サイトメガロウイルスなどのウイルス抗体価とともに，EBウイルス抗体価の測定が重要である（F❷）。
　特にEBNA，VCA-IgG，VCA-IgM抗体価測定で決まりである。VCA-IgM抗体が陽性であれば急性感染と診断できるが，感度が低い。特に日本の成人のほとんどが保有する抗体であるEBNAとVCA-IgG抗体の2項目測定がEBウイルス感染症急性期の診断に最も有用である。EBNA抗体が陽性であれば既感染と診断できるが，EBNA陰性でVCA-IgG抗体が陽性であれば今回の感染と診断できる。
　AST，ALT，LDなどの肝機能検査も必ず実施することを忘れてはならない。診察時の症状に重篤感や黄疸などがあったら入院させることも必要となる。

正解：e

Case Ⅱ

　76歳の女性。3か月前より全身倦怠感が出現し，寝付きが悪くなったこともあり，近所の鍼灸院に通院した。しかし，さらに倦怠感が増強し，心もふさぎ込むという。最近では身の置き場がないほどになり，体重はこの間3kg減少し，心配になり来院した。夫は他界し2人の子どもは独立して別居している。既往歴・家族歴に特記すべきことはない。体温37.2℃。赤沈80 mm/1時間。CRP 7.8 mg/dL。診察では両上肢の挙上制限を認める。上眼瞼に皮疹を認めない。両手指関節の腫脹はなく，手指関節伸側の皮疹を認めない。

現時点で疑うべき疾患はどれか。
a　うつ病
b　線維筋痛症
c　関節リウマチ
d　多発性筋炎/皮膚筋炎
e　リウマチ性多発筋痛症

アプローチ

- 高齢の女性
- 体重減少
- 体温 37.2℃
- 3 か月前から続く全身倦怠感
- うつ症状
- CRP 7.8 mg/dL，赤沈 80 mm/1 時間
- 不眠
- 両上肢挙上制限

診断のポイント

高齢者が全身倦怠感や不眠などの不定愁訴を訴えて来院した場合，まず頭に浮かぶのは老人性のうつ病である。しかし，高齢であるからこそ，その背後にある基礎疾患を見逃してはならない。

「うつ病（a）」では，本症例のように CRP が陽性になったり，赤沈がこれほど著明に亢進することはない。また，「関節リウマチ（c）」の初発症状は朝の両手指のこわばりや関節痛であり，両手指関節の腫脹はないので，この時点では関節リウマチも除外できる。さらに，両上肢の挙上制限からは近位筋の筋力低下が推測されるが，特有の皮疹を認めないので，「多発性筋炎/皮膚筋炎（d）」は否定する。「線維筋痛症（b）」は本症例のように全身倦怠感，不眠，うつ症状がみられ，身体複数箇所の自発痛，圧痛を特徴とする。しかし，「両上肢の挙上制限」は出現せず，検査上炎症所見は認めない。20〜60歳代の広い年齢層にみられる。なお，慢性疲労症候群では，診察で発熱，咽頭炎，リンパ節腫脹の有無を確認する。若年の女性に多い傾向を示す。

したがって，高齢者で，倦怠感，発熱，体重減少，うつ症状などがみられ，両側性の近位筋の痛みを伴う上肢挙上困難が認められたら，「リウマチ性多発筋痛症（e）」をまず疑うべきである（F1A）。上腕や大腿部を診察し，把握痛も確認しておく。

現時点での対応

「リウマチ性多発筋痛症（e）」の 10〜30％に側頭動脈炎の合併が知られている（側頭動脈炎にはリウマチ性多発筋痛症が 30〜45％の高率で合併する）。側頭動脈炎では頭痛とともに，浅側頭動脈の怒張・硬結，視力低下がみられる。早く対応しないと失明するので迅速な対応が要求される。

したがって，本症例では側頭動脈炎合併の有無を鑑別しておく必要がある。拍動性の側頭部頭痛の有無，視力低下や視野欠損の有無を確認するとともに，両側側頭動脈を触診し，怒張，圧痛，蛇行の有無を確認する。さらに，CT・MRI の脳・頸部血管造影検査で内頸・外頸動脈病変の有無を確認する。眼科へのコンサルテーションも忘れてはならない。

そして，低用量の副腎皮質ステロイド投与をすぐに開始すると，リウマチ性多発筋痛症では数日で症状は劇的に改善する。側頭動脈炎の合併を認めれば，副腎皮質ステロイドの増量投与を行う。

臨床推論

現時点までに得られた臨床症状・検査所見から推論すると，「リウマチ性多発筋痛症（e）」の可能性が最も高い。そのため，副腎皮質ステロイド投与をすぐに開始するのが最も適切な対応法であり，本症であれば数日で症状が改善し，いわゆる治療的診断法にもなる。

また，側頭動脈炎の合併を念頭に置いて対応しているので，失明の危険性も回避できる。患者に感謝されること大で，医者になってよかったとしみじみ感じられる疾患の一つでもある。

正解：e

1-3 食思〈欲〉不振

中野 弘一

　食思〈欲〉不振とは，自然の欲求として体を維持するための食事を摂取しようとする意欲が減少した状態をいう．なお，食思不振は想定される疾病が広汎なため，ここでは，医学的に体重減少を伴う食思不振を取り上げる．

診断のフローチャート

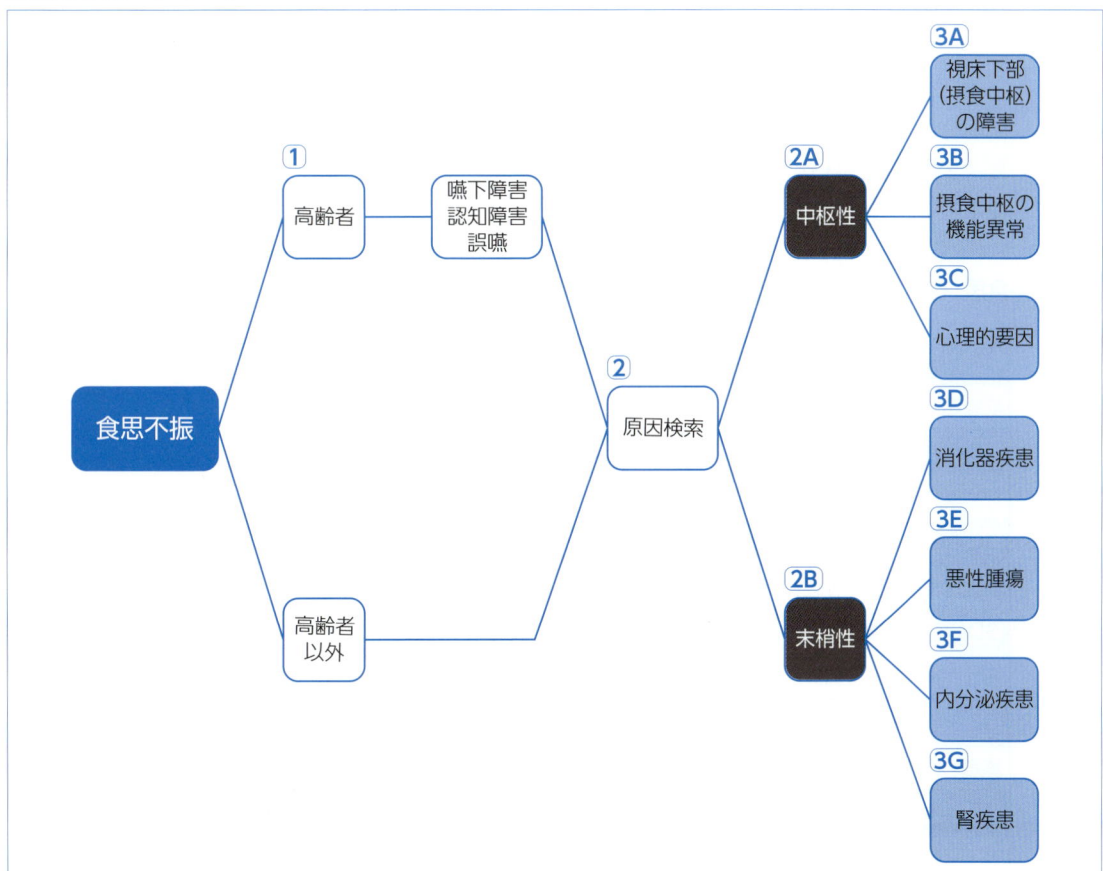

1　高齢者の場合

　高齢者では食思不振は非常に多い訴えであり，一見食思不振のようであっても，誤嚥性肺炎が潜んでいる場合や嚥下障害のための場合がある．
　また，認知障害では食事意欲の低下や拒食などの症状が重要で，覚醒水準の低下が影響している場合もある．

2 原因検索

摂食中枢の異常に関係するもの（中枢性）と二次的に臓器障害を伴うもの（末梢性）に大別する。

2A 中枢性の場合

摂食中枢の異常に関係するものには，①脳腫瘍や脳血管障害などによって直接周囲からの圧迫を含め視床下部にある摂食中枢に影響を与えるもの，②摂食中枢の機能的な障害の関与が想定されている神経性食思不振症，③失恋，受験の失敗など心因性のもの，神経症やうつ病などがある。

2B 末梢性の場合

二次性食思不振は，すべての臓器や疾患で起こりうる。
①消化器疾患としては萎縮性胃炎や急性肝炎の初期，膵癌などが食思不振を起こす。また，②内分泌疾患では汎下垂体機能低下症，副腎皮質機能低下症などが強い食思不振を示す。さらに，③尿毒症では食思不振は病勢の指標となる重要な症候である。その他，消炎鎮痛薬の長期使用，アルコールの多飲，中毒性疾患では，しばしば強い食思不振を呈する。

3 食思〈欲〉不振における鑑別診断の対象疾患

3A 視床下部（摂食中枢）の障害
脳腫瘍，脳血管障害
3B 摂食中枢の機能異常
神経性食思不振症，うつ病
3C 心理的要因
心因性食思不振，神経症
3D 消化器疾患
急性肝炎，萎縮性胃炎
3E 悪性腫瘍
膵癌，胃癌
3F 内分泌疾患
汎下垂体機能低下症，副腎皮質機能低下症
3G 腎疾患
尿毒症，慢性腎炎

> **Case 1**
>
> 　50 歳の男性。半年前頃より胃部の違和感と時折吐き気を感じるようになり，食思不振が出現し体重も2か月の間に60 kgであった体重が3 kg減少した。近医を受診したところ，悪性腫瘍を調べる必要があると説明を受け，消化管内視鏡や腹部エコーにより精査を受けたが異常は認められなかった。最近睡眠が浅く，早朝に覚醒する。また意欲的な行動が決断できなくなり，新聞も読む気がしない。
> この時点で選択すべき治療薬はどれか。
> a　β受容体遮断薬
> b　ドパミンD₂受容体遮断薬
> c　ベンゾジアゼピン受容体作動薬
> d　セロトニン 1B/1D 受容体作動薬
> e　選択的セロトニン再取り込み阻害薬

アプローチ
- 体重減少を伴う食思不振であるので，鑑別が必要である
- 頻度の高い消化器の悪性腫瘍は，精査により除外されている
- 半年くらいの経過で徐々に食思不振が進行している

診断のポイント
- 中枢性の機能異常が疑われる
- 睡眠が浅く，早朝覚醒があり，意欲の低下が認められている
- 食思不振の病態として情報不足ではあるが，うつ病が最も可能性の高い病態である（F3B）

現時点での対応
　可能性の高い二次的食思不振を起こしうる病態が，まだ十分に鑑別できていないので，精査を続ける必要がある。内分泌疾患である可能性は否定できないため，投薬を続けながら全身の精査を行う必要がある。

臨床推論
　治療薬の選択にあたっては，それぞれの薬効を理解し，適切な治療薬を選択する必要がある。「ベンゾジアゼピン受容体作動薬（c）」は神経症に対する，「セロトニン 1B/1D 受容体作動薬（d）」は片頭痛に対する，「ドパミンD₂受容体遮断薬（b）」は統合失調症及び食欲不振症状に対する治療薬である。また，「選択的セロトニン再取り込み阻害薬（e）」はうつ病の，また「β受容体遮断薬（a）」は高血圧症や不整脈の，治療薬として選択される。
　精査途中ではあるが，現時点では，うつ病が最も疑われるため，選択的セロトニン再取り込み阻害薬を選択すべきである。

正解：e

Case Ⅱ

16歳の女子。体重減少と無月経を主訴として母親に連れられて受診した。太ることを気にして極端な食生活となり，生野菜と低カロリーとされているもの以外は摂取していない。現在，身長は156 cm，体重は3か月前より10 kg痩せて35 kgである。

次に行うべき問診として**重要でない**のはどれか。
a 「ストレスはありますか？」
b 「受診には抵抗がありましたか？」
c 「今も太っていると感じていますか？」
d 「体重減少を治療しようと思っていますか？」
e 「体重が回復することを怖いと感じていますか？」

アプローチ

・16歳女子の体重減少
・太ることを気にしている
・生野菜と低カロリーな食事

診断のポイント

「肥満恐怖（e）」は診断に必要な要件であり，「ボディイメージの障害（c）」も診断の要件である。また，「体重減少を治療しようとしているかどうか（d）」は診断の要素であり，神経性食思不振症では受療抵抗が強く，「初診時受療行動（b）」をとりあげることも重要である（F 3B）。

しかし，神経性食思不振症が疑われる本症例では，「ストレスの有無（a）」は診断の要件ではない。

次に行うべきこと

「肥満恐怖（e）」，「ボディイメージの障害（c）」，「病識（d）」，「受療抵抗（b）」などについて，順に聴いていけばいいことになる。

臨床推論

食思不振の原因としては神経性食思不振症が最も可能性の高い病態である。神経性食思不振症は疾患名に"神経性"とあるが，実際には心理的ストレスで発症しない病気と考えられている（ストレスが誘因と考えられることはある）。

正解：a

1-4 体重減少，体重増加

亀谷　学

[体重減少]

（病的な）体重減少とは，意図しない体重減少をいう。また，その基準として次の2つがある。
①6か月間に－5％以上の体重減少（痩せた人では－1kgまたは－3％の減少）
②1か月間に－5％以上の体重減少（急速な体重減少）
なお，体重減少が正確か否かの確認も重要である。同じ体重計・同じ測定時間・着衣の状況に配慮し，体重測定を行う。

診断のフローチャート

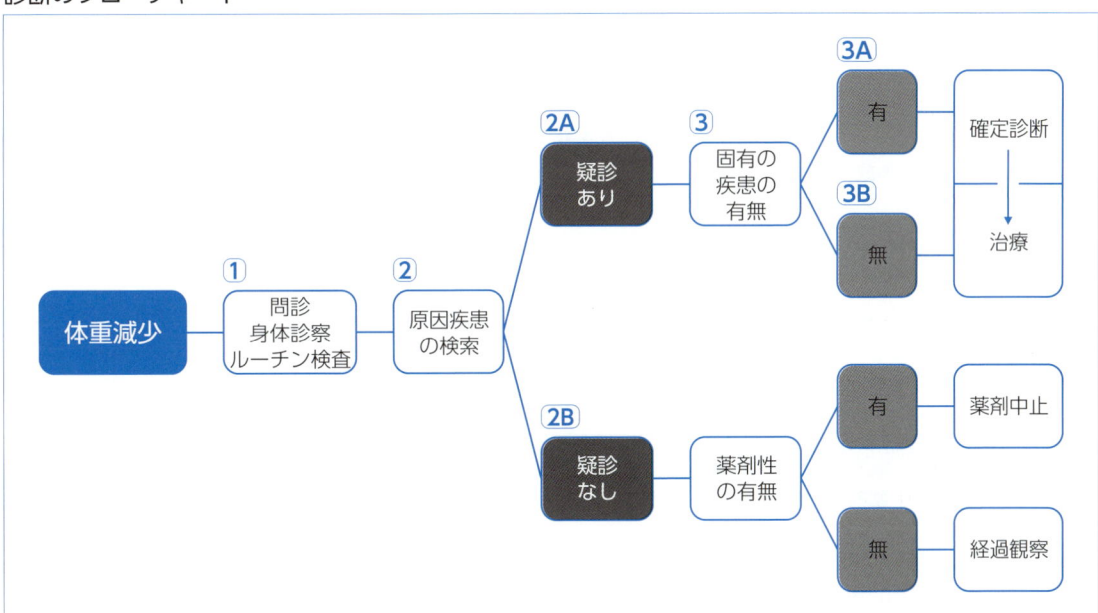

体重減少 → ① 問診・身体診察・ルーチン検査 → ② 原因疾患の検索
- 2A 疑診あり → ③ 固有の疾患の有無
  - 3A 有 → 確定診断 → 治療
  - 3B 無 → 治療
- 2B 疑診なし → 薬剤性の有無
  - 有 → 薬剤中止
  - 無 → 経過観察

1 問診・身体診察・ルーチン検査

体重減少をきたす主な原因疾患を想定して問診・身体診察を行う。全身を系統的に診察し疾患の漏れを防ぐ。

【問　診】
病的な体重減少は，半数が他の主訴（食欲低下，倦怠感など）で受診する。疾患に固有か特異的な病歴・症候から診断を進める（表1参照）。

【身体診察】
①体重減少のスピード：悪性腫瘍・器質的疾患は急速に（－5.6～－6.5％/月），精神疾患・原因不明はゆっくり（－2.4～－2.8％/月），減少する傾向にある。
②リンパ節触知：頭頸部（Virchowリンパ節，悪性リンパ腫，結核など），腋窩（乳癌転移），

鼠径リンパ節などを触知する．悪性腫瘍，悪性リンパ腫，結核では性状が異なる．
③甲状腺触診と血管雑音聴診：甲状腺機能亢進症を疑う．
④腹部の診察：腹部腫瘍を疑う．
⑤男性は前立腺，女性は乳房・骨盤内臓器の診察：前立腺癌，乳癌，婦人科腫瘍を疑う．

【ルーチン検査】
①検体検査：尿，全血算，血液生化学，血清学的検査，甲状腺機能検査など
②画像診断：胸部エックス線撮影，超音波検査など

表1 病歴・症候からみた体重減少をきたす主な原因疾患・背景

病歴・症候	主な原因疾患・背景
発熱，発汗	炎症性疾患，リウマチ性疾患，悪性腫瘍，甲状腺機能亢進症
呼吸困難，咳嗽，頻脈，動悸	慢性閉塞性肺疾患〈COPD〉，肺結核，心不全，甲状腺機能亢進症
口渇，多飲，多尿	糖尿病
食欲減退	うつ病，拒食症，認知症，偏食，消化管疾患
食欲亢進	甲状腺機能亢進症
悪心，嘔吐	消化管疾患，代謝性疾患，中枢性疾患
下痢	甲状腺機能亢進症，消化管疾患，吸収不良症候群
関節痛，筋肉痛	リウマチ性疾患
腰痛	悪性腫瘍，骨転移，結核，骨髄炎
アルコール多飲	慢性膵炎，アルコール依存症，肝硬変
喫煙	肺気腫，COPD
薬剤使用	薬剤性
社会的要因	過労（残業，育児，介護など），過度のストレス（虐待），独居，社会的支援の不足

表2 病態生理からみた体重減少をきたす主な原因疾患・背景

①食事摂取量の低下
[食欲低下] 薬剤性（抗腫瘍薬など），うつ病，認知症，副腎不全，悪性腫瘍（悪液質*），消化管疾患，アルコール依存症
[摂食障害] 拒食症，嚥下障害，義歯不良，口腔内不衛生
[社会的要因] ADL低下，独居，社会的支援の不足，過労，転地・転職，虐待
②消化管吸収能の低下
[栄養吸収障害] 炎症性腸疾患，吸収不良症候群，短腸症候群，アミロイドーシス，リンパ腫，悪性腫瘍，強皮症
[薬理学的障害] 薬剤性
③栄養の漏出
[消化管からの漏出] 蛋白漏出性胃腸症
[腎からの漏出] ネフローゼ症候群
④異化亢進
[代謝要因] 悪液質*，甲状腺機能亢進症，慢性疾患（心疾患，呼吸器疾患，膠原病，糖尿病）

*悪液質：全身性疾患・炎症性疾患・悪性腫瘍によりサイトカインが誘導され，筋組織の異化亢進が生じて体重減少をきたす．悪液質による体重減少の診断基準は，1) 単純な飢餓でなく半年間で-5%以上，2) BMI<20 kg/m² で-2%以上，3) 筋肉量の減少を伴う-2%以上，である．

表3 体重減少の原因疾患（頻度別）

頻度別分類	原因疾患
悪性腫瘍（約35％）	肝・胆道・膵臓（約30％），食道・胃・十二指腸（約20％），血液・泌尿器系・大腸（各10％），肺癌は比較的少ない
精神疾患（約25％）	うつ病，認知症，不安神経症，神経性食思不振症，アルコール依存症，双極性障害，偏食
消化器疾患（約9％）	歯欠損・口腔潰瘍，食道閉塞・消化性潰瘍・小腸疾患・大腸疾患，膵疾患・胆石症・肝疾患
内分泌疾患（約7％）	甲状腺機能亢進症，糖尿病，高カルシウム血症，副腎不全
リウマチ疾患（約7％）	全身性エリテマトーデス〈SLE〉，関節リウマチ
感染症（約5％）	AIDS，結核，膿瘍，感染性心内膜炎，骨髄炎
その他（約6％）	うっ血性心不全，慢性閉塞性肺疾患〈COPD〉，違法薬物使用，薬剤性（嘔気・悪心・口内乾燥の副作用がある薬剤），代謝性疾患（尿毒症，肝硬変など），虐待
原因不明（約6％）	──

2 原因疾患の検索

体重減少の原因が，①食事摂取量の低下によるか，②食べても消化吸収能力が低下しているのか，③栄養分の漏出はないか，④異化亢進はないかなど，病態生理から原因疾患を絞り込む（表2参照）。薬剤性（薬剤の副作用など）が原因と思われるときは，2Bに進む。

2A 原因疾患の疑診がある場合

体重減少をきたす原因疾患は，悪性腫瘍と精神疾患が約60％を占めている（表3参照）。疾患に的を絞り特殊な検査を行い，固有の疾患の有無を鑑別する。
①腫瘍マーカー：臨床情報から標的臓器を絞り主な腫瘍マーカーを測定する（表4参照）。
②ヒト免疫不全ウイルス〈HIV〉検査：HIV感染リスクがある患者に行う。
③画像診断・侵襲的検査：CT（単純・造影），MRI，上部・下部消化管内視鏡，気管支鏡，マンモグラフィー，核医学，PET，生検による組織診断など。

表4 主な腫瘍マーカー

癌の種類	主な腫瘍マーカー
肺癌	CYFRA, SCC, NSE, SLX
食道癌	SCC, p53抗体
胃癌，大腸癌	CEA, SLX, p53抗体
肝臓癌	AFP, PIVKA-Ⅱ
胆道癌	CA19-9
膵癌	CA19-9, CEA, エステラーゼ1, SLX
乳癌	CA15-3, p53抗体
子宮癌	SCC, CA125
卵巣癌	CA125, CA602, SLX
前立腺癌	PSA
造血器腫瘍	フェリチン

④神経精神科的アプローチ：認知症・うつ病などは診断用スケールで定性的定量的に診断する。

2B 原因疾患の疑診がない場合

薬剤性の可能性が考えられる。治療薬・サプリメントなどのなかには薬理作用や副作用として体重減少をきたすものが少なくない。特に高齢者は多剤を服用していることが多いが，そのなかに表5の薬剤が含まれているときは，中止するか他剤に変更して体重の推移を見守る。

表5　副作用として体重減少をきたす薬剤

副作用の種類	用途別薬剤			
	呼吸・循環・腎系	代謝系	神経系	その他
食欲低下	ジゴキシン，テオフィリン	メトホルミン	抗てんかん薬，レボドパ，筋弛緩薬，アマンタジン（シンメトレル®），ベンゾジアゼピン，SSRI	抗菌薬，充血除去薬，金製剤，オピオイド，アンフェタミン，ニコチン
口腔内乾燥	ループ利尿薬，クロニジン			抗コリン薬，抗ヒスタミン薬
味覚・嗅覚障害	ACE阻害薬，カルシウム拮抗薬，ヒドララジン，サイアザイド，ニトロ製剤，プロプラノロール，スピロノラクトン，クロモグリク酸ナトリウム（インタール®），アセタゾラミド（ダイアモックス®）	アロプリノール，エチドロネート（ビスホスホネート），メチマゾール，メトホルミン，スタチン	カルバマゼパン（テグレトール®），レボドパ，ペルゴリド，セレギリン（抗パーキンソン病薬），フェニトイン（アレビアチン®），リチウム，三環系抗うつ薬，トリアゾラム（ハルシオン®）	抗菌薬，テルビナフィン（ラミシール®），抗コリン薬，抗ヒスタミン薬，化学療法薬，金製剤，鉄剤，鼻粘膜血管収縮薬，ペニシラミン，アルコール，タバコ，オピオイド，アンフェタミン，コカイン
嚥下障害	キニジン，テオフィリン	アレンドロン（ビスホスホネート）	レボドパ	抗菌薬，抗コリン薬，化学療法薬，ステロイド，金製剤，鉄剤，カリウム製剤，NSAIDs
悪心・嘔吐	ジゴキシン，ドパミン，ニトロ製剤，テオフィリン	ビスホスホネート，メトホルミン，スタチン	アマンタジン，レボドパ，フェニトイン（アレビアチン®），三環系抗うつ薬，SSRI	抗菌薬，メトロニダゾール（フラジール®），ホルモン補充療法，鉄剤，カリウム製剤，オピオイド

3　固有の疾患の有無

2A の結果，固有の疾患の有無を検索する。

なお，治療は，体重減少の原因となる疾患・状況が確定した時点で行う．複数の病態が考えられるときは，緊急度や重症度などを考慮し，優先順位をつけて治療する．また，意図しない体重減少が明らかであり，1か月間の精査でも診断に至らないときは，高次医療機関や神経精神科など専門医に紹介する．また，管理栄養士へのコンサルトにより栄養指導面で効果的な助言が得られることもある．

3A　固有の疾患を認める場合

固有の疾患が診断されたときは，その治療を行う．

3B　固有の疾患を認めない場合

表2・表3から固有の疾患以外の生活背景などが原因として想定されるときは適切な治療を行う．

①違法薬物使用，独居，社会的支援の不足，過労，転地・転職，虐待など
②薬剤性（悪心・嘔吐・口腔内乾燥の副作用のある薬剤）：2B へ戻る。

4 体重減少における鑑別診断の対象疾患

> **3A　固有の疾患を認める場合**
>
> ［腫瘍］全身の悪性腫瘍，悪性リンパ腫，転移性悪性腫瘍
> ［神経精神系］うつ病，認知症，不安神経症，神経性食思不振症，双極性障害，偏食，アルコール依存症，脳血管障害（嚥下障害など），筋萎縮性側索硬化症〈ALS〉
> ［消化器系］歯の欠損・口腔潰瘍，食道～大腸までの疾患（機械的または機能的食道閉鎖，消化性潰瘍，小腸疾患，大腸の感染性腸疾患・炎症性腸疾患・虚血性腸炎・吸収不良症候群など），膵疾患，胆石症，肝疾患（肝硬変など）
> ［内分泌代謝系］甲状腺機能亢進症，糖尿病，高カルシウム血症，副腎不全，褐色細胞腫
> ［膠原病］全身性エリテマトーデス〈SLE〉，関節リウマチ
> ［感染症］HIV感染症，膿瘍，骨髄炎
> ［呼吸器系］慢性閉塞性肺疾患〈COPD〉，肺結核
> ［循環器系］心不全，感染性心内膜炎
> ［腎臓］腎不全，尿毒症
>
> **3B　固有の疾患を認めない場合**
>
> 薬剤性（嘔気・悪心・口内乾燥の副作用がある薬剤），違法薬物使用，過労（残業，育児，介護など），過度のストレス（虐待），独居，社会的支援の不足

[体重増加]

体重減少の場合と異なり，病的な体重増加に基準はない。しかし，一般的な体重増加の目安として次のような基準がある。
① 標準体重＝身長(m)²×22
② 肥満度＝(体重－標準体重)÷標準体重×100(％)
③ BMI＝体重(kg)÷身長(m)²（標準値22，25以上が肥満）

診断のフローチャート

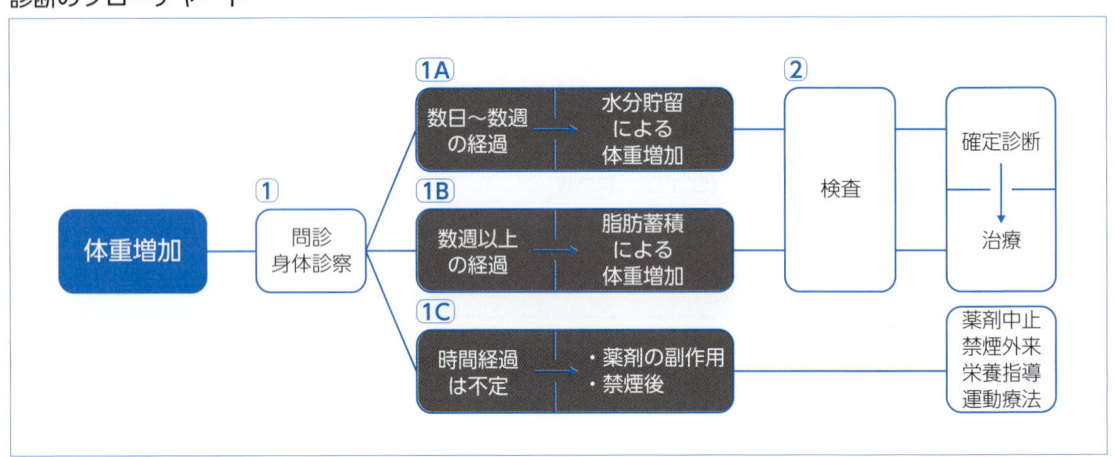

```
体重増加 → ①問診身体診察 ┬→ 1A 数日〜数週の経過 → 水分貯留による体重増加 ┐
                         ├→ 1B 数週以上の経過 → 脂肪蓄積による体重増加 ┤→ ②検査 → 確定診断 → 治療
                         └→ 1C 時間経過は不定 → ・薬剤の副作用 ・禁煙後 → 薬剤中止／禁煙外来／栄養指導／運動療法
```

1　問診・身体診察

　体重増加の原因は，大きく分けて 1A 急性の水分貯留 と 1B 脂肪蓄積 (肥満) に分かれる (3 鑑別診断の対象疾患参照)。1A は「数日〜数週の単位」で出現し，1B は「数週〜それ以上」と長い経過を辿ることが多い。1B の大半は単純性肥満（一次性）であり，症候性肥満（二次性）は1〜2％とまれである。一方，1C の薬剤の副作用や，禁煙に伴う体重増加は必ずしも一定の経過を取らない。そのため，時間経過から分けて考える。
　そこで，体重増加の診断はその原因識別から始める。

【問　診】
①体重増加について，「どのくらいの期間に何kg増加したか」を尋ねる。
②家族歴では，糖尿病や脂質異常症の有無を聴く。単純性肥満は小児期からみられ，家族に肥満者が多いことが特徴である。
③既往歴では，体重が増加し始めた経緯を聴く。手術，出産，髄膜炎，脳炎，頭部外傷，禁煙などの既往を確認する。
④薬剤服用や嗜好品の有無を聴く。

【身体診察】
①肥満の程度，体型（バランス）に注意する。著しい肥満は単純性肥満に多く，症候性肥満では極度な肥満は少ない。Cushing症候群は，丸顔〈moon face〉で，体幹のみが太く四肢が細い体型（中心性肥満），伸展された腹壁や四肢に白い皮膚線条を認める。急速な体重増加では赤紫の皮膚線条になる。
②顔貌や表情，知能，外性器なども診察する。遺伝性疾患では，知能障害を合併したり，特有

な表情が参考になる。Fröhlich 症候群（視床下部性）では性器発育不全を伴う。Bardet-Biedl 症候群（遺伝性）では，さらに多指（趾）症などを合併する。Prader-Willi 症候群では手足が小さくなる。
③甲状腺機能低下症では，圧痕を残さない浮腫（non-pitting edema）が特徴であり，徐脈を伴う。
④遺伝性肥満では網膜変化をきたすことがあり，眼底検査を行う。

1A　急速な水分貯留による場合
　血管内から血管外に水分が漏出し，かつ重力の影響で水分は身体の下方に貯留する。立位では下肢に，仰臥位では身体の背側に浮腫が強くなる。原疾患には，心不全，腎不全，肝不全，貧血など緊急治療を要するものが多い。全身性浮腫では極端な体重増加が起こることがあり，ネフローゼ症候群を疑う。
【治　療】
　全身性浮腫の重症度を評価し緊急性を要するときは遅滞なく適切に治療する。全身性浮腫の原疾患の治療に難渋する場合は，高次医療機関など専門医に紹介する。

1B　脂肪蓄積の場合
　多くは単純性肥満であり，摂取カロリーと消費カロリーのアンバランスで肥満を生じる。体質・遺伝・食習慣・運動習慣・禁煙などが関わる。まれに病的肥満がある。
【治　療】
　症候性肥満を除外することで単純性肥満と診断する。症候性肥満の疑いがある場合は，高次医療機関など専門医に紹介する。単純性肥満も重度の場合は，管理栄養士による栄養指導や運動療法が必要になる。

1C　薬剤性・禁煙後の場合
　薬剤の副作用で浮腫が生じることがよくある。その機序は，Ca 拮抗薬（ニフェジピンなど）や NSAIDs などでは水分貯留による浮腫であり，ステロイドや糖尿病薬（チアゾリジン誘導体，スルホニル尿素〈SU〉薬など）では脂肪蓄積が想定される。
　喫煙は，胃酸分泌低下による消化吸収抑制や，ニコチンの抗肥満作用などにより体重減少を起こす。禁煙後はそれらの機序が取り除かれ体重増加に転じることになる。
【治　療】
①薬剤の副作用：服薬中の全ての薬剤について浮腫の副作用の有無を確認し，あればその薬剤を中止する。
②禁煙後の肥満：禁煙外来を勧める。薬物療法・栄養指導・運動療法などで肥満症を治療する。

2　検　査
①尿・血液検査：肝・腎機能，低蛋白血症，貧血などを調べる。肥満ではインスリン感受性が低下し，糖尿病や脂質異常症（中性脂肪と LDL コレステロールの増加，HDL コレステロールの低下）を合併することが多い。脂肪肝なども肥満症と関連が深い。甲状腺機能低下症では高コレステロール血症をきたす。
②内分泌代謝機能検査：頻度の高い糖尿病や甲状腺疾患の有無と重症度を調べる。インスリノー

マ，Cushing 症候群，偽性副甲状腺機能低下症では血清カルシウム値に異常がみられる。下垂体，副腎，性腺機能検査などは，内分泌性・視床下部性肥満の鑑別に有用である。単純性肥満では尿中 17-OHCS の増加または不変と，コルチゾールの日内変動は維持され，デキサメタゾン抑制試験 2 mg で反応を示す。

③**画像診断・循環器系検査**：心不全・肝不全・腎不全などでは，胸部単純エックス線撮影・ECG・超音波検査などが必須である。CT・MRI も有用である。視床下部性肥満（間脳腫瘍や empty sella 症候群など）では，トルコ鞍のエックス線撮影・CT・MRI などを行う。Bardet-Biedl 症候群などの遺伝性肥満には骨エックス線撮影を行う。

④**髄液検査**：脳炎後遺症などで有用である。

⑤**染色体検査**：Klinefelter 症候群（XXY）などの遺伝性肥満の診断に有用である。

3 体重増加における鑑別診断の対象疾患

1A　水分貯留による体重増加
心不全，腎不全，肝不全，ネフローゼ症候群，薬剤性（Ca 拮抗薬，NSAIDs など）

1B　脂肪蓄積による体重増加
【単純性肥満（一次性）】過食，運動不足，肥満の家族歴
【症候性肥満（二次性）】
［内分泌性疾患（ホルモン分泌異常）］Cushing 症候群，糖尿病，インスリノーマ（低血糖から過食），甲状腺機能低下症，偽性副甲状腺機能低下症，低ゴナドトロピン症，高プロラクチン血症，先端巨大症，多嚢胞性卵巣症候群〈PCOS〉
［遺伝子異常（染色体）］Laurence-Moon-Biedl 症候群，Prader-Willi 症候群
［摂食中枢機能障害（視床下部性）］Fröhlich 症候群，視床下部の外傷・炎症・腫瘍など
［精神疾患］うつ病（過食の場合）
［前頭葉障害］前頭葉腫瘍
［薬剤性］ステロイド，インスリン，スルホニル尿素薬，チアゾリジン誘導体など

1C　薬剤の副作用・禁煙後の体重増加
［薬剤性］上記の 1A と 1B に含まれる
［禁煙後］喫煙による体重減少が解除された状態

Case 1

　38歳の女性。最近2か月間に体重が6kg減ったことを心配して来院した。食事は普通に食べており偏食もしていない。息子は11歳で元気に小学校に通学している。夫婦で商店を経営している。日常生活に不満はなく時間があれば趣味のガーデニングをしているが，最近はイライラすることが多いという。3か月前のがん検診で，肺癌，胃癌，子宮癌，乳癌はなく，肝胆膵腎に腫瘍を疑う所見もなく，便潜血は陰性であった。服薬はしていない。既往歴は，糖尿病を指摘されているが放置している。高血圧を指摘されたことはない。来院時所見：身長160 cm，体重43 kg。体温37.8℃。呼吸数20/分。脈拍112/分，整。血圧165/95 mmHg。SpO$_2$ 100%（room air）。眼球が突出しており，眼瞼結膜に貧血はなく，眼球結膜に黄染はない。甲状軟骨の下方で左右両側に頸部の腫大を認め，その部位に血管雑音を聴取する。頸部リンパ節は触知しない。胸部聴診では，広範囲に収縮期駆出性雑音と心尖部にⅢ音を聴取する。腹部は平坦で軟，肝脾腫や腫瘤は触知しない。手指に振戦を認め深部腱反射は亢進している。
　現時点での確定診断のための検査として最も重要なのはどれか。
　a　糖負荷試験
　b　甲状腺機能検査
　c　骨盤内超音波検査
　d　うつ病スケール試験
　e　下部消化管内視鏡検査

アプローチ

- 2か月間に体重が6kg減少した38歳の女性
- 食生活を含め家庭生活は安定しているが，最近はイライラ感が出現している
- がん検診で調べた範囲では異常を指摘されていない

診断のポイント

　体重が6kg減少して43kgになったことから，体重減少率は2か月間で，$(-6) \div (43+6) \times 100 = -12.2\%$となる。意図しない体重減少に相当する。BMIは16.8（17未満）であり，るいそうの状態にある。
　検診で，主な悪性腫瘍（大腸癌，卵巣癌などは未確定）は否定されている。食生活を含め家庭生活は安定しており趣味もできているため，うつ病は否定的である。最近のイライラ感，来院時の高血圧，頻脈，微熱，眼球突出，甲状腺腫大を思わせる頸部所見，収縮期駆出性雑音，Ⅲ音，手指振戦，深部腱反射亢進から，甲状腺機能亢進症が疑われる。

現時点での対応

　来院時のバイタルサインは緊急を要する状態ではない（甲状腺クリーゼを否定）。そこで，甲状腺機能亢進症の確定診断につながる自覚症状を，追加の問診で確認する。さらに，確定診断に必要な検査を行う。通常，原因は一疾患を想定する。しかし，体重減少の原因として悪性腫瘍が最多であるために，甲状腺機能亢進症の診断を優先しつつ，悪性腫瘍を見逃さないように努める。
　体重減少の原因としてうつ病は重要である。うつ病の特徴は，最近2週間，終日つづく深い

落ち込みと，趣味もできない感情障害であり，そこまでにならない"うつ状態"の診断に「うつ病スケール試験（d）」が使われる。本症例は，気持ちの落ち込みもなく，趣味のガーデニングもできていることから，うつ病は否定的である。また，既往歴に「糖尿病を指摘された」とあるため，「糖負荷試験（a）」などの精査は必要である。しかし，甲状腺機能亢進症の確定診断より優先して行う必要はない。

「甲状腺機能検査（b）」は，甲状腺機能亢進症の確定診断に不可欠である。原発性と続発性の鑑別と，Basedow 病や橋本病の急性期などの診断を急いで治療を開始する。

がん検診では卵巣癌は否定されていないため，腫瘍マーカーや「骨盤内超音波検査（c）」などの画像検査は必要である。また，がん検診で便潜血は陰性であるが，厳密には大腸癌を否定するために「下部消化管内視鏡検査（e）」は行うべきである。しかし，これらは，甲状腺機能亢進症の確定診断より優先して行う必要はない。

[臨床推論]

本症例は，問診と身体診察で，体重減少をきたす原因として甲状腺機能亢進が疑われ，「疑診あり」の方向で確定診断へ進むことになる（[体重減少] F 2A）。

ただし，意図しない体重減少では，悪性腫瘍と精神疾患（うつ病，認知症など）が約 60％を占めている（表3 参照）。悪性腫瘍の診断にはがん検診は有用であるが，検診は疑わしきを拾い上げるのが目的である。検査所見の再確認（二次検診）や診断の漏れを補うために，改めて精査が必要なことはよくある。体重減少の原因が複数の疾患によることもまれではない。

正解：b

Case Ⅱ

75 歳の男性。半年前に妻を癌で亡くし，それ以後は独居である。この半年間で体重が 7 kg 減少し，2 週前から「死にたい」などと言い，ふらーっと徘徊するようになったため，隣人に連れられて来院した。既往歴に特記すべきことはない。喫煙歴はなく，飲酒は機会飲酒。薬は服用していない。来院時所見：身長 168 cm，体重 46 kg。体温 37.2℃。呼吸数 20/分。脈拍 104/分，整。血圧 105/70 mmHg。SpO_2 97％（room air）。顔貌から，気持ちが深く落ち込んでいる様子が伺える。眼瞼結膜に軽度の貧血を認め，眼球結膜に黄染はない。頭頸部リンパ節は触知しない。胸部聴診に異常はない。腹部は平坦，軟で，肝脾腫や腫瘤を触知しない。神経学的所見に異常はない。検査所見：尿所見：糖（－），蛋白（－），潜血（－）。血液所見：赤血球 500 万，Hb 8.5 g/dL，Ht 42.5％，白血球 8,400。血液生化学所見：尿素窒素 30 mg/dL，クレアチニン 0.8 mg/dL，AST 28 IU/L，ALT 30 IU/L，LDH 220 IU/L。胸部エックス線写真，腹部超音波検査に異常を認めない。

次に行うべきことはどれか。
a 頭部 CT
b 直腸指診
c 認知症スケール試験
d うつ病スケール試験
e 神経精神科への紹介

> **アプローチ**
> - 75歳の男性，半年間に7kgの体重減少を主訴に来院
> - 半年前に妻を亡くし，その後は独居で，「死にたい」と徘徊している
> - 身体診察と血液所見で貧血を認める

> **診断のポイント**
>
> 問診から，うつ病が強く疑われる。しかし同時に，頻脈，眼瞼結膜の軽度貧血，Hb低値，MCV 85 fLで正常，BUN増加かつBUN/Cr比＞30の所見から，比較的最近の消化管出血も疑われる。
>
> 意図しない体重減少の原因疾患として，妻を亡くした後の独居生活から深刻なうつ病を発症したと考えるのが妥当である。しかし，来院時には急性の消化管出血も強く疑われるため，二つの疾患ともに確定診断と早期の治療開始が求められる。

> **次に行うべきこと**
>
> うつ病については，問診から診断は確定的であり，「死にたい」などと徘徊する行動に出ていることから，「神経精神科の専門医に紹介（e）」する必要がある。自殺の恐れがあり，入院治療が原則であろう。
>
> 一方，消化管出血は，BUN/Cr比＞30で，かつMCVが正常のため，比較的新しい消化管出血（主に上部消化管由来）が疑われる。今後，大量出血が起これば出血性ショックに陥る危険性があり，こちらも予断を許さない。
>
> したがって，次に行うべきことは，この二つのうちどちらを優先すべきかを決めることである。
>
> ここでは，出血性ショックに陥る危険性の回避を優先し，出血源の診断と治療を急ぐべきである（[体重減少] F③）。その一環として，現在も出血しているかを「直腸指診（b）」による便潜血の有無で調べる。もし陽性なら，上部または必要に応じて下部消化管内視鏡検査で出血源を確認する。この時点では，体重減少が消化管の癌による可能性も否定できない。
>
> その検査の間は，患者が人の目を盗んで自殺を図る危険性があるため，入院させ，厳重な監視下に置く必要がある。

> **臨床推論**
>
> 体重減少を主訴に来院したうつ病の患者に，最近発症した消化管出血の合併が疑われる。この二つの疾患を一元的に結び付けると，妻を失った半年間に及ぶストレスの結末と推測される。精神科的にうつ病を発症し，同時にストレスによる消化性潰瘍を併発した可能性がある。
>
> 多くの疾患でストレスはリスクファクターに挙げられている。意図しない体重減少では，ストレス誘発性の複数疾患がほぼ同時に発症することも十分に考慮しなければならない。
>
> また高齢者では，認知症や高齢者うつ病などが頻繁にみられ，また家族内の虐待や介護支援の不備による栄養失調，口腔内不衛生，義歯不良，慢性閉塞性肺疾患〈COPD〉や心不全など，体重減少につながる疾患や社会的要因が多い。ほかには，多剤服用による薬剤性の体重減少もある。高齢社会では，これら多岐にわたる原因に配慮する必要がある。

正解：b

Case Ⅲ

　83歳の女性。約3週間で体重が5kg増えたことを心配し，来院した。以前から，近医で高血圧の治療を受けており，食生活はいつもと変わりない。1か月前から歩くと息苦しくなり，徐々に歩ける距離が短くなった。また夜寝ていると胸が苦しくて起き上がるようになった。全身が極端に太ってきたため，主治医に相談し紹介にて来院した。既往歴は，若い時にリウマチ熱に罹患。飲酒歴・喫煙歴はない。来院時所見：身長148 cm，体重56 kg。体温37.0℃。呼吸数18/分。脈拍100/分，不整。血圧138/80 mmHg。SpO₂ 94%（room air）。意識は清明。眼瞼結膜に貧血はなく，眼球結膜に黄染はない。頸静脈は怒張し声音振盪が減弱している。心臓の聴診では，Ⅰ音亢進，僧帽弁開放音と雷鳴音を，またⅢ音性ギャロップリズムを聴取した。腹部に，圧痛を伴う肝腫大を触れるが，肝左葉の腫大と脾腫はなかった。顔面・体幹・上下肢と，全身性に圧痕を残す著明な浮腫を認めた。検査所見：尿所見：蛋白2+，潜血(+)，糖(−)。血液所見：Hb 11.8 g/dL，白血球6,930，血小板14万。血液生化学所見：総蛋白6.9 g/dL，アルブミン4.0 g/dL，総コレステロール220 mg/dL，尿素窒素23.8 mg/dL，クレアチニン0.6 mg/dL，AST 122 IU/L，ALT 178 IU/L，γ-GTP 94 IU/L（基準8〜50）。Na 142 mEq/L，K 4.2 mEq/L，Cl 105 mEq/L。CRP 1.08 mg/dL。FT₃ 3.1 pg/mL（基準2.3〜4.3），FT₄ 1.0 ng/dL（基準0.8〜2.2）。胸部エックス線写真で両側の胸水，心胸郭比62%。心電図で，心拍数150/分の頻脈性心房細動を認める。

　現時点で，この体重増加の原因として考えられるのはどれか。
　a　肥満症
　b　心不全
　c　肝硬変
　d　粘液水腫
　e　ネフローゼ症候群

アプローチ

- 約3週間に体重が5kg増加した83歳の女性
- 労作に伴って呼吸困難が出現し徐々に悪化している
- 全身に浮腫が出現し起坐呼吸を認める

診断のポイント

　約3週間に体重が5kg増加している。身長148 cm，体重56 kgでBMIは25.6（＞25）であり肥満状態にある。食生活に変化はなく，むしろ労作時の呼吸困難があり全身性浮腫を認めることから，水分貯留による体重増加が疑われる（[体重増加] F1A）。

　浮腫は圧痕を残す（pitting edema）ため，血管外のサードスペースに水が貯留した状態である。この所見からnon-pitting edemaを呈する「粘液水腫（d）」は否定的であり，FT₃・FT₄が正常のため，原疾患の甲状腺機能低下症も否定される。

　「肝硬変（c）」では，浮腫の主たる原因は低アルブミン血症である。本症例はアルブミンが正常のため，肝硬変は否定的である。血小板数も正常で，肝硬変にみられる肝左葉の腫大や脾腫もない。肝酵素の上昇と圧痛を伴う肝腫大はうっ血肝の所見と考えられる。

「ネフローゼ症候群（e）」は，全身性浮腫の鑑別診断で第一に挙がる疾患である．診断基準は，尿蛋白 3.5 g/日以上，低アルブミン血症（血清アルブミン 3.0 g/dL 以下または血清総蛋白 6.0 g/dL 以下）である．本症例は，血清アルブミン 4.0 g/dL，血清総蛋白 6.9 g/dL で診断基準を満たさない．また尿蛋白は試験紙法で（2+）だが，24 時間尿に換算しても 1 g 程度/日と診断基準を満たさない．したがって，ネフローゼ症候群も否定的である．

本症例をみるとリウマチ熱の既往があり，労作性呼吸困難と起坐呼吸などが出現し，来院時に全身性浮腫を認めている．身体診察で僧帽弁狭窄症の雑音があり，リウマチ性弁膜症が疑われる．不整脈の心房細動は慢性的に経過している可能性がある．そこで起坐呼吸や胸水貯留は左心不全の症候であり，全身性浮腫は右心不全の徴候のため，本症例は両心不全の病態を呈している．その原因はリウマチ性弁膜症と考えられる．

現時点での対応

来院時の頻脈性心房細動は，弁膜症による「心不全（b）」の結果，慢性心房細動が頻脈状態を呈していると考えられる．重要なことは，心拍数 150/分に対して脈拍数は 100/分と脈拍欠損〈pulse deficit〉が 50 回/分もあることである．心臓は血液を送り出すポンプであるが，本症例では 1 分間に 3 割以上もポンプを空打ち（有効な血液量を拍出できない収縮）しており，その分，心臓の仕事効率が悪いと診断される．

そこで，心不全の治療として，酸素投与と，①利尿薬により循環血液量減少と心臓前負荷軽減を図り，②過剰な心仕事量の軽減に少量の β 遮断薬を使用，③心保護にアンジオテンシンⅡ受容体拮抗薬〈ARB〉を用い，④心房細動に伴う心内血栓防止に抗凝固療法を，それぞれ開始する．

その結果，利尿がつき浮腫が軽減し，体重は減少，有効な心拍出量が保たれ脈拍欠損が減少し，徐々に心不全は改善される．自覚症状も良くなり，2 週間で発症前の体重に回復し，リハビリテーションを行って 3 週間で退院となる．

臨床推論

本症例は体重増加の一例ではあるが，約 3 週間という短期間の体重増加であり，問診と身体診察から，原因が全身性浮腫にあることが容易に診断できる．

体重増加については，単純性肥満が除外できれば，症候性肥満は 1〜2% とまれなため，次には緊急対応が必要な疾患かゆっくり鑑別診断をしていてよい病態かを見極めることが重要である．

特に，心臓・肝臓・腎臓・肺・副腎などの臓器不全，また甲状腺中毒など，重症な場合には生命の危険を伴うことがある．問診，身体診察，検査などから原疾患を鑑別し，確定診断に至らなくても，適切な治療で病態を改善するように導くことが重要である．

最近の医師国試では，日常臨床で普通に行われている臨床推論の過程が出題される傾向にある．臨床実習を通じて"考える習慣"を身につけ，丸暗記の知識だけでは解答できない設問に備える必要がある．

正解：b

1-5 ショック

安田 幸雄

ショックとは，急性かつ全身性の循環不全によって起こる重要臓器の機能異常をいう。

診断のフローチャート

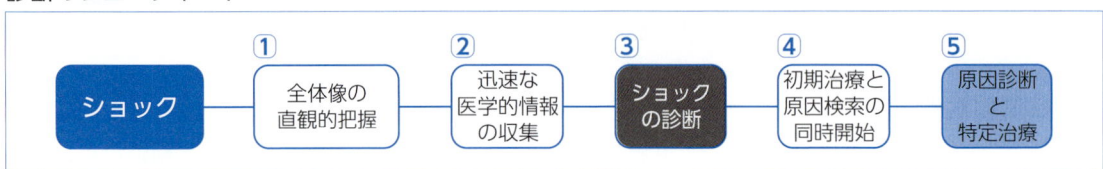

ショック → ① 全体像の直観的把握 → ② 迅速な医学的情報の収集 → ③ ショックの診断 → ④ 初期治療と原因検索の同時開始 → ⑤ 原因診断と特定治療

1 全体像の直観的把握

患者のもつ異常な訴え・表現，身体徴候，雰囲気に気付く。
①患者の顔色，応答など，様子がいつもと違う。
②生命を脅かす徴候がある（苦悶様表情，呼吸苦，意識障害など）。
③生命を脅かす病態が予見される（異常環境，事故，熱傷，溺水，吐血など）。

2 迅速な医学的情報の収集

患者の医学的情報を素早く収集する。
①バイタルサイン測定（血圧，脈拍，呼吸，体温）と SpO_2 測定
②意識状態の変化を会話や仕草から判定する（不安，不穏，生あくび，傾眠，意欲喪失，人格変化など）。
③皮膚の蒼白・チアノーゼ・湿潤・冷感・冷汗，爪床の循環（毛細血管再充満時間：Capillary Refilling Time）の遅延，脈の微弱
④発症時の状況・環境，既存症（慢性疾患，感染症，術後などの背景）と治療歴

3 ショックの診断

確立した診断基準はないが，実用性の高い判断基準として次表のものがある。そのなかで，大項目を1つ満たし，かつ小項目を3つ以上満たした場合をショックと判断する（表1参照）。
なお，表1ではショックと判断されないショックもある。
例えば，ショックの4つの病態のうち血液分布異常性ショックの初期では，皮膚は温かく，蒼白ではない（表2参照）。しかし，ショックが進行すると皮膚は蒼白，冷感を呈するに至る。
また，「現時点ではショックの判断基準を満たしてはいない。しかし，バイタルサインを繰り返し測定した結果，このまま放置すれば短時間のうちにショックに移行すると推測された」場合はプレショックと判断し，ショックと同じ処置を直ちに開始すべきである。

表 1　ショックの判断基準

大項目：血圧低下	①収縮期血圧 90 mmHg 未満 ②通常の血圧より 30 mmHg 以上の血圧下降
小項目	①心拍数 100/分以上または 60/分未満 ②微弱な頻脈・徐脈 ③爪先の毛細血管の refill 遅延（圧迫解除後 2 秒以上） ④意識障害（JCS 2 桁以上または GCS 合計 10 点以下，または不穏・興奮状態） ⑤乏尿・無尿（0.5 mL/kg/時以下） ⑥皮膚蒼白と冷汗，または 39℃以上の発熱（感染性ショックの場合）

表 2　病態別ショックの初期症状

病　態	皮膚温	頸静脈怒張
循環血液量減少性ショック	冷	（−）
心原性ショック	冷	（＋）
閉塞性ショック	冷	（＋）
血液分布異常性ショック	温	（−）

4　初期治療と原因検索の同時開始

4A　初期治療

①応援を呼ぶ，急変対応システムを起動する。
②救急カート，除細動器（心電図モニター付）の搬入を依頼する。
③仰臥位とし，気道確保と酸素吸入を行う。必要なら補助呼吸。さらに必要なら気管挿管と人工呼吸を行う。
④末梢静脈路確保，細胞外液輸液を行う。必要ならカテコラミン点滴静注を追加する。

4B　原因検索（分担して同時に行う）

①意識があれば簡潔な問診，指示による意識レベルと眼球運動・瞳孔の異常の診察
②胸腹部の聴診・打診・触診，四肢の異常を含む全身の素早い身体診察
③採血，簡易血糖検査，心電図モニター装着，エコー（胸腹部），12 誘導心電図記録，ポータブルエックス線撮影，膀胱カテーテル留置＋時間尿量測定

5　原因診断と特定治療

5A　直ちに原因除去が可能なショックの鑑別診断を優先する。

①緊張性気胸：胸部打聴診と胸郭運動の視診で診断できれば，緊急性が高い場合は胸部エックス線撮影を待たず，胸腔穿刺を行う。状態が回復してからチェストチューブを留置する。
②心タンポナーデ：エコーでショックの原因であることが確認できれば，エコーガイド下で心嚢穿刺・排液を行う。
③低血糖：簡易検査で確認できれば 50％ブドウ糖 20 mL を静注する。
④アナフィラキシーショック：皮疹，気道狭窄症状，受診に至った状況から診断できればアド

レナリン 0.01 mg/kg 体重（上限 0.5 mg）を筋注する。

5B 有効な治療法がその場で実施できるショックの鑑別診断を行う。
　循環血液量減少性ショック：病歴，バイタルサインと身体所見から疑われ，エコーで下大静脈径が縮小していれば，細胞外液の急速点滴静注を行う。血圧の上昇がみられれば診断が正しいことを示す。出血性ショックの場合には輸血までの時間を稼ぐことができる。

5C 原因によって治療方針が大きく異なるショックの鑑別診断を行う。
①急性心筋梗塞（12誘導心電図，心エコー，血液検査，胸部エックス線撮影）
②肺血栓塞栓症（12誘導心電図，心エコー，胸部エックス線撮影，血液検査，動脈血ガス分析）
③脊髄損傷（神経学的診察，エックス線撮影，CT）
④脳幹障害（CT）

5D **敗血症性ショック**：発熱・感染源・白血球増多がある場合に疑う。輸液と昇圧薬でショックの治療を続けながら，血液培養後，広域スペクトラム抗菌薬の点滴を行い，感染巣を検索する。乳酸値で治療効果・予後判定を行う。

6 ショックにおける鑑別診断の対象疾患

6A 循環血液量減少性ショック
［出血］外傷性出血（血胸，肝・脾破裂，骨盤骨折，多発骨折などによる），消化管出血，大動脈瘤破裂，肝腫瘍破裂，異所性妊娠〈子宮外妊娠〉破裂 ［脱水］下痢・嘔吐，熱中症，高熱，経口摂取制限，糖尿病性昏睡 ［血管透過性亢進］広範囲熱傷，急性膵炎，イレウス，腹膜炎，広範囲挫傷，手術
6B 心原性ショック
［不整脈］洞不全症候群，房室ブロック，心室性頻拍，上室性頻拍 ［心筋障害］急性心筋梗塞による心筋の壊死・心破裂・乳頭筋断裂，心筋炎，拡張型心筋症，弁膜症
6C 閉塞性ショック
緊張性気胸，心タンポナーデ，肺血栓・塞栓症，心房粘液腫，急性大動脈解離，収縮性心膜炎
6D 血液分布異常性ショック
［敗血症］種々の感染症に対して炎症反応が統制されなくなった結果生じる状態 ［全身性炎症反応症候群*］膵炎，熱傷，多発外傷 ［アナフィラキシー反応］薬物，食物，ハチ毒 ［薬物・毒素反応］輸血（血液型不適合），蛇毒，重金属中毒 ［内分泌疾患］急性副腎不全，粘液水腫昏睡 ［神経原性］脊髄損傷，脳血管障害，血管迷走神経反射

*全身性炎症反応症候群〈SIRS：Systemic inflammatory response syndrome〉
感染性または非感染性におこる全身の強い炎症反応を示す臨床上の症候群。しばしば多臓器不全から死に至る。

Case I

61 歳の男性。30 分前からの胸部圧迫感を主訴に来院した。外来診察室で医療面接を開始した直後に意識消失して椅子から転落した。呼びかけに応答しない。仰臥位にしたところ，喘ぎ様の不規則な呼吸が観察された。
直ちに行うべきことはどれか。2 つ選べ。
a 酸素吸入
b 胸骨圧迫
c 頸動脈の触診
d 頭部後屈顎先挙上
e 心電図モニター装着

アプローチ

・61 歳の男性。30 分続く胸部圧迫感。既存症は不明
・突然の意識消失で倒れ，喘ぎ様呼吸

診断のポイント

前胸部圧迫感が続いている高齢者の突然の意識消失であることから，一般的には急性心筋梗塞に伴う心室細動など，心血管系の重大な障害が起こったのではないかと考えられる。

しかし，患者は喘ぎ様の不規則な呼吸をしている。通常，呼吸があれば当然，脳循環は保たれており，したがって，心臓のポンプ機能は保たれているはずであり，心室細動などは考えなくてよいことになる。

突然の意識消失の原因は多彩であり，てんかん，脳血管障害，血管迷走神経反射，心拍出量の急激な減少を引き起こす心疾患や心外性の疾患などが可能性として挙げられる。そのほか，可能性としては低いが，薬物，糖尿病や肝障害などの合併症もあるかもしれない。しかし，これらをすべて鑑別する必要があるだろうか。

まず行うべきこと

この患者は呼びかけに応答しないのであるから，まず行うべきことは，応援を呼び集めてから，「頭部後屈顎先挙上（d）」で気道を確保しながら呼吸の有無を観察することと，同時に「片側の頸動脈を触れ（c）」て拍動の有無を触診することである。

頸動脈の拍動を触知すれば，静脈路確保＋輸液を行う。同時に SpO₂ を測定し，必要なら「酸素吸入（a）」，バッグマスクによる補助呼吸，気管挿管＋人工呼吸などを選択する。

頸動脈の拍動を触知しなければ，呼吸がどのような状態であろうとも，直ちに「胸骨圧迫式心マッサージ（b）」を開始する。

臨床推論

今まで話していた人が突然意識を失って倒れたのであるから，生命を脅かす徴候であることは疑いがない。この場合は迅速な医学的情報の収集が必要である（F2）。心停止も視野に入れなければならないほどの緊急性があるので，バイタルサインは血圧計，時計，体温計などを使

用せず，医療者自身の5感を使用して測定する。

　血圧は頸動脈を5〜10秒間触診して，拍動を触れなければ収縮期圧60 mmHg未満と判断する。呼吸は気道を確保した状態で有効な換気の有無を医療者の耳（呼気），頬（呼気），眼（胸郭運動）を使って5〜10秒間観察する。この拍動触診と呼吸観察は同時に行う。

　頸動脈の拍動を触知しなければ，脳をはじめ全身の重要臓器に有効な循環がない＝心機能停止と判断して直ちに「胸骨圧迫式心マッサージ（b）」を開始する。そして準備でき次第，酸素を流したバッグマスクによる呼気吹き込みを併用する（1分間に100回以上の速さでの心臓マッサージ30回と，人工呼吸2回を1セット）。

　ショックは全身の循環障害から引き起こされる組織・細胞傷害とそれに伴う炎症反応で引き起こされた組織還流障害の悪循環で，死に至る病態である。本症例は機能的な心停止によって一気に全身の循環停止が起こっており，心マッサージによる循環維持をしながら自律的な循環回復を目指し，回復後は組織・細胞傷害による臓器不全の治療を進める。その診療過程で，突然の意識消失の原因が明らかになる。

　本症例は椅子から転落するほどの突然の意識消失であり，心臓のポンプ機能の突然の喪失である可能性が高い。「心電図モニター（e）」で心室細動が発見される可能性も十分にある。

　ところで，本症例で患者は喘ぎ様の不規則な呼吸をしているが，この呼吸は何を意味するのであろうか。

　心停止後の人の40％に，不規則な，喘ぐような呼吸が数分間観察される。これを死戦期呼吸〈agonal breathing〉または喘ぎ呼吸〈gasping〉という。この呼吸の特徴は，呼吸補助筋の協調運動がある（頭を後ろにそらす，身体が大きく動く），喘鳴音を伴う，呼吸回数が少なく呼気相が吸気相の2倍より長い，などである。哺乳類の生下時と死亡時の低酸素状態でみられる。

　この死戦期呼吸は心停止の徴候であるので，直ちに心肺蘇生術を開始すべきである。患者急変の報告を電話で受けた場合，「呼吸はある」という報告に対しては「規則的な呼吸」「普通の呼吸」であるかどうかを確かめる必要がある。

正解：c, d

Case Ⅱ

　10か月の乳児。嘔吐と血便とを主訴に来院した。7日前から，不機嫌になって嘔吐しては急に機嫌が良くなるという状況が繰り返しみられたため，4日前に近くの診療所を受診，急性胃腸炎の診断で整腸薬を処方された。その後，次第に嘔吐が頻回になり，今日になって血便を伴うようになり，ぐったりしてきたため受診した。意識は傾眠状態で，体温35.9℃。呼吸数24/分。脈拍128/分，整。血圧74/48 mmHg。顔面は蒼白である。腹部は膨満している。黄色い液体を頻回に嘔吐している。

現時点での対応として適切なのはどれか。2つ選べ。
a　注腸造影
b　血液培養
c　酸素吸入
d　生理食塩液輸液
e　腹部エックス線撮影

> [アプローチ]
> ・10 か月の乳児の嘔吐,血便

> [診断のポイント]

生後 10 か月の乳児が不機嫌になって嘔吐し,その後急に機嫌が良くなるのを繰り返しているので,**腸重積**が最も考えやすい。腸重積であるとすると,**イレウス**による**胆汁性嘔吐**と**血便**も説明できる。対立仮説としては(可能性は低いが),**感染性胃腸炎,病原性大腸菌腸炎**などが強いて挙げれば挙げられる。

さて,腸重積の確定診断と治療のために「注腸造影(**a**)」を行うべきであろうか。もちろん,原因疾患の確定診断と根治的治療として注腸造影は必要である。では,この患児の全身状態は,直ちに注腸造影とそれに引き続く非観血的整復を安全に実施可能であろうか。注腸造影に優先して行わなければならない検査や治療はあるのだろうか。

> [現時点での対応]

患児はぐったりしており,バイタルサインはショックの判断基準(**表 1 参照**)を満たしている。嘔吐を繰り返していることから脱水による**循環血液量減少性ショック**であることは容易に推測できる。意識が傾眠状態であることから,重症度の高いショックであると判断すべきである。

また,ショックは,初期であれば適切な治療で回復可能であるが,進行すると,治療困難で全身の組織・細胞の傷害を伴う死亡率の高い病態である。

したがって,この患児に対しては,「注腸造影(**a**)」を実施する前に,直ちに**ショックの治療**を開始すべきである。

> [臨床推論]

患児の現在の病態は,腸重積に起因するイレウスによって消化管液を嘔吐し続けた結果,重症の脱水症による循環血液量減少性ショックである(F**3**)。したがって,直ちに行うべきことは「**酸素吸入**(**c**)」と「**輸液**(**d**)」によるショックの治療である(F**4A**)。ショックでは組織・細胞の酸素消費量が増しているので,酸素吸入は不可欠である。

では,どんな**組成**の輸液を,どんな**速さ**で,どれだけの**量**を注入すべきだろうか。

必要な医学的情報は,①健康時と現在の体重,②時間尿量,③血清電解質,④腎機能,⑤アニオンギャップである(F**4B**)。この患児は腹満を呈しており,**非機能的細胞外液の貯留**が考えられるので,健康時との体重差は脱水量を示さない可能性が高い。乳幼児の脱水では血圧低下,頻脈,傾眠状態は高度脱水の症候であり,経験上,水分欠乏量は **150 mL/kg 程度**とみなされる。また,一般に消化管液の喪失による脱水は**ナトリウム欠乏性**と考えられる。

したがって,この患児の健康時体重を 9 kg(10 か月児の平均体重)と仮定すると,膀胱留置カテーテルを挿入し,**尿が得られるまで**は生理食塩水を 90~160 mL/時間のスピードで点滴静注するのが安全であると考えられる(F**4A**)。利尿がみられ始めたら,血清ナトリウムや血清カリウムの値,血圧・脈拍数の改善,意識状態の改善にあわせて,**輸液の組成と注入スピード**を変えていく(F**5**)。

正解:c, d

Case Ⅲ

75歳の男性。重症肺炎で入院中である。

現病歴：2週間前に肺炎と低酸素血症のために搬入された。救急室で気管挿管され，集中治療室に入院した。入院後，人工呼吸管理が長期化したため，本日気管切開を行い，引き続き人工呼吸器管理を行った。1時間後にアラームが鳴ったため駆け付けると，人工呼吸器のモニターで気道内圧が上昇していた。直ちに気管内を吸引したところ，少量の白色痰が認められた。

既往歴：53歳から糖尿病で，60歳から高血圧症で，いずれも内服加療中である。

家族歴：父親が糖尿病。

現　症：心電図モニター波形上，脈拍44/分，洞調律。橈骨動脈の拍動は触知せず，頸動脈の拍動は微弱。頸静脈は怒張している。左前胸部は呼吸音を聴取せず，打診で鼓音を呈している。

直ちに行うべき治療として適切なのはどれか。

a 心囊穿刺
b 胸腔穿刺
c ドパミンの投与
d ヘパリンの投与
e 生理食塩液の急速静注

アプローチ

・肺炎で人工呼吸中，気管切開後の気道内圧亢進

診断のポイント

　重症肺炎で人工呼吸中の75歳の男性。糖尿病と高血圧症がある。人工呼吸が長期化したため，1時間前に気管切開を受け，挿管されていた気管チューブを抜いて気管カニューレを装着，人工呼吸を継続した。その後，人工呼吸器のモニターで気道内圧亢進を示すアラームが鳴った。

　人工呼吸器使用中に気道内圧が亢進するのは，どんな場合だろうか。

　第一に考えられるのは気道の閉塞である。気管切開直後なので，粘稠な痰のほか，凝血塊，脱落した偽膜，異物などが気管に詰まった可能性がある。ところが，気管内吸引によってこれらの原因はほぼ否定された。

　では，ほかにどのような原因が気道内圧亢進を引き起こすのであろうか。

　重症の肺水腫では一定の換気量を送り込もうとすると気道内圧は著しく高くなる。また，人工呼吸器のトラブルでアラームが誤作動することもある。これらの原因をみつけるために，肺水腫の診断や人工呼吸器点検を行うべきであろうか。それにしても，肺水腫が1時間で起こるのだろうか。

まず行うべきこと

　人工呼吸器自体に問題があるか否かは，人工呼吸器を外し，バッグマスクで用手的に換気してみればすぐに判定できる。一方で，患者の状態に注目すると，徐脈，低血圧，頸静脈怒張が

あり，胸部聴診で左側に呼吸音はなく，胸部打診で左側に鼓音がある．

これらのことから，左側緊張性気胸が強く疑われる．患者の状態が悪いので，緊張性気胸の迅速な確定診断・治療が必要である．

臨床推論

患者の気道と人工呼吸器のみに目を奪われず，患者の全体像を把握するよう努める．

心電図モニター上は洞調律の徐脈である．橈骨動脈の拍動は触知せず（収縮期血圧 80 mmHg 未満），頸動脈の拍動は微弱（収縮期血圧 60 mmHg より少し高い）なので，収縮期血圧は 60～70 mmHg 台と判定できる．ショックの判定基準をすべて観察するまでもなく，ショックである可能性が極めて高い（F3）．

この時点で応援を呼び（F4A），ショックの原因検索を開始する（F4B）．頸静脈怒張がみられるので，心原性ショックまたは閉塞性ショックである（表2参照）．胸部聴診で左側に呼吸音を聴取せず，胸部打診で左側に鼓音を呈するので，左側緊張性気胸が強く疑われる．

もっとも，片側肺の呼吸音消失は気管支閉塞でも説明できるが，この場合は気道内圧の亢進はあまりなく，鼓音も矛盾する．緊張性気胸は気管切開後の合併症として矛盾しない（表3参照）．

確定診断は胸部エックス線撮影で行えるが，患者の状態がひっ迫しているので，身体所見のみで診断確定とし，直ちに「左胸腔穿刺（b）」を実施する（F5）．

表3　気管切開後の合併症とその原因

合併症	原　因
出　血	手術時の血管損傷
換気障害	①気管カニューレの気管外逸脱 ②凝血塊や膿性痰による気管閉塞 ③手術時の肺尖部損傷による気胸，緊張性気胸
反回神経麻痺	手術時の損傷

正解：b

Case Ⅳ

78歳の男性。意識障害のため，救急車で搬送された。

現病歴：7日前から上腹部の鈍痛と38.3℃の発熱があった。かかりつけ医を受診し解熱薬を処方され，症状は改善した。2日前から再び右上腹部痛と37.6℃の発熱，全身倦怠感がみられた。本日悪寒と悪心が出現し，意識がもうろうとなったため，家族が救急車を要請した。

既往歴：7年前から高血圧症でアンジオテンシン変換酵素阻害薬を内服中。3年前，腹部超音波検査で3，4個の胆石を指摘された。

生活歴：喫煙15本/日を58年間。飲酒は日本酒2合/日を58年間。

家族歴：父親が脳出血で死亡。

現　症：意識レベルはJCS Ⅱ-10。身長164 cm。体重59 kg。体温39.0℃。呼吸数24/分。脈拍112/分，整。血圧82/58 mmHg。SpO_2 97％（3 L/分酸素投与下）。眼球結膜に黄染を認める。心音と呼吸音とに異常を認めない。腹部はやや膨満し，軟で，肝・脾を触知しない。右季肋部を中心に圧痛を認める。まず，生理食塩液の急速静注を開始した。

現時点で患者の予後を判定するための検査として適切なのはどれか。
a　血糖測定
b　血液培養検査
c　動脈血乳酸値測定
d　血清アルブミン測定
e　ヘパプラスチンテスト

アプローチ

・7日前から上腹部痛，発熱，全身倦怠感
・本日悪寒，悪心，意識障害で搬送された
・既往歴：高血圧症，胆石症

診断のポイント

局所所見からはどのような疾患・病態が考えられるだろうか。

右季肋部圧痛，黄疸，発熱と胆石の既往から，肝，胆嚢・胆管，膵の疾患であることが推測される。黄疸の原因は多いが，発熱と右季肋部圧痛があることから感染症を合併していると考えてよい。つまり，「何らかの原因で胆道系が閉塞し，そこに胆汁感染が加わったもの」という診断仮説が成立し，急性胆管炎がまず疑われる。胆道閉塞の原因は不明であるが，既存症の胆石が関与しているかもしれない。

一方，全身状態からはどのような病態が考えられるだろうか。

バイタルサインはショックの判断基準を満たし，39℃の発熱があることから，ショックの原因として敗血症性ショックが考えられる。また，病歴・身体所見から循環血液量減少性，心原性，閉塞性，敗血症性以外の血液分布異常性の各ショックはいずれも考えにくい。

こうして，局所所見と全身状態を統合させて1つの病態として考えてみよう。急性胆管炎が

重症化し敗血症を引き起こして，それが進展し敗血症性ショックに陥ったものと推測できる。すなわち，重症急性胆管炎を診断仮説の第1位に置くことができる。

現時点での対応

　重症急性胆管炎は，敗血症による全身症状をきたし，直ちに緊急胆道ドレナージ〈ERCP〉を施行しなければ生命に危機を及ぼす疾患である。しかし，その確定診断のために，検査（白血球数，CRP，ALP，γ-GTP，腹部エコーによる胆管拡張の確認）を優先すべきであろうか。

　この設問が求めているのは「患者の予後判定の検査」であり，選択肢には腹部エコー検査もERCPもない。なぜなら，患者はすでにショック状態にあるため，重症急性胆管炎の診断が正しいとしても，生命の危険のあるショックの重症度判定とその治療が，疾患の確定診断や根治治療に優先して行われるべきであるから，と考えられる。

　実際，臨床の現場では敗血症性ショックの重症度判定のための採血と急性胆管炎の確定診断のための採血は同時に実施できる。また，腹部エコー検査も，それらと並行して短時間で実施できる。

　したがって，この設問は「緊急採血に含めるべき検査項目」を問うていると理解される。

　なお，急性胆管炎として一般的に知られている「悪寒・戦慄を伴う発熱」，「黄疸」，「腹痛」に加え，腎不全，播種性血管内凝固〈DIC〉，意識障害，ショックなどを早期から呈するものや，保存的治療に抵抗性を示す症例では，救命のために早期の緊急胆道ドレナージを必要とする。胆管炎重症例では，速やかに適切な胆道ドレナージが行われない限り，急激な全身状態の悪化をきたし，不幸な転帰を辿ることが多いことを銘記すべきである。

臨床推論

　バイタルサインと意識状態からショックの診断がつき（F3），ショックの初期治療として生理食塩液の急速静注が開始された（F4A）。

　急性胆管炎による敗血症性ショックが最も疑われているのであるから，次にすべきことは，急性胆管炎の確定診断のための検査と根治治療，敗血症性ショックの確定診断と特定治療（F4 5）である。敗血症性ショックは死亡率の高い重篤な病態であるので，適切な処置が迅速に行われなければならない。

　敗血症性ショックの治療の要点は，電解質液の輸液（必要なら，昇圧薬を追加），抗菌薬投与

表4　敗血症性ショックで生き残るためのケア

3時間以内に実施
①乳酸値測定
②抗菌薬投与前に血液培養
③広域スペクトラムの抗菌薬投与
④低血圧または乳酸値 4 mmol/L 以上に対して電解質液 30 mL/kg 静注
6時間以内に実施
⑤（最初の輸液に反応しない低血圧に対して）昇圧薬投与で平均血圧 65 mmHg 以上に保つ
⑥輸液に抵抗する低血圧，または初期乳酸値 4 mmol/L（36 mg/dL）以上で，中心静脈圧〈CVP〉測定（目標は 8 mmHg 以上），中心静脈血酸素飽和度〈ScvO₂〉測定（目標は70%以上）
⑦初期に乳酸値が高い場合，乳酸値の再測定（目標は正常化）

であり，そのモニターとして「乳酸値の測定（c）」が行われる（表 4 参照）。敗血症性ショックの重症度判定としても，また治療の指標としても乳酸値は重要なのである。

　そして，このショックの治療中で，重症急性胆管炎の診断が確定できた時点で，ERCP が行われる。

正解：c

1-6 意識障害

佐野 元規

　意識障害とは，意識を構成する3つの要素（清明度，広がり，質的内容）のうち，**清明度の低下**をいう。

診断のフローチャート

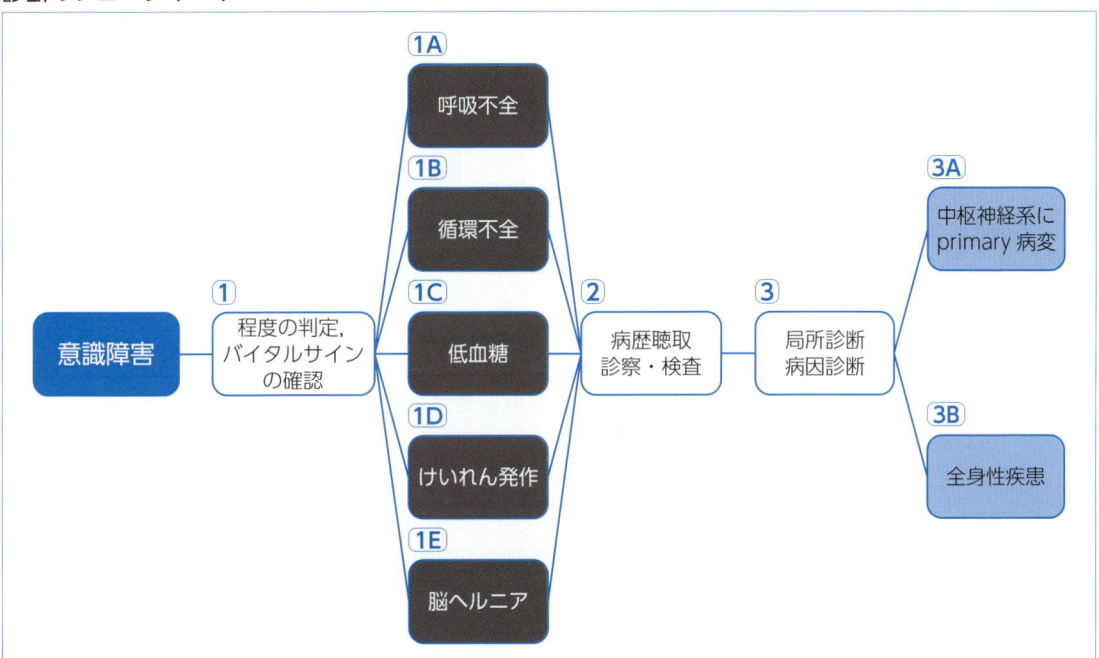

```
                    1A 呼吸不全
                    1B 循環不全
意識障害 → 1 程度の判定，  1C 低血糖    → 2 病歴聴取  → 3 局所診断  → 3A 中枢神経系に
         バイタルサイン                 診察・検査    病因診断     primary 病変
         の確認     1D けいれん発作
                    1E 脳ヘルニア                              → 3B 全身性疾患
```

1 意識障害の程度の判定とバイタルサインの確認

　JCS（表1参照）や **GCS**（表2参照）で，障害の程度を判定する。また，**呼吸**，**脈拍**，**血圧**，**体温**などバイタルサインをチェックして直ちに治療を開始する必要性を判断する。

1A 呼吸不全の場合

　気道の確保を行う。

　舌根の沈下があればエアーウェイを挿入し，状態に応じて鼻腔内，口腔内を吸引し分泌物が気管内に流入しないようにする。動脈血ガス分析の結果を参考にしながら**酸素吸入**を行う。**慢性閉塞性肺疾患〈COPD〉**を合併している場合は CO_2 **ナルコーシス**を起こしやすく酸素吸入が必要な場合でも少量（0.5〜1 L/分）から開始する。呼吸数が不十分で**換気不全**があればマスク，アンビューバッグによる補助呼吸，酸素吸入を開始する。**気管内挿管**はバイタルサインが安定してから行うのが原則である。

表1　Japan coma scale〈JCS〉

Ⅰ．刺激しないでも覚醒している状態
0．清明である
1．だいたい清明であるが，今ひとつはっきりしない
2．見当識障害がある
3．自分の名前，生年月日がいえない
Ⅱ．刺激で覚醒するが，刺激をやめると眠り込む状態
10．普通の呼びかけで容易に開眼する
20．大きな声または身体を揺さぶることにより開眼する
30．痛み刺激を加えつつ呼びかけを繰り返すことにより開眼する
Ⅲ．刺激しても覚醒しない状態
100．痛み刺激に対し，払いのける動作をする
200．痛み刺激に対し，少し手足を動かしたり，顔をしかめる
300．痛み刺激に反応しない

表2　Glasgow coma scale〈GCS〉

1．開眼（eye opening, E）	
自発的に	4
音声により	3
疼痛により	2
開眼せず	1
2．発語（best verbal response, V）	
指南力（見当識）良好	5
会話混乱	4
言語混乱	3
理解不明の声	2
発語せず	1
気管挿管・切開	T
3．運動機能（motor response, M）	
命令に従う	6
疼痛部位認識可能	5
四肢屈曲逃避	4
四肢屈曲異常	3
四肢伸展	2
まったく動かず	1

各項目の合計点を coma scale とする。
正常者は 15 点，深昏睡者は 3 点

1B　循環不全の場合

　血圧の低下，徐脈，房室ブロックなどの循環不全があれば，直ちにその治療を開始する。

1C　低血糖による意識障害の場合

　低血糖による意識障害が濃厚な場合，血糖測定の採血後，直ちにブドウ糖 40 mL の静脈注射を行い，次の 24 時間の点滴にもブドウ糖を加える。Wernicke 脳症が合併するとブドウ糖単独投与では悪化するので，まずはビタミン B₁ を投与してブドウ糖を投与する。

1D　けいれん発作を伴う場合

　けいれん発作を起こしている場合，けいれん重積発作の治療を直ちに開始する。

1E　脳ヘルニアを生じている場合

　脳ヘルニアが生じていると判断された場合，グリセロールなどの浸透圧製剤と病態（脳浮腫の存在する場合）によってはデキサメタゾンを併用し，脳圧低下を直ちに行う。

　ただし，浸透圧製剤は容量負荷になるので，心不全や腎不全が存在する場合は注意して使う。頭蓋内圧を急速に下げる必要がある場合は，アンビューバッグ，レスピレーターにより過呼吸を行い PaCO₂ を 25〜30 mmHg に保つ。

2　病歴聴取・診察・検査

　病歴聴取，一般内科学的診察，神経学的診察，画像検査・診断，心電図，血液，尿，髄液検査など補助的診断法を総合して，局所診断と病因診断を進める。

【病歴聴取】
　患者の家族，目撃者などから詳細な病歴を聴取し意識障害の原因を推定する．発症の様子，随伴症状，治療中の疾病の有無，服薬中の薬剤，既往歴，飲酒歴，最近の精神状態など

【一般内科学的診察】
　頭頸部，胸部，腹部，四肢の一般内科学的診察を行う．外傷・出血の有無，耳・鼻からの髄液漏の有無，嘔吐物の有無，尿・便失禁の有無，咬舌の有無，皮膚の色（チアノーゼ，黄疸，一酸化炭素中毒の場合はピンク色），呼気臭（アセトン臭では糖尿病ケトアシドーシス〈DKA〉を疑う）など

【神経学的検査】
　意識障害の程度の判定（JCS，GCS），呼吸パターンの判定，脳ヘルニアの有無の判定，神経学的局所徴候の有無の判定，髄膜刺激症候の有無の判定など

①意識障害の程度の判定（JCS，GCS）：**表1**，**表2** 参照

②呼吸パターン：呼吸回数，深さおよびリズム異常を観察する．過呼吸の場合，中枢性過呼吸，肺炎などによる低酸素血症，ケトアシドーシスなどの代謝性アシドーシスに対する代償機転としての過呼吸などの原因があり，動脈血ガス分析の結果をあわせて原因を考える．
　　小脳テントヘルニア初期の間脳レベルの障害ではCheyne-Stokes呼吸，中脳～橋上部では中枢性過呼吸，橋下部～延髄上部では無呼吸性呼吸，延髄レベルでは失調性呼吸を呈する．

③脳神経系
　・眼底検査ではうっ血乳頭の有無を確認する．
　・瞳孔（左右不同の場合）
　　1）大きいほうの瞳孔の対光反射が消失していれば，同側の動眼神経麻痺を考える．
　　2）両側とも対光反射が保たれていれば，瞳孔の小さいほうのHorner症候群を考える．
　・瞳孔（左右同大の場合）
　　1）**pin-point pupil** と呼ばれる著しい縮瞳があれば，橋出血などの橋被蓋部の障害かモルヒネ中毒，有機リン中毒などアセチルコリン作動性亢進状態を考える．
　　2）pin-point ほどでなく対光反射が保たれ縮瞳していれば，小脳テントヘルニアの間脳レベルの障害を考える．
　　3）瞳孔の大きさが中等度で対光反射が両側消失していれば，中脳障害を考える．
　　4）両側瞳孔散大して対光反射消失していれば，高度の脳幹障害を考える．

④眼球運動：眼位の異常（共同偏視では破壊性病変では病巣をにらむほうに偏位し，てんかん発作などの刺激性脳病変では反対側をにらむ），前庭動眼反射〈oculocephalic reflex〉は患者の頭を保持し右または左へ回旋する．このとき回旋と反対方向への眼球運動が誘発されれば陽性で脳幹機能は保たれている．

⑤運動系：麻痺の有無，前頭葉徴候の有無，異常運動の有無
　　Wernicke-Mannの姿勢，麻痺側の下肢の外旋位，自発的な動きの左右差，筋トーヌスの左右差を参考にする．深昏睡状態でなく麻痺がなければ，痛覚刺激により検者の手を払いのけたり痛みから逃れようとする反応を示すが，麻痺があれば，このような動きができないか不十分になる．小脳テントヘルニアが進んでいるときは，痛み刺激で間脳の障害では除皮質硬直姿勢（上肢屈曲下肢伸展）が誘発されるが，中脳～橋に及ぶと除脳硬直姿勢（上下肢とも伸展）が誘発される．

【CT，MRI，MRA，腰椎穿刺】
①CT，MRI，MRA：意識障害患者ではまず CT を行う。急性硬膜下血腫，脳内出血，脳梗塞などの緊急処置を要する病態のスクリーニングが可能。その所見をふまえて MRI，MRA を行うべきか判断する。
　脳ヘルニアなどによりバイタルサインが安定していない場合，まずその治療を行い状態の安定したところで CT を行う。髄膜刺激症状を認める場合，神経学的局所徴候がなければ腰椎穿刺を行い，髄膜炎，脳炎，くも膜下出血の鑑別を行う。神経学的局所徴候を伴っている場合は，最初に CT を行い，緊急処置を要するか否かを判断し，これがなければ MRI，MRA を行う。また，これらの結果により腰椎穿刺の適応を判断する。
②腰椎穿刺：髄膜炎，脳炎などの感染症およびくも膜下出血が疑われる場合に施行する。局所徴候を認める場合と髄膜刺激症状を認める場合は，中枢神経系に primary 病変が存在する。

3 局所診断・病因診断

3A 中枢神経系に primary 病変の存在する場合

発症初期から片麻痺，脳神経麻痺などの神経学的局所徴候を伴い，症状に左右差のあることが多い。脳炎，髄膜炎，くも膜下出血の場合，髄膜刺激症状を伴う。

3B 代謝性・内分泌性疾患，循環障害，中毒性疾患などの全身性疾患が疑われる場合

神経学的局所徴候を伴わない。ミオクローヌス，羽ばたき振戦は代謝脳症でよく認められる。心電図，血算，赤沈，血漿浸透圧，動脈血ガス分析，電解質，ケトン体，アシドーシスの存在するときは血中乳酸値，肝機能，血中アンモニア，BUN，クレアチニン，尿（糖，蛋白，ケトン体，pH，潜血，沈渣），ビタミン B_1 欠乏が疑われる場合は，血中 B_1 値の測定を行う。
　酸塩基平衡障害を伴う意識障害では動脈血ガス分析を行い，アシドーシス，アルカローシスがある場合，鑑別診断の手がかりになる。

①代謝性アシドーシス：pH は低下し，HCO_3^- も低下。アシドーシスを呼吸性に代償するため過呼吸を示し，$PaCO_2$ は低下する。また，anion gap が上昇する。anion gap は $Na-(Cl+HCO_3^-)$ で定義され，正常範囲は ＋10〜15 mEq/L である。anion gap がこれより大きいときは乳酸など有機酸が上昇している可能性があり，乳酸，ピルビン酸などを測定する。

②呼吸性アルカローシス：呼吸中枢の刺激により過呼吸を呈し，$PaCO_2$ は低下し，動脈血 pH は上昇する。アルカローシス代償のために HCO_3^- は低下する。肝性昏睡の場合はアンモニアが，肺炎の場合は低酸素血症が，それぞれ呼吸中枢を刺激し，呼吸性アルカローシスを呈する。これらの要因がないのに過呼吸を呈するのが中枢性過呼吸で，中脳から橋の病変が認められる。

③混合性呼吸性アルカローシス，代謝性アシドーシス：呼吸中枢を刺激する病態に有機酸の増加が加わった病態で，pH はほぼ正常で，$PaCO_2$，HCO_3^- ともに低下し，anion gap は上昇している。肝性昏睡ではアンモニア上昇により最初呼吸性アルカローシスを呈するが，肝機能低下により有機酸が増加して混合性障害を呈する。敗血症でも，最初呼吸性アルカローシスを示すが，肺炎の合併による低酸素血症が続いたり血圧低下により末梢循環不全が続くと，組織の低酸素状態により乳酸，ピルビン酸が上昇し混合性病態を呈する。

④代謝性アルカローシス：HCO_3^- が上昇して，pH が上昇する。これに対して呼吸性の代償機転が働き，$PaCO_2$ は上昇する。原発性アルドステロン症，Cushing 症候群などがあるが意識

障害の原因とはならない。

4 意識障害における鑑別診断の対象疾患

3A 中枢神経系に primary 病変の存在する場合

[脳血管障害] 脳出血，脳血栓，脳塞栓，くも膜下出血
[外傷] 脳振盪，脳挫傷，硬膜下血腫，硬膜外血腫
[感染症] 脳炎，髄膜炎，脳膿瘍
[腫瘍] 原発性，転移性
[脱髄性疾患] 急性散在性脳脊髄炎〈ADEM〉
[てんかん] 複雑部分発作，発作重積状態，発作後昏睡
[プリオン病] Creutzfeldt-Jakob 病

3B 代謝性・内分泌性疾患，循環障害，中毒性疾患などの全身性疾患が疑われる場合

[糖代謝異常] 低血糖，糖尿病ケトアシドーシス〈DKA〉，高血糖高浸透圧症候群，乳酸アシドーシス
[電解質異常] 低ナトリウム血症，高ナトリウム血症，高カルシウム血症，低カルシウム血症
[酸塩基異常] 代謝性アシドーシス（サリチル酸過量，アルコール），腎不全，尿細管性アシドーシス〈RTA〉
[肝障害] 肝性昏睡，高アンモニア血症，Reye 症候群
[腎障害] 尿毒症，不均衡症候群
[内分泌異常] Addison 病，粘液水腫
[肺疾患（慢性閉塞性肺疾患）] CO_2 ナルコーシス
[ビタミン欠乏症] Wernicke 脳症
[ミトコンドリア病] Leigh 脳症，MELAS
[低酸素障害] Adams-Stokes 症候群，心筋梗塞，ショック，肺炎，肺水腫，窒息，重症貧血
[中毒性疾患] アルコール，睡眠薬，抗精神病薬，抗てんかん薬，麻薬，シアン，一酸化中毒
[体温異常] 低体温，高体温

Case I

18歳の男性。数日の経過で全身倦怠感，食事摂取不能，嘔吐していたが，自宅で今朝，昏睡状態で発見され救急搬送された。脈拍120/分。血圧96/60 mmHg。大きく深い呼吸である。口腔内は乾燥し，ケトン臭がする。血液生化学所見：血糖350 mg/dL，Na 128 mEq/L，K 3.7 mEq/L。血液ガス所見：pH 7.2，HCO_3^- 12 mEq/L，PaO_2 95 Torr，$PaCO_2$ 15 Torr。
まず行うべき治療として**適切でない**のはどれか。**2つ選べ**。
a　ブドウ糖の補充
b　カリウムの補充
c　生理食塩水の補液
d　インスリンの投与
e　重炭酸イオンの投与

アプローチ

- 18歳男性
- 頻脈，低血圧
- 大きく深い呼吸
- 口腔内の乾燥
- ケトン臭

診断のポイント

若年者にみられる 1 型糖尿病を考える（F3B）。すでに診断されている場合もあり，全く急速に発症し本症例のようにケトアシドーシスで救急搬送される場合もある。

Kussmaul 呼吸を呈し高血糖による高度の脱水のため，皮膚および口腔内は乾燥している。脱水のため循環不全があり，血中ケトン体が上昇しケトン臭がする。

まず行うべきこと

1 型糖尿病発症によるケトアシドーシスを疑う。この治療の原則は，①高血糖とケトーシス是正のための「インスリン投与（d）」，②体液および陽イオン喪失（Na，K）に対する「電解質の投与と補液（b，c）」，③感染および心血管系疾患などの合併症の治療，である。

つまり，高血糖による浸透圧利尿のため Na，K は体内で絶対的に不足し，血糖が 250 mg/dL より下がれば「糖を補う（a）」。また，「重炭酸イオン（e）」に関しては，低カリウム血症をきたし不整脈を起こす原因になるので pH 7.1 以上では行うべきでない。代謝性アシドーシスは，インスリンの不足が軽減しケトーシスが改善すると自然に補正される。

臨床推論

インスリン不足による①肝での糖産生亢進と末梢での利用障害による高血糖，②蛋白分解亢進による糖原アミノ酸とケトン体産生，③脂肪分解の亢進，④ケトン体産生の著明な亢進，が主な病態生理である。

高浸透圧利尿により体液喪失とともに電解質異常（低 Na 血症，低 K 血症）をもたらす。血清 Na は高血糖により見かけ上さらに低く出る。血清 K は当初高値の場合もあるがインスリン投与とともに低下するので，不整脈をきたさないためにも必ず補充する。

正解：a，e

1-7 けいれん

堀　有行

けいれんとは，筋肉が急激に不随意に収縮する発作をいう。なお，ミオクローヌスは，けいれんとの鑑別が困難なことがあり，ここに含めて考える。

1 意識障害の有無

もうろう状態，傾眠傾向，意味不明な言動，意識消失前の精神症状（幻聴，幻嗅，既視感（déjà vu），未視感（jamais vu）や，自動症（口をもぐもぐ，指先でもぞもぞ，歩き回る）などの行動を観察する。

1A 意識障害を伴う全身性のけいれん（全般発作）を認める場合

意識障害は，脳幹（上行性脳幹網様体賦活系）─視床・視床下部─視床-皮質投射系─大脳皮質に障害があることを示す。脳幹と視床は単独病変で意識障害が生ずる。視床-皮質投射系（出血量の多い脳内出血など）と大脳皮質病変は広範な障害（脳炎，くも膜下出血）でなければ明らかな意識障害を生じにくい。

1B さまざまなレベルの意識障害を伴うミオクローヌスの場合

短い持続の筋収縮であるミオクローヌスは，一般診療ではけいれんと表現されることがあり，診断のフローチャートに含めた。ミオクローヌスに先行して，精神症状や認知症症状，学童期であれば成績低下などの脳全体の機能としての変化の有無を確認する。見当識障害から昏睡まで，さまざまなレベルの意識障害に伴ってミオクローヌスが生じている場合は，代謝性脳症が考えられる。

1C 意識障害を伴わない身体の一部のけいれん（単純部分発作）を認める場合

単純部分発作では，けいれんする部位を司る運動領野に器質的病変がないかを確認する。病変が明らかであれば二次性てんかん，なければ一次性てんかんと判断する。

脳波では，けいれん発作の責任部位に局在した異常（棘波，鋭波など）が出現する。診察時，けいれんしていた部分が麻痺している場合，Todd麻痺という。これは，てんかん発作の焦点となった運動領野の神経細胞が一時的な機能不全に陥り生ずる。

電気的興奮が中心脳に伝播すると二次性全般化をきたし，意識障害を伴う全身性けいれんを生ずる。

1D 明らかなけいれんはないが一過性の複雑な意識障害・精神症状（複雑部分発作）を認める場合

幻聴，幻嗅，既視感（déjà vu），未視感（jamais vu），口をもぐもぐ（自動症），指先でもぞもぞ（自動症），歩き回るなどの症状を一過性に呈する。

診察時に症状は消失していることが多い。睡眠中に生ずる場合は，複雑部分発作とレム睡眠行動異常症との鑑別が必要である。側頭葉てんかんの発作型は基本的に複雑部分発作である。

診断のフローチャート

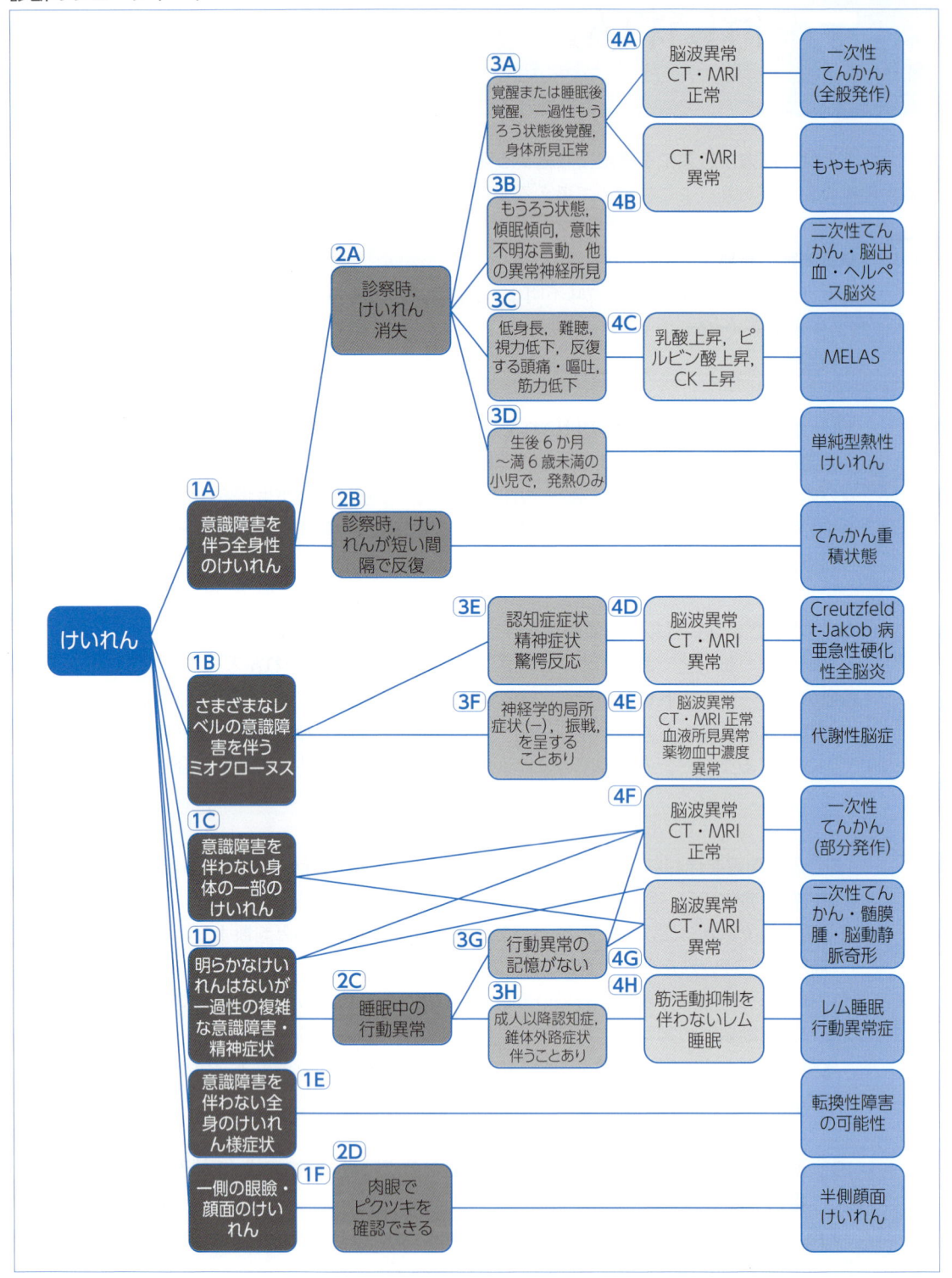

けいれん

- **1A** 意識障害を伴う全身性のけいれん
  - **2A** 診察時，けいれん消失
    - **3A** 覚醒または睡眠後覚醒，一過性もうろう状態後覚醒，身体所見正常
      - **4A** 脳波異常 CT・MRI 正常 → 一次性てんかん（全般発作）
      - CT・MRI 異常 → もやもや病
    - **3B** もうろう状態，傾眠傾向，意味不明な言動，他の異常神経所見 → 二次性てんかん・脳出血・ヘルペス脳炎
    - **3C** 低身長，難聴，視力低下，反復する頭痛・嘔吐，筋力低下
      - **4C** 乳酸上昇，ピルビン酸上昇，CK 上昇 → MELAS
    - **3D** 生後 6 か月〜満 6 歳未満の小児で，発熱のみ → 単純型熱性けいれん
  - **2B** 診察時，けいれんが短い間隔で反復 → てんかん重積状態
- **1B** さまざまなレベルの意識障害を伴うミオクローヌス
  - **3E** 認知症症状 精神症状 驚愕反応
    - **4D** 脳波異常 CT・MRI 異常 → Creutzfeldt-Jakob 病 亜急性硬化性全脳炎
  - **3F** 神経学的局所症状（−），振戦，を呈することあり
    - **4E** 脳波異常 CT・MRI 正常 血液所見異常 薬物血中濃度異常 → 代謝性脳症
- **1C** 意識障害を伴わない身体の一部のけいれん
  - **4F** 脳波異常 CT・MRI 正常 → 一次性てんかん（部分発作）
  - **4G** 脳波異常 CT・MRI 異常 → 二次性てんかん・髄膜腫・脳動静脈奇形
- **1D** 明らかなけいれんはないが一過性の複雑な意識障害・精神症状
  - **3G** 行動異常の記憶がない
  - **2C** 睡眠中の行動異常
    - **3H** 成人以降認知症，錐体外路症状伴うことあり
      - **4H** 筋活動抑制を伴わないレム睡眠 → レム睡眠行動異常症
- **1E** 意識障害を伴わない全身のけいれん様症状 → 転換性障害の可能性
- **1F** 一側の眼瞼・顔面のけいれん
  - **2D** 肉眼でピクツキを確認できる → 半側顔面けいれん

電気的興奮が中心脳に伝播すると二次性全般化をきたし，意識障害を伴う全身性けいれんを生ずる。なお，てんかんの焦点が脳の一部であっても，その電気的興奮が視床・視床下部を主体とする中心脳に伝播すると，その興奮が視床-皮質投射系を介して大脳全体に伝わることになり，意識消失と全身性けいれん発作を生ずる。このような場合，けいれんの始まりが，どの部位であったかが確認できると，脳内の病変部位をさらに絞り込むことが可能となる。

1E 意識障害を伴わない全身のけいれん様症状を認める場合

全身性のけいれん発作が生ずる場合は，視床-皮質投射系—大脳皮質の広範な機能障害が生じているはずであり，必ず意識障害が生ずる。覚醒している場合は，解剖学的に説明が不能であり，転換性障害の可能性が高い。精神科的アプローチを要する。

1F 一側の眼瞼・顔面のけいれんを認める場合

一過性のけいれんの場合，症状と反対側の運動野（顔面領域）に焦点を有する部分発作の可能性がある。持続性にけいれんが出現する場合，脳幹（橋）から出る，顔面神経の末梢性病変による半側顔面けいれんであることが多い。

2 診察時のけいれんの有無・睡眠中の行動異常の有無

2A 診察時，けいれん消失の場合

一次性てんかん発作は，救急搬入あるいは受診時には消失していることがほとんどである。繰り返している場合は，てんかん重積状態と判断する。

2B 診察時，けいれんが短い間隔で反復している場合

一次性てんかん患者の抗てんかん薬の急激な断薬，重篤な基礎疾患（脳炎，無酸素脳症など）に伴う二次性てんかんによることが多い。

2C 睡眠中の行動異常を認める場合

夜間の行動異常の病態を考える場合には，てんかん（側頭葉てんかん，複雑部分発作），レム睡眠行動異常症，夢中遊行症を考える。なお，てんかんと好発年齢は表1の通りである。
①複雑部分発作：小学生以降すべての年齢（本人に行動異常の記憶がなく，脳波異常を認める）
②レム睡眠行動異常症：成人以降
③夢中遊行症：学童期（睡眠中むっくり起き上がり，布団の上に起き上がり，しばらくしてそのまま横になって眠る，居間まで歩きトイレと間違え排尿をして寝床に戻り眠る，といった行動がみられる）

2D 肉眼でピクツキを確認できる場合

MRIなどで腫瘍，動脈瘤，血管奇形による圧迫を除外する。

表1　てんかんと好発年齢[*1]

好発年齢	3か月　6か月　　1歳　　2歳　　3歳　　6歳　　7歳　　12歳　　18歳　　成人
West 症候群[*2]	3か月〜1歳
Lennox-Gastaut 症候群[*3]	6か月〜6歳
小児欠神てんかん[*4]	小学生
良性小児てんかん[*5]	7歳〜18歳
大発作	思春期
脳腫瘍などによる部分発作	原因があれば，いつでも発症しうる
複雑部分発作	小学生以降

[*1] てんかんの確定診断は発作時の脳波で，発作を説明しうる脳波異常をとらえることにある。実際には，発作中の脳波を記録できることは少ない。発作の生じていないときの脳波所見から，てんかん発作を有していることを支持する所見があれば確定診断に至ることが多い。

[*2] 3（6）か月〜1歳未満の乳児に好発する。群発するスパズムとヒプスアリスミアを示す症候群である。上肢，下肢を強直させて，頭部を前屈させる発作を数秒〜数10秒おきに繰り返す。脳波では，ヒプスアリスミアが特徴的である。症候性では，代謝疾患，脳形成不全，低酸素性虚血性脳症，染色体異常などの基礎疾患を有する。難治性である。

[*3] 就学前の小児（1〜6歳）に好発する。軸性強直発作，脱力発作，非定型欠神発作が多く，ミオクロニー発作，全般性強直間代発作，または部分発作を伴うことが多い。脳波では覚醒時の全般性遅棘徐波複合，睡眠時の速律動の群発が特徴である。パーソナリティー障害を伴う精神遅滞をきたす。約60％に脳症の既往がある。難治性である。

[*4] 6〜12歳頃に好発し，特に女児に多い。突然，それまで行っていた動作を中断し，姿勢がそのまま止まり，数秒〜30秒の発作から回復すると，何事もなかったように直前の動作を再開する。笛を吹く，熱い食べ物を吹いて冷ますなど，過換気によって発作が引き起こされる。

[*5] 7歳ころに発症し，18歳ころに自然治癒する。入眠期や寝起きに，顔（唇に多い）がピクピクしたりしびれたりする。その後に全身けいれんを生ずることもある。発作は，通常2〜3分で自然に治まる。短時間の発作であり，一生の間に起こる発作の回数が少なく，一定の年齢になると自然に治ることなどから，良性てんかんと呼ばれる。脳波では，中心・側頭部に棘波焦点を認める。

3　随伴症状

3A　覚醒または睡眠後覚醒，一過性もうろう状態後覚醒，身体所見正常の場合

一次性てんかん発作では発作後，覚醒，もうろう状態，または睡眠を経た後に覚醒する。もやもや病では過呼吸で誘発されることが多い。

3B　もうろう状態，傾眠傾向，意味不明な言動，他の異常神経所見を認める場合

一次性てんかんでは，発作後もうろう状態。二次性てんかんでは，意識障害，うっ血乳頭，眼球運動障害，運動麻痺など脳実質あるいは頭蓋内病変を疑う神経所見を伴う。

脳出血ではCTで脳内に高吸収域を認め，ヘルペス脳炎ではMRI T2強調画像で辺縁系に高信号域（帯状回，海馬，島葉）がみられる。

3C　低身長，難聴，視力低下，反復する頭痛・嘔吐，筋力低下を認める場合

低身長，難聴，視力低下，反復する頭痛・嘔吐，筋力低下があれば，ミトコンドリア脳筋症〈MELAS〉を疑う。

3D　生後6か月〜満6歳未満の小児で，発熱のみの場合

単純型熱性けいれんは，発作持続は20分以内，左右対称，発作後の意識障害・麻痺はなく，頻発しない。

3E　認知症症状，精神症状，驚愕反応を認める場合

　ミオクローヌスはけいれんではないが，鑑別が困難なことがあり考慮する。

　成人で認知症状，人格変化などが基盤にある場合は CJD を，知的障害，性格変化，脱力発作，歩行異常などが徐々に出現進行している場合は SSPE を，それぞれ疑う。

①成人期：Creutzfeldt-Jakob 病〈CJD〉（認知症状）
②学童期：亜急性硬化性全脳炎〈SSPE〉（知的障害，性格変化，脱力発作，歩行異常）

3F　神経学的局所症状はなく，振戦（はばたき）を呈する場合

　肝性昏睡，尿毒症など代謝性脳症を考える。

3G　行動異常の記憶がない場合

　睡眠中の行動異常を記憶していない。

3H　成人以降認知症，錐体外路症状を伴う場合

　行動異常の途中からあるいは終了時の記憶があることが多い。

4　検査所見

4A　脳波にてんかん発作波を認め，CT・MRI 正常の場合

　睡眠不足，過労，疲労などが誘因のことがある。

4B　CT・MRI 異常の場合

　過呼吸後けいれんを生ずるきっかけがある（激しく泣いた後，熱いものを「フーフー」しながら食べた後など）。MRI T1 強調画像で視床・内包後脚・レンズ核領域に篩状の低信号域（多数の血管の存在を疑う（flow void））がみられる。

4C　乳酸上昇，ピルビン酸上昇，CK 上昇の場合

　乳酸上昇，ピルビン酸上昇，CK 上昇があれば，MELAS の診断を支持する。筋生検で ragged red fiber が確認されれば確定診断に至る。

4D　脳波異常，CT・MRI 異常の場合

　Creutzfeldt-Jakob 病〈CJD〉や亜急性硬化性全脳炎〈SSPE〉を疑う。

　脳波は，CJD では周期性同期性放電〈PSD〉，SSPE では周期性の高圧徐波結合が特徴的である。MRI では，CJD では拡散強調画像または FLAIR 画像にて大脳皮質，大脳基底核および視床が高信号となり，脳萎縮がみられる。SSPE では頭頂葉，後頭葉に白質病変，脳萎縮がみられる。

4E　脳波異常，CT・MRI 正常，血液所見異常，薬物血中濃度異常の場合

　脳波で徐波化や三相波を認め，代謝異常の原疾患により，さまざまな検査異常がある。薬物中毒の場合は，それぞれの薬物血中濃度の上昇を確認できる。

4F　脳波異常，CT・MRI 正常の場合

　部分発作では，解剖学的に説明可能な部位に異常脳波の焦点がみられる。左運動野の上肢領域にてんかん焦点があれば，錐体路を介して右上肢にけいれんを生ずる。左運動野の電気的興奮が隣の下肢領域に伝播すると，次に右下肢のけいれんが生ずる。このような発作を**ジャクソン型発作**と呼び，解剖学的な順でけいれん部位が移動していく現象を**ジャクソン型マーチ**〈Jacksonian march〉という。

4G　脳波異常，CT・MRI 異常の場合

　器質的な脳疾患に伴う**二次性てんかん**を考える。

4H　筋活動抑制を伴わないレム睡眠の場合

　大声での寝言や叫び声，殴ったり，蹴飛ばす仕草，ベッドパートナーを殴るなど激しい行動がみられる。レム睡眠中で本来抑制される筋活動が，抑制されずに生ずる。さまざまな病態（**Parkinson 病，Lewy 小体型認知症，多系統萎縮症**など）に伴うことがある。

5　けいれんにおける鑑別診断の対象疾患

1A	意識障害を伴う全身性のけいれんを認める場合
一次性てんかん，二次性てんかん（脳出血，ヘルペス脳炎，もやもや病，ミトコンドリア脳筋症〈MELAS〉他），単純型熱性けいれん，てんかん重積状態	
1B	さまざまなレベルの意識障害を伴うミオクローヌスの場合
代謝性脳症（低酸素/無酸素脳症，低血糖，糖尿病性昏睡，肝性脳症，肺性脳症，尿毒症，電解質異常，薬物中毒など），Creutzfeldt-Jakob 病〈CJD〉，亜急性硬化性全脳炎〈SSPE〉	
1C	意識障害を伴わない身体の一部のけいれん（単純部分発作）を認める場合
一次性てんかん，二次性てんかん（髄膜腫，脳動静脈奇形他）	
1D	明らかなけいれんはないが，一過性の複雑な意識障害・精神症状（複雑部分発作）を認める場合
一次性てんかん，二次性てんかん（髄膜腫，脳動静脈奇形他）	
1E	意識障害を伴わない全身のけいれん様症状を認める場合
転換性障害の可能性	
1F	一側の眼瞼・顔面のけいれんを認める場合
半側顔面けいれん	

Case I

50歳の男性。意識が低下し，突然全身けいれん発作が起きたため搬入された。3日前から頭痛，嘔吐および発熱があった。意識レベルはJCS 200。体温38.5℃。眼底検査でうっ血乳頭を認め，左眼で眼球の外側への偏位，散瞳および対光反射の消失を認める。項部硬直があり，Kernig徴候が陽性。痛覚刺激で右顔面と右上下肢との動きが乏しく，深部腱反射は右上下肢で亢進している。

次に行うべき検査はどれか。
a 脳　波
b 脳血管造影
c 頭部単純 CT
d 頭部エックス線単純撮影
e 腰椎穿刺による脳脊髄液検査

アプローチ
・意識障害を伴う全身性けいれん発作

診断のポイント

頭痛，嘔吐，発熱の先行症状があり，意識障害，全身性けいれん発作を生じている。基礎疾患に伴い，二次性にけいれんを起こしたと考えられる（F**3B**）。

うっ血乳頭は頭蓋内圧の亢進を示し，左動眼神経麻痺（左眼の外方への偏位，散瞳，対光反射消失），右顔面を含む右片麻痺，右深部腱反射亢進から，左側で中脳より高位の頭蓋内の占拠性病変により，左の側頭葉内側（鉤，海馬）が小脳テントに嵌入して生ずる**テント切痕ヘルニア**（鉤ヘルニア）を生じていると判断できる。項部硬直から，髄膜が刺激されていると考えられる。

① 小脳テントより高位で，左側に生じた脳膿瘍で髄膜炎を伴う，先行感染を疑う病歴がなければ，② 小脳テントより高位で，左側にある脳腫瘍の腫瘍内出血と脳室内穿破，あるいは ③ 左内頸動脈-後交通動脈動脈瘤とその破裂によるくも膜下出血などの可能性も皆無ではない。

次に行うべきこと

基礎疾患に伴う二次性のけいれんであることは明らかであり，「脳波検査（a）」は基礎疾患の確定につながらない。直ちに行うべきは，侵襲性が少なく，情報量の多い「**頭部単純CT（c）**」である。なお，頭蓋内圧亢進症状・徴候の明らかな本症例に「腰椎穿刺（e）」は**禁忌**である。

臨床推論

けいれんの基礎疾患の有無を確認することが優先される。

正解：c

Case II

30歳の男性。記憶の欠損を主訴に妻に伴われて来院した。数年前から数秒間口をもぐもぐさせることがあり、妻は気になっていた。本人は全く気付いていない。昨日妻を助手席に乗せて運転中、急に動作が止まり、車を壁に衝突させてしまった。意識は清明。身長175 cm、体重69 kg。血圧130/76 mmHg。本人は昨日の事故で負った顔面の傷を示しながら、「全く記憶にないのです。怖くてもう車の運転ができません」と答えるのみである。

現時点で行うべきことはどれか。
a 頭部CT
b 脳波検査
c 経過観察
d 精神療法
e 睡眠ポリグラフ検査

アプローチ

・記憶の欠損

診断のポイント

数年前から「数秒間口をもぐもぐさせる」という自動症が出現している。この症状のことも、「急に動作がとまった」という昨日の記憶もないことから、意識障害があったと考えられる。したがって、意識障害を伴う部分発作症状であり、複雑部分発作と判定できる（F①D）。

複雑部分発作の多くは側頭葉に焦点があり、側頭葉てんかんが疑われる。しかし、複雑部分発作は脳局所に焦点を有する発作型であり、眼底を含めて神経学的所見に異常がないか、CT・MRIで器質的病変の確認と、脳波所見によるてんかん性発作波の確認が必要である。

現時点での対応

眼底検査でうっ血乳頭の有無を確認し、頭蓋内圧亢進を除外する。神経学的所見では、脳の局在性の異常や神経所見の左右差がないかを確認する。「頭部CT（a）」やMRIで器質的病変を確認する。意識障害を呈する病態での自動車運転は危険であり、『道路交通法』の規定を含めた説明を行い、運転可能になるまで中止するよう指導する。

臨床推論

側頭葉てんかん（複雑部分発作）では、意識は、眼を閉じることなく減損しており、意味不明な行動と捉えられることもある。外見上意識障害が明らかでなくとも、本人の記憶が抜けている場合は意識障害の可能性を念頭に置く。反復する自動症や意識消失の症状を説明しうる脳局所（側頭葉など）の脳波異常が確認できれば、てんかんと診断できる。

てんかんは、基礎疾患があれば二次性てんかんであり、なければ一次性てんかんである。そのため、二次性てんかんは基礎疾患の治療の可能性があり、必ず除外を要する。

正解：a

Case Ⅲ

10 か月の乳児。けいれんを起こしたため搬入された。

現病歴：2 日前の朝から 38.5℃の発熱と喘鳴とがあり，抗菌薬と鎮咳去痰薬の投与を受けた。今朝から機嫌が悪く，昼過ぎから全身性強直間代性けいれんを起こした。来院時けいれんは停止していたが，けいれんの持続時間は 40 分間であった。

既往歴・発達歴：特記すべきことはない。

家族歴：母親が子供のころにけいれんを起こしたことがある。

現症：呼びかけても開瞼しない。身長 73 cm，体重 9.2 kg。体温 38.8℃。呼吸数 36/分。心拍数 120/分，整。皮膚に発疹を認めない。眼瞼結膜に貧血を認めない。咽頭に発赤を認める。心音と呼吸音とに異常を認めない。腹部は平坦，軟で，右肋骨弓下に肝を 1 cm 触知する。四肢の腱反射は軽度亢進している。

まず行うべき検査はどれか。**3 つ選べ**。

a 心電図
b 脳波検査
c 頭部単純 CT
d 脳脊髄液検査
e 胸部エックス線撮影

アプローチ

・40 分続く全身性けいれん

診断のポイント

発熱，呼吸器症状を伴う先行感染と投薬，40 分持続する全身性けいれん，母親のけいれんの既往などがあり，単純型熱性けいれんに該当しないことから，基礎疾患の有無を確認する必要がある。

まず行うべきこと

呼びかけても開瞼せず（意識の低下），四肢腱反射亢進があり，脳実質病変の除外が必要である（F**3B**）。まず，腫瘍，出血，奇形などの頭蓋内の器質的病変を確認し，次に髄膜脳炎の可能性も考慮しなければならない。「脳波検査（**b**）」は，てんかんの診断には必要であるが，一次性と二次性との鑑別には役立たない。

また，15 分以上の遷延，24 時間以内に反復，けいれん発症以前より神経学的異常・知的障害・運動障害を有する，両親・同胞にてんかんの家族歴があるなど，てんかんへの移行の危険因子も確認する。

臨床推論

鎮咳去痰薬は，発熱している小児やけいれんの既往のある小児では，副作用としてけいれんをきたすリスクを高める。また，ピボキシル基を含有する抗菌薬を使用した子供が，低カルニチン血症による低血糖症状やけいれんを呈することがあり注意が必要である。

これらの要因を考慮しつつ，単純型熱性けいれんに該当しない点を重視し，**基礎に隠れる病態・疾患の確認**を行う。「**頭部単純CT（c）**」で，頭蓋内の器質的病変を除外し，次に髄膜脳炎の可能性を考え，「**腰椎穿刺（d）**」を行う。

　純粋な髄膜のみの炎症では，神経細胞への影響はないのでけいれんは生じない。脳炎を伴う髄膜脳炎となればけいれんを生じうる（**脳炎はそれだけでけいれんの原因となる**）。炎症反応，感染のフォーカス，起炎病原体を知るために，耳鏡，検尿，採血，「**胸部エックス線撮影（e）**」，血液培養などが行われる。

　本症例で注意すべきは，すでに抗菌薬が投与されており，細菌性髄膜炎であったとしても，この治療に伴い，髄液中の細胞増多の内容が単核球優位になっていることである。このような**部分的に治療された髄膜炎**〈partially treated bacterial meningitis〉をウイルス性と見誤らないようにすべきである。

正解：c，d，e

1-8 めまい

馬場 俊吉

　めまいとは，空間感覚障害をいう。なお，身体の平衡機能は，前庭（三半規管，耳石）からの情報，視覚情報，深部感覚情報の入力系からの情報を，小脳，大脳が統合し，眼運動系，深部知覚系・脊髄運動系に出力し維持されている。

診断のフローチャート

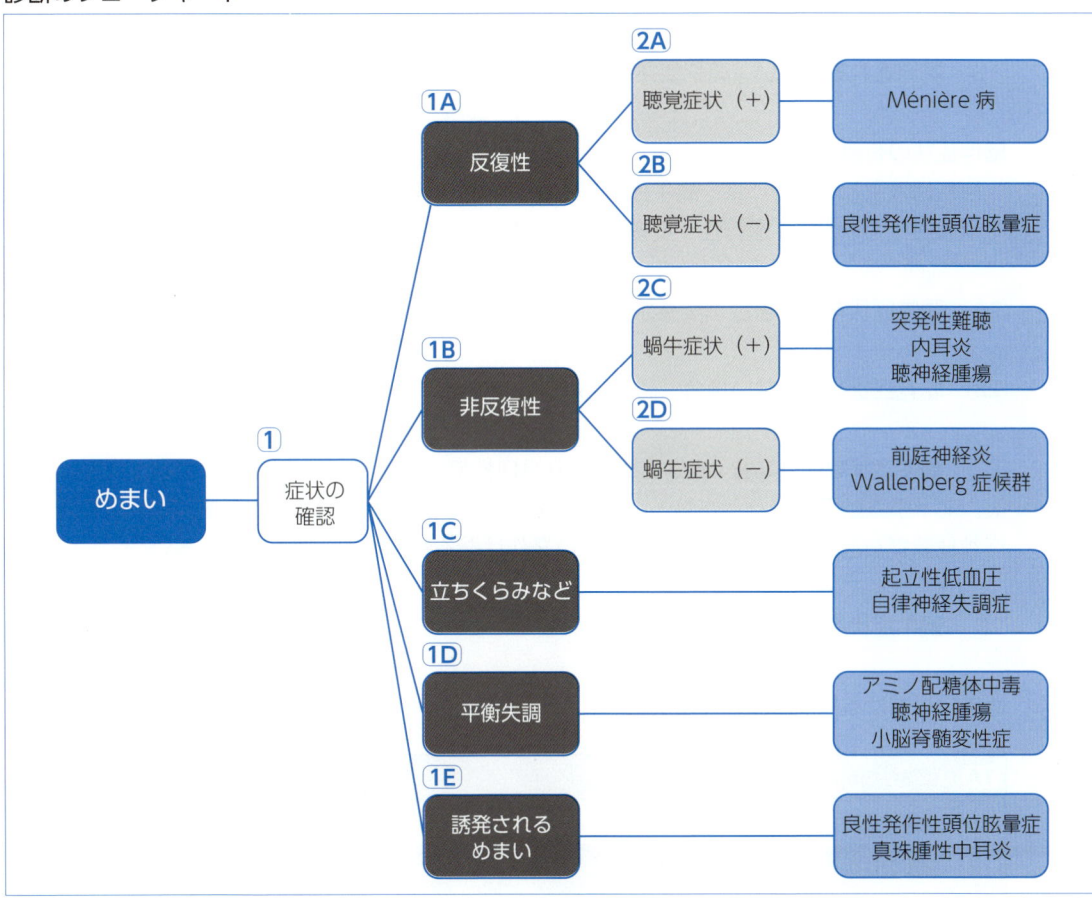

```
めまい → ① 症状の確認
  ├─ 1A 反復性
  │    ├─ 2A 聴覚症状（＋） → Ménière 病
  │    └─ 2B 聴覚症状（－） → 良性発作性頭位眩暈症
  ├─ 1B 非反復性
  │    ├─ 2C 蝸牛症状（＋） → 突発性難聴／内耳炎／聴神経腫瘍
  │    └─ 2D 蝸牛症状（－） → 前庭神経炎／Wallenberg 症候群
  ├─ 1C 立ちくらみなど → 起立性低血圧／自律神経失調症
  ├─ 1D 平衡失調 → アミノ配糖体中毒／聴神経腫瘍／小脳脊髄変性症
  └─ 1E 誘発されるめまい → 良性発作性頭位眩暈症／真珠腫性中耳炎
```

1 症状の確認

　真のめまい（前庭系障害）は，①回転感，流動感などの激しいめまい，②動揺感，浮動感などの軽いめまいに分けられる。激しいめまいは，前庭障害，急性脳血管障害で起こる。

1A 反復性めまい：回転性めまい，浮動性めまい，フラフラ感などを繰り返す。反復性めまいは内耳性めまい，中枢性めまいどちらでも生じる。前駆症状，随伴症状として耳閉塞感，耳鳴，難聴を認める場合とそうでない場合がある。また，誘発性，非誘発性の場合がある。反復期間は，分単位，時間単位，日単位，週単位，月単位，年単位とさまざまである。

1B 非反復性めまい

めまい発作が1回で収束する。数十秒から数時間の持続から，数日，数か月と持続する場合もある。数日，数か月持続する場合は，その間にめまいの強弱を繰り返しながら収束するものもある。この場合，**病歴をきちんと聴取**しないと反復性のめまいと診断されることがあり注意が必要である。

1C 立ちくらみなど

立ちくらみなど：不安定感，立ちくらみはめまいとして訴えられ，血圧の変動，心疾患，血液疾患，自律神経失調症などで起こる。

1D 平衡失調

平衡失調：脊髄・小脳障害（梗塞，出血，変性），両側の半規管高度低下・廃絶で起こる。

1E 誘発されるめまい

誘発されるめまい：頭位変換や外耳道の圧変化などで，めまいが起こる。

2 随伴症状の有無

回転性の激しいめまいは，**蝸牛症状**（難聴，耳鳴，耳閉塞感）随伴の有無で分けられる。蝸牛症状随伴も**単回性，進行性，反復性**に分ける。

2A 聴覚症状を伴う場合

聴覚症状を伴う場合：反復性であれば，**Ménière 病**を考える。

2B 聴覚症状を伴わない場合

聴覚症状を伴わない場合：誘発性めまいであれば，**良性発作性頭位眩暈症**を考える。

2C 蝸牛症状を伴う場合

蝸牛症状を伴う場合：蝸牛症状があり単回性であれば，めまいを伴った**突発性難聴，内耳炎，前下小脳動脈梗塞**などが激しいめまいを起こす。進行性では**聴神経腫瘍**があり，徐々に前庭神経障害が進行するため，激しいめまい発作はなく軽いめまい感のことが多い。

2D 蝸牛症状を伴わない場合

蝸牛症状を伴わない場合：蝸牛症状を伴わないめまいとして**前庭神経炎**を考える。

3 めまいにおける鑑別診断の対象疾患

1A 反復性めまい	
Ménière 病，良性発作性頭位眩暈症	
1B 非反復性めまい	
突発性難聴，内耳炎，聴神経腫瘍，前庭神経炎，Wallenberg 症候群	
1C 立ちくらみなど	
起立性低血圧，自律神経失調症	
1D 平衡失調	
アミノ配糖体中毒，聴神経腫瘍，小脳脊髄変性症	
1E 誘発されるめまい	
良性発作性頭位眩暈症，瘻孔症状（真珠腫性中耳炎）	

Case 1

43歳の女性。3か月前に左耳が塞がったような気がして耳鳴があった。数日で治まったので放置していた。昨日また，左耳に耳鳴が起こり塞がった感じが起こった。今朝，起きたら耳鳴が昨日よりもよくなり，トイレに行こうとしたら突然天井が回り，吐き気があり嘔吐した。めまいが強く，立つことができないため，救急車で来院した。

まず行うべき検査はどれか。
a CT
b MRI
c 聴覚検査
d 神経学的検査
e 温度眼振検査

アプローチ
・左耳の耳閉感，耳鳴の反復
・発作性回転性めまい

診断のポイント
左耳の耳閉感，耳鳴の反復と発作性回転性めまいから，Ménière病を考える（F1A）。Ménière病であれば，めまい発作前後で低音障害型感音難聴が起こっている。

まず行うべきこと
「聴覚検査（c）」で，低音障害型感音難聴の有無を確かめる。

臨床推論
めまいは，病歴聴取で80％以上診断可能である。発作性，非誘発性，反復性めまいに，蝸牛症状の反復消長が随伴していれば，Ménière病を第一に考える。蝸牛症状の随伴した発作性回転性めまいの一回目の発作では，Ménière病とは診断できず，内耳性めまい，突発性難聴，外リンパ瘻，聴神経腫瘍の鑑別が必要となる。

正解：c

Case Ⅱ

56歳の男性。交通事故で右側頭を強打し数時間意識消失があった。幸いMRI, CTには所見なく頭部打撲だけであった。受傷1か月後，朝トイレに起きたら激しい回転性めまいが起こり，何とかトイレまで這っていったが嘔吐した。めまいは数分で治まるが嘔吐が続くため，安静に寝ていた。寝ているとめまいはないが，トイレに起きるたびにめまいが生じ，また寝返りのたびにめまいが起きるため救急車で受診した。鼓膜所見は正常。注視眼振検査で眼振を認めず，脳神経症状，小脳症状は認めない。

次に行うべき検査はどれか。

a 頭部CT
b 頭部MRI
c 純音聴力検査
d 温度眼振検査
e 頭位・頭位変換眼振検査

アプローチ

・頭部外傷
・体位を変えると数分のめまいが起こる
・神経症状がみられない

診断のポイント

頭部外傷後に起こった回転性めまいで，頭の位置を変えると生じる数分のめまい。安静時にはめまいは消失し，脳神経症状，小脳症状も認められない。嘔吐はめまいに随伴した自律神経症状と考えられる。頭部外傷後の頭位変化によって誘発されるめまい疾患を考える。

次に行うべきこと

脳神経症状がなく頭位変化時に誘発されるめまいとして，**良性発作性頭位眩暈症**が最も考えられる（F**1A**）。良性発作性頭位眩暈症は，**病歴から80％診断可能**である。良性発作性頭位眩暈症は「頭位・頭位変換眼振検査（e）」時に，**潜伏減衰のあるめまいを伴った眼振**がみられる。非注視眼振検査で特徴的な眼振を観察することで，100％診断が下せる。

臨床推論

良性発作性頭位眩暈症の原因として，特発性のものが最も多い。また，頭部外傷，急性音響外傷，慢性中耳炎，ストレプトマイシンの使用などが原因として挙げられる。頭部外傷直後に起こる，頭位変換で誘発されるめまいは**内耳振盪**と診断する。受傷後しばらくして生じるめまいは，良性発作性頭位眩暈症と診断する。いずれにしても，病歴と「頭位・頭位変換眼振検査（e）」が重要である。

正解：e

Case Ⅲ

　56歳の女性。朝仕事中に突然回転性のめまいが起こった。立っていることができず，しゃがみこんだが，吐き気が強く嘔吐した。寝ていれば治まると考え，医務室で休んでいたが一向に良くならず，トイレに歩くとまっすぐ歩くことができず，壁伝いに歩いた。夕方になってもめまいと嘔気が治まらないため上司に抱えられて受診し，入院となった。既往歴は2週間前の上気道感染。家族歴に特記すべきことはない。鼓膜正常で聴力検査正常範囲内であった。脳神経症状，小脳症状は認めなかった。初診日，第2病日の眼振検査（A，B）を別に示す。

　次に行うべき検査はどれか。
  a　頭部 MRI
  b　側頭骨 CT
  c　温度眼振検査
  d　視標追跡検査
  e　視運動性眼振検査

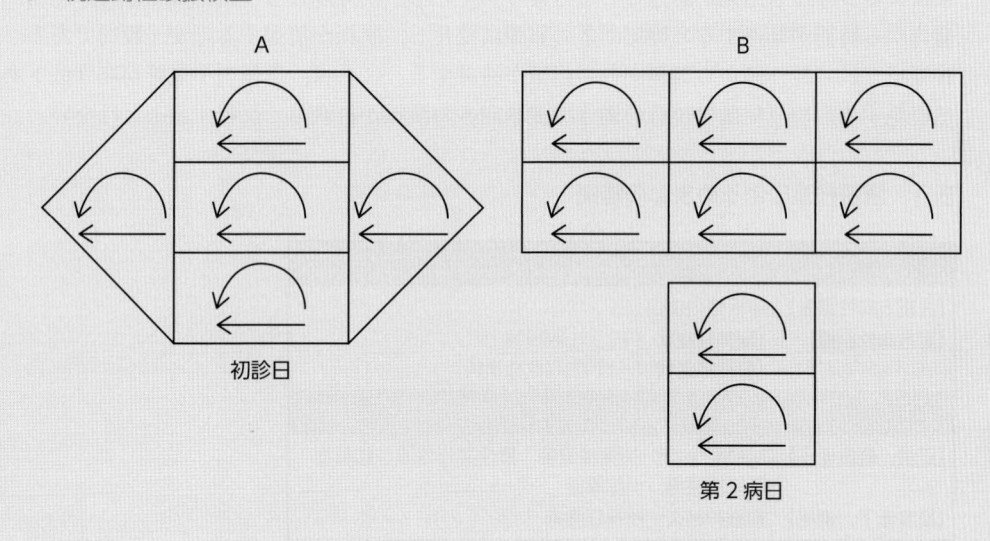

アプローチ

- 自発性，突発性のめまい
- めまいの持続時間が12時間以上
- 悪心・嘔吐の自律神経症状
- 歩行時に右に寄る

診断のポイント

　突然生じた回転性めまいが半日以上持続している。めまいの起こる2週間前に風邪を引いている。初診時，発症2日後の注視眼振検査，頭位・頭位変換眼振検査で右向き低方向性水平回旋混合性眼振が持続している。聴力

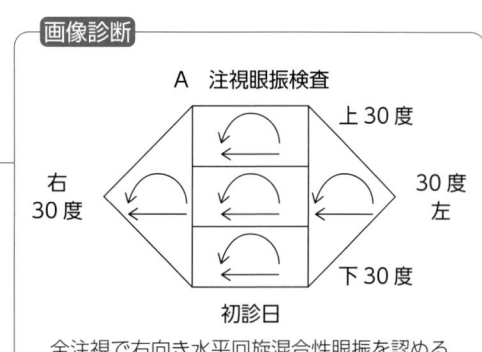

画像診断

A　注視眼振検査

全注視で右向き水平回旋混合性眼振を認める

検査正常，脳神経障害がないことから前庭神経炎を疑う（F1B）。

次に行うべきこと

　前庭神経炎では，患側の前庭機能が高度低下あるいは廃絶する。このため，発作当初から前庭機能障害による麻痺性眼振が出現し，眼振方向が変化することがない。「温度眼振検査（c）」で，半規管の高度機能低下あるいは廃絶を確認する（表1参照）。

```
B  頭位眼振検査

           頭位変換
           眼振検査

           第2病日
全頭位で右向き回旋混合性眼振を認める
```

臨床推論

　前庭神経炎の原因は，明確になっていない。上気道感染後に発症することが多く，上気道感染によるウイルス感染が誘因として考えられている。内耳障害時の眼振は発作時に患側向き，発作から時間が経過すると健側向きの眼振に変化し，眼振が消退するのが一般的である。前庭神経炎では，発作時から健側向きの眼振が持続する。これは，患側の半規管が高度低下あるいは廃絶するため，健側半規管の働きで健側向きの眼振が持続し，反転することはない。

表1　眼振検査によるめまいの鑑別

注視眼振検査	
【注視方向性眼振】	中枢性めまい
【定方向性眼振】	［脳神経症状（＋）］小脳障害 ［脳神経症状（－）］内耳性めまい
温度眼振検査	
【正常，軽度低下】	Ménière病，突発性難聴，良性発作性頭位眩暈症，聴神経腫瘍，小脳障害
【高度低下，廃絶】	前庭神経炎，聴神経腫瘍

正解：c

Case Ⅳ

48歳の男性。幼少期から軽い鼻閉があり耳鼻咽喉科を受診したことがあった。アレルギーなどはなく放置していたが，鼻すすりが癖になってしまった。20歳ごろから鼻すすりが頻繁になった。この頃から右耳の聞こえが悪いのに気付いたが，日常生活に影響がないため放置していた。昨年から聞こえがさらに悪くなり，右耳で電話が取れなくなった。1か月前から，右外耳道に指を入れるとふらふらするようになり，耳漏が出てきたため耳鼻咽喉科を受診した。聴力検査では，60 dB の混合性難聴を認めた。注視眼振検査，頭位・頭位変換眼振検査で眼振は認められなかった。初診時の鼓膜所見（**写真 No. 1**）を別に示す。

次に行うべき検査はどれか。**2つ選べ。**

a　頭部 MRI
b　側頭骨 CT
c　温度眼振検査
d　瘻孔症状検査
e　ティンパノメトリ

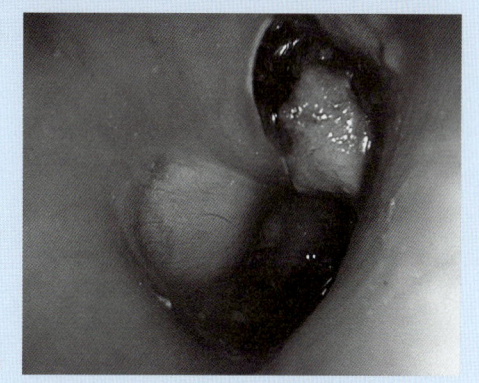

(p. ix参照)

アプローチ

- 鼻すすりの癖
- 20歳時から鼻閉のため，鼻すすりが頻繁となる
- 難聴の出現
- 外耳道に指を入れると，めまいが生じる

診断のポイント

鼻閉を改善するために，従来からの鼻すすりが頻繁となり難聴が出現している。鼻すすりを繰り返すことで，鼓室内圧が陰圧となり，ついには鼓膜弛緩部が内陥し始め，内陥が進行し真珠腫を形成してきたものと考えられる。

鼓膜所見では，**上鼓室の拡大と真珠腫塊**を認め，鼓室内キヌタアブミ関節部にも真珠腫塊を認め，**滲出液**もみられる。

画像診断

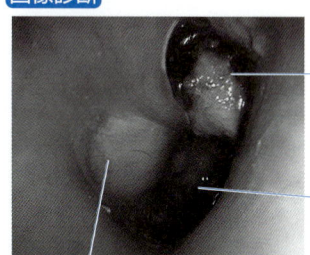

- 上鼓室が拡大し真珠腫塊を認める
- 鼓室内に滲出液を認める
- 鼓膜下に白色塊（真珠腫）を認める

難聴の進行は耳小骨破壊によるものと考えられる。上鼓室の真珠腫が乳突蜂巣方向へ拡大し，外側半規管骨迷路を破壊し，外耳道の圧迫によって瘻孔症状が出現した。真珠腫性中耳炎が考えられる（F**1E**）。

> [次に行うべきこと]

真珠腫性中耳炎によって外側半規管に瘻孔が生じ，めまいが起きているかの検査，「瘻孔症状検査（d）」を行う。また，画像的に半規管の骨迷路破壊の有無を「側頭骨CT（b）」で観察する。

> [臨床推論]

鼻すすりが真珠腫性中耳炎の一因と考えられている。真珠腫性中耳炎が上鼓室から乳突洞口を通って乳突蜂巣へ進展すると，外側半規管の骨迷路が破壊される。膜迷路が露出すると外耳道の圧迫で瘻孔症状が出現する。瘻孔症状の有無を観察するには，外耳道に圧を加えたり，陰圧にして眼振が出現するかを観察する。「側頭骨CT（b）」は，画像的に外側半規管の骨迷路破壊の観察と耳小骨の状態，真珠腫の進展範囲を観察できる。

正解：b，d

1-9 脱　水

亀谷　学

脱水とは，体液量（細胞外液量）が減少した状態をいう。

診断のフローチャート

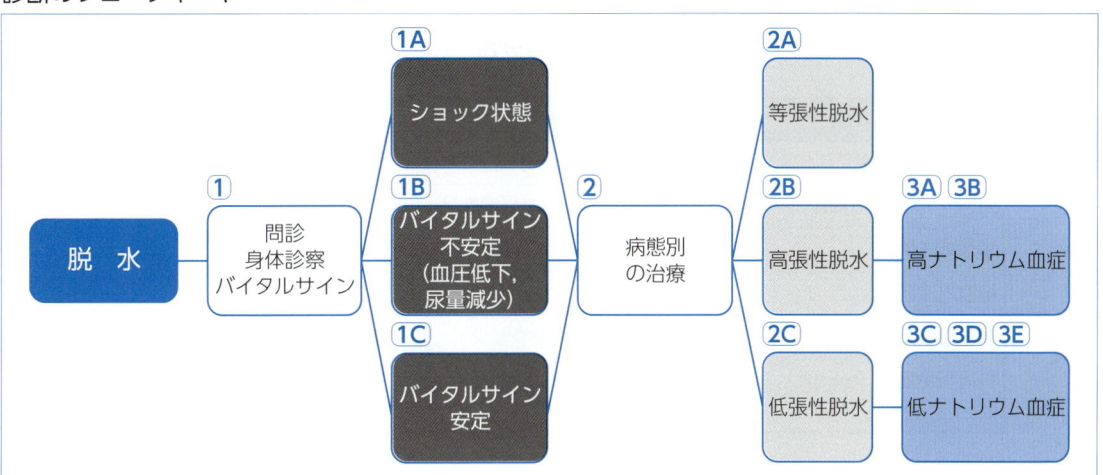

```
脱水 → ① 問診
          身体診察
          バイタルサイン
     → 1A ショック状態
     → 1B バイタルサイン不安定（血圧低下，尿量減少）
     → 1C バイタルサイン安定
          → ② 病態別の治療
          → 2A 等張性脱水
          → 2B 高張性脱水 → 3A 3B 高ナトリウム血症
          → 2C 低張性脱水 → 3C 3D 3E 低ナトリウム血症
```

1　問診・身体診察・バイタルサイン

患者のバイタルサインから，**1A** ショック状態，**1B** バイタルサイン不安定，**1C** バイタルサイン安定を鑑別し初期輸液を開始していく。そして，バイタルサイン安定化を図り，同時に体液喪失の主体により，①低張性脱水（Na^+ 喪失型），②等張性脱水，③高張性脱水（水分喪失型）を識別する（表1，2参照）。

【問　診】

①飲食低下：意識障害や悪性腫瘍など，高齢者，乳幼児で低下する。

②排泄増加：発熱・発汗，嘔吐・下痢，糖尿病・尿崩症・利尿薬などで多尿となる。

③体重減少：重症度の指標。体重減少率（％）が，軽症は1〜4％（乳幼児5〜10％），中等症は4〜8％（同10〜15％），重症は8〜12％（同15％以上）である。

④尿量減少：脱水の初発症状。量だけでなく濃縮尿か希釈尿か。

⑤循環器症状：立ちくらみ，脈が速い（頻脈），四肢冷感など。

⑥精神・神経症状：頭痛，不穏，易刺激性，錯乱，脱力感，不明瞭な会話，傾眠，昏睡，意識障害など。

⑦口渇：多尿ありは，尿崩症，糖尿病，利尿薬など。多尿なしは，出血，下痢・嘔吐・発汗など，飲水低下（意識障害，口渇中枢障害，高齢者，消化管疾患），心因性多飲（精神障害や抗精神病薬による口渇中枢異常），血管外への水分移行（心不全，ネフローゼ症候群，肝硬変など）など。

⑧口腔・鼻腔の乾燥（「のどの渇き」より「口の渇き」，「口の中が苦い」などの訴え）：口呼吸，Sjögren症候群，薬剤性，心因性など。

⑨**皮膚の乾燥**：腋窩などで確認する。
⑩**高齢者の脱水の特徴**：
　1）食欲や飲水量が低下していないか。
　2）発熱（不感蒸泄が増加）していないか。
　3）嘔吐や下痢などはないか。
　4）尿量の確認，介護者・ヘルパーなどから聴取。尿道カテーテルでは尿の濃さ，尿量（500 mL/日以下）に注意。寝たきりはオムツのぬれ回数，重量を聴く。
　5）処方内容，利尿薬などの再確認。

表1　水とNa$^+$の喪失バランスによる脱水の分類

	低張性脱水	等張性脱水	高張性脱水
体液喪失の主体	Na$^+$喪失	両者	水分喪失
細胞内外の水の移動	細胞内⇐細胞外	細胞内⇔細胞外	細胞内⇒細胞外
細胞外液量	↓↓↓	↓↓	→～↓
細胞内液量	↑↑↑	→	↓
循環血漿量	減少が強い	やや減少	減少は軽度
血清Na濃度（mEq/L）	135以下 低ナトリウム血症	135～150 正常	150以上 高ナトリウム血症

表2　脱水の分類別にみた症候

	低張性脱水 (Na喪失型)	等張性脱水	高張性脱水 (水分喪失型)
口　渇	ときにあり	なし	著明
皮膚ツルゴール	↓↓	↓	↓
反　射	減弱	さまざま	亢進
口腔粘膜	乾燥	乾燥	乾燥著明
体　温	↓	↓	↑ [*1]
意識状態	昏睡	無欲状	興奮
頭　痛	＋	－	－～＋
悪心・嘔吐	＋	－	－～＋
けいれん	＋	－	－～＋
脈　拍	速・弱	速	やや速
末梢循環不全	あり	軽度あり	なし～軽度あり
起立性低血圧	＋	＋	－
ヘマトクリット値	↑	↑	→ [*2]

[*1]高張性脱水では，筋けいれんから発熱し体温が上昇する。
[*2]高張性脱水では，高浸透圧で赤血球が縮小し，濃縮の影響が打ち消され，ヘマトクリット値は変わらない。

【身体診察（表 2 参照）】
① 細胞内液の減少：血漿浸透圧上昇による強い口渇。ADH 分泌が適切なら濃縮尿。不穏，易刺激性，傾眠など。主に高張性脱水でみられる。
② 細胞内液の増加：細胞内溢水・水中毒。頭痛，悪心，嘔吐，けいれん，意識障害など。主に低張性脱水でみられる。
③ 細胞外液（間質液）の減少：皮膚緊張度（ツルゴール）低下，舌の乾燥（舌溝の存在），粘膜の乾燥（口腔・鼻腔），皮膚の乾燥（腋窩），眼球陥凹・眼圧低下，小児は大泉門陥凹。高張性・低張性脱水の双方でみられる。
④ 細胞外液（血漿）の減少：循環血液量減少（血管内脱水）で，頻脈，起立性低血圧，表在性静脈虚脱（頸静脈虚脱），尿量減少など。末梢循環不全で四肢冷感，手爪圧迫時の毛細血管再充満時間遅延など。高張性・低張性脱水の双方でみられる。
⑤ EBM に基づいた細胞外液減少の身体所見の有用性：細胞外液減少では，「腋窩の乾燥」の陽性尤度比*が 2.8 と有意。「口腔・鼻腔の粘膜乾燥」，「舌溝の存在」，「眼球陥没」の陰性尤度比*がそれぞれ 0.3，0.3，0.5 と有意。神経学的所見では，「不明瞭な会話」の陰性尤度比が 0.5 と有意。「錯乱」，「脱力感」の尤度比は非有意。急激な細胞外液量減少の身体所見では，「起立性頻脈（30/分以上の増加）」と「強度のふらつき」が最も有意。
*結果が陽性の陽性尤度比は 2〜5，陰性の陰性尤度比は 0.5〜0.2。

【検　査】
① 脱水では，BUN，BUN/Cr 比，アルブミン値，ヘマトクリット値，ヘモグロビン値などが上昇する。
② 尿量減少，尿比重（浸透圧）上昇，尿 Na 濃度低下などが，細胞外液の減少を示唆する。
③ 胸部エックス線写真（胸水，心拡大，血管影など），超音波検査（下大静脈径の縮小と呼吸性変動は有効循環血液量の減少を疑う）。
④ 血清カリウム濃度は，原疾患，アシドーシスの有無でさまざま。

1A　ショック状態の場合
① 生理食塩液全開投与（500〜1,000 mL/時，出血時は輸血）
② 昇圧薬投与
③ 循環動態・血液ガス・尿量をモニター
6 時間までの目標（①平均血圧＞65 mmHg，②中心静脈圧＞8〜12 mmHg，③中心静脈酸素飽和度＞70％，④尿量＞0.5 mL/kg/時）を満たせば，補充輸液を終了する。
そして，必要時に維持輸液（1/2 生理食塩液以上の張度）を開始する。

1B　バイタルサイン不安定（血圧低下・尿量減少）の場合
生理食塩液点滴（100〜200 mL/時）を行い，循環動態の目安として，①血圧安定，②尿量安定（10〜20 mL/kg/日以上），③体重減少分の回復を満たす。
そして，必要時に維持輸液（1,500〜2,000 mL/日）を開始する。

1C　バイタルサイン安定の場合
1 号輸液または 1/2 生理食塩液または生理食塩液（50〜100 mL/時）投与を行い，循環動態の目安として，①血圧安定，②尿量安定（10〜20 mL/kg/日以上），③体重減少分の回復を満

たす。
　そして，必要時に維持輸液（1,500〜2,000 mL/日）を開始する。

2　病態別の治療
①脱水の治療は，失われた水分と電解質を推測し補液計画を立てる。
②治療中は，体重変化や電解質チェックで計画を見直す。
③自由水欠乏量は，現在の総体重×（患者血清 Na − 140）/140 で算出。

2A　等張性脱水
　細胞内外の水の移動がない。初期治療は，1/2 生理食塩液（生理食塩液と 5% グルコース液を 1：1 で混合，Na 濃度 75〜100 mEq/L）か，開始液（1 号液）で始める。尿量が 30〜60 mL/時に達するまで投与する。

2B　高張性脱水
①循環血液量および細胞外液増加のために，1/2 生理食塩液を 0.2〜0.5 L/時で開始。その後，1 時間ごとに 0.1〜0.25 L を追加する。
②血清 Na 濃度 140 mEq/L 以下，血漿浸透圧 330 mOsm/L 以下の時点で細胞外液の補充を中心に変更。
③欠乏補充輸液は 2〜3 日間で是正する（急激に是正しない！）。
　実際には，維持量＋欠乏量×1/2（または 1/3）を投与する。

2C　低張性脱水
　低張性低ナトリウム血症では細胞外から水が移行し細胞内が浮腫になるが，数日で中枢神経細胞内の浸透圧物質は減少し回復する。治療の緊急性は症状（頭痛・嘔吐・意識障害など）の有無と発症後の経過で決める。症状を伴う重篤な低ナトリウム血症は積極的な治療が必要である。細胞外液の減少に対して血管内血液量を補充（通常は生理食塩液を使用）し，かつ基礎疾患を治療する。初期治療の目標は，原因の如何に拘らず，始めの 24 時間で Na 濃度を目標値の半分まで増加させる。1〜2 mEq/L/時より急速な補正は避ける（中心性橋ミエリン溶解のリスクが増大。水分の移動に伴い橋の脳細胞が急速に縮み脱髄が生じ，神経脱落症状が出現し昏睡から死に至る）。

3 脱水における鑑別診断の対象疾患

3A 高ナトリウム血症で，高浸透圧尿（400 mOsm/kg 超）[*1]の場合

【全身ナトリウム量増加を反映[*2]】
①高浸透圧液投与，②飲水不十分で塩化ナトリウム錠摂取，③原発性アルドステロン症
【腎性喪失（浸透圧利尿により，進行性に体液量減少）[*2]】
①糖尿病性高血糖，②マンニトール使用
【非腎性喪失[*3]】①過度の発汗，②呼吸器・消化器からの水分喪失

3B 高ナトリウム血症で，低浸透圧尿（250 mOsm/kg 未満）[*4]の場合

【腎性尿崩症（ADH に対する腎抵抗性由来）】
①リチウム，デメクロサイクリンなどの薬物，②慢性腎疾患（間質性腎炎，尿管閉塞），③電解質異常（高カルシウム血症，低カリウム血症）
【中枢性尿崩症（下垂体後葉 ADH 産生欠乏）】
①下垂体・視床下部領域の手術，②頭部外傷，③特発性（50％）

3C 低ナトリウム血症で，血清浸透圧高値（295 mOsm/kg 超）の場合（高張性低ナトリウム血症）

①高血糖症，②高張輸液（マニトール，ソルビトール，グリセロール，マルトース），③造影剤

3D 低ナトリウム血症で，血清浸透圧正常（280〜295 mOsm/kg）の場合（等張性低ナトリウム血症）

①高蛋白血症，②脂質異常症（カイロミクロン，中性脂肪）

3E 低ナトリウム血症で，血清浸透圧低値（280 mOsm/kg 未満）の場合（低張性低ナトリウム血症）

【細胞外液量増加】浮腫状態（①うっ血性心不全，②肝硬変，③ネフローゼ症候群）
【細胞外液量正常】①SIADH，②心因性多飲，③甲状腺機能低下症，④腎機能障害
【細胞外液量減少】
　［FE_{Na}[*5] 1％超：腎性塩分喪失］
　①利尿薬，②レニン-アンジオテンシン変換酵素阻害薬，③副腎不全（鉱質コルチコイド欠乏など）
　［FE_{Na}[*5] 1％未満：腎外性塩分喪失］
　①発汗，②嘔吐・下痢，③サードスペースへの流出

[*1] 腎の水分維持機能保持
[*2] 典型例は尿中ナトリウムが 20 mEq/L 超
[*3] 典型例は尿中ナトリウムが 10 mEq/L 未満
[*4] 希釈尿
[*5] FE_{Na}（ナトリウム分画排泄比率）は次式で算出し，腎性塩分喪失（1％<）と腎外性塩分喪失（<1％）を評価する方法（Cr：クレアチニン）

$$FE_{Na}(\%) = \frac{尿中\ Na^+/血漿\ Na^+}{尿中\ Cr/血漿中\ Cr} \times 100$$

Case I

75歳の男性。立ちくらみと頭痛を主訴に来院した。

現病歴：認知症と高血圧の薬物療法を受けている。3日前から39℃の発熱で汗をかき下痢と嘔吐が止まらず，今朝から主訴が出現した。

既往歴：特記すべきことはない。

現　症：意識は清明だが，認知症のため質問に適切に答えられない。体温 38.5℃。脈拍 128/分，整。血圧 95/60 mmHg。呼吸数 24/分。SpO$_2$ 96%（room air）。眼瞼結膜に貧血はなく，眼球結膜に黄染はない。肺・心臓の聴診で異常を認めない。腹部は平坦で，腸蠕動が亢進している。口唇・舌・腋窩は著明に乾燥しており，ツルゴールの低下を認める。四肢末梢の冷感はない。尿は極少量のみ採取。血液検査，血液生化学検査，胸部エックス線撮影，心電図を実施した。

次に行うべきことはどれか。

a　介護者からの問診
b　血液培養の検査
c　便の Gram 染色
d　便培養の検査
e　解熱薬の投与

アプローチ

・認知症と高血圧がある 75 歳の男性
・高熱，下痢，嘔吐，発汗が持続し，立ちくらみと頭痛で来院した
・バイタルサインの不安定性と皮膚乾燥およびツルゴールの低下を認めた

診断のポイント

急性胃腸炎に伴う脱水症が疑われる。低血圧，頻脈，発熱，尿量減少，頻呼吸とバイタルサインは不安定な状態にある。認知症のため，本人から詳細な病歴が聴取できていない。高血圧の治療薬を服用しているが，その内容は不明である。腎不全や電解質異常の可能性にも配慮する必要があり，できれば『お薬手帳』を確認したい。

脱水症の鑑別診断は，細胞外液量の減少が示唆されるが，バイタルサインの是正と同時に検査情報などを参考に診断を速やかに進める必要がある（F 1B）。

次に行うべきこと

ショック状態への移行に留意して，遅滞なく治療に入る必要があり，初期輸液を早急に開始する。感染性下痢症から敗血症への移行も懸念されるため，「血液培養（b）」も重要である。抗菌薬を開始するに際して「Gram 染色（c）」による原因菌の推測も必要である。「便培養の検査（d）」も，後日，原因菌を確定するためには重要な検査である。また，高熱が持続しているため「解熱薬の投与（e）」も望ましい。

しかし，最優先されるべきは「問診の情報（a）」であり，認知症患者の場合は介護者から急いで簡潔に病歴を聴取する必要がある。特に，降圧薬として利尿薬やアンジオテンシンⅡ受容

体拮抗薬〈ARB〉が使われている場合は，腎不全や電解質異常に配慮した補液が必要になる。

臨床推論

　本症例は，脱水症の初期診断と治療への導入が問題とされている。ここでは，バイタルサインの不安定性を是正することが最優先される。引き続いて重要なことは，脱水症の鑑別診断である。高熱・嘔吐・下痢・発汗の持続に伴う脱水症では，血清浸透圧低値から低ナトリウム血症が予想され，細胞外液量減少から腎外性塩分喪失の可能性が示唆される。

　実際には，利尿薬やARBなどの腎機能障害を助長する薬剤が投与されていたか，また認知症にありがちな飲水不足や食事摂取不良なども治療を適切に行う上で不可欠な情報である。臨床現場では，高熱・嘔吐・下痢・発汗のみの情報から，脱水症を鑑別診断し治療することが多いが，実は，患者の生活様式・既往歴・治療歴などの全体像を加味した診療が重要であり，高齢者では特に介護者からの情報提供が診療の質を高めることになる。

正解：a

Case Ⅱ

　55歳の男性。登山で遭難し，救出時に強い立ちくらみと頭痛を訴えて救急搬送された。
現病歴：登山で遭難し3日後に救出されたが，発熱と発汗，強い下痢と嘔吐が続いていた。飲水は十分には摂れていなかったという。
既往歴：血圧の異常や糖尿病を指摘されたことはない。
現　症：体温35.5℃。脈拍124/分，整だが弱い。血圧95/85 mmHg。腋窩の乾燥が強い。皮膚ツルゴールは著明に低下している。頸静脈は虚脱している。
検査所見：尿所見：尿比重1.045。血液所見：赤血球500万，Ht 55%，白血球11,300（核左方移動）。血液生化学所見：血糖103 mg/dL，総コレステロール195 mg/dL，AST 45 IU/L，ALT 40 IU/L，Na 126 mEq/L，K 3.5 mEq/L，血清浸透圧265 mOsm/kg，FE_{Na} 0.7%（Na^+部分排泄率；基準1〜2）。CRP 15 mg/dL。超音波検査で，下大静脈径の縮小を認める。

この時点で考えられる体液量の変化はどれか。
a 細胞内液の減少
b 細胞内液の不変
c 細胞外液（血漿）の減少
d 細胞外液（血漿）の増加
e 細胞外液（血漿）の不変

アプローチ

・発熱・発汗・下痢・嘔吐の55歳の男性
・山で遭難し，強い立ちくらみと頭痛を訴えている
・低ナトリウム血症および血清浸透圧低下などを認める

診断のポイント

低ナトリウム血症で，かつ血清浸透圧が低く，低張性低ナトリウム血症の状態である（F 3E）。臨床所見から有効循環血液量が減少しており「細胞外液の減少（C）」が疑われる。細胞膜を介する浸透圧較差により水は細胞外液から細胞内液に移行し，細胞内液が増加したことで，細胞内溢水（水中毒）の状態を呈し頭痛が生じていると推察される。

強い起立性低血圧，頻脈，頸静脈虚脱，下大静脈径縮小などから有効循環血液量の減少が示唆され，血管内脱水と考えられる。つまり，細胞外液の血漿成分が減少しており，さらに FE_{Na} が1%未満であることから，腎外性塩分喪失状態と診断される。発汗・下痢・嘔吐により低張性低ナトリウム血症を伴った脱水症と考えられる。

現時点での対応

この症例では，脱水症の臨床所見から病態生理の鑑別が問われている（表2参照）。本症例の特徴は，「皮膚ツルゴールの著明な低下」，「体温の低下」，「速く弱い脈拍」，「強い起立性低血圧」，「ヘマトクリット値の増加」などで，他の二つの病態と異なる症候と推察される。意識状態は清明だが，遭難者の脱水症ではこの後に昏睡に至ってもおかしくない。

臨床現場では，得られた情報から脱水症の特徴を把握し，細胞内液と細胞外液の増減を推測する。低ナトリウム血症であれば血清浸透圧値より①高張性低ナトリウム血症，②等張性低ナトリウム血症，③低張性低ナトリウム血症に分類し，高ナトリウム血症であれば①高浸透圧尿と②低浸透圧尿に区別することから，それぞれ鑑別し治療に進む。

臨床推論

脱水症は原因となる病態や基礎疾患により発症機序は異なる。

例えば，糖尿病では，高血糖による高浸透圧利尿が脱水症を引き起こすが，電解質異常を伴うときと伴わないときなど，様々な病態が生じる。また治療に際しては，インスリン使用による細胞内へのカリウム取り込みにより回復不可能で致死的な低カリウム血症が惹起されることもある。また，低ナトリウム血症を急速に補正すると，中心性橋ミエリン溶解のリスクが増大し，水分の移動に伴い橋の脳細胞が急速に縮み，脱髄が生じ神経脱落症状が出現して昏睡から死に至る危険性もある。したがって，低ナトリウム血症の補正は緩徐に行わなければならない。

つまり脱水症では，まずは「どのような状況下に発症したか」，「キーとなる臨床症候からどのような病態が考えられるか」，電解質異常と動脈血液ガス分析から得られた酸塩基平衡や，血清浸透圧値などを評価し，心肺腎機能および代謝内分泌機能におけるホメオスターシスにも精通する学習態度が求められる。

正解：C

Case Ⅲ

9歳の男児．下痢を主訴に母親に連れられて来院した．昨日，朝から咽がいがらっぽく，午後に腹痛を生じ，嘔吐を2回，下痢を1回した．その後，トイレに10回ほど行き，水様性下痢が続いた．夜は眠れたという．本日の午前中にも下痢を1回した．最近の数日間に，生ものや食中りするような物は食べていない．こまめに飲水している．既往歴は特にない．体重29.6 kg（平常時30.0 kg）．体温37.4℃．顔色は青白いが，口渇はなく，尿量は通常よりわずかに少ない．腋窩はやや乾燥しているが，皮膚緊張度（ツルゴール）は正常である．咽頭粘膜に発赤を認める．頸部リンパ節は触知しない．皮疹はない．胸部聴診に異常はない．腹部は平坦で軟，腸蠕動が亢進しており，全体に軽度の圧痛を認める．毛細血管再充満時間1秒未満（基準2秒未満）．

現時点での対応として適切なのはどれか．
a 経口補液薬を処方する．
b 経口の抗菌薬を投与する．
c 普通食を摂るように勧める．
d 静脈注射で抗菌薬を投与する．
e 5％ブドウ糖液を点滴静注する．

アプローチ

・9歳の男児，頻回の下痢を主訴に受診
・上気道炎と急性胃腸炎を疑う所見がある
・軽度の脱水が疑われるが，バイタルサインは安定している

診断のポイント

問診では，腹痛・嘔吐が出現し約24時間に十数回の水様便があった．咽頭症状と咽頭発赤もあるが発熱は軽微で，急性上気道炎と急性胃腸炎が併発したものと考えられる．食事内容からは，胃腸炎は食中りの可能性が極めて低く，細菌性胃腸炎よりウイルス性胃腸炎が疑われる．

頻回の下痢のため，小児の脱水症が心配である．しかし，こまめに飲水しており，体重も30.0 kgから29.6 kgと3％未満の減少で軽微である．身体診察で，口渇はないが，腋窩はやや乾燥しており，顔色は不良で尿量もわずかに減少している．これらから脱水傾向にあることは診断できるが，毛細血管再充満時間は1秒未満と循環動態は正常である．血圧，脈拍，呼吸数の記載はないが，臨床的にはバイタルサインは安定していると思える．つまり，脱水症はあっても軽微と考えられる（F1C）．

現時点での対応

小児の日常診療では，血圧測定や血液検査は必要性が高いときのみに行うことが多い．脱水症では，循環動態が悪い場合や電解質異常・血漿浸透圧値が診断および治療に必須の情報になる場合を除いて行わない．つまり，重症度に応じて血圧測定や血液検査を行えばよく，この症例のように脱水症が軽微な場合は，その必要はない．そこで，外来での治療を行うことになる．

> [臨床推論]

　小児が，ウイルス性胃腸炎により頻回の下痢を発症したが，脱水症は軽微な状態のときに，どのような治療を行えばよいかを考える。

　「抗菌薬の投与（b, d）」は，細菌感染の可能性が高い場合には考慮するが，ウイルス性胃腸炎を疑っている場合は投与しない。感染症全般についていえることだが，ウイルス性疾患では，インフルエンザや水痘・単純ヘルペスなどでは**抗ウイルス薬**を投与する。またA群β溶連菌感染症やトビヒなどの細菌感染やマイコプラズマ肺炎などでは抗菌薬を投与する。よって，本症例のようにウイルス性胃腸炎が疑われている範囲では抗菌薬の適応はない。

　脱水症の輸液療法では，循環不全を改善するときに細胞外液型（生理食塩液，ソリタ®-T1号輸液など）を用いる。「5％ブドウ糖液（e）」には電解質が含まれていないため，脱水症の輸液療法に単独で使うことはなく，**2A・2B・2C**の病態に応じて，**生理食塩液との併用投与法**では使用することがある。

　また，最近では脱水症の概念が母親に認識され，「**経口補液療法（a）**」の重要性が広く知られており，家庭における経口補液療法が脱水症の予防になっている。本症例でも，こまめに飲水していたことで脱水症が軽微で済んでいる可能性がある。市販されているものでは電解質を含んだOS-1®などが望ましい。経口補液療法にはソリタ®T顆粒3号などもあり，**軽度の脱水症に対しては外来で処方しやすい**。経口補液療法が点滴による輸液療法より安全とされるのは，補液製剤が，まず**消化管**で吸収が調節され，その後に**腎臓**が対応して調整するという**二重の調整を受ける点**にある。ただし，投与量については，特に年少児の場合は，少量ずつ頻回に与えるのがコツで，一気にたくさん飲ませると嘔吐を誘発し悪循環になる。

　最後に，水様性下痢が続いた後は，腸の炎症が治まるまでは「普通食（c）」を禁止し，消化のよい食物から少量ずつゆっくり開始するように指導する。

正解：a

1-10 浮 腫

井出 冬章

浮腫とは，組織間液（組織液）量の増加した状態をいう。

診断のフローチャート

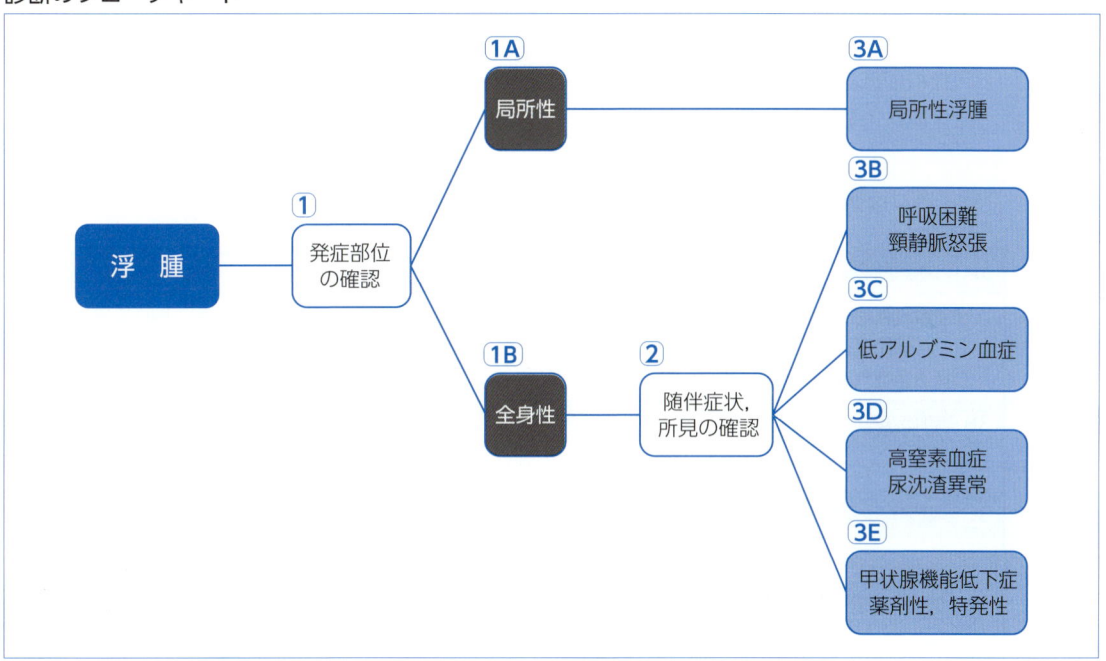

```
浮腫 → ① 発症部位の確認
         ├─ 1A 局所性 ──────────────── 3A 局所性浮腫
         └─ 1B 全身性 ─ ② 随伴症状，所見の確認
                          ├─ 3B 呼吸困難 頸静脈怒張
                          ├─ 3C 低アルブミン血症
                          ├─ 3D 高窒素血症 尿沈渣異常
                          └─ 3E 甲状腺機能低下症 薬剤性，特発性
```

1 発症部位の確認

　浮腫はまず全身性か局所性かに注目する。全身性の場合は眼瞼周囲と前脛骨部に出現しやすい。両者に浮腫がみられたら全身性であると判断してよい。

1A 局所性の場合
① 同部の静脈還流異常かリンパ管閉塞が多い。前者は局所の静脈の閉塞やうっ滞で圧痕を残し（特に下肢では肺血栓塞栓症の合併に注意を要する），後者は圧痕を残さないのが原則である。
② 局所の血管透過性亢進が原因のことがある。この場合，局所的な炎症が多い。ヒスタミンや炎症性サイトカインの局所的な過剰による。膨疹（蕁麻疹）が代表例である。

1B 全身性の場合
　2へ進む。

2 随伴症状，所見の確認

次の随伴症状，所見のチェックを行う。

① 呼吸困難や頸静脈怒張を伴う場合，右心不全の可能性が高い。右心不全の最も多い原因は左心不全であり，この場合は左心不全徴候（呼吸困難など）がほぼ必発と考えてよい。両心不全の可能性が高く，緊急性が高い。まれに純粋に右心不全をきたす疾患（例：収縮性心膜炎）があり，この場合は左心不全徴候を伴わない。肝腫を伴うことがある。

② 低アルブミン血症を伴う場合，浮腫の原因は低アルブミン血症とわかるから，その原疾患の検索を行う。ネフローゼ症候群，肝硬変，栄養失調である。

③ ネフローゼ症候群以外の腎疾患でも浮腫をきたすことがある。

④ 上の①〜③の所見がみられない場合は甲状腺機能低下症，薬剤性，特発性などを考える。甲状腺機能低下症の浮腫は圧痕を残さない。精神状態やアキレス腱反射に注目する。薬剤性では，臨床的にはチアゾリジン誘導体の頻度が高い。

3 浮腫における鑑別診断の対象疾患

3A	局所性浮腫
① 静脈還流異常 リンパ管閉塞	静脈血栓症，上大静脈症候群，下肢の弁不全（静脈瘤），下肢の廃用（例：脳血管障害後遺症）本態性リンパ性浮腫，フィラリア症
② 血管透過性亢進	感染症，膨疹，Quincke 浮腫
3B	**呼吸困難，頸静脈怒張**
うっ血性心不全，収縮性心膜炎	
3C	**低アルブミン血症**
肝硬変，ネフローゼ症候群	
3D	**高窒素血症，尿沈渣異常**
急性糸球体腎炎，急速進行性糸球体腎炎，腎不全	
3E	**甲状腺機能低下症，薬剤性，特発性**

Case I

36歳の女性。呼吸困難を主訴に来院した。

現病歴：5年前に心電図で左室肥大を指摘されたが，無症状のため放置していた。3か月前から労作時の息切れを自覚していたが，最近，夜間に呼吸困難発作が生じるようになった。

既往歴：特記すべきことはない。

現　症：身長 161 cm，体重 56 kg。呼吸数 16/分。脈拍 88/分，整。血圧 104/72 mmHg。頸静脈は軽度怒張し，胸部では心尖拍動が左方に偏位し，その部位にⅢ音と汎収縮期雑音とを聴取する。呼吸音に異常はない。肝を右肋骨弓下に 2 cm 触知し，両側下腿前面に浮腫を認める。

検査所見：尿所見：蛋白（-），糖（-）。血液所見：赤血球 385 万，Hb 12.1 g/dL，白血球 4,600。血液生化学所見：総蛋白 6.8 g/dL，アルブミン 3.3 g/dL，クレアチニン 0.7 mg/dL，総ビリルビン 1.2 mg/L，AST 48 IU/L，ALT 56 IU/L，CK 28 IU/L（基準 10〜40）。心エコーの左室長軸断層像を別に示す。

現時点で，まず投与するのはどれか。

a　利尿薬
b　β遮断薬
c　Ca 拮抗薬
d　気管支拡張薬
e　アルブミン製剤

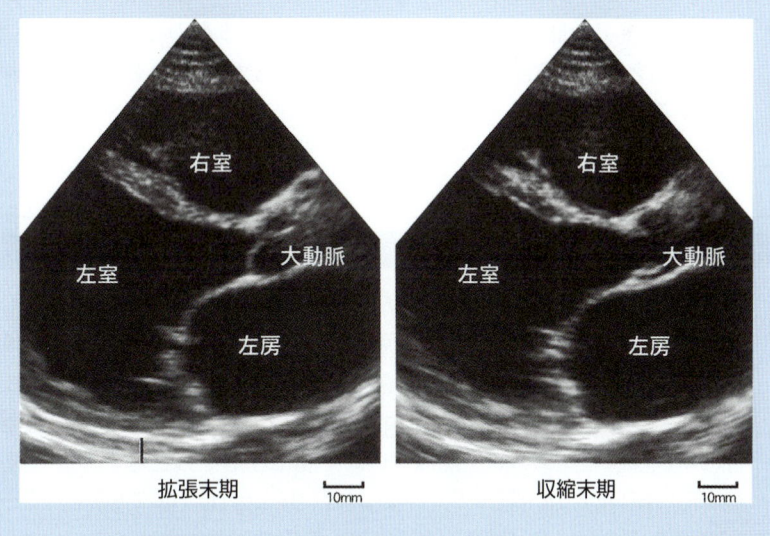

拡張末期　　　収縮末期

アプローチ

・夜間の呼吸困難

診断のポイント

夜間に特に労作が増える，という生活をしている人はまずいない。夜間は安静にしていることが多い。それなのに呼吸困難をきた

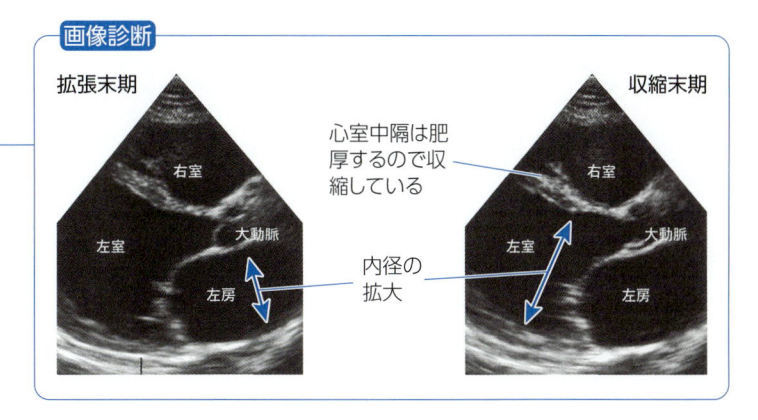

画像診断

拡張末期　　　収縮末期

心室中隔は肥厚するので収縮している

内径の拡大

すのはおかしい。問診して，就寝中の呼吸困難であることが確認できれば，病態はほぼ確定する。臥床によって静脈還流（前負荷）が増加し，それによって左心不全徴候が出現している，という病態である。

このように，左心不全を強く疑う患者で右心不全徴候（浮腫，肝腫大）を伴っている。左心不全に続発した右心不全である（F3B）。

現時点での対応

酸素投与，適切な体位（坐位〜半坐位）の保持はいうまでもない。「利尿薬（a）」で循環血漿量を減少させる。以上の措置で前負荷の軽減を図る。

臨床推論

夜間呼吸困難は非常に強い情報であり，まず左心不全が存在すると考えてよい。また，本症例のような若年者では生理的にⅢ音を聴取することもあるが，Ⅲ音は左心不全で出現する音でもある。本症例の浮腫の原因が，左心不全に続発した右心不全であることは上記の説明から明らかであるが，肝腫も右心不全徴候と解釈できる。これは肝臓からの静脈還流が障害されるからである。肝臓はうっ血をきたし，放置すれば肝機能障害をきたす。本症例でも軽度の AST，ALT 上昇を認めるが，これはうっ血肝によるものと考えられる。左心不全は全身臓器の低酸素血症をきたす危険な病態であり，右心不全はうっ血をきたす病態である。速やかに治療を開始する必要がある。

正解：a

Case Ⅱ

36 歳の女性。1 週前から顔面が腫れぼったい感じがするため来院した。1 年前に健診で甲状腺腫を指摘され，精査を受けたが甲状腺機能は正常であった。1 か月前から全身倦怠感があり，何をするにも気力がなくなった。意識は清明。身長 158 cm，体重 62 kg。体温 35.8℃。脈拍 60/分，整。血圧 100/52 mmHg。顔面に浮腫を認める。頸部に横径 5 cm の弾性硬，びまん性の甲状腺腫を認める。圧痛はない。下腿に圧痕を残さない浮腫を軽度認める。血液生化学所見：TSH 60 μU/mL（基準 0.2〜4.0），T_3 82 ng/dL（基準 80〜220），T_4 2.0 μg/dL（基準 5〜12），FT_4 0.3 ng/dL（基準 0.8〜2.2）。免疫学所見：抗サイログロブリン抗体 8.0 U/mL（基準 0.3 以下），抗 TSH 受容体抗体 0.5％（基準 10 以下）。

現時点で考慮する治療薬はどれか。
a 利尿薬
b 抗甲状腺薬
c 甲状腺ホルモン
d 副腎皮質ステロイド
e ドパミン受容体刺激薬

アプローチ

・顔面が腫れぼったい

診断のポイント

　主訴に随伴して全身倦怠感，無気力など非特異的な訴えがある．精神疾患と誤診しがちであるが，下腿の圧痕を残さない浮腫に注目したい．圧痕を残さない浮腫はリンパ浮腫や甲状腺機能低下症である（F3E）．ここではもちろん後者を考える．

　「1年前に甲状腺機能は正常であった」に引きずられてはいけない．慢性甲状腺炎は緩徐に進行する疾患だからである．

　なお，高齢者の甲状腺機能低下症は，非特異的な精神症状のみが前景に立つことがしばしばである．認知症やうつ病の鑑別診断として，必ず甲状腺機能を測定することを銘記したい．

現時点での対応

　甲状腺機能低下症であれば「甲状腺ホルモン（c）」の補充で劇的に改善する．ただし，Addison病の合併があり（Schmidt症候群），この場合はステロイドを先に補充するのが原則である．副腎皮質機能の検索は必須である．しかし，「現時点で考慮する」のは甲状腺ホルモンである．

臨床推論

　圧痕を残さない浮腫ということでリンパ管閉塞か甲状腺機能低下症を考えるが，両側性にみられており全身症状を伴うことから甲状腺機能低下症を考えることになる．本例のような定型的な症例では甲状腺機能低下症を疑うことは容易であるが，実際の臨床では本症例のようなわかりやすい身体所見を伴わないことも多い．アキレス腱反射の弛緩相の遅延も有名な身体所見であるが，わかりにくいことも多い．つまり，「圧痕を残さない浮腫」や「アキレス腱反射の遅延」の感度は高くないことは知っておきたい．また，甲状腺機能低下症に特異的な症状はなく，主訴はだるい，元気がない，動作が遅い，など非特異的な全身症状であることが多い．従って，単なる不定愁訴と片づけられることが多い．また，高齢者では認知症と誤診されていることもよくある．不定愁訴や認知症と思われる症例では，必ず甲状腺機能低下症を鑑別診断に入れて甲状腺機能を測定することを勧める．甲状腺機能低下症はホルモンの補充によって劇的に改善する疾患なので，決して見逃してはならない．

正解：c

Case Ⅲ

25歳の男性。突然の左下肢全体の腫脹と疼痛とを主訴に来院した。昨夜，飲酒後に就寝したところ，明け方に痛みのため覚醒し，次第に左下肢が腫大してきた。体温36.5℃。下肢に明らかな感染巣を認めない。左下肢は腫脹し，一部暗赤色の発赤を認める。
現時点で最も考えられる病態はどれか。
a 特発性浮腫
b リンパ流障害
c 深部静脈血栓症
d 血小板減少に伴う出血
e 凝固因子異常に伴う出血

アプローチ

・左下肢の有痛性腫脹

診断のポイント

急性発症で限局性の下肢腫脹である。発症が突発性であるから血行障害を考える。感染巣はなく，炎症は否定的である。腫脹をきたしているのだから静脈還流に問題があるのであろう。リンパ性浮腫であれば突発性に発症することはなく，また，通常は無痛性である。以上から「静脈血栓症（c）」を最も疑う。下肢の静脈血栓症は通常深部静脈に発生する（F3A）。

現時点での対応

下肢深部静脈の血栓症で最も問題となるのは肺血栓塞栓症〈PTE〉に進行することである。PTEの検出には造影CTが最も簡便であり有用性が高い。PTEをきたしていたら血栓溶解療法を考慮する。PTEに至っていなくとも，その予防は必要であり，ヘパリンを投与する。

臨床推論

上述のように静脈血栓症を疑うことになり，PTEの検索を行うのは当然であるが，静脈血栓症をきたす基礎疾患の検索も忘れてはならない。抗リン脂質抗体症候群〈APS〉，プロテインC欠損症，プロテインS欠損症などは検索を要する。APSは血小板減少やAPTT延長が発見の契機になるが，慎重を期すならループアンチコアグラントなども測定すべきである。後2者は当該蛋白の活性を測定することで検索する。

また，本症例のような病歴で重要な鑑別診断は壊死性筋膜炎である。本症例は「明らかな感染巣を認めない」とあるが，実地臨床では「明らかでない程度の感染巣」を見落とすこともあるので，鑑別診断として必ず念頭に置く必要がある。起炎菌は劇症型溶連菌，*Vibrio vulnificus* などである。*Vibrio vulnificus* 感染症は基礎に肝硬変のある患者が，海水と接触したか海産物を摂取して発症することが多い。また，糖尿病性壊疽が壊死性筋膜炎に発展することもある。壊死性筋膜炎は進行が早く，致死的になり得る疾患である。既往歴の確認と炎症反応のチェックは必須である。

正解：c

Case Ⅳ

6歳の男児。尿量減少と顔面浮腫とを主訴に来院した。20日前に39℃の発熱と咽頭痛とを訴え，化膿性の扁桃炎と診断された。抗菌薬を内服したところ3日目朝には解熱していたので勝手に中止した。一昨日から排尿回数が減少し，顔が腫れぼったくなった。昨日から食欲が低下している。血圧130/90 mmHg。尿所見：蛋白1＋，糖（－），沈渣に赤血球多数/1視野，白血球5〜10/1視野，赤血球円柱を認める。血液生化学所見：尿素窒素24 mg/dL，クレアチニン1.3 mg/dL。血清補体価〈CH_{50}〉8 U/mL（基準25〜35）。

現時点で考慮するのはどれか。3つ選べ。
a 安静
b 塩分制限
c 水分制限
d 高蛋白食
e 副腎皮質ステロイド投与

アプローチ
・尿量減少と顔面浮腫

診断のポイント

尿に赤血球円柱を認めるから活動性の糸球体腎炎が存在することは確実である。現在，糸球体濾過値が著明に低下しており（尿量が減少し，また，6歳児としてはクレアチニン1.3 mg/dLは高すぎる），それを反映して循環血漿量が増加している（血圧が6歳児としては異常に上昇している）。20日前の化膿性扁桃炎のエピソードも考え合わせると溶連菌感染後急性糸球体腎炎〈PSAGN〉の可能性が高い。低補体血症もそれを支持する。

本症例の浮腫はネフローゼ症候群によるものではなく，循環血漿量の増加による（F3D）。なお，重要な鑑別診断は膜性増殖性糸球体腎炎〈MPGN〉である。

現時点で行うべきこと

循環血漿量を増加させないことが第一であり，「水分制限（c）」と「塩分制限（b）」を行う。本症例では高窒素血症もあるので，急性期には蛋白も制限すべきである。「安静（a）」を指示する。自己免疫疾患ではないので「ステロイド（e）」は使用しない。

臨床推論

よく誤解している方がいるが，腎疾患＋浮腫＝ネフローゼ症候群ではない。PSAGNの浮腫は，乏尿に続発した血漿過剰による病態である。なお，MPGNが重要な鑑別診断となる。PSAGNもMPGNも浮腫をきたし（ただし，MPGNの浮腫はネフローゼ症候群である），肉眼的血尿や低補体血症を認めるので，臨床的に酷似するからである。

正解：a，b，c

Chapter 2 皮膚，粘膜

1 皮疹，粘膜疹 …………………………… 88
2 瘙 痒 …………………………………… 104

2-1 皮疹，粘膜疹

川田　暁

　皮疹とは皮膚症状を構成している単位をいう。また，粘膜疹とは口腔内などの粘膜に生じている症状の単位をいう。主な皮疹には以下のようなものがある（図1参照）。

① 紅斑：皮膚より隆起しない紅色の局面を紅斑という。本態は毛細血管の拡張である。したがって硝子圧で圧迫する（硝子圧法）と，血管が収縮して紅色の色調が退色する。紫斑との鑑別が重要である。

② 紫斑：皮膚より隆起しない紫紅色の局面を紫斑という。本態は血管から赤血球が漏出した（出血）状態である。硝子圧で圧迫しても紫紅色の色調が退色せず，上述の紅斑と鑑別が可能となる。

③ 白斑：白色の局面を白斑という。表皮にメラニン色素がない状態の時に生じる。

④ 色素斑：色のついた局面を色素斑という。表皮，真皮，皮下脂肪組織のどこかに色を有するものが存在している。

⑤ 膨疹・蕁麻疹：皮膚より隆起した局面で，色調はやや紅い。本態は真皮上層の血管周囲の浮腫である。しばしば痒みを伴う。

⑥ 丘疹：直径5mm以下で皮膚表面より盛り上がったものをいう。表皮か真皮に何らかの成分が増加している。

⑦ 水疱：中に漿液を入れたものをいい，色は透明である。張りがあってやや硬いものを緊満性水疱，張りがなく表面にしわを生じたものを弛緩性水疱という。

⑧ 膿疱：中に膿（漿液と白血球）を入れたものをいい，色は黄色で濁っている。

⑨ びらん：表皮の一部が剥離して欠損した状態をいう。欠損は真皮までは及んでいない。

⑩ 潰瘍：表皮に穴があいて真皮まで見える状態をいう。表皮が完全に欠損し，真皮まで到達し，真皮が露出している。

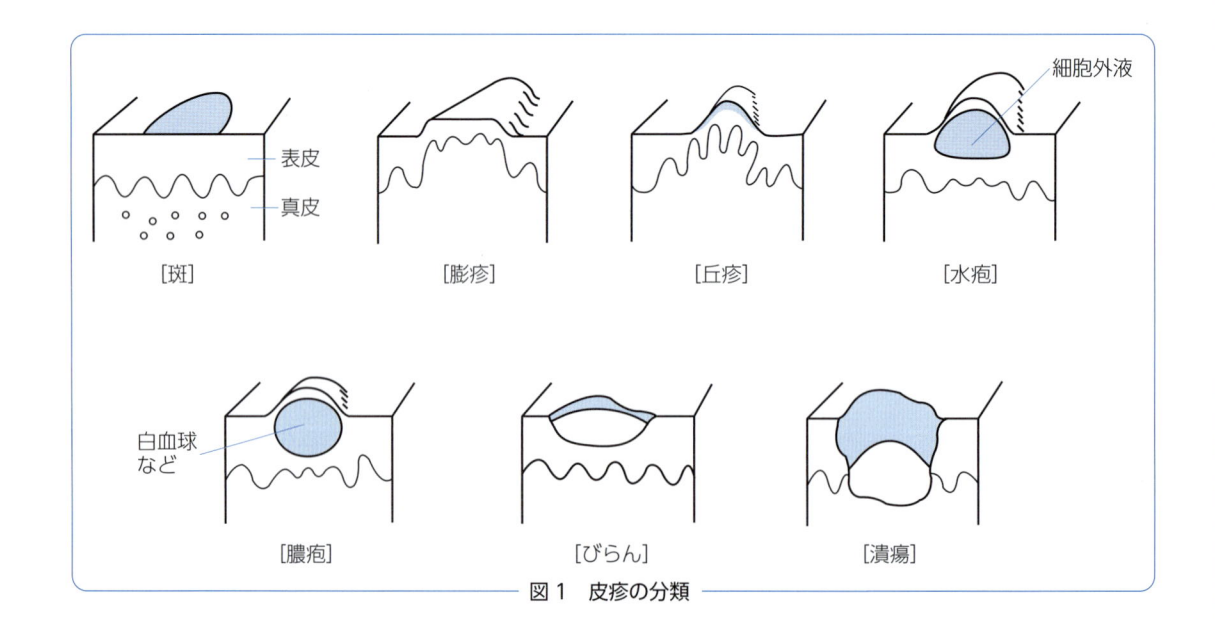

図1　皮疹の分類

［紅　斑］

診断のフローチャート

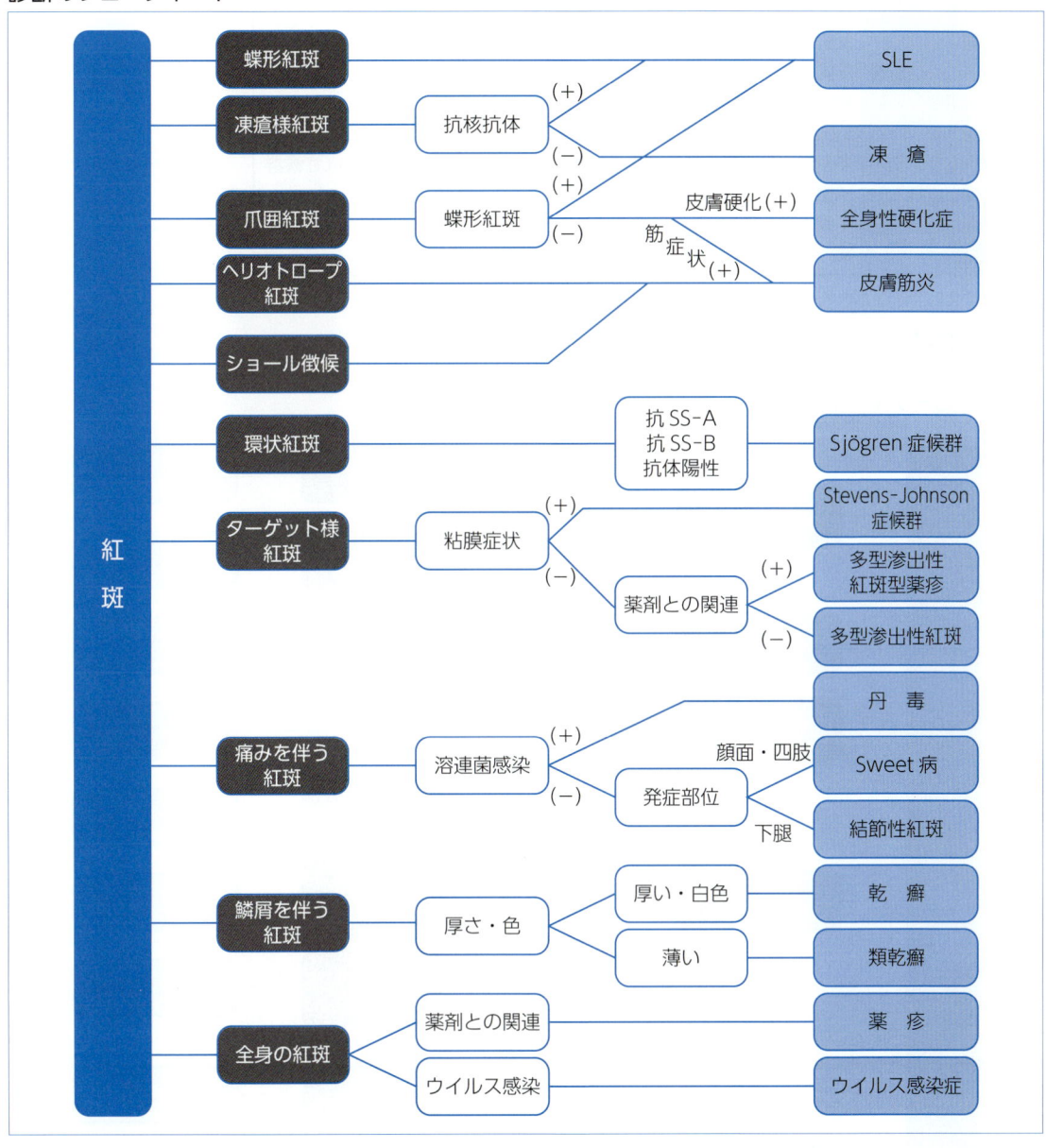

```
紅斑
├─ 蝶形紅斑 ──┐
├─ 凍瘡様紅斑 ─┴─ 抗核抗体 ─(+)─ SLE
│                    └─(−)─ 凍瘡
├─ 爪囲紅斑 ──┐
├─ ヘリオトロープ紅斑 ─┴─ 蝶形紅斑 ─(+)─┬─ 皮膚硬化(+) ─ 全身性硬化症
│                           └─(−)─ 筋症状(+) ─ 皮膚筋炎
├─ ショール徴候 ──┘
├─ 環状紅斑 ─── 抗SS-A 抗SS-B 抗体陽性 ─ Sjögren症候群
├─ ターゲット様紅斑 ─ 粘膜症状 ─(+)─ Stevens-Johnson症候群
│                       └─(−)─ 薬剤との関連 ─(+)─ 多型滲出性紅斑型薬疹
│                                        └─(−)─ 多型滲出性紅斑
├─ 痛みを伴う紅斑 ─ 溶連菌感染 ─(+)─ 丹毒
│                       └─(−)─ 発症部位 ─ 顔面・四肢 ─ Sweet病
│                                    └─ 下腿 ─ 結節性紅斑
├─ 鱗屑を伴う紅斑 ─ 厚さ・色 ─ 厚い・白色 ─ 乾癬
│                        └─ 薄い ─ 類乾癬
└─ 全身の紅斑 ─ 薬剤との関連 ─ 薬疹
            └─ ウイルス感染 ─ ウイルス感染症
```

　蝶形紅斑は全身性エリテマトーデス〈SLE〉に特徴的である。SLEの**凍瘡様紅斑**は寒冷刺激と無関係な部位にも生じる。**ヘリオトロープ紅斑**と**ショール徴候**（両肩から上背部の紅斑）は皮膚筋炎にみられる。**爪囲紅斑**はSLE，全身性硬化症〈強皮症〉，皮膚筋炎にみられる。**環状紅斑**はSjögren症候群，リウマチ熱，亜急性エリテマトーデスにみられる。**ターゲット様紅斑**（弓矢の標的状の紅斑）は多型滲出性紅斑，多型滲出性紅斑型薬疹，Stevens-Johnson症候群にみられる。**痛みを伴う紅斑**は結節性紅斑，Sweet病，丹毒を考える。**鱗屑を伴う紅斑**は，湿疹・皮膚炎群のほかに乾癬，類乾癬を考える。**全身の紅斑**は薬疹，ウイルス感染症，中毒疹，強皮症を考える。

紅斑における鑑別診断の対象疾患

蝶形紅斑	全身性エリテマトーデス〈SLE〉
凍瘡様紅斑	SLE，凍瘡
爪囲紅斑	SLE，皮膚筋炎，全身性硬化症〈強皮症〉
ヘリオトロープ紅斑	皮膚筋炎
ショール徴候	皮膚筋炎
環状紅斑	Sjögren 症候群，リウマチ熱，亜急性皮膚エリテマトーデス
ターゲット様紅斑	多型滲出性紅斑，多型滲出性紅斑型薬疹，Stevens-Johnson 症候群
痛みを伴う紅斑	結節性紅斑，Sweet 病，丹毒
鱗屑を伴う紅斑	乾癬，類乾癬
全身の紅斑	薬疹，中毒疹，ウイルス感染症，紅皮症

[紫 斑]

診断のフローチャート

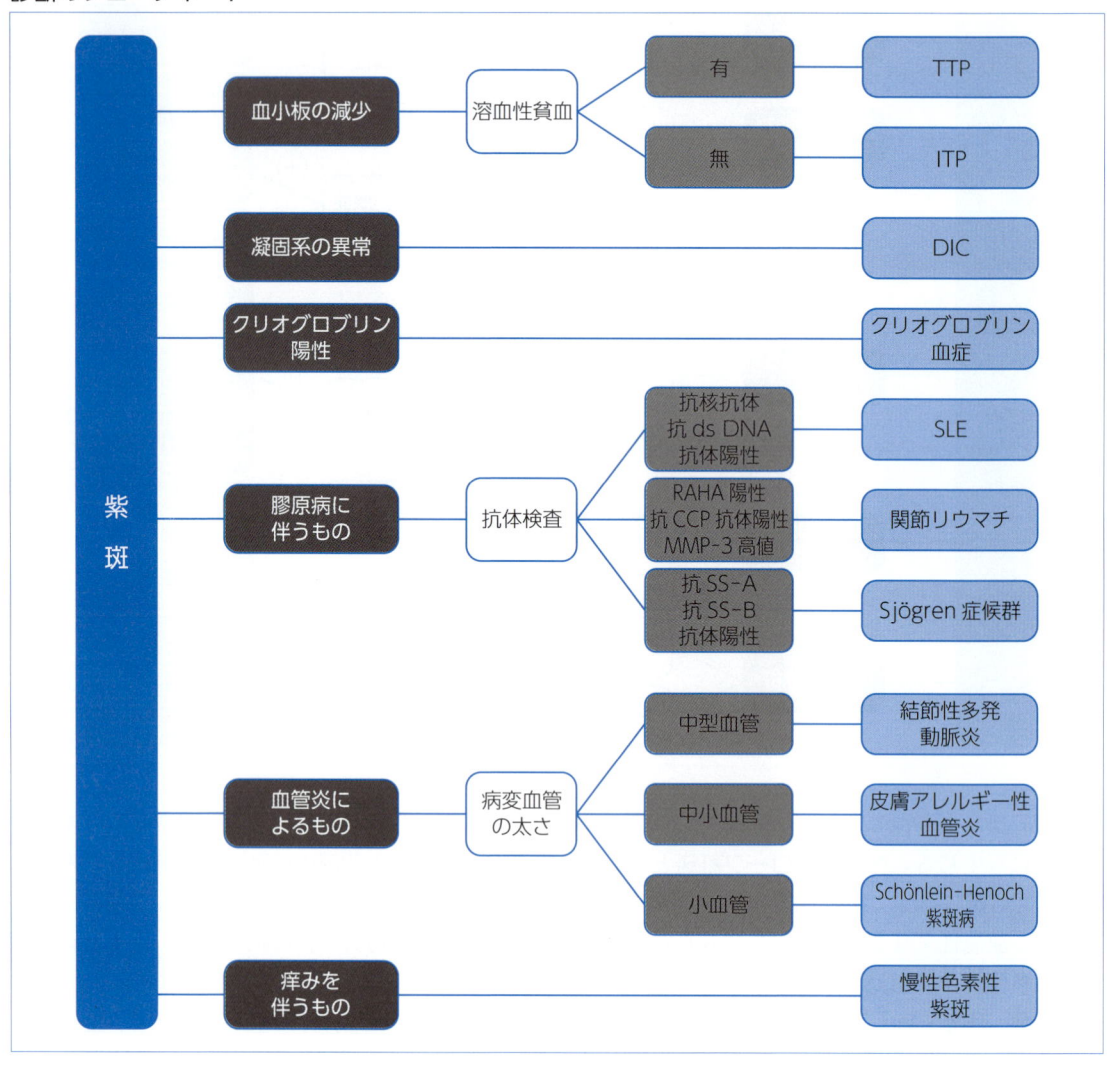

紫斑
- 血小板の減少 → 溶血性貧血
  - 有 → TTP
  - 無 → ITP
- 凝固系の異常 → DIC
- クリオグロブリン陽性 → クリオグロブリン血症
- 膠原病に伴うもの → 抗体検査
  - 抗核抗体 抗 ds DNA 抗体陽性 → SLE
  - RAHA 陽性 抗 CCP 抗体陽性 MMP-3 高値 → 関節リウマチ
  - 抗 SS-A 抗 SS-B 抗体陽性 → Sjögren 症候群
- 血管炎によるもの → 病変血管の太さ
  - 中型血管 → 結節性多発動脈炎
  - 中小血管 → 皮膚アレルギー性血管炎
  - 小血管 → Schönlein-Henoch 紫斑病
- 痒みを伴うもの → 慢性色素性紫斑

まず血小板減少を伴うもの，凝固系の異常を伴うもの，クリオグロブリン陽性の疾患を想起する．次に膠原病に伴うものや血管炎によるものを考える．通常紫斑は自覚症状を伴わないが，痒みを伴う場合は慢性色素性紫斑を考える．

紫斑における鑑別診断の対象疾患

血小板の減少	血栓性血小板減少性紫斑病〈TTP〉，特発性血小板減少性紫斑病〈ITP〉
凝固系の異常	播種性血管内凝固〈DIC〉
クリオグロブリン陽性	クリオグロブリン血症
膠原病に伴うもの	全身性エリテマトーデス〈SLE〉，関節リウマチ，Sjögren 症候群
血管炎によるもの	Schönlein-Henoch 紫斑病，皮膚アレルギー性血管炎，結節性多発動脈炎
痒みを伴うもの	慢性色素性紫斑

［白　斑］

診断のフローチャート

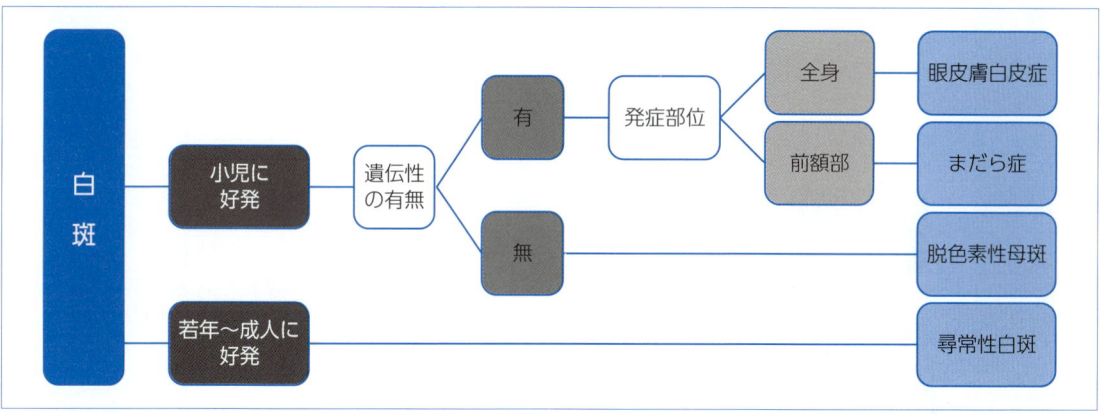

```
                              ┌─全身────眼皮膚白皮症
                    ┌─有─発症部位─┤
        ┌─小児に好発─遺伝性    └─前額部──まだら症
白斑─┤          の有無
        │              └─無──────────脱色素性母斑
        │
        └─若年〜成人に好発──────────────尋常性白斑
```

発症時期によって推測できる．小児にみられるものは，遺伝性疾患と脱色素性母斑がある．若年から成人に好発するものとして尋常性白斑がある．

白斑における鑑別診断の対象疾患

遺伝性疾患	眼皮膚白皮症，まだら症
小児に好発するもの	脱色素性母斑
若年から成人に好発するもの	尋常性白斑

[色素斑]

診断のフローチャート

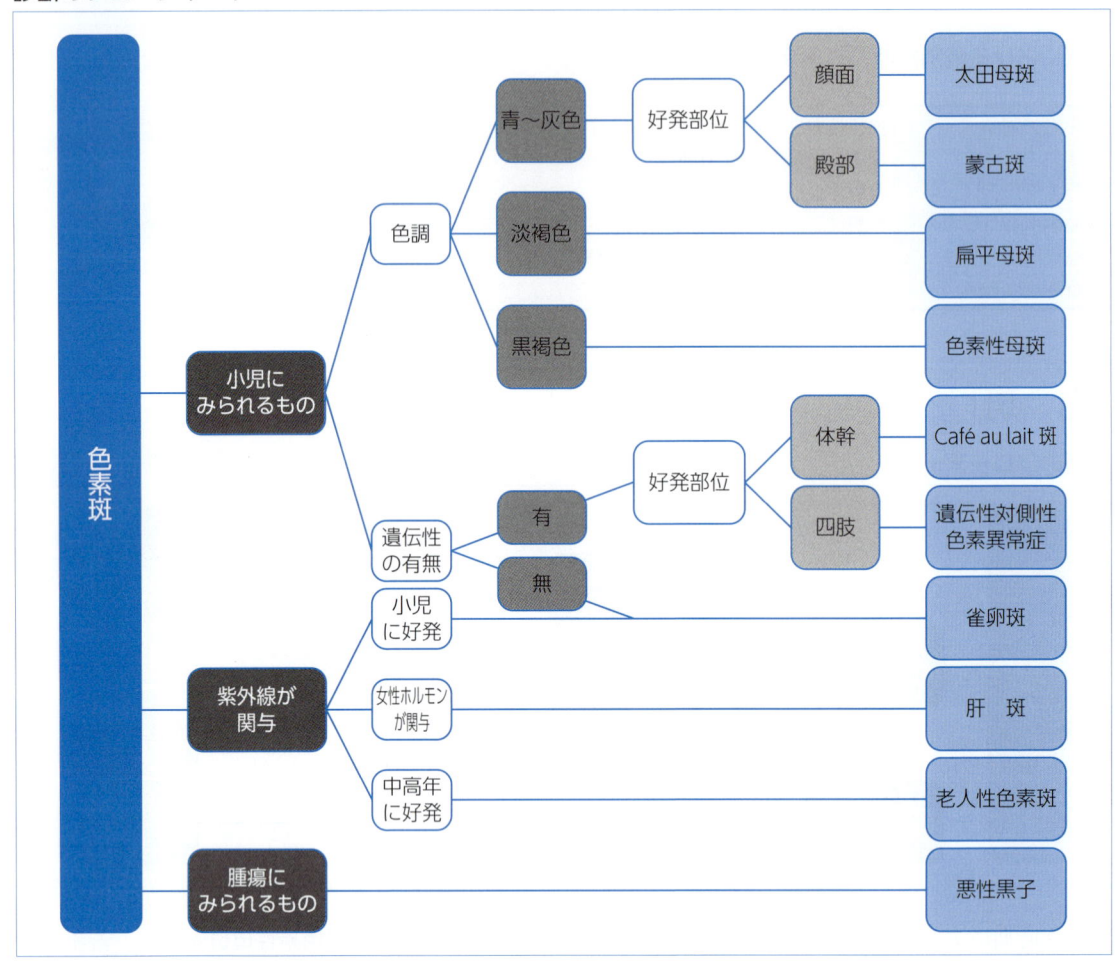

```
色素斑
├─ 小児にみられるもの
│   ├─ 色調
│   │   ├─ 青〜灰色 ─ 好発部位
│   │   │   ├─ 顔面 ─ 太田母斑
│   │   │   └─ 殿部 ─ 蒙古斑
│   │   ├─ 淡褐色 ─ 扁平母斑
│   │   └─ 黒褐色 ─ 色素性母斑
│   └─ 遺伝性の有無
│       ├─ 有 ─ 好発部位
│       │   ├─ 体幹 ─ Café au lait 斑
│       │   └─ 四肢 ─ 遺伝性対側性色素異常症
│       └─ 無
├─ 紫外線が関与
│   ├─ 小児に好発 ─ 雀卵斑
│   ├─ 女性ホルモンが関与 ─ 肝斑
│   └─ 中高年に好発 ─ 老人性色素斑
└─ 腫瘍にみられるもの ─ 悪性黒子
```

　まず発症時期を確認する。小児にみられるものは母斑性のものが多い。紫外線に曝露されることによって悪化または出現するものも多いので，現病歴（露光習慣）と部位（顔面）を確認する。腫瘍にみられるものとしては悪性黒子が重要である。

色素斑における鑑別診断の対象疾患

小児にみられるもの	蒙古斑，扁平母斑，太田母斑，色素性母斑，遺伝性対側性色素異常症，café au lait 斑
紫外線が関与するもの	雀卵斑，肝斑，老人性色素斑
腫瘍にみられるもの	悪性黒子

[膨 疹]

診断のフローチャート

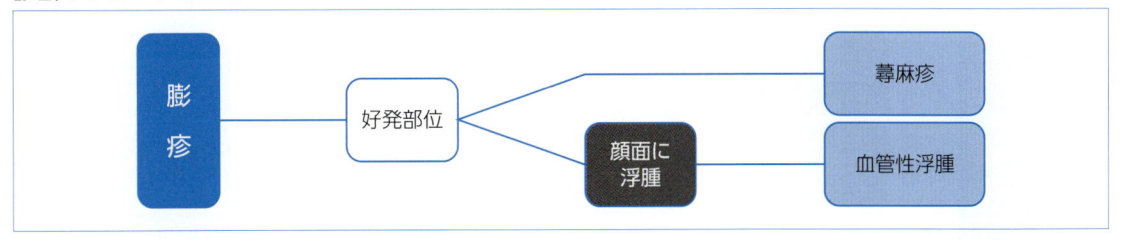

```
膨疹 ─ 好発部位 ─┬─ 蕁麻疹
                 └─ 顔面に浮腫 ─ 血管性浮腫
```

　膨疹がみられたら，蕁麻疹を第一に考える。眼や口周囲などの顔面に限局性の浮腫があれば血管性浮腫を考える。

[丘　疹]

診断のフローチャート

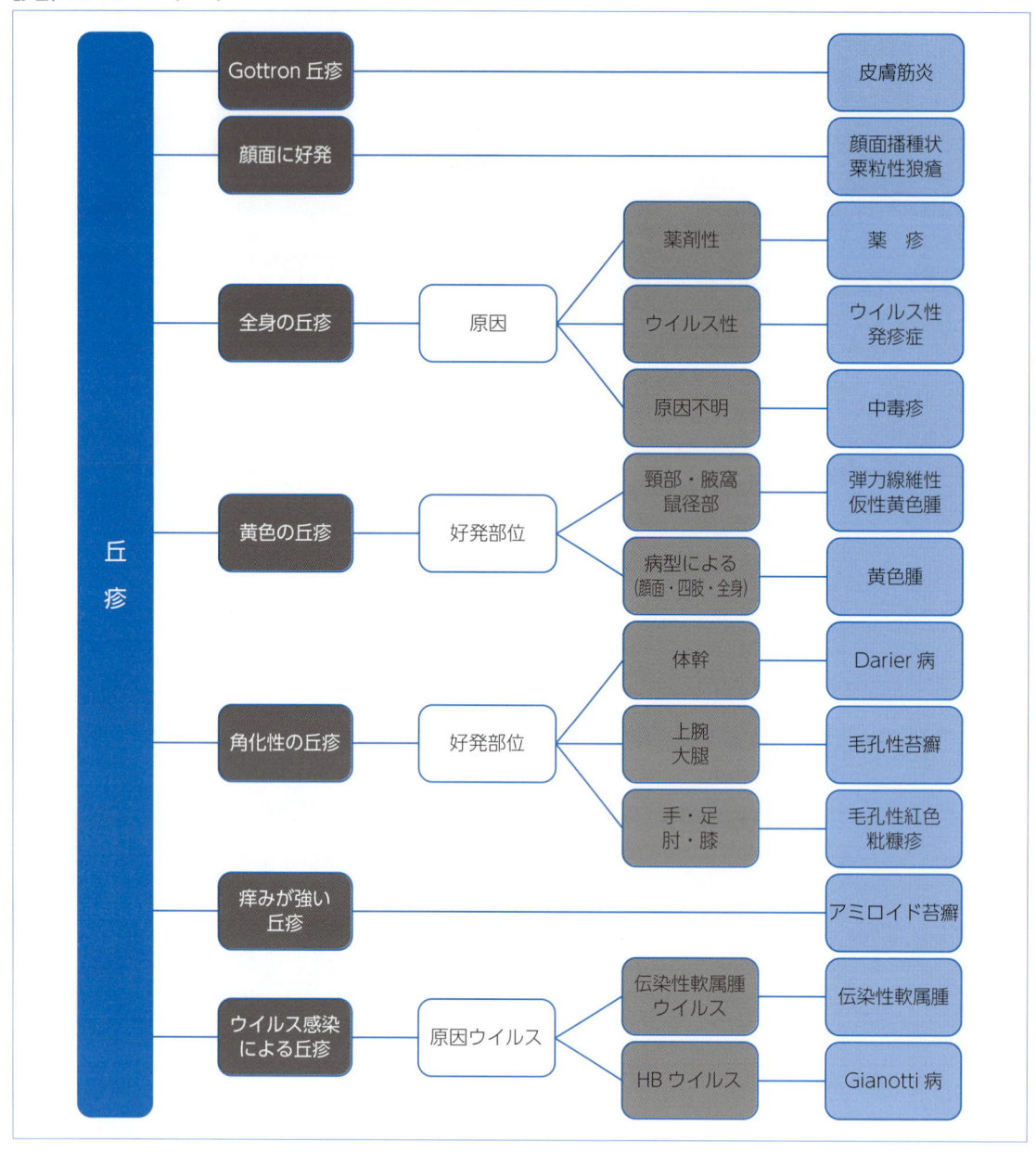

```
丘疹
├─ Gottron 丘疹 ──────────────────────── 皮膚筋炎
├─ 顔面に好発 ──────────────────────── 顔面播種状粟粒性狼瘡
├─ 全身の丘疹 ─ 原因 ┬─ 薬剤性 ─────── 薬疹
│                    ├─ ウイルス性 ─── ウイルス性発疹症
│                    └─ 原因不明 ─── 中毒疹
├─ 黄色の丘疹 ─ 好発部位 ┬─ 頸部・腋窩・鼠径部 ── 弾力線維性仮性黄色腫
│                        └─ 病型による(顔面・四肢・全身) ── 黄色腫
├─ 角化性の丘疹 ─ 好発部位 ┬─ 体幹 ─── Darier 病
│                          ├─ 上腕・大腿 ─── 毛孔性苔癬
│                          └─ 手・足・肘・膝 ─── 毛孔性紅色粃糠疹
├─ 痒みが強い丘疹 ──────────────────── アミロイド苔癬
└─ ウイルス感染による丘疹 ─ 原因ウイルス ┬─ 伝染性軟属腫ウイルス ── 伝染性軟属腫
                                          └─ HB ウイルス ── Gianotti 病
```

分布（全身か顔面か），**色調**，**角化の有無**，**痒みの有無**，**ウイルス感染の有無**などによって鑑別する。

丘疹における鑑別診断の対象疾患

Gottron 丘疹	皮膚筋炎
顔面に好発するもの	顔面播種状粟粒性狼瘡
全身の丘疹	薬疹，中毒疹，ウイルス性感染症
黄色の丘疹	弾力線維性仮性黄色腫，黄色腫
角化性丘疹	Darier 病，毛孔性苔癬，毛孔性紅色粃糠疹
痒みが強いもの	アミロイド苔癬
ウイルス感染によるもの	伝染性軟属腫，Gianotti 病

[水 疱]

診断のフローチャート

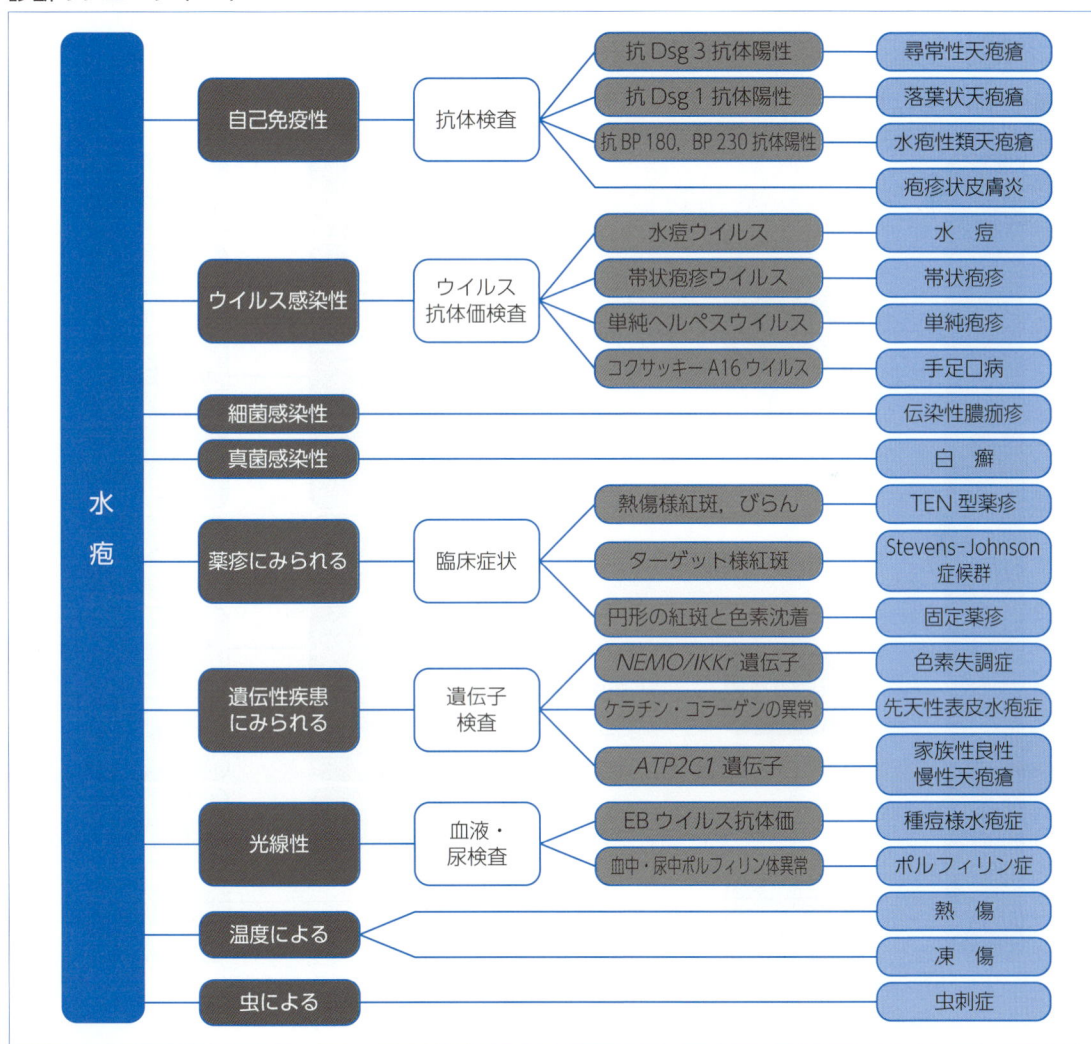

```
水疱
├─ 自己免疫性 ─ 抗体検査
│     ├─ 抗 Dsg 3 抗体陽性 → 尋常性天疱瘡
│     ├─ 抗 Dsg 1 抗体陽性 → 落葉状天疱瘡
│     ├─ 抗 BP 180, BP 230 抗体陽性 → 水疱性類天疱瘡
│     └─ 疱疹状皮膚炎
├─ ウイルス感染性 ─ ウイルス抗体価検査
│     ├─ 水痘ウイルス → 水痘
│     ├─ 帯状疱疹ウイルス → 帯状疱疹
│     ├─ 単純ヘルペスウイルス → 単純疱疹
│     └─ コクサッキー A16 ウイルス → 手足口病
├─ 細菌感染性 → 伝染性膿痂疹
├─ 真菌感染性 → 白癬
├─ 薬疹にみられる ─ 臨床症状
│     ├─ 熱傷様紅斑，びらん → TEN 型薬疹
│     ├─ ターゲット様紅斑 → Stevens-Johnson 症候群
│     └─ 円形の紅斑と色素沈着 → 固定薬疹
├─ 遺伝性疾患にみられる ─ 遺伝子検査
│     ├─ NEMO/IKKr 遺伝子 → 色素失調症
│     ├─ ケラチン・コラーゲンの異常 → 先天性表皮水疱症
│     └─ ATP2C1 遺伝子 → 家族性良性慢性天疱瘡
├─ 光線性 ─ 血液・尿検査
│     ├─ EB ウイルス抗体価 → 種痘様水疱症
│     └─ 血中・尿中ポルフィリン体異常 → ポルフィリン症
├─ 温度による
│     ├─ 熱傷
│     └─ 凍傷
└─ 虫による → 虫刺症
```

自己免疫性水疱症を第一に考える。ウイルス・細菌・真菌などの感染症の有無を確認する。薬疹の場合は水疱単独でみられることはなく，紅斑とともにみられる。その他，遺伝性疾患，光線・温度・虫に

よるものがある。

水疱における鑑別診断の対象疾患

自己免疫によるもの	尋常性天疱瘡，落葉状天疱瘡，水疱性類天疱瘡，疱疹状皮膚炎
ウイルス感染によるもの	水痘，手足口病，帯状疱疹，単純疱疹
細菌感染によるもの	伝染性膿痂疹
真菌感染によるもの	白癬
薬疹にみられるもの	TEN 型薬疹，Stevens-Johnson 症候群，固定薬疹
遺伝性疾患にみられるもの	色素失調症，先天性表皮水疱症，家族性良性慢性天疱瘡
光線によるもの	種痘様水疱症，ポルフィリン症
温度によるもの	熱傷，凍傷
虫によるもの	虫刺症

[膿 疱]

診断のフローチャート

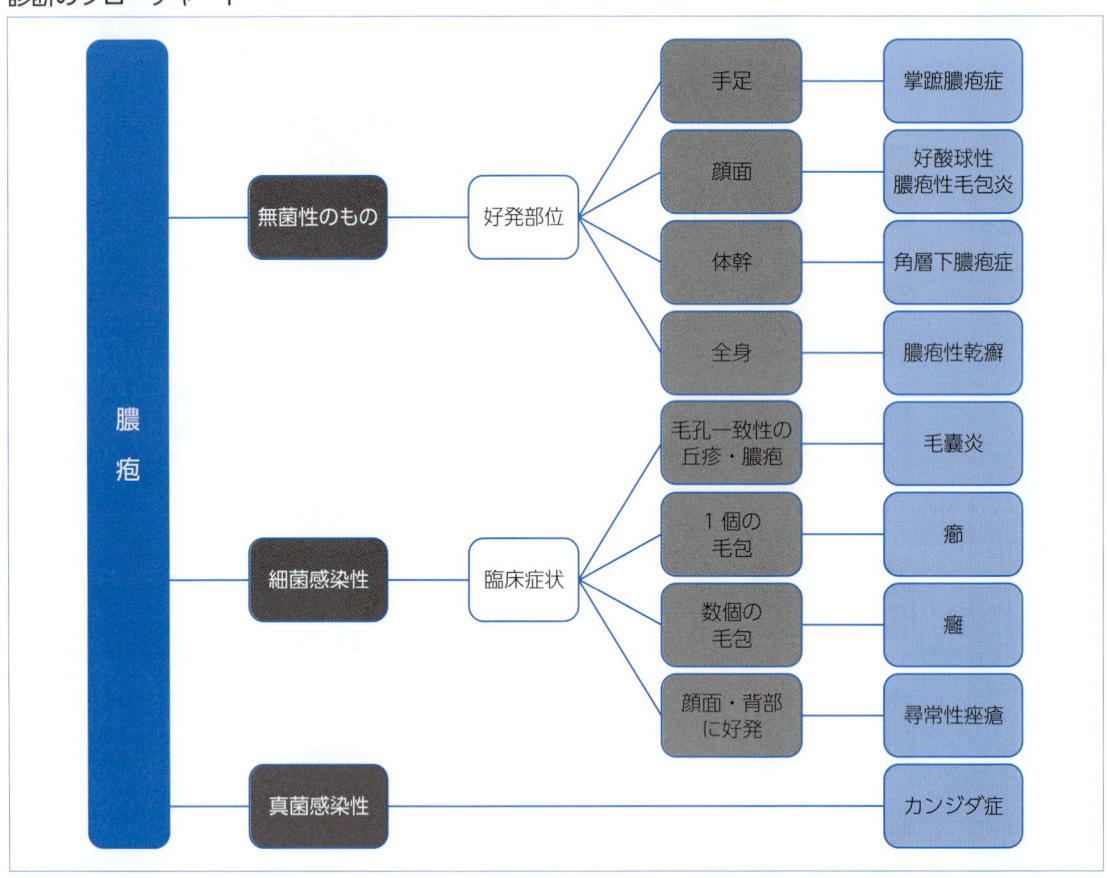

```
                                      ┌─ 手足 ──────── 掌蹠膿疱症
                                      │
                    ┌─ 好発部位 ──┼─ 顔面 ──────── 好酸球性膿疱性毛包炎
                    │                 │
      ┌─ 無菌性のもの ─┤                 ├─ 体幹 ──────── 角層下膿疱症
      │             │                 │
      │             │                 └─ 全身 ──────── 膿疱性乾癬
      │
膿疱 ─┤                                ┌─ 毛孔一致性の丘疹・膿疱 ─ 毛嚢炎
      │                                │
      ├─ 細菌感染性 ─── 臨床症状 ──┼─ 1個の毛包 ──── 癤
      │                                │
      │                                ├─ 数個の毛包 ── 癰
      │                                │
      │                                └─ 顔面・背部に好発 ─ 尋常性痤瘡
      │
      └─ 真菌感染性 ─────────────────── カンジダ症
```

無菌性のものと，**細菌・真菌感染**によるものに分類できる。

膿疱における鑑別診断の対象疾患

無菌性のもの	掌蹠膿疱症，好酸球性膿疱性毛包炎，角層下膿疱症，膿疱性乾癬
細菌感染によるもの	毛嚢炎，癤，癰，尋常性痤瘡
真菌感染によるもの	カンジダ症

[びらん]

診断のフローチャート

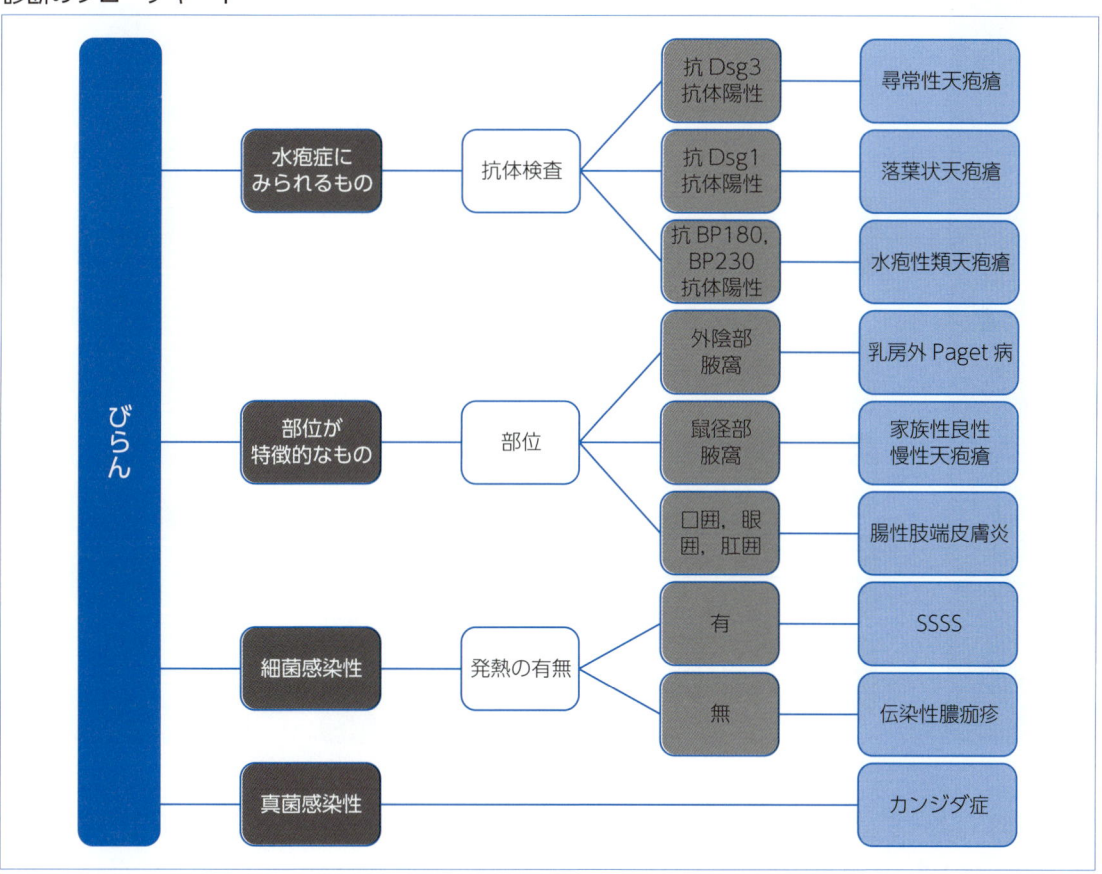

```
びらん ─┬─ 水疱症に         ─ 抗体検査 ─┬─ 抗 Dsg3 抗体陽性 ─ 尋常性天疱瘡
        │  みられるもの              ├─ 抗 Dsg1 抗体陽性 ─ 落葉状天疱瘡
        │                              └─ 抗 BP180, BP230 抗体陽性 ─ 水疱性類天疱瘡
        │
        ├─ 部位が           ─ 部位  ─┬─ 外陰部 腋窩 ─ 乳房外 Paget 病
        │  特徴的なもの             ├─ 鼠径部 腋窩 ─ 家族性良性慢性天疱瘡
        │                           └─ 口囲, 眼囲, 肛囲 ─ 腸性肢端皮膚炎
        │
        ├─ 細菌感染性 ─ 発熱の有無 ─┬─ 有 ─ SSSS
        │                           └─ 無 ─ 伝染性膿痂疹
        │
        └─ 真菌感染性 ─────────────────── カンジダ症
```

水疱症では通常水疱形成後にびらんを生じる．部位が特徴的な疾患も重要である．その他，細菌・真菌感染によるものを考える．

びらんにおける鑑別診断の対象疾患

水疱症にみられるもの	尋常性天疱瘡，落葉状天疱瘡，水疱性類天疱瘡
部位が特徴的なもの	乳房外 Paget 病，家族性良性慢性天疱瘡，腸性肢端皮膚炎
細菌感染によるもの	ブドウ球菌性熱傷様皮膚症候群〈SSSS〉，伝染性膿痂疹
真菌感染によるもの	カンジダ症

[潰 瘍]

診断のフローチャート

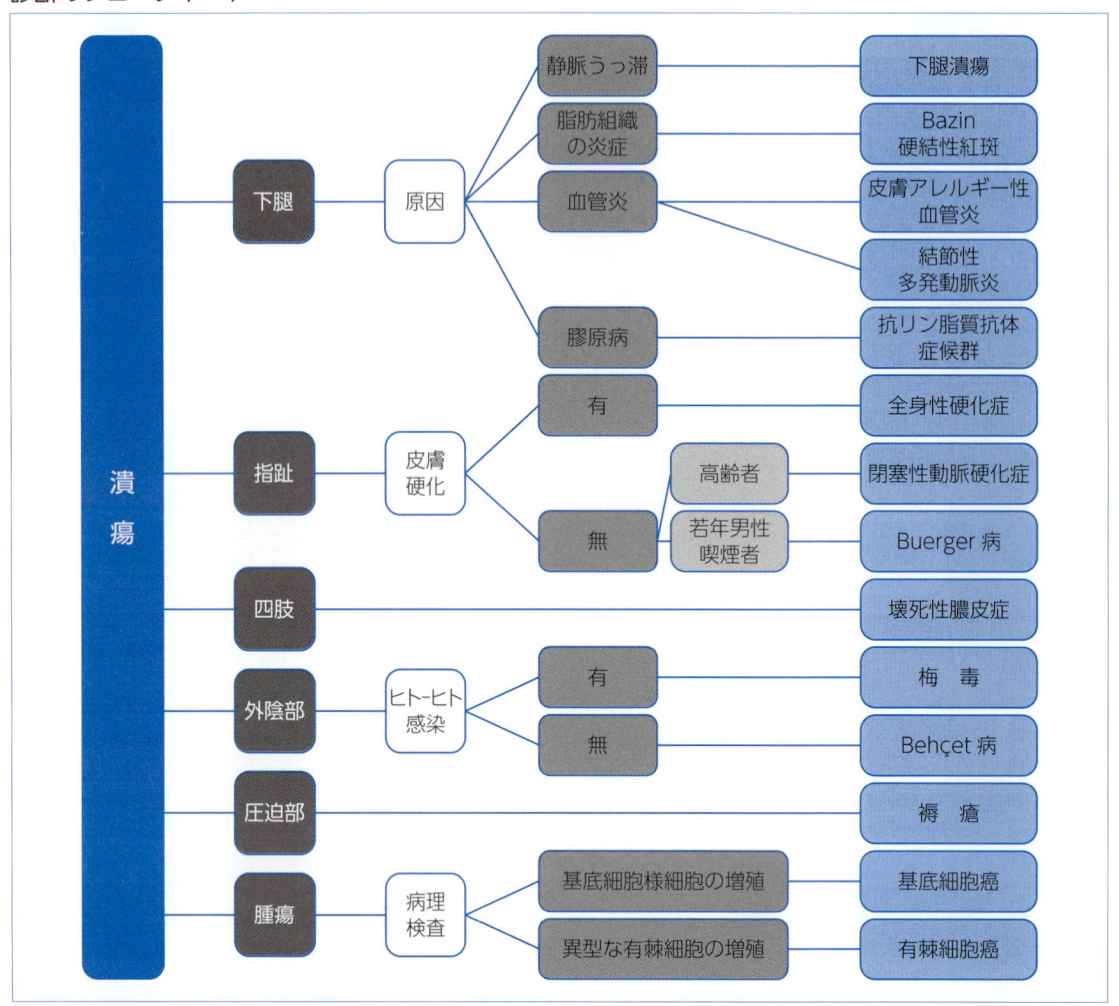

```
                    ┌ 静脈うっ滞 ──────────── 下腿潰瘍
                    ├ 脂肪組織の炎症 ──────── Bazin 硬結性紅斑
         ┌ 下腿 ─ 原因 ┤
         │          ├ 血管炎 ┬──────────── 皮膚アレルギー性血管炎
         │          │        └──────────── 結節性多発動脈炎
         │          └ 膠原病 ──────────── 抗リン脂質抗体症候群
         │
         │          ┌ 有 ──────────────── 全身性硬化症
         ├ 指趾 ─ 皮膚硬化 ┤      ┌ 高齢者 ───── 閉塞性動脈硬化症
潰瘍 ─┤          └ 無 ─┤
         │                └ 若年男性喫煙者 ── Buerger 病
         │
         ├ 四肢 ──────────────────────── 壊疽性膿皮症
         │
         ├ 外陰部 ─ ヒト-ヒト感染 ┬ 有 ──── 梅 毒
         │                       └ 無 ──── Behçet 病
         │
         ├ 圧迫部 ──────────────────────── 褥瘡
         │
         └ 腫瘍 ─ 病理検査 ┬ 基底細胞様細胞の増殖 ── 基底細胞癌
                           └ 異型な有棘細胞の増殖 ── 有棘細胞癌
```

好発部位によって診断をかなり絞ることが可能である。下腿・指趾・四肢・外陰部・圧迫部にみられるものが重要である。腫瘍にみられるものもある。

潰瘍における鑑別診断の対象疾患

下腿にみられるもの	下腿潰瘍, Bazin 硬結性紅斑, 皮膚アレルギー性血管炎, 結節性多発動脈炎, 抗リン脂質抗体症候群
指趾にみられるもの	全身性硬化症〈強皮症〉, 閉塞性動脈硬化症, Buerger 病
四肢にみられるもの	壊疽性膿皮症
外陰部にみられるもの	梅毒, Behçet 病
圧迫部にみられるもの	褥瘡
腫瘍にみられるもの	基底細胞癌, 有棘細胞癌

[粘膜疹]

診断のフローチャート

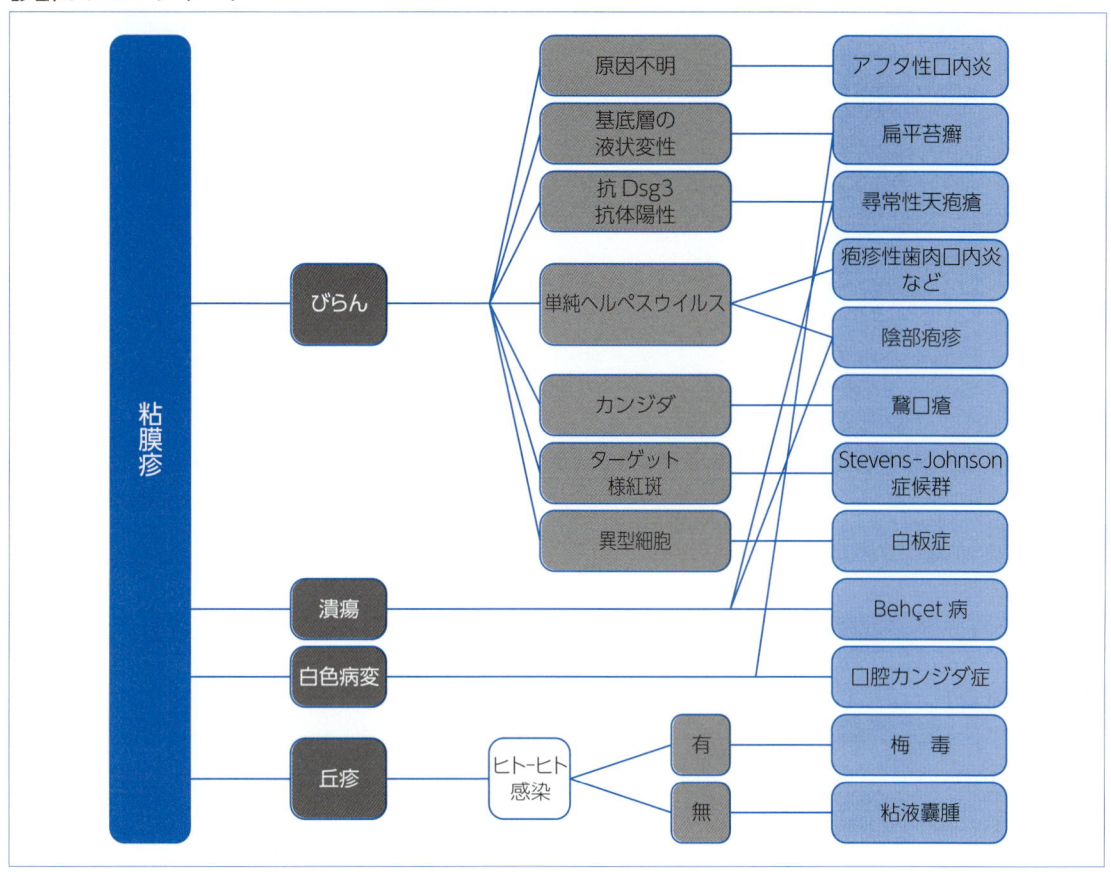

```
                    ┌─ 原因不明 ───── アフタ性口内炎
                    ├─ 基底層の
                    │  液状変性 ──── 扁平苔癬
                    ├─ 抗Dsg3
              びらん─┤  抗体陽性 ──── 尋常性天疱瘡
                    │                ┌ 疱疹性歯肉口内炎
                    ├─ 単純ヘルペスウイルス ─┤ など
                    │                └ 陰部疱疹
粘膜疹 ─────────────┤
                    ├─ カンジダ ───── 鵞口瘡
                    ├─ ターゲット
                    │  様紅斑 ────── Stevens-Johnson症候群
                    └─ 異型細胞 ──── 白板症

       潰瘍 ──────────────────── Behçet病
       白色病変 ──────────────── 口腔カンジダ症
                              ┌ 有 ── 梅毒
       丘疹 ── ヒト-ヒト感染 ──┤
                              └ 無 ── 粘液嚢腫
```

多数の疾患で口腔粘膜や舌にびらんがみられる．炎症性疾患，水疱症，ヘルペス・真菌の感染症，薬疹，腫瘍などを鑑別する．一部の疾患では潰瘍の形成がみられる．そのほか，白色病変や丘疹としてみられるものがある．

粘膜疹における鑑別診断の対象疾患

びらんがみられるもの	アフタ性口内炎，扁平苔癬，尋常性天疱瘡，疱疹性歯肉口内炎，単純疱疹，陰部疱疹，鵞口瘡，Stevens-Johnson症候群，白板症
潰瘍がみられるもの	Behçet病，尋常性天疱瘡，陰部疱疹
白色病変がみられるもの	カンジダ症，扁平苔癬
丘疹がみられるもの	梅毒，粘液嚢腫

Case I

27歳の男性。蕁麻疹と軽度の呼吸困難を主訴に救急車で来院した。

現病歴：食事をして1時間後にジョギングをしたところ，その途中で蕁麻疹と軽度の呼吸困難を訴えた。

現　症：意識は清明。身長 172 cm，体重 61 kg。体温 36.4℃。呼吸数 24/分。軽度呼吸困難あり。脈拍 84/分，整。血圧 78/44 mmHg。心音・呼吸音に異常なし。血液・尿検査，胸部エックス線・心電図に異常を認めない。

皮膚所見：体幹に膨疹が散在している。

まず行うべきことはどれか。
a　運動負荷試験を行う。
b　アドレナリンを投与する。
c　抗ヒスタミン薬を投与する。
d　摂取した食事の内容を聴取する。
e　特異的血清IgE（RAST）を検査する。

アプローチ
・蕁麻疹と軽度の呼吸困難

診断のポイント
食事摂取1時間後にジョギングをして発症したこと，蕁麻疹と軽度の呼吸困難を認めたこと，血圧の低下が認められたことから，食物依存性運動誘発アナフィラキシー〈food-dependent exercise-induced anaphylaxis：FDEIA〉が最も考えられる。

まず行うべきこと
選択肢は，a と e が検査，b と c が治療，d が医療面接である。現時点で行うべきことを求めている。

臨床推論
呼吸困難と血圧低下を認めたことから，アナフィラキシーの治療が最も重要である。したがって，まず気道と静脈を確保し，「アドレナリン（エピネフリン）(b)」を投与する。「抗ヒスタミン薬（c）」は，アナフィラキシーがなく蕁麻疹のみのときであれば適切である。「検査（a, e）」はアナフィラキシーのないときに行う。小麦摂取後に生じることが多いので，「食事内容を聴取する（d）」。

正解：b

Case Ⅱ

63歳の男性。全身の紅斑・水疱・びらんを主訴に来院した。

現病歴：3週前に不眠と体調不良を訴えて近医内科を受診し，高血圧・痛風・不眠症と診断され，降圧薬（ニフェジピン）・高尿酸血症薬（アロプリノール）・睡眠導入薬（トリアゾラム）の3種類の投薬を受けた。内服14日目から皮疹が出現したが，内服を継続していた。その後，皮疹は全身に拡大した。

現症：意識は清明。身長165 cm，体重72 kg。体温36.5℃。呼吸数18/分。呼吸困難なし。脈拍84/分，整。血圧132/72 mmHg。心音・呼吸音に異常なし。血液・尿検査，胸部エックス線・心電図に異常を認めない。

皮膚所見：全身に紅斑・水疱・びらんがみられている。

まず行うべきことはどれか。
a パッチテストを行う。
b 3剤全ての薬剤を中止する。
c 副腎皮質ステロイドのパルス療法を行う。
d 3剤のうち，必要度の低い睡眠導入薬を中止する。
e 薬剤によるリンパ球刺激試験〈lymphocyte stimulation test〉を行う。

アプローチ
・全身の紅斑・水疱・びらん

診断のポイント
内服2週後に発症したこと，全身に紅斑・水疱・びらんを認めたことから，中毒性表皮壊死症〈TEN型薬疹〉が最も考えられる。

まず行うべきこと
選択肢は，aとeが検査，bとdが処置，cが治療である。現時点で行うべきことを求めている。

臨床推論
TEN型薬疹が考えられることから，原因薬剤の中止が最も重要である。3剤のどれかが原因薬剤と思われるが，この場合，直ちに「全ての薬剤を中止（b）」すべきであり，その直後に「副腎皮質ステロイドのパルス療法（c）」を行う。薬疹が治癒してから，原因薬剤を「パッチテスト（a）」や「リンパ球刺激試験（e）」によって確認する。

正解：b

Case Ⅲ

72歳の女性。口腔粘膜のびらん・潰瘍，体幹の水疱・びらん，口内炎と皮疹を主訴に来院した。

現病歴：1か月前から，誘因なく口腔粘膜と体幹に皮疹が出現した。口内炎が痛み，3日前から水分の摂取は可能であるが，固形物の摂取が困難となった。

現　症：意識は清明。身長160 cm，体重54 kg。体温36.5℃。呼吸数18/分。軽度呼吸困難あり。脈拍84/分，整。血圧134/76 mmHg。心音・呼吸音に異常なし。血液・尿検査，胸部エックス線・心電図に異常を認めない。

皮膚所見：口腔粘膜にびらん・潰瘍，体幹に水疱・びらんが多発している。

まず行うべきことはどれか。

a　流動食と補液栄養の開始
b　生検による蛍光抗体直接法
c　大量免疫グロブリンの静脈投与
d　副腎皮質ステロイドの内服投与
e　デスモグライン1・3の採血検査

アプローチ

・口腔粘膜のびらん・潰瘍
・体幹の水疱・びらん
・食事摂取困難

診断のポイント

高齢者に口腔粘膜のびらん・潰瘍と体幹の水疱・びらんが出現したことから，**尋常性天疱瘡**を最も考える。

まず行うべきこと

選択肢は，aとcとdが治療，bとeが検査である。現時点で行うべきことを求めている。

臨床推論

固形食の摂取困難があるため，まず「流動食と補液栄養を開始（a）」し，全身状態の改善を図ることが必要である。同時に「生検による蛍光抗体直接法（b）」と「デスモグライン1とデスモグライン3の血液検査（e）」を行い，診断を確定する。尋常性天疱瘡の診断確定後，「副腎皮質ステロイドの内服投与（d）」を行う。それでも改善がみられない場合は，「大量免疫グロブリンの静脈投与（c）」を行う。

正解：a

Case Ⅳ

2歳の女児。発熱，全身の紅斑・びらん・落屑を主訴に来院した。

現病歴：4日前から，発熱とともに顔面に発赤とびらんが出現した。その後，頸部・腋窩・股部に，さらには四肢・体幹に紅斑・落屑が拡大した。

現　症：意識は清明だが，機嫌が悪い。身長 84 cm，体重 11 kg。体温 38.0℃。呼吸数 21/分。脈拍 88/分，整。血圧 124/76 mmHg。心音・呼吸音に異常なし。両側の頸部リンパ節を触知する。血液検査で白血球 8,600。CRP 1.2 mg/dL。尿検査，胸部エックス線・心電図に異常を認めない。

皮膚所見：眼囲と口囲に放射状の亀裂・びらんがある。全身に紅斑・落屑がみられ，一部に水疱もみられる。

まず行うべきことはどれか。

a 細菌培養を行う。
b 抗菌薬の静脈内投与を行う。
c Nikolsky 現象を確認する。
d 白色ワセリン軟膏を外用する。
e 免疫グロブリンの静脈内投与を行う。

アプローチ

- 2歳女児
- 発熱
- 顔面から始まる発赤とびらん
- 眼囲と口囲の放射状の亀裂・びらん
- 全身の紅斑・落屑・水疱

診断のポイント

幼児で発熱と顔面の発赤・びらんが出現し，その後全身に拡大したこと，眼囲と口囲の放射状の亀裂・びらんを認めたことから，**ブドウ球菌性熱傷様皮膚症候群〈SSSS〉**が最も考えやすい。

まず行うべきこと

選択肢は，a と c が検査，b と d と e が治療である。現時点で行うべきことを求めている。

臨床推論

SSSS である可能性が高いため，原因菌である**黄色ブドウ球菌**に感受性のある「**セフェム系抗菌薬の静脈内投与（b）**」をまず行う。同時に「細菌培養（a）」と感受性検査を行うが，**結果が出るまでに数日間を要する**。その結果によっては，**抗菌薬の変更**を考慮する。皮膚に対しては「白色ワセリン軟膏（d）」や抗菌薬含有軟膏を外用する。静脈投与した抗菌薬の効果が不十分の場合や重症例では，「免疫グロブリンの静脈内投与（e）」も考慮する。

正解：b

2-2 瘙痒

川田 暁

瘙痒とは，自覚症状の1つで「かゆみ」をいう。

診断のフローチャート

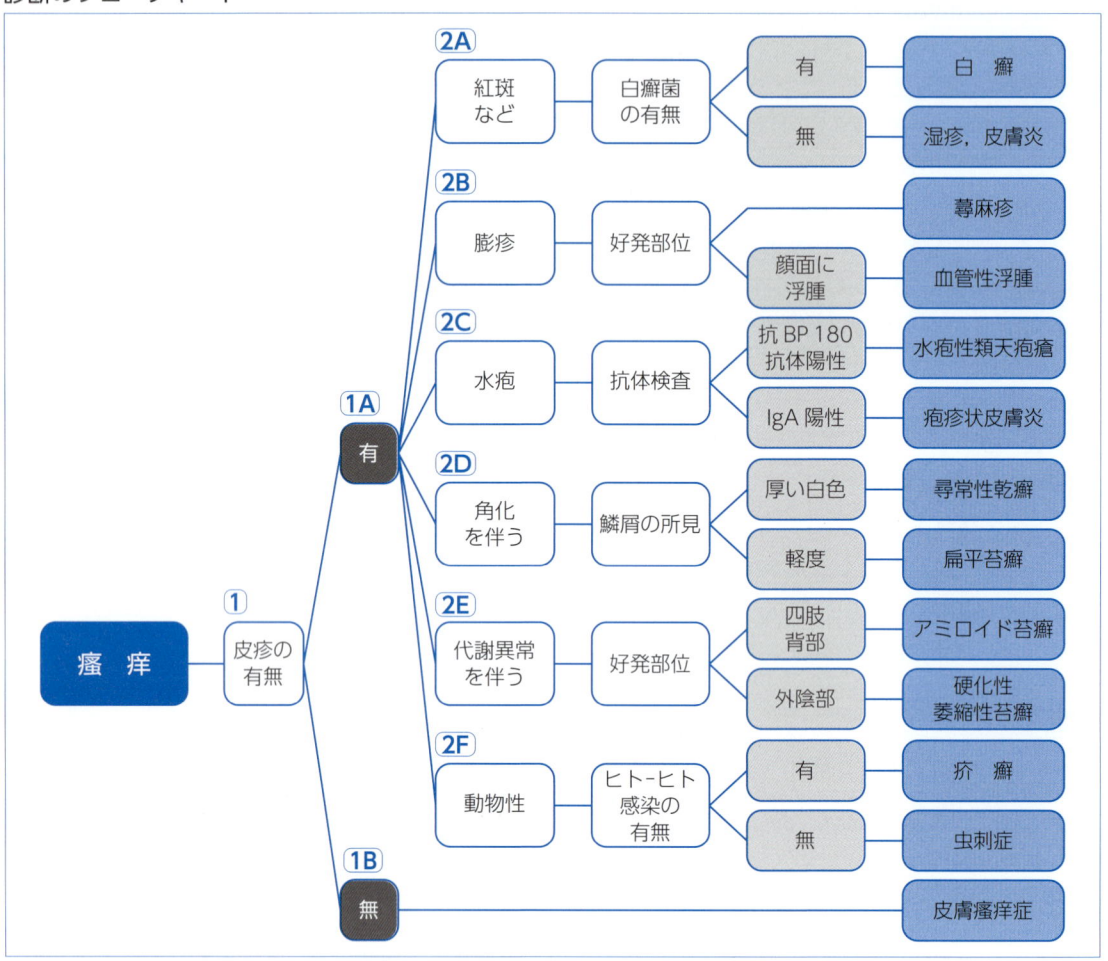

```
瘙痒 ─① 皮疹の有無 ─┬─ 1A 有 ─┬─ 2A 紅斑など ── 白癬菌の有無 ─┬─ 有 ── 白癬
                    │         │                              └─ 無 ── 湿疹，皮膚炎
                    │         ├─ 2B 膨疹 ── 好発部位 ─┬── 蕁麻疹
                    │         │                     └─ 顔面に浮腫 ── 血管性浮腫
                    │         ├─ 2C 水疱 ── 抗体検査 ─┬─ 抗BP180抗体陽性 ── 水疱性類天疱瘡
                    │         │                     └─ IgA陽性 ── 疱疹状皮膚炎
                    │         ├─ 2D 角化を伴う ── 鱗屑の所見 ─┬─ 厚い白色 ── 尋常性乾癬
                    │         │                              └─ 軽度 ── 扁平苔癬
                    │         ├─ 2E 代謝異常を伴う ── 好発部位 ─┬─ 四肢背部 ── アミロイド苔癬
                    │         │                              └─ 外陰部 ── 硬化性萎縮性苔癬
                    │         └─ 2F 動物性 ── ヒト-ヒト感染の有無 ─┬─ 有 ── 疥癬
                    │                                            └─ 無 ── 虫刺症
                    └─ 1B 無 ──────────────────────────────── 皮膚瘙痒症
```

1 皮疹の有無

皮疹のあるものと，皮疹のないもの（皮膚瘙痒症）とあるものに大別できる。

1A 皮疹のある場合

紅斑・丘疹・小水疱・鱗屑がみられるものは湿疹，皮膚炎と白癬である。湿疹，皮膚炎は白癬菌陰性であり，急性湿疹，慢性湿疹，接触皮膚炎，主婦湿疹，アトピー性皮膚炎，脂漏性皮膚炎などの疾患がある。白癬は白癬菌陽性である。足白癬，股部白癬，体部白癬，顔面白癬などがある。

蕁麻疹，血管性浮腫では膨疹がみられ，強い痒みを伴う。血管性浮腫では顔面に限局性の浮腫がみられる。

水疱性疾患のうち，水疱性類天疱瘡，妊娠性疱疹，疱疹状皮膚炎が痒みを伴う。尋常性天疱瘡や落葉状天疱瘡は通常痒みがない。水疱性類天疱瘡と妊娠性疱疹は抗 BP180 抗体が陽性である。疱疹状皮膚炎では蛍光抗体直接法で IgA の沈着がみられる。

角化を伴う疾患のうち，乾癬は約半数で痒みがみられる。扁平苔癬も痒みを伴う。乾癬では厚い白色の鱗屑がみられるのに対し，扁平苔癬では鱗屑は軽度である。

代謝異常を伴う疾患のうち，アミロイド苔癬と硬化性萎縮性苔癬は強い痒みが特徴的である。アミロイド苔癬は四肢・背部に好発し，硬化性萎縮性苔癬は外陰部に好発する。

動物による疾患のうち，疥癬と虫刺症は痒みを伴う。疥癬は人から人に感染するが，虫刺症は感染しない。疥癬では疥癬虫や卵の確認によって診断が確定する。

1B 皮疹のない場合

皮膚瘙痒症は痒みのみを生じ，皮疹がみられない疾患である。基礎疾患がない場合もあるが，多くは基礎疾患を合併している。基礎疾患としては，Hodgkin リンパ腫，成人 T 細胞白血病〈ATL〉，白血病，肝硬変，黄疸などがある。

2 瘙痒における鑑別診断の対象疾患

2A 紅斑・丘疹・小水疱・鱗屑がみられるもの
湿疹，皮膚炎（急性湿疹，慢性湿疹，接触皮膚炎，主婦湿疹，アトピー性皮膚炎，脂漏性皮膚炎），白癬（足白癬，股部白癬，体部白癬，顔面白癬）
2B 膨疹がみられるもの
蕁麻疹，血管性浮腫
2C 水疱がみられるもの
水疱性類天疱瘡，疱疹状皮膚炎，妊娠性疱疹
2D 角化を伴うもの
尋常性乾癬，扁平苔癬
2E 代謝異常を伴うもの
アミロイド苔癬，硬化性萎縮性苔癬
2F 動物によるもの
疥癬，虫刺症
1B 皮疹のないもの
皮膚瘙痒症（基礎疾患：Hodgkin リンパ腫，成人 T 細胞白血病〈ATL〉，白血病，肝硬変，黄疸）

Case 1

77歳の男性。1か月前から介護老人保健施設に入所している。入所時から四肢・体幹の強い痒みを訴えた。痒みは特に夜間に強いという。皮膚科的所見として，四肢・体幹に丘疹・鱗屑・掻破痕を多数認めた。指間にも丘疹が線状に連続していた。全身状態は良好で，理学的所見にも異常は認めなかった。同室の3人の患者にも，程度は軽いが同様の皮疹を認めた。この患者の担当の看護助手にも同様の皮疹がみられた。
まず行うべきことはどれか。
a 抗ヒスタミン薬を投与する。
b ステロイド外用薬を投与する。
c 家族内同症の有無を確認する。
d 丘疹や鱗屑の直接鏡検を行う。
e 丘疹の生検を行い，病理検査をする。

アプローチ
・四肢・体幹の強い痒みと丘疹・鱗屑・掻破痕

診断のポイント
高齢者に痒みをきたす疾患で，最も頻度が高いのは湿疹，皮膚炎である。しかし，夜間に痒みが強いこと，指間に線状の皮疹がみられること，同室患者や看護助手にも同じ症状がみられること（施設内発症）から，疥癬が最も考えられる（F 2F）。

まず行うべきこと
選択肢は，aとbが治療，cが医療面接，dとeが検査である。現時点で行うべきことを求めている。

臨床推論
診断を確定し，施設内での感染拡大を防ぐことが最も重要である。したがって，「直接鏡検（d）」を行い，疥癬の虫卵や虫体を確認する。「生検による病理検査（e）」は，時間がかかることと確定できない場合があることから，意義は低い。「家族内同症を尋ねること（c）」は重要であるが，すでに施設内発症していることから，意義は低い。「抗ヒスタミン薬（a）」や「ステロイド外用薬（b）」の投与は，診断が確定していないため，不適切である。

正解：d

Case Ⅱ

65歳の男性。全身の痒みを主訴に来院した。
現病歴：4, 5年前から, 全身に痒みが出現した。
既往歴：5年前より肝硬変があり, 内科で経過観察中である。
現　症：意識は清明。身長170 cm, 体重75 kg。体温36.5℃。呼吸数18/分。脈拍84/分, 整。血圧138/84 mmHg。心音・呼吸音に異常なし。肝を触知する。血液検査で肝機能異常を認める。尿検査, 胸部エックス線・心電図に異常を認めない。
皮膚所見：特記すべきことはない。

まず行うべきことはどれか。
a　IgE-RASTを検査する。
b　抗ヒスタミン薬を投与する。
c　ステロイド外用薬を投与する。
d　膨疹や呼吸苦の有無を確認する。
e　内臓悪性腫瘍の有無を確認する。

アプローチ

・65歳
・既往歴に肝硬変
・全身の痒み
・皮膚症状はみられない

診断のポイント

高齢者に痒みがみられた。皮膚症状がないことから, **皮膚瘙痒症**と**蕁麻疹**が考えられる。肝硬変の既往があり, 痒みが全身にみられたことから, 皮膚瘙痒症を最も考える（F**1B**）。

まず行うべきこと

選択肢は, aが検査, bとcが治療, dとeが医療面接である。現時点で行うべきことを求めている。

臨床推論

痒みのみで皮膚症状がないことから, 皮膚瘙痒症と蕁麻疹が考えられる。肝硬変の既往があり, 痒みが全身にみられることから, 皮膚瘙痒症を最も考える。蕁麻疹の場合, 全身に痒みがみられることは比較的稀で, 膨疹が出現した部位に痒みがみられる。ただ, **重症の蕁麻疹の場合, アナフィラキシーショック**を起こすことがあるので, 問診で「**膨疹や呼吸苦の有無を確認する（d）**」必要がある。皮膚瘙痒症の基礎疾患としては, 肝硬変のほかに悪性リンパ腫などの内臓悪性腫瘍もある。治療としては「抗ヒスタミン薬を投与する（b）」。皮膚瘙痒症には「ステロイド外用薬（c）」は適応とならない。

正解：d

Chapter 3　頭頸部，感覚器

1. 視力障害 …………………………………… 110
2. 視野異常 …………………………………… 115
3. 複　視 ……………………………………… 119
4. 眼球運動障害 ……………………………… 123
5. 結膜の発赤（出血，充血）……………… 130
6. 聴力障害（難聴）………………………… 136
7. 耳　鳴 ……………………………………… 141
8. 鼻出血 ……………………………………… 145
9. 咽頭痛 ……………………………………… 149
10. 嗄　声 ……………………………………… 153

3-1 視力障害

後関 利明

視力障害とは，視力の低下している状態をいう。

診断のフローチャート

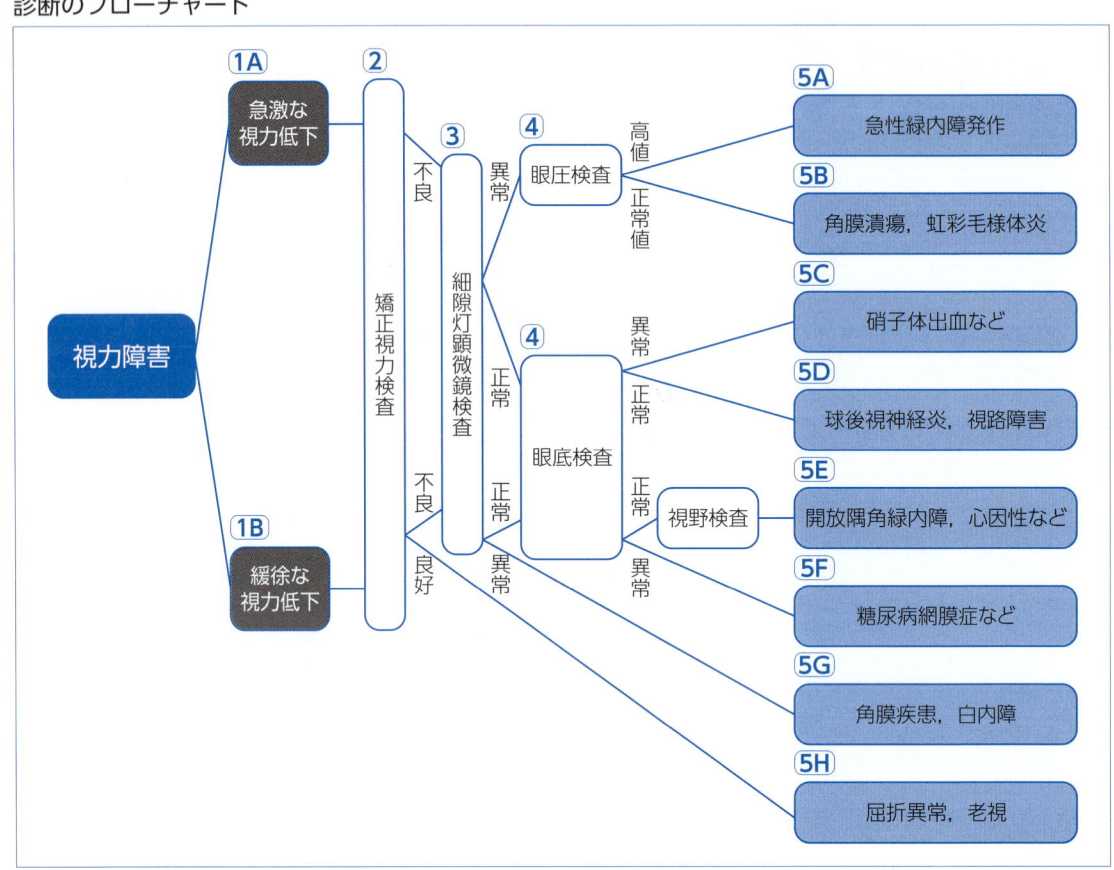

```
視力障害
├─ 1A 急激な視力低下 ─┐
│                    │
└─ 1B 緩徐な視力低下 ─┤
                     │
                 ② 矯正視力検査
                   ├─ 不良 ─┐
                   │       │
                   │    ③ 細隙灯顕微鏡検査
                   │       ├─ 異常 ─┐
                   │       │       │
                   │       │    ④ 眼圧検査
                   │       │       ├─ 高値 → 5A 急性緑内障発作
                   │       │       └─ 正常値 → 5B 角膜潰瘍，虹彩毛様体炎
                   │       │
                   │       └─ 正常 ─┐
                   │               │
                   │            ④ 眼底検査
                   │               ├─ 異常 → 5C 硝子体出血など
                   │               └─ 正常 ─┐
                   │                       │
                   │                    視野検査
                   │                       ├─ 正常 → 5D 球後視神経炎，視路障害
                   │                       └─ 異常 → 5E 開放隅角緑内障，心因性など
                   │
                   │            ─ 異常 → 5F 糖尿病網膜症など
                   │
                   └─ 良好 ─┬─ 正常 → 5G 角膜疾患，白内障
                           └─ 異常 → 5H 屈折異常，老視
```

1 発症のスピード

視力低下は眼科主訴で非常に多く，緊急疾患も含まれるため，迅速な判断が必要な主訴である。多くの鑑別疾患が挙げられ，発症のスピードで大きく2つに分けられる。

- **1A 急激な視力低下の場合**：緊急疾患の可能性がある。
- **1B 緩徐な視力低下の場合**：緊急疾患は少なく，慢性的な疾患が多い。

2 矯正視力検査

レンズ矯正を行い，視力がでるかを確認する。矯正視力が良好なときは屈折異常が疑われるが，急激な視力低下の場合としてはまれであり，緩徐な視力低下の場合には遠方完全矯正で近

方視力も確認し，近方視力が不良の際は老視が疑われる。
矯正視力が不良の場合は，細隙灯顕微鏡検査に進む。

3　細隙灯顕微鏡検査

　異常がある場合は前眼部疾患であり，眼圧検査へ進む。一方，異常がない場合は後眼部疾患または視路の障害であり，眼底検査へ進む。
　なお，緩徐な視力低下・矯正視力不良・前眼部疾患の場合は，角膜変性症などの角膜疾患や，白内障などが代表的な疾患である。

4　眼圧・眼底検査

　眼圧検査で異常がある場合は，眼圧が急に上昇する疾患を疑う。また，眼底検査で異常がある場合は，後眼部疾患である。

5　視力障害における鑑別診断の対象疾患

5A　急激な視力低下で，眼圧検査で異常がある場合[*1]	
閉塞隅角緑内障による急性緑内障発作	
5B　急激な視力低下で，眼圧検査で異常がない場合	
角膜潰瘍（角膜疾患で急性発症する場合），虹彩毛様体炎（前房の炎症性疾患）	
5C　急激な視力低下で，眼底検査で異常がある場合	
硝子体出血，網膜中心動脈閉塞症，網膜中心静脈閉塞症，網膜剥離，視神経炎（乳頭型）	
5D　急激な視力低下で，眼底検査で異常がない場合	
球後視神経炎，視路の障害	
5E　緩徐な視力低下で，眼底検査で異常がなく，視野検査へ進んだ場合[*2]	
①開放隅角緑内障（傍中心暗点，弓状暗点），②視神経・視路疾患（中心暗点，半盲様視野）③心因性視力障害（らせん状視野，管状視野）	
5F　緩徐な視力低下で，眼底検査で異常がある場合	
①糖尿病網膜症，網膜色素変性症，黄斑変性症などの網脈絡膜疾患②視神経乳頭の異常を認める開放隅角緑内障	
5G　緩徐な視力低下で，細隙灯顕微鏡検査で異常がある場合	
角膜疾患，白内障	
5H　緩徐な視力低下で，矯正視力検査で不良でない場合	
屈折異常，老視	

[*1]角膜は浮腫を起こし，前房の透見性は低下している。眼痛，頭痛を伴うことが多い。
[*2]初期の緑内障は，眼底検査ではみつからないこともあるため，視野検査へ進む。

Case 1

63歳の男性。最近，車の運転が不自由となったことを主訴に来院した。既往歴には，53歳から糖尿病で内服加療中である。空腹時血糖 110 mg/dL，HbA1c（NGSP）7.2%（基準 4.6〜6.2）。60歳から高血圧症で内服加療中である。受診時血圧 148/80 mmHg。眼位は正位，眼球運動に異常はみられない。視力は右 0.1（0.3×−0.5D），左 0.1（0.3×−0.5D）。眼圧は右 16 mmHg，左 16 mmHg。細隙灯顕微鏡検査の結果（写真 No. 2）を別に示す。眼底は観察できる範囲で異常はみられなかった。

現時点での対応として適切なのはどれか。
a 経過観察
b 白内障手術
c 血糖コントロールの強化
d 血圧コントロールの強化
e ピレノキシン点眼薬の開始

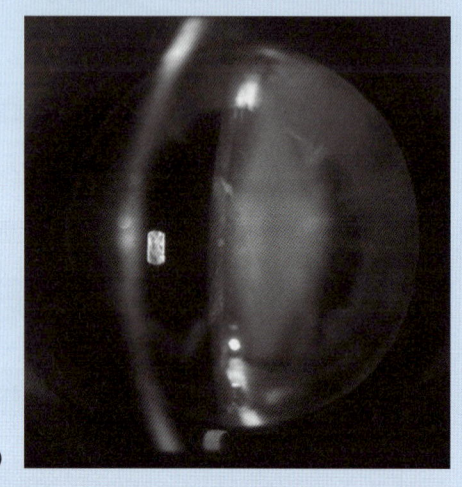

(p. ix参照)

アプローチ
・63歳の男性　　・車の運転が不自由となった

診断のポイント

63歳という年齢から**加齢性の疾患**を考える。また，最近になり，運転が不自由となったことから，**緩徐な進行性疾患**を疑う。

視力は右（0.3）左（0.3）と矯正視力が不良である。細隙灯顕微鏡検査から，**水晶体の混濁**は明らかである。水晶体の混濁のため，眼底検査は不十分だが，写真の混濁の程度で視力（0.3）までの視力低下は説明できる。

したがって，診断は**白内障**である（F5G）。

画像診断

水晶体の混濁

現時点での対応

「血糖のコントロール（c）」，「血圧のコントロール（d）」が不十分なのは見逃せないが，これらの治療は，まず行うべき治療ではない。

63歳という年齢，大きな全身疾患がないということから，視力が回復すれば**QOLの向上**が予想される。そして，このまま運転を続けていると，交通事故を起こす危険性は高くなる。地域によっては，運転は生活に不可欠であり，早期の視力回復が必要と思われる。

そのため，現時点の対応としては「白内障手術（b）」となる。なお，「ピレノキシン点眼薬（e）」に白内障の治療効果はない。

臨床推論

緩徐に進行する疾患，矯正視力が不良である。疾患を推論するときは常に，前眼部から疾患がないかを検査，鑑別していく。「角膜に異常がないか」→「水晶体を含めた中間透光体に異常がないか」→「眼底に異常がないか」→「視路に異常がないか」，というように。

本症例では水晶体の混濁を認めたため，診断は白内障となった。そして，さらに奥の疾患がないかを検査する必要もある。本症例では観察できる範囲で眼底検査に異常がないため，白内障のみの視力低下と診断した。しかし，しばしば白内障術後に眼底の透見が改善し，眼底疾患が発覚することもあるので注意が必要である。

正解：b

Case II

52歳の女性。本日夕方からの頭痛を伴う，突然の視力低下が生じたため救急外来に受診した。視力は右0.1（矯正不能），左0.6（1.2×+4.00D），右瞳孔は散大して，右角膜は浮腫をきたし眼底の透見は不良であった。

まず行うべきことはどれか。

a 頭部CT
b 眼圧検査
c 眼球運動検査
d 網膜電図検査
e 眼窩部超音波検査

アプローチ

・夕方発症
・頭痛を伴う，突然の視力低下
・反対眼の屈折が+4.00D
・瞳孔散大
・角膜浮腫

診断のポイント

頭痛を伴う突然の視力低下は，閉塞隅角緑内障による急性緑内障発作を，まず初めに疑う（F 5A）。特に，瞳孔が大きくなる夕方以降に発症しやすいため，救急外来を訪れることがある。眼軸（角膜から網膜までの距離）が短い人のほうが隅角が狭いため，短眼軸で発症しやすい。短眼軸は中等度以上の遠視となるため，反対眼の屈折も診断の参考となることがある。急性緑内障発作の多くの症例で，瞳孔は中等度散瞳をしていて角膜は浮腫状となっている。

まず行うべきこと

　頭痛を訴えている，また瞳孔不同があるため，頭蓋内の精査は必要かもしれないが，「眼圧を測定（b）」し眼圧高値を確認すれば診断は容易であり，「頭部CT（a）」の必要性はなくなる。瞳孔が散大しているため，動眼神経麻痺の鑑別が必要となるため，「眼球運動検査（c）」は重要な検査であるが，まず行うべき検査ではない。角膜浮腫のため，眼底の透見がわるいため網膜・硝子体疾患の有無を知るため，「網膜電図検査（d）」や「眼窩部超音波検査（e）」は必要となるが，これもまず行う検査ではない。

臨床推論

　構造的に隅角が狭い短眼軸の人が，長時間の下向きや散瞳に伴い，瞳孔ブロックが起こることで閉塞隅角緑内障による急性緑内障発作を発症する。頭痛を伴う視力低下は，まず急性緑内障発作を疑う必要がある。診断には「眼圧測定（b）」は必須である。

正解：b

3-2 視野異常

後関 利明

視野異常とは，**見える範囲の欠損**をいう。

診断には**視野検査**が必須であり，最も簡便なのは**対座法**である。通常臨床では，**全視野**の検査には**動的視野検査**が，**中心視野**の検査には**静的視野検査**が，それぞれ用いられる。

診断のフローチャート

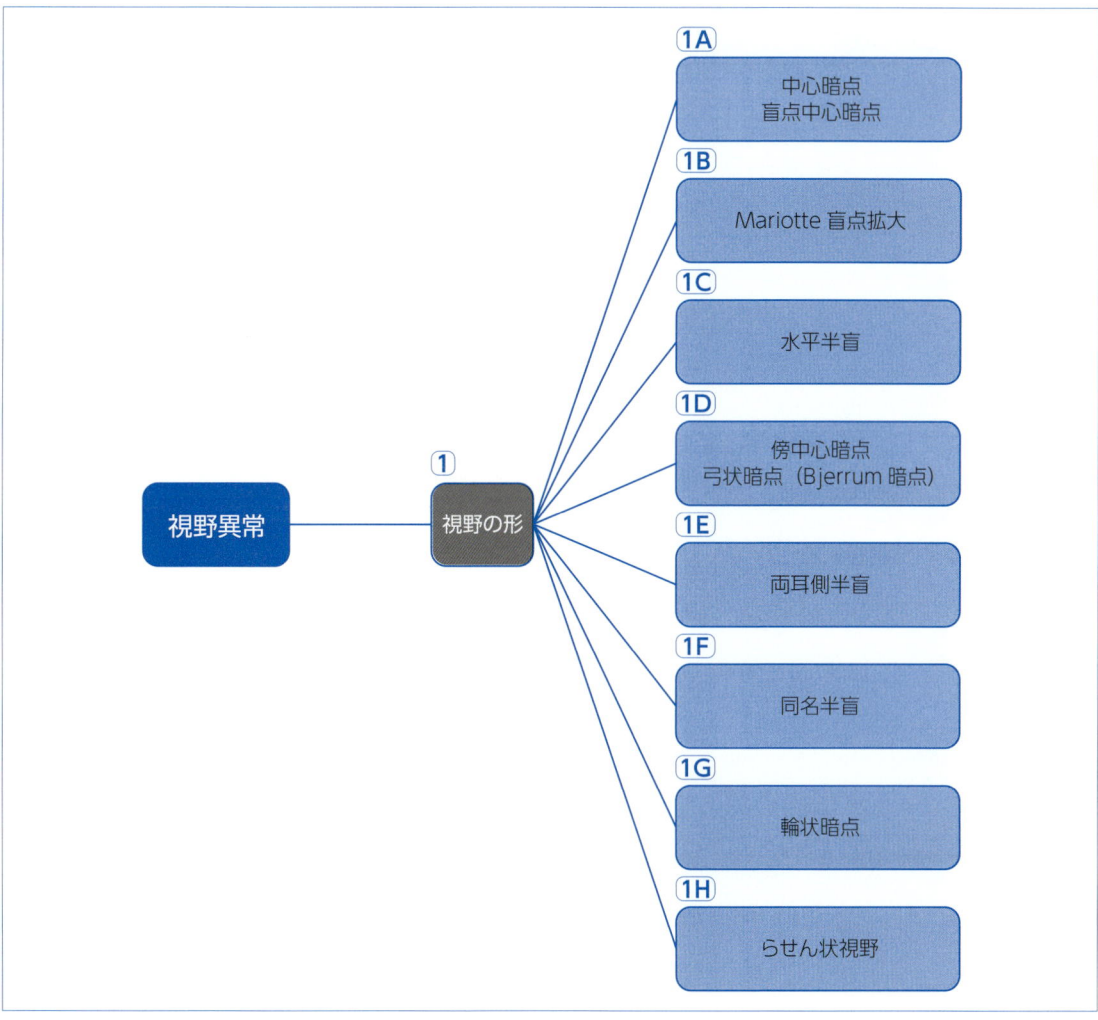

視野異常 → ① 視野の形
- 1A 中心暗点／盲点中心暗点
- 1B Mariotte 盲点拡大
- 1C 水平半盲
- 1D 傍中心暗点／弓状暗点（Bjerrum 暗点）
- 1E 両耳側半盲
- 1F 同名半盲
- 1G 輪状暗点
- 1H らせん状視野

1 視野の形

視野検査にて，いくつかの**視野の形**に分類をすることができ，その形で疾患を予想することが可能である。

2 視野異常における鑑別診断の対象疾患

1A	中心暗点・盲点中心暗点	視神経炎
1B	Mariotte 盲点拡大	うっ血乳頭（頭蓋内圧亢進症に伴う）
1C	水平半盲	虚血性視神経症
1D	傍中心暗点・弓状暗点（Bjerrum 暗点）	緑内障
1E	両耳側半盲	下垂体腺腫のような視交叉近傍障害
1F	同名半盲	視交叉より上位視路障害
1G	輪状暗点	網膜色素変性症，進行した緑内障
1H	らせん状視野	心因性

Case 1

34歳の男性。生来健康だが，1か月前から右眼外側が見えにくいことを自覚した。最近，左眼外側も見えにくくなったため来院した。視力は右1.0（矯正不能），左1.0（矯正不能）。眼圧は右12 mmHg，左14 mmHgであった。視野を別に示す。

現時点で行うべき検査として適切なのはどれか。

a 頭部単純 MRI
b 神経線維層測定
c 網膜電図〈ERG〉
d 蛍光眼底造影検査
e 視覚誘発電位検査

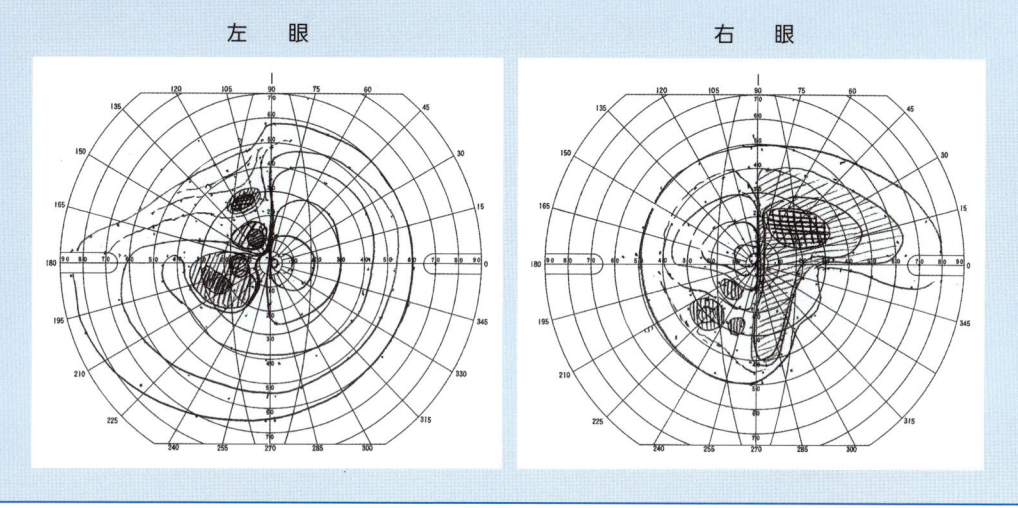

左 眼　　　　　　　右 眼

アプローチ

・右眼外側が見えにくい
・右眼に続いて左眼外側が見えにくい

診断のポイント

視野は**両耳側半盲**である（F1E）。視野の形態から，病変部位の予測は容易である。病変は視交叉近傍の障害である。代表的な疾患として**下垂体腺腫，頭蓋咽頭腫**が挙げられる。

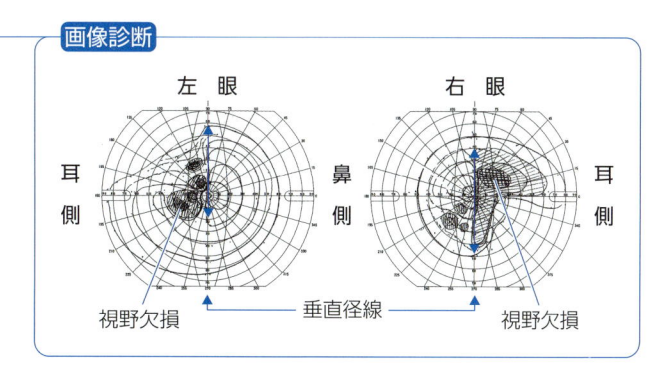

画像診断

左 眼　　　　右 眼
耳側　　鼻側　　耳側
視野欠損　垂直径線　視野欠損

現時点での対応

視野から頭蓋内疾患，特に**視交叉近傍の病変**が疑われるため，「**頭部 MRI（a）**」をまず行う必要がある。

「神経線維層測定（b）」は，視神経線維層の厚みを把握するのに非常に有用である。発症から時間が経った視交叉圧迫病変では，神経線維層が薄くなっている。逆に，早期だと神経線維層は正常である。

臨床推論

病変部位によって特徴的な視野を示すことがある。病変部位を予想して，検査・治療を計画してほしい。

正解：a

Case II

67歳の男性。1時間前から右視野の欠損に気付いたため来院した。対座法で，右同名半盲を認めた。
まず行うべき検査はどれか。
a　頭部MRI
b　眼底検査
c　静的視野検査
d　動的視野検査
e　蛍光眼底造影検査

アプローチ

・発症後，短時間
・右視野欠損
・対座法で右同名半盲

診断のポイント

対座法で右同名半盲を認めたことから，左後頭葉病変を疑う（F1F）。

まず行うべきこと

同名半盲の原因として，早期の脳梗塞である可能性がある。いくつかの前提条件が合えば3時間以内の急性脳梗塞では組織プラスミノゲン活性化因子（t-PA）による血栓溶解療法を施行することで，完全に回復する可能性がある。そのため，まとまった時間を必要とする視野検査を施行する前に，緊急的に「頭部MRI（a）」を施行する必要がある。同時に，脳卒中を専門とする医師へ連絡をしておく必要がある。

臨床推論

同名半盲は，後頭葉病変の特徴的な視野である。発症早期の同名半盲はt-PA療法の選択の可能性があるため，できる限り早く，頭蓋内精査を行うことが大切である。

正解：a

3-3 複　視

後関 利明

複視とは，ものが二つに見えることをいう。

診断のフローチャート

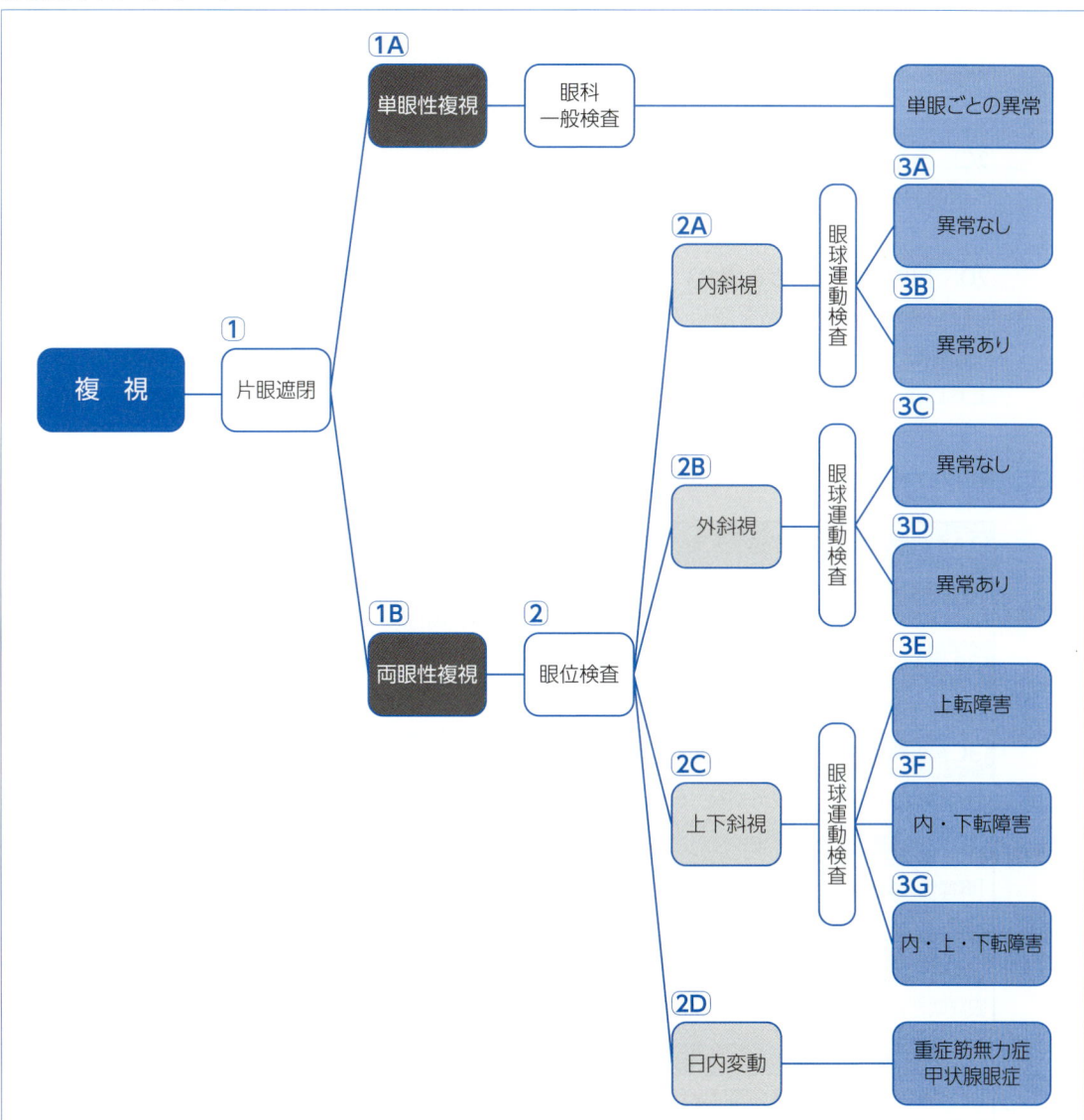

```
複視 ─① 片眼遮閉 ─┬─ 1A 単眼性複視 ── 眼科一般検査 ──────── 単眼ごとの異常
                  │
                  └─ 1B 両眼性複視 ─② 眼位検査 ─┬─ 2A 内斜視 ── 眼球運動検査 ─┬─ 3A 異常なし
                                               │                              └─ 3B 異常あり
                                               │
                                               ├─ 2B 外斜視 ── 眼球運動検査 ─┬─ 3C 異常なし
                                               │                              └─ 3D 異常あり
                                               │
                                               ├─ 2C 上下斜視 ── 眼球運動検査 ─┬─ 3E 上転障害
                                               │                                ├─ 3F 内・下転障害
                                               │                                └─ 3G 内・上・下転障害
                                               │
                                               └─ 2D 日内変動 ── 重症筋無力症・甲状腺眼症
```

1 　**片眼遮閉**：片方の眼を閉じて，見え方を確認する。

1A　**単眼性複視の場合**

　　片眼を閉じても複視を認めるときは，単眼性複視である。単眼ごとの異常である。

1B　両眼性複視の場合
　　片眼を閉じて複視が消失するときは，両眼性複視である。

2 眼位検査：目の位置を確認する。2A～2Cの場合，眼球運動検査で，目の動きを確認する。

2A　内斜視の場合
　　同側性複視を自覚する。右眼で見た情報は右側に，左眼で見た情報は左側に見える。

2B　外斜視の場合
　　交叉性複視を自覚する。右眼で見た情報は左側に，左眼で見た情報は右側に見える。

2C　上下斜視の場合
　　垂直方向の複視を自覚する。

2D　日内変動を認める場合
　　眼位検査に日内変動を認める場合は，重症筋無力症と甲状腺眼症を疑う。重症筋無力症の症状は朝軽く，夜重い。眼瞼下垂を伴うことが多い。逆に甲状腺眼症は朝重く，夜軽い。診断はエドロホニウムテスト（テンシロンテスト）を行う。

3 複視における鑑別診断の対象疾患

3A　内斜視で，眼球運動検査異常なしの場合
[非麻痺性内斜視]①開散麻痺（近見で複視なく，遠見で複視を自覚する場合） 　　　　　　　　②急性内斜視（近・遠見で複視の差がない場合）
3B　内斜視で，眼球運動検査異常ありの場合
[麻痺性内斜視]外転神経麻痺，外直筋麻痺
3C　外斜視で，眼球運動検査異常なしの場合
[非麻痺性外斜視]間欠性外斜視，恒常性外斜視
3D　外斜視で，眼球運動検査異常ありの場合
[麻痺性外斜視]①内側縦束症候群，内直筋麻痺（内転障害のみを認める場合） 　　　　　　　　②動眼神経麻痺（内・上・下転障害を認める場合）
3E　上下斜視で，上転障害を認める場合
眼窩吹き抜け骨折（顔面外傷，特に眼外傷の既往がある場合），甲状腺眼症（甲状腺機能異常がある場合）
3F　上下斜視で，内・下転障害を認める場合
[上斜筋麻痺]上斜筋麻痺の際は患側と逆の方向に首まげをしていることが多い。
3G　上下斜視で，内・上・下転障害を認める場合
[動眼神経麻痺]眼瞼下垂，瞳孔散大を伴うことがある。

> **Case 1**
>
> 　72歳の女性。数年前から複視を自覚していた。最近，さらに複視の悪化があると感じたため来院した。
> 　まず行うべき検査はどれか。
> 　a　MRI
> 　b　眼圧検査
> 　c　視野検査
> 　d　単眼遮閉検査
> 　e　細隙灯顕微鏡検査

アプローチ

・慢性進行性の複視

診断のポイント

　72歳の慢性進行性複視で，その原因には様々な疾患が考えられるが，慢性進行性であるため**緊急性は低い**。複視の性状を知ることで，無駄な検査を省ける。
　なお，現時点では情報量が乏しく，診断の確定は困難である。

まず行うべきこと

　眼科検査で「細隙灯顕微鏡（e）」は，ほとんどの患者に施行するルーチンの検査である。しかし，この設問はそれ以前に必要な検査があることを示唆している。
　主訴が複視の症例には，まず複視の性状を確認することが大切である。「片眼を遮閉（d）」して複視を自覚するか，複視が消失するかで，それからの検査が変わってくる（F①）。

臨床推論

　複視の性状が**単眼性**であれば，眼科一般検査となる。**両眼性**であれば，眼位検査，眼球運動検査となり，「MRI（a）」を含めた頭蓋内精査も必要となってくる。つまり，複視の性状により疑うべき疾患も大きく異なるため，はじめに単眼を遮閉し，複視の有無を確認することが重要である。

正解：d

Case Ⅱ

62歳の男性。数か月前から時々，眼瞼下垂を認めていた。最近になり，ものが二重に見えることもあるため来院した。症状は起床時にはなく，夕方以降に必ず起こるという。
まず行うべき検査はどれか。
a　眼圧検査
b　眼底検査
c　頭部 MRI
d　テンシロンテスト
e　細隙灯顕微鏡検査

アプローチ

・眼瞼下垂を伴う複視
・起床時症状はなく，夕方以降で必発する

診断のポイント

日内変動を認める複視であることが，一番重要なポイントである（F**2D**）。そして，その症状は必ず**夕方以降**に悪化することにも着目する。

まず行うべきこと

「眼圧検査（a）」，「眼底検査（b）」，「細隙灯顕微鏡（e）」など眼科一般検査の必要性はあるが，本症例では，これらの検査によって，診断に結び付く可能性はない。診断には「**テンシロンテスト（d）**」が必要となる。複視の精査には頭蓋内疾患の鑑別は重要であるが，本症例のような日内変動をきたす症例には，必ずしも「頭部 MRI（c）」は必要とはならない。

臨床推論

複視の原因精査において頭蓋内疾患を疑う必要があるが，本症例のように日内変動があるものは，**重症筋無力症**か**甲状腺眼症**を疑う。重症筋無力症の症状は**朝軽く，夜重い**。甲状腺眼症の症状はその逆で，**朝重く，夜軽い**。

正解：d

3-4 眼球運動障害

市邉 義章

　眼球運動障害とは，**皮質中枢から核間（神経核と神経核の間），神経核，神経線維，神経筋接合部，外眼筋，眼窩内の異常**によって生じる眼球運動の障害をいう。

　診断にはCTやMRIなどの画像診断が重要であるが，抽出されないことも多く，痛み，発赤，知覚障害，視力障害，突出など運動障害以外の症状，所見もあわせて考えていく必要がある。

診断のフローチャート

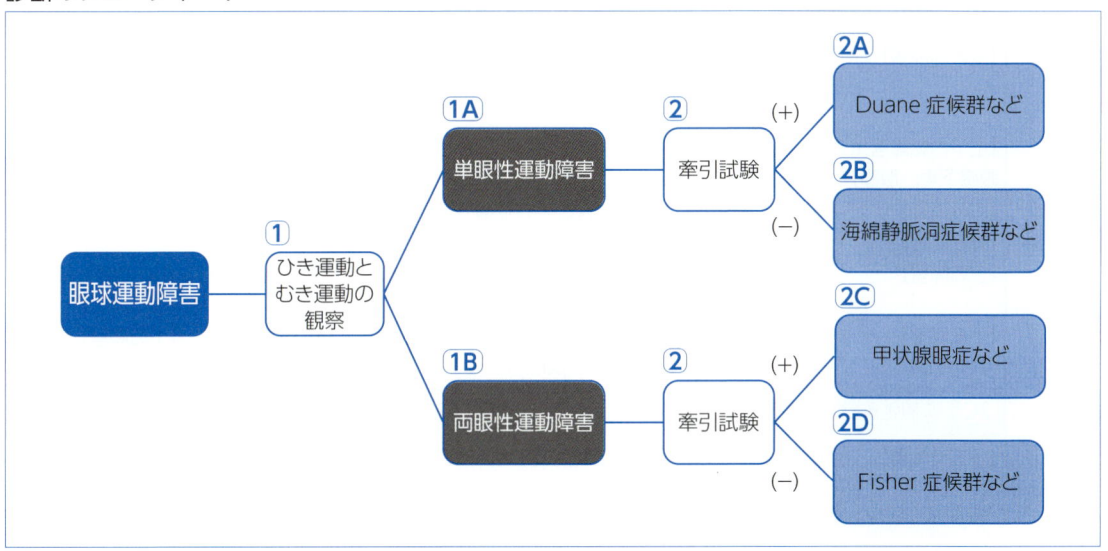

```
眼球運動障害
  └─ [1] ひき運動とむき運動の観察
       ├─ [1A] 単眼性運動障害 ─ [2] 牽引試験
       │         ├─ (+) [2A] Duane 症候群など
       │         └─ (−) [2B] 海綿静脈洞症候群など
       └─ [1B] 両眼性運動障害 ─ [2] 牽引試験
                 ├─ (+) [2C] 甲状腺眼症など
                 └─ (−) [2D] Fisher 症候群など
```

1　ひき運動とむき運動の観察

　片眼を遮閉し単眼運動（**ひき運動**〈duction〉）を，両眼開放下で両眼運動（**むき運動**〈version〉）を，それぞれ観察し，**単眼性運動障害**なのか**両眼性運動障害**なのかを鑑別する。

1A　単眼性運動障害
　ひき運動：単眼（片目を隠した状態）での眼球運動をいい，上下，水平，回旋がある。

1B　両眼性運動障害
　むき運動：上下，左右など両眼で同じ方向に動く運動をいう。
　よせ運動〈vergence〉：輻湊，開散など両眼で反対方向に動く運動をいう。

2　牽引試験〈Forced duction test〉

　眼球運動障害が麻痺性の眼球運動障害なのか，筋の変性，拘束など機械的な障害なのかを鑑別するために行う。通常，点眼麻酔後，鑷子で筋付着部をつかみ眼球を動かし，その抵抗の有無を診る。抵抗のない場合が陰性で麻痺性が疑わしく，抵抗のある場合が陽性で筋の機械的な障害が考えられる。

3 眼球運動障害における鑑別診断の対象疾患

2A	単眼性運動障害で牽引試験陽性の場合
【多方向障害】	［眼球突出（＋）］甲状腺眼症，眼窩内腫瘍（外眼筋への浸潤，圧迫を伴う場合）／［眼球突出（−）または眼球陥凹］眼窩壁骨折
【内転障害】	Duane症候群Ⅱ型（内転時眼球後退，瞼裂狭小を伴う場合）
【外転障害】	眼窩内壁骨折，固定内斜視（強度近視），Duane症候群Ⅰ型（内転時眼球後退，瞼裂狭小を伴う場合）
【内外転障害】	Duane症候群Ⅲ型（内転時眼球後退，瞼裂狭小を伴う場合）
【上転障害】	甲状腺眼症，眼窩下壁骨折，Brown症候群（内上転障害の場合）
【下転障害】	眼窩上壁骨折（まれ）

2B	単眼性運動障害で牽引試験陰性の場合
【多方向障害】	［痛み（＋）］Tolosa-Hunt症候群，特発性眼窩炎（外眼筋炎）／［痛み（−）］眼窩先端部症候群，上眼窩裂症候群，海綿静脈洞症候群，内頚動脈海綿静脈洞瘻，副鼻腔炎，外眼筋ミオパチー
【上下内転障害＋眼瞼下垂，散瞳】	動眼神経麻痺，重症筋無力症（眼瞼下垂，日内変動，神経支配に一致しない眼球運動障害を伴う場合）
【内転障害】	［輻湊時内転可能］MLF症候群／［輻湊時内転不可能］内直筋麻痺
【外転障害】	外直筋（外転神経）麻痺
【上転障害】	［内上転障害］下斜筋麻痺／［外上転障害］上直筋麻痺／［内外上転障害＋Bell現象］両上転筋麻痺〈double elevator palsy〉
【下転障害】	［内下転障害］上斜筋（滑車神経）麻痺／［外下転障害］下直筋麻痺／［内外下転障害］両下転筋麻痺〈double depressor palsy〉

2C	両眼性運動障害で牽引試験陽性の場合
【多方向障害】	［眼球突出（＋）］甲状腺眼症／［眼球突出（−）］先天性外眼筋線維症〈general fibrosis syndrome：GFS〉，両眼性眼窩壁骨折（眼球陥凹を伴う場合）

2D	両眼性運動障害で牽引試験陰性の場合
【多方向障害】	Fisher症候群（小脳失調，腱反射消失を伴う場合），重症筋無力症（眼瞼下垂，日内変動，神経支配に一致しない眼球運動障害を伴う場合），One and a half症候群（左右どちらかの水平注視麻痺＋内転障害），外眼筋ミオパチー（筋疾患）
【水平性障害】	水平注視麻痺，Möbius症候群（顔面神経麻痺を伴う場合）
【垂直性障害】	［上方注視麻痺］松果体腫瘍／［下方注視麻痺］進行性核上性麻痺
【輻湊障害】	輻湊麻痺（不全）
【開散障害】	開散麻痺（不全）

Case 1

76歳の男性。ものが二重に見えて右の瞼が下がってきたため来院した。視力は両眼矯正で1.2。瞳孔は左眼より右眼のほうが大きい。前眼部、中間透光体、眼底に異常はない。5方向眼球運動と右の瞳孔写真（**写真No. 3**）を別に示す。

この疾患でみられるのはどれか。**3つ選べ。**
a 外転障害　b 調節障害　c 明所で瞳孔不同が顕著になる
d 眼圧上昇　e 内転障害

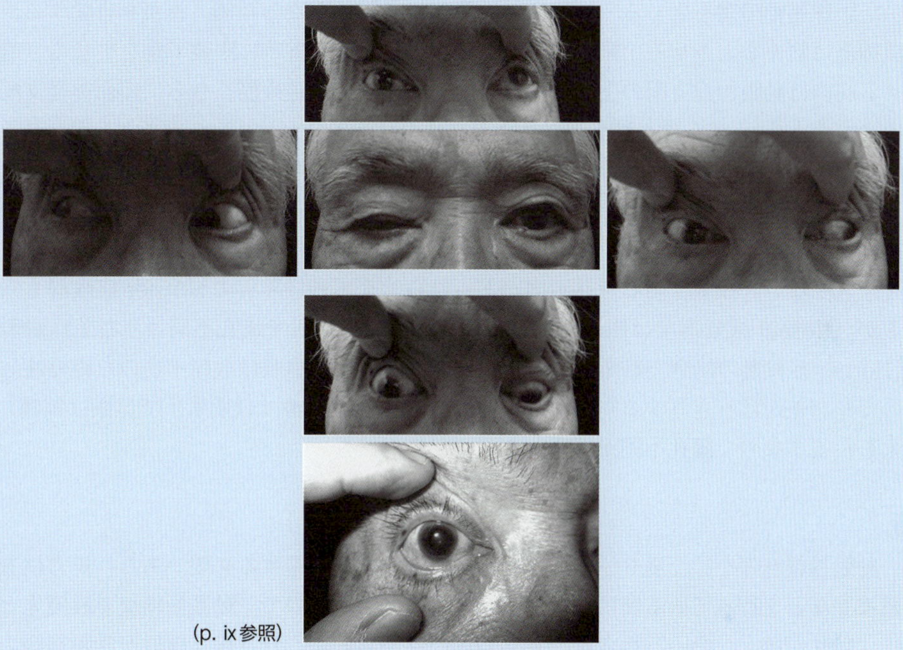

(p. ix参照)

アプローチ

・高齢者　・複視
・眼瞼下垂　・瞳孔不同

診断のポイント

「ものが二重に見えて右の瞼が下がってきた」という訴えから、眼位、眼球運動異常、また眼瞼下垂が考えられる。さらに瞳孔不同（瞳孔の左右差）がある。瞳孔不同は視神経炎など入力系（求心路）の障害では生じず（対光反射には直接と間接があり、片眼が

画像診断

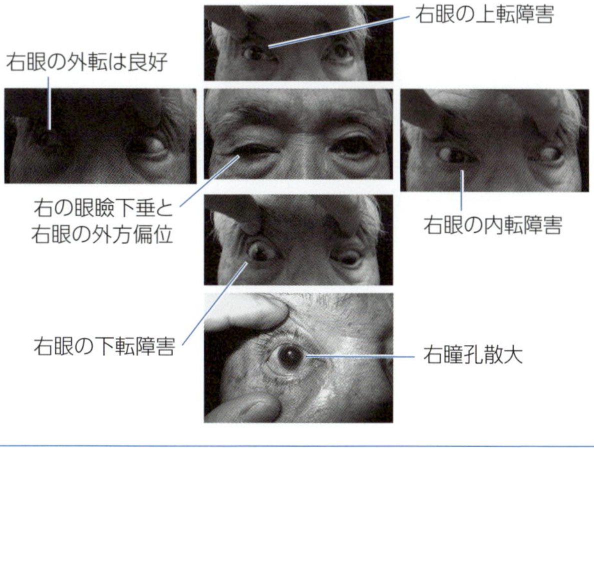

右眼の外転は良好
右眼の上転障害
右の眼瞼下垂と右眼の外方偏位
右眼の内転障害
右眼の下転障害
右瞳孔散大

たとえ視力 0 でも他眼が正常なら瞳孔不同は生じない），必ず出力系（遠心路）の障害である。写真では，まず正面で右の眼瞼下垂，および右眼の外方偏位がみられる。眼球運動では外転はできているが，上転，下転，内転が不良である。また瞳孔は右眼の散大がみられており，典型的な動眼神経麻痺である（F 2B）。

現時点での対応

第Ⅲ脳神経である動眼神経は上直筋，下直筋，内直筋，下斜筋の外眼筋を支配しており（ちなみに，外直筋はⅥ神経の外転神経，上斜筋はⅣ神経の滑車神経），障害された場合，外転を除いた眼球運動障害を生じる（e）。また，眼位は外転位となるため，複視を自覚する。また，動眼神経は瞼を挙上させる上眼瞼挙筋も支配するため，障害時に眼瞼下垂を生じる（瞼を挙上させる筋肉は動眼神経支配の上眼瞼挙筋，交感神経支配の瞼板筋，さらに顔面神経支配の前頭筋の 3 つがある）。さらに，動眼神経は調節（目のピント合わせ）をつかさどる毛様体筋（Müller筋）を支配しているため，障害時には調節不全（麻痺）も起こっている（b）。しかし，原因疾患として重要な動脈瘤などはほとんどすでに調節力の減退した中高年に多く，また眼瞼下垂や複視による訴えのほうが強く出るので，臨床上自覚症状として調節不全を訴えることは若年者を除き少ない。眼瞼下垂と瞳孔不同があったら，交感神経障害の Horner 症候群も鑑別に挙がるが，Horner 症候群では眼球運動障害はなく，また暗所で瞳孔不同（左右差）が著明になる（Horner 症候群の場合，暗所下では健眼は瞳孔散大し，患眼は散瞳不良のため縮瞳したままなので左右差がはっきりする）。それに対して，動眼神経麻痺では明所下で健眼は縮瞳，患眼は散大したままなので瞳孔不同が顕著となる（c）。

臨床推論

動眼神経麻痺を診た場合，まずは直ちに脳動脈瘤を否定する必要がある。視力検査，眼球運動検査などを行っている間に破裂してしまうことがあるので，動脈瘤精査を最優先とする。特に，瞳孔が散大している場合は動脈瘤の可能性が高い。これは瞳孔線維が動眼神経のなかで周辺部を走行し，それを栄養する血管や瞳孔線維そのものが動脈瘤の機械的な圧迫を受けやすいためとされている。しかし，瞳孔散大がない場合（糖尿病に伴う動眼神経麻痺で多い）でも動脈瘤は必ず否定する必要がある。眼科に限らず動眼神経麻痺は緊急性のある疾患である。

正解：b，c，e

Case II

5歳の女児。母親が児の左目が外方向に動かないことに気付き来院した。左方視時（写真 No. 4A）と右方視時（写真 No. 4B）の写真を別に示す。
この疾患でみられるのはどれか。**2つ選べ**。
 a 瞳孔散大　　　b 瞼裂狭小　　　c 眼球突出
 d 牽引試験陽性　　e 対光反射消失

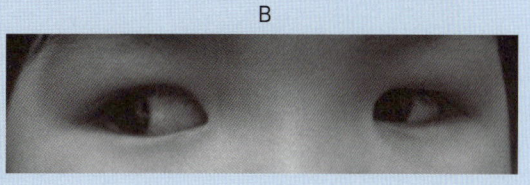

A　　　　　　　　　　　　　B

(p. xi参照)

アプローチ

- 5歳の女児
- 左眼の外転障害
- 左眼の内転時眼球後退，瞼裂狭小

画像診断

A

左眼の外転障害

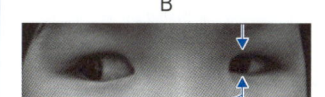

B

左眼内転時の眼球後退とそれによる瞼裂狭小

診断のポイント

Duane 症候群は，先天性の外眼筋に対する異常神経支配による眼球運動障害をきたす疾患である。眼球運動障害と内転時に眼球が後退し，瞼裂が狭小化する（狭くなる）のが特徴である。3つのタイプがあり，I型は外転制限，内転時の眼球後退，瞼裂狭小，II型は内転制限，内転時の眼球後退，瞼裂狭小，III型は外転と内転障害の両方がみられる。I型が多い。牽引試験（外眼筋を強制的に牽引し，抵抗がある場合を陽性とする）は陽性。

現時点での対応

左眼の外転障害と内転時の眼球後退，それに伴う「瞼裂の狭小化（**b**）」という特徴的な所見をとらえれば診断は難しくはない。Duane 症候群 I 型と診断される（F**2A**）。「牽引試験は陽性（**d**）」で，瞳孔異常など内眼筋は障害されない。

臨床推論

眼球運動障害と内転時の眼球後退，瞼裂の狭小を確認し，画像検査を含めたその他の検査で他疾患を鑑別する。特に，小児の眼球運動障害には眼窩内や脳幹部の腫瘍が隠れていることがあるので注意が必要である。第1眼位（正面視）で斜視があり，頭位異常（自分で見やすい頭の位置を無意識でとること）がある場合，斜視手術を考慮する。

正解：**b, d**

Case Ⅲ

34歳の女性。眼球突出と複視を主訴に来院した。9方向眼位写真（**写真 No. 5**）を別に示す。この疾患でみられるのはどれか。**2つ選べ**。

a 眼痛　　b 低眼圧　　c 瞳孔散大
d 外眼筋腫大　　e 牽引試験陽性

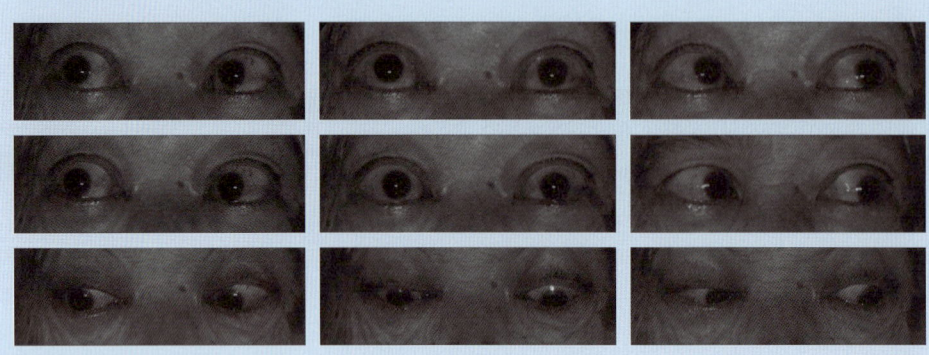

(p. xi参照)

アプローチ

- 眼球突出
- 複視
- 眼球運動障害
- 上眼瞼挙上（びっくり目）

診断のポイント

上眼瞼挙上と眼球突出による瞼裂開大（**Dalrymple 徴候**）、いわゆる「**びっくり目**」が特徴的所見。眼球突出はCT、MRIなどの画像検査、またはHertel眼球突出計などを用いなくても患者の頭のてっぺんから観察すれば容易に分かる。そのほか、下方視時の上眼瞼の下垂遅延（**von Graefe 徴候**）、輻湊不全（**Möbius 徴候**）、瞬目減少（**Stellwag 徴候**）、上眼瞼の浮腫、眼球突出による角膜障害、高眼圧なども参考となる。通常瞳孔異常など内眼筋は障害されない。また急性期の激しい炎症の時期を除いて痛みはない。

画像診断

第1眼位で、上眼瞼挙上と眼球突出による眼裂開大で「びっくり目」の状態

全方向眼球運動障害はみられるが、特に上転障害が強い

下方視時の写真は上眼瞼をテープで挙上しているので、von Graefe 徴候ではない

現時点での対応

眼球突出、瞼裂開大、眼球運動障害（特に上転障害）から**甲状腺眼症**が考えられる（F**2C**）。CT、MRI（T2で高信号や造影剤による増強効果がみられれば、炎症が強い急性期であることが分かる）にて「**外眼筋の腫大（d）**」を確認する。通常、下直筋、内直筋が腫大することが多

い。また上眼瞼挙筋の腫大も観察されることがある。下直筋が腫大した場合，その伸展障害のために上転が障害される。「牽引試験が陽性（e）」となる。本症は外眼筋だけでなく眼窩内の脂肪も増大するため，眼球突出，さらには高眼圧を呈することが多い。また前述したように通常瞳孔異常など内眼筋は障害されず，また急性期の激しい炎症の時期を除いて痛みはない。

[臨床推論]

　眼球突出は甲状腺眼症にとどまらない。片眼性か両眼性かが重要。甲状腺眼症では左右差がみられることもあるが，通常両眼性である。片眼性の場合，痛みがなければ眼窩または副鼻腔の腫瘍など，痛みを伴えば特発性眼窩炎（外眼筋炎），眼窩蜂窩織炎が疑われる。牽引試験が陽性であれば末梢性，すなわち外眼筋そのものの異常や外眼筋への圧迫，浸潤などが考えられる。陰性であれば神経麻痺性の眼球運動障害を考える。角膜は通常上方縁は上眼瞼によってかぶさっているため，角膜上縁の強膜がみえていたら，上眼瞼が異常に挙上していると考える。眼球運動障害（特に上転障害），上眼瞼挙上と眼球突出による特徴的な顔貌から診断は比較的容易ではあるが，眼球運動障害をみたら画像診断は欠かせない。受診後ただちに施行するのが望ましい。特に，動眼神経麻痺のときの動脈瘤，中脳，橋を中心とした脳幹病変（出血，梗塞，腫瘍），副鼻腔，眼窩（多方向障害の場合は特に眼窩先端部から海綿静脈洞）の様子，外眼筋の腫大などを検索する。

正解：d, e

3-5 結膜の発赤（出血，充血）

市邉 義章

結膜の発赤（出血，充血）とは，結膜が赤い状態をいう。

診断のフローチャート

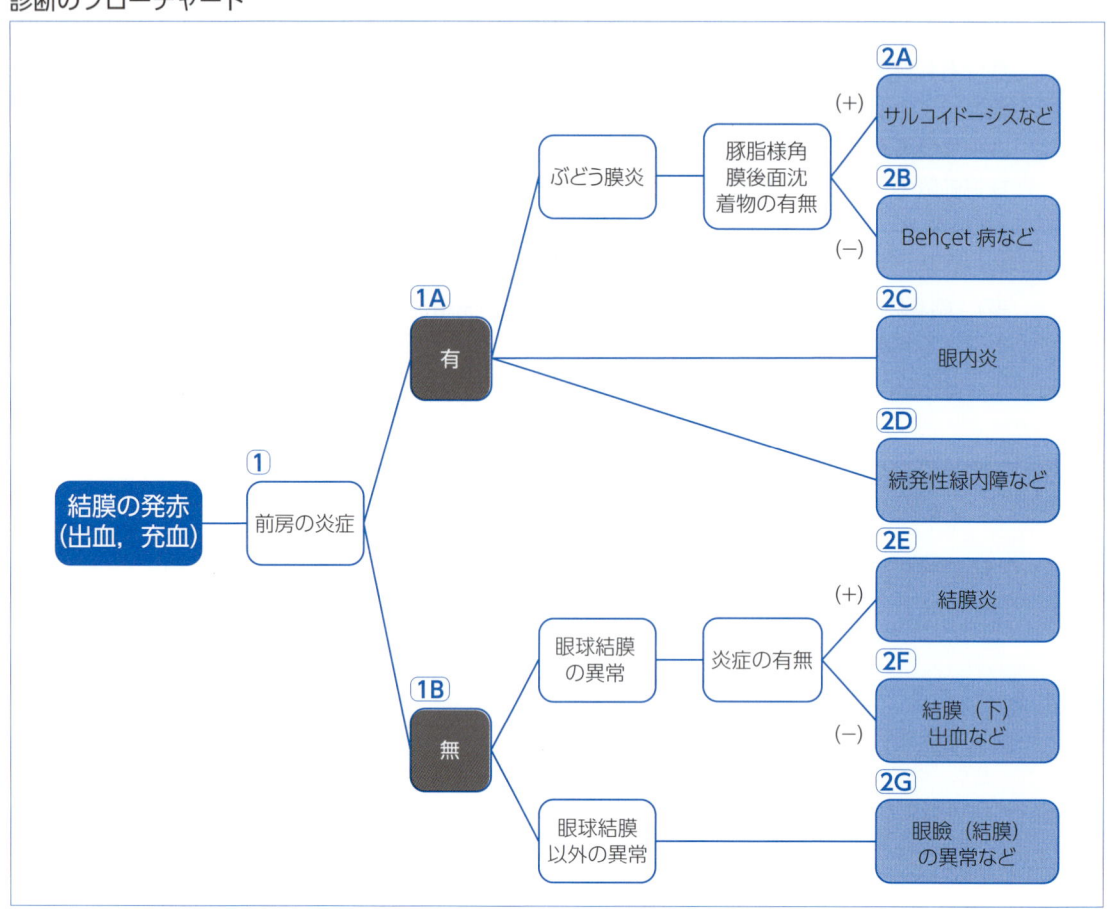

```
結膜の発赤
(出血，充血)
├─ 1 前房の炎症
│   ├─ 1A 有
│   │   ├─ ぶどう膜炎 ─ 豚脂様角膜後面沈着物の有無
│   │   │   ├─ (+) 2A サルコイドーシスなど
│   │   │   └─ (-) 2B Behçet病など
│   │   ├─ 2C 眼内炎
│   │   └─ 2D 続発性緑内障など
│   └─ 1B 無
│       ├─ 眼球結膜の異常 ─ 炎症の有無
│       │   ├─ (+) 2E 結膜炎
│       │   └─ (-) 2F 結膜（下）出血など
│       └─ 眼球結膜以外の異常 ─ 2G 眼瞼（結膜）の異常など
```

1 前房の炎症

まず，前房の炎症の有無を確認する。

1A 前房内に炎症ありの場合

前房に炎症があれば**ぶどう膜炎，眼内炎**を考える。**豚脂様角膜後面沈着物**があれば**肉芽腫性ぶどう膜炎**で，サルコイドーシス，Vogt-小柳-原田病やウイルス，結核，原虫（トキソプラズマ）などの感染性ぶどう膜炎を疑う。豚脂様角膜後面沈着物がなければ**非肉芽腫性ぶどう膜炎**で，さらに前房蓄膿を認めれば Behçet病，急性前部ぶどう膜炎（HLA-B27 陽性），眼内炎が考えられる。また強直性脊椎炎，炎症性腸疾患などリウマチ，膠原病関連疾患も非肉芽腫性ぶど

う膜炎を生じる。眼内炎は細菌性が最も重症で充血，痛みも強い。そのほか，真菌，ウイルスでも生じる。ぶどう膜炎に続発した続発性緑内障や急性緑内障は前房の炎症とともに眼球の充血を伴う。

1B 前房内に炎症なしの場合
①眼球結膜のみの異常
　充血以外に眼脂，濾胞，乳頭形成など結膜に炎症所見があれば，感染性，非感染性の結膜炎が考えられる。出血がみられれば結膜下出血，結膜裂傷などの外傷，結膜腫瘍からの出血を疑う。また眼球突出があれば内頸動脈海綿静脈洞瘻，眼窩内腫瘍，甲状腺眼症などによる結膜血流障害（うっ滞）が考えられる。さらに，血管腫などの腫瘍や（偽）翼状片による血管の増加，集中によっても結膜は充血する。

②眼球結膜以外の異常
　眼瞼に炎症があれば結膜に炎症が波及することがある。眼瞼結膜に大きな乳頭が多発すれば春季カタル，巨大乳頭性結膜炎を考える。眼瞼に炎症がなくても眼瞼，睫毛の形態異常，睫毛内反（乱生），眼瞼内反，また，眼瞼結膜異物，結石などの異物で機械的に眼球結膜に障害（充血）を生じる。そのほか，強膜，角膜の異常でも眼球は充血する。強膜炎，角膜炎は痛みを伴うことが多く，通常前房内に炎症はないが，重症例では前房に炎症が出現する。角膜の異常には感染性と非感染性がある。樹枝状角膜炎があればヘルペスを，円盤状の角膜炎があればヘルペス以外にアカントアメーバも疑われる。潰瘍が周辺にあれば周辺性角膜潰瘍，Mooren潰瘍を，閉瞼不全があれば兎眼性角膜炎，涙液分泌低下がみられればドライアイ，Sjögren症候群を考える。また，特発性眼窩炎（外眼筋炎，涙腺炎），蜂窩織炎などの眼窩内や涙嚢炎などの涙嚢部の炎症が結膜に波及することもある。

2 結膜の発赤（出血，充血）における鑑別診断の対象疾患

2A ぶどう膜炎で，豚脂様角膜後面沈着物のある場合

【肉芽腫性】①サルコイドーシス，Vogt-小柳-原田病
②感染性ぶどう膜炎：ウイルス，結核，原虫（トキソプラズマ）

2B ぶどう膜炎で，豚脂様角膜後面沈着物のない場合

【非肉芽腫性】
　［前房蓄膿（＋）］Behçet 病，急性前部ぶどう膜炎（HLA-B27 陽性），眼内炎
　［前房蓄膿（－）］リウマチ，膠原病関連疾患（強直性脊椎炎，炎症性腸疾患など）

2C 眼内炎

［強い充血，痛み］細菌性／［免疫力の低下］真菌，サイトメガロウイルス〈CMV〉

2D 続発性緑内障（ぶどう膜炎），急性緑内障

2E 眼球結膜の異常で，炎症のある場合

【結膜炎】
　［感染性］細菌，ウイルス（流行性角結膜炎），クラミジア
　［非感染性］アレルギー性，乾燥性，刺激性（睫毛内反），異物（コンタクトレンズ），瞼裂斑炎，結膜フリクテン

2F 眼球結膜の異常で，炎症のない場合

［出血］結膜（下）出血，外傷（結膜裂傷），腫瘍性出血／［眼球突出（血流障害）］内頸動脈海綿静脈洞瘻，眼窩内腫瘍，甲状腺眼症／［血管の増加，集中］腫瘍（血管腫），（偽）翼状片

2G 眼球結膜以外の異常の場合

【眼瞼（結膜）の異常】
　［炎症］眼瞼炎，春季カタル，巨大乳頭性結膜炎／［形態異常］睫毛内反（乱生），眼瞼内反／［異物］眼瞼結膜異物，結石
【強膜の異常】強膜炎，上強膜炎
【角膜の異常】
　［感染性］樹枝状（ヘルペスウイルス），円盤状（ヘルペスウイルス，アカントアメーバ），その他（細菌，真菌）／［非感染性］潰瘍（周辺角膜潰瘍，Mooren 潰瘍），閉瞼不全（兎眼性角膜炎），涙液分泌低下（ドライアイ，Sjögren 症候群）
【眼窩，涙嚢の異常】
　［CT，MRI で眼窩疾患］特発性眼窩炎（外眼筋炎，涙腺炎），蜂窩織炎／［涙嚢部腫脹］涙嚢炎

3-5 結膜の発赤（出血，充血） 133

Case 1

74歳の女性。今日の午前中，家族に左眼が赤いことを指摘され来院した。視力に異常はなく，外傷の既往もない。前眼部の写真（**写真 No. 6**）を別に示す。

次に行うべき検査はどれか。

a 頭部単純 CT
b 眼底血圧測定
c 眼球超音波検査
d 蛍光眼底造影検査
e 細隙灯顕微鏡検査

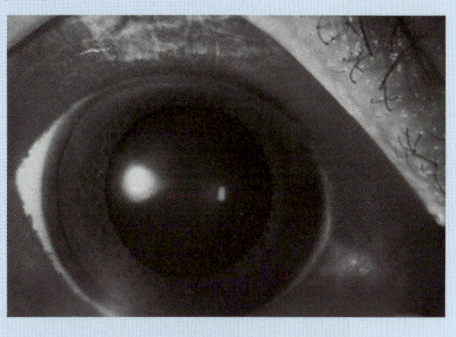

(p. xi参照)

アプローチ

・高齢
・自覚症状なく，家族に目が赤いことを指摘された
・視力低下なし

診断のポイント

視力低下を含む自覚症状のない片眼の充血がポイントとなる。結膜下出血の発症は，中高年以降の冬季に多い。いわゆる結膜血管の拡張ではなく，べたっとした**ビロード状の赤さ**が特徴である。

画像診断

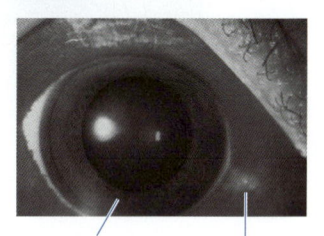

角膜に異常はない
一本一本の血管が確認できないべたっとした赤さ

次に行うべきこと

まず**前房内に炎症がないかの確認**をする必要がある（F①）。炎症があれば，ぶどう膜炎を代表とする眼内炎症性疾患を疑わなくてはならない。そのほか，角膜，強膜，眼圧の異常を確認する必要があり，「**細隙灯顕微鏡検査（e）**」を用いて精査する。

臨床推論

結膜下出血では，かなり真っ赤な結膜となるため，患者および家族がかなり不安に思い，ときに救急外来に受診する。まず前房内の炎症をみて，いわゆる**眼内の炎症による充血でないこと**を確認し，真っ赤ではあるが，重症な疾患でないことを患者に告げ安心感を与える。ただし，背景因子として**高血圧**，糖尿病，または**抗凝固薬**（血液を固まりにくくする薬）の内服歴などがあるかどうかを確認する必要はある。通常は1〜2週間で出血は自然吸収される。

正解：e

Case II

25歳の男性。昨日からの左眼の充血と視力低下を主訴に来院した。視力は右矯正 1.2, 左矯正 0.5。眼圧は右 15 mmHg, 左 17 mmHg。最近, 口内炎ができやすく, いつも髭剃り時にカミソリ負けをしてしまうことが気になっていた。左眼の前眼部写真（**写真 No. 7A**）と左眼の眼底写真（**写真 No. 7B**）を別に示す。

まず行うべきことはどれか。

a 前房穿刺　　　b 網膜光凝固　　　c 抗菌薬の点滴静注
d 眼圧降下薬の点滴静注　　e ステロイドの頻回点眼

A　　　　　　　　　　B

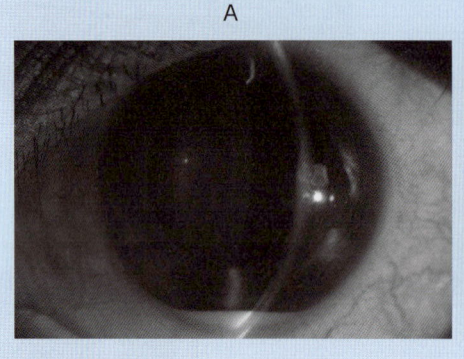

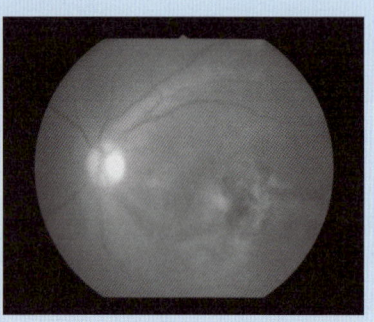

(p. xiii 参照)

アプローチ
- 若年, 男性
- 口内炎, 皮膚の過敏反応（髭剃り時にカミソリ負け）
- 前房蓄膿, 眼底出血, 滲出斑

画像診断

A　　　　　　　　B

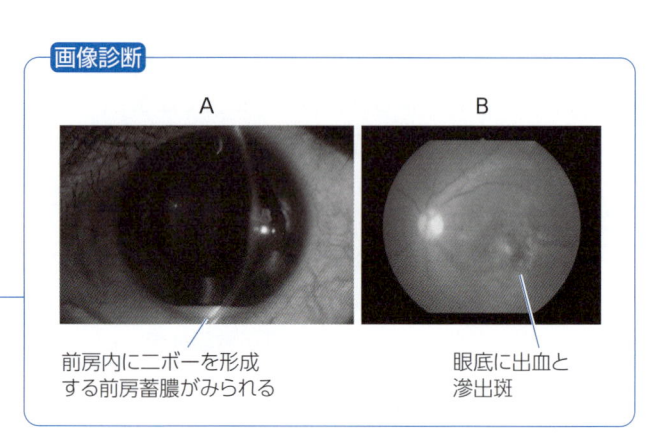

前房内にニボーを形成する前房蓄膿がみられる

眼底に出血と滲出斑

診断のポイント

若年, 男性, **前房蓄膿**があり, 前房内に強い炎症があることが分かる。眼底には出血, 滲出斑がみられ, さらに**口内炎, 皮膚の過敏反応**があり, Behçet 病の 4 大症状のうちの 3 つがそろっている（4 つ目の症状は**陰部潰瘍**）（F**2B**）。

まず行うべきこと

前房蓄膿を伴う強い虹彩炎があり, さらに眼底にも出血, 滲出斑がみられることから直ちに**消炎**を行う必要がある。眼圧は高くなく「眼圧降下薬の点滴静注（**d**）」は必要ない。また本症例に対し「前房穿刺（**a**）」, 「網膜光凝固（**b**）」は**禁忌**である（針反応, レーザーによって炎症が増悪する）。

感染症ではないので「抗菌薬の点滴静注（**c**）」も不要。現時点では, まず「**ステロイドの頻**

回点眼（e）」を開始する。しかし，本症例は眼底にも炎症が及んでいるため，さらに**ステロイドの眼球注射**なども必要であろう。

[臨床推論]

　Behçet 病は，**再発性前房蓄膿性ぶどう膜炎，口内炎，皮膚過敏反応，陰部潰瘍**を 4 大主症状とする**ぶどう膜炎**である。中でも口内炎はほぼ必発といわれている。比較的若年者に多い。眼発作（ぶどう膜炎）に対しては強力にステロイドの局所治療（点眼，結膜下，テノン囊下などへの眼球注射）を行う。ステロイドの全身投与は離脱が困難となったり，漸減に伴い再発を繰り返すことがあり，眼症状に対しては施行しないほうがよいとされている。再発予防にはコルヒチンが用いられる。それでも再発する場合，従来はシクロスポリンを代表とする免疫抑制薬が用いられたが，近年では抗 TNF-α 抗体製剤であるインフリキシマブが再発予防に有効で，再発率はかなり減少した。

正解：e

3-6 聴力障害（難聴）

馬場 俊吉

聴力障害（難聴）とは，音の聞こえが悪い，ことばの聞き取りが悪いことをいう。

診断のフローチャート

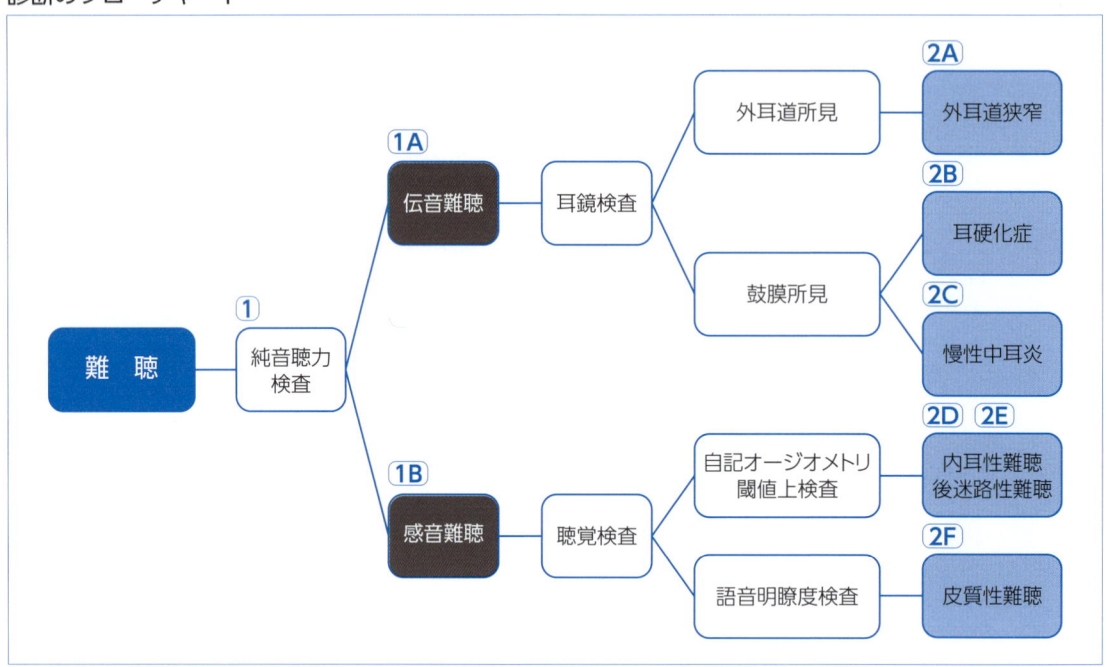

```
難聴 → 純音聴力検査
  ├─ 1A 伝音難聴 → 耳鏡検査
  │    ├─ 外耳道所見 ─ 2A 外耳道狭窄
  │    └─ 鼓膜所見
  │         ├─ 2B 耳硬化症
  │         └─ 2C 慢性中耳炎
  └─ 1B 感音難聴 → 聴覚検査
       ├─ 自記オージオメトリ 閾値上検査 ─ 2D 2E 内耳性難聴 後迷路性難聴
       └─ 語音明瞭度検査 ─ 2F 皮質性難聴
```

1 **耳鏡検査・純音聴力検査**

難聴を主訴に来院した患者には，まず耳鏡検査で外耳道，鼓膜所見を取り，次に純音聴力検査を行う。

1A 伝音難聴の場合

伝音難聴で，鼓膜穿孔がなければティンパノメトリを行う。

【ティンパノメトリ】
- As 型：耳硬化症，鼓室硬化症
- Ad 型：耳小骨離断
- B 型：滲出性中耳炎
- C 型：耳管狭窄

伝音難聴で，鼓膜に異常があればティンパノメトリは検査できない。
- 鼓膜穿孔：慢性中耳炎
- 上鼓室に白色塊：真珠腫性中耳炎
- 鼓膜を透して鼓室内に白色塊：先天性真珠腫

1B 感音難聴の場合

感音難聴は，①内耳性，②後迷路性，③皮質性に分けられ，それぞれの特徴を拾い出す聴覚検査を施行する。

　①内耳性難聴：補充減少陽性
　②後迷路性難聴：一過性閾値の上昇
　③皮質性難聴：語音明瞭度低下

自記オージオメトリの検査結果より，断続音，連続音のパターンから障害部位を判断する。また，閾値上検査より補充現象を検出する（SISI 検査，BL 検査など）。

語音明瞭度検査を行う。皮質性難聴では，純音聴力検査は軽度感音難聴と障害の程度は軽いが，言葉の聞き取りが悪く語音明瞭度は 50％以下となる。

2 聴力障害（難聴）における鑑別診断の対象疾患

2A 外耳道所見

【先天性】外耳道狭窄，外耳道閉鎖
【後天性】［炎症性］耳癤，外耳道肥厚／［非炎症性］骨増殖（サーファーズイヤー）

2B 鼓膜所見正常

［ティンパノメトリ As 型］耳硬化症，鼓室硬化症／［ティンパノメトリ Ad 型］耳小骨離断／［ティンパノメトリ B 型］滲出性中耳炎／［ティンパノメトリ C 型］耳管狭窄

2C 鼓膜所見異常

慢性中耳炎，真珠腫性中耳炎，先天性真珠腫

2D 自記オージオメトリ

［Ⅰ型］正常，伝音難聴／［Ⅱ型］内耳性難聴／［Ⅲ，Ⅳ型］後迷路性難聴／［Ⅴ型］機能性難聴（伝音難聴症例あり）

2E 閾値上検査（SISI 検査，BL 検査など）

［補充現象陽性］内耳性難聴／［補充現象陰性］内耳以外の感音難聴
［一過性閾値の上昇陽性］後迷路性難聴／［一過性閾値の上昇陰性］内耳性難聴

2F 語音明瞭度検査

［語音明瞭度低下］皮質性難聴

Case 1

12歳の男児。学校検診で難聴の疑いがあり，母親に連れられて精査目的で来院した。母親からの問診では，満期産で幼児期の言語習得には問題なく，日常生活で難聴を疑わせる聞き返しなどはなかった。鼓膜所見は正常。純音聴力検査（A）とティンパノメトリ（B）とを別に示す。

現時点で最も考えられるのはどれか。

- a　中耳奇形
- b　機能性難聴
- c　慢性中耳炎
- d　滲出性中耳炎
- e　先天性真珠腫

A

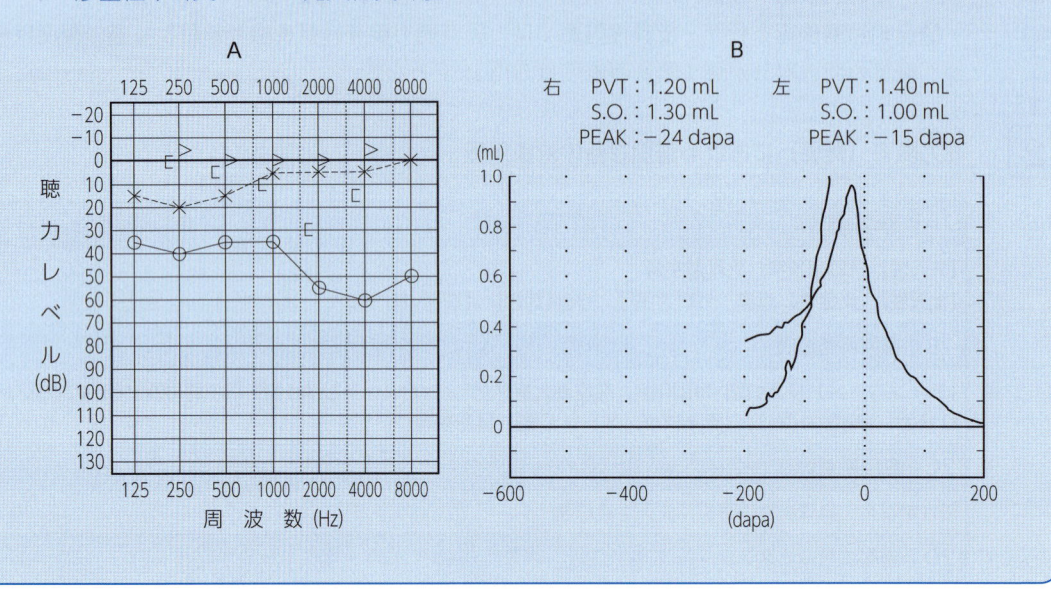

B
右　PVT：1.20 mL　　左　PVT：1.40 mL
　　S.O.：1.30 mL　　　　S.O.：1.00 mL
　　PEAK：−24 dapa　　　PEAK：−15 dapa

アプローチ

・学校検診で難聴疑い　　・難聴を疑わせるエピソードがない

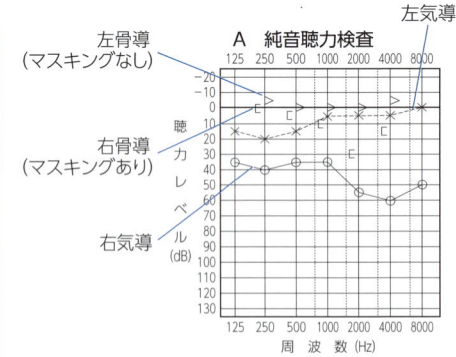

画像診断

A　純音聴力検査
左骨導（マスキングなし）
右骨導（マスキングあり）
右気導
左気導

B　ティンパノメトリ
右　PVT：1.20 mL　　左　PVT：1.40 mL
　　S.O.：1.30 mL　　　　S.O.：1.00 mL
　　PEAK：−24 dapa　　　PEAK：−15 dapa
右耳
左耳

右気導閾値が上昇し，骨導閾値は 2 kHz 以外は正常で，伝音難聴を認める。2 kHz 骨導閾値上昇はアブミ骨固着を疑う。

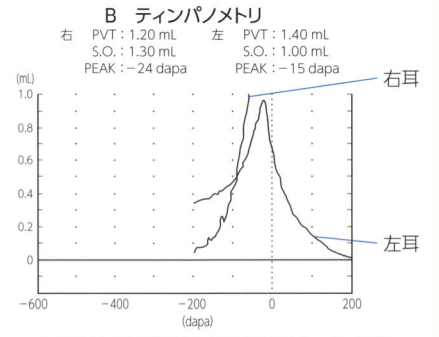

右耳は反応がふりきれており，As 型を示し，耳小骨離断を考える。

診断のポイント

　　言語習得に問題はなく，日常生活においても難聴を疑わせるエピソードはない。聴力検査は，右側の中程度伝音難聴で，左側は正常範囲であり日常生活で難聴の訴えが全くないことから生下時からの一側性難聴を疑う。鼓膜正常の伝音難聴であり「中耳奇形（a）」を考える。ティンパノメトリ Ad 型から耳小骨離断と診断した（F 2B）。

現時点での対応

　　中耳奇形，ティンパノメトリ所見（Ad 型）から，耳小骨離断を考える。側頭骨 CT を施行し，中耳以外に奇形がないことを確かめる。聴力に関しては，先天性の伝音難聴で，一般的に難聴の進行はない。治療は伝音系再建で聴力の改善が見込まれる。手術年齢は成長期を過ぎてからが望ましいが，家族，本人の希望に沿って施行する。学校生活，日常生活でコミュニケーション障害があるなら，補聴器の適応となる。

臨床推論

　　鼓膜正常の伝音難聴では，耳小骨異常をまず考える。難聴が，①幼少期からある場合には中耳奇形を，②思春期頃からであれば耳硬化症を，③外傷後であれば外傷性耳小骨障害を，それぞれ念頭に置く。中耳奇形は，耳小骨（連鎖）離断と耳小骨固着がある。ティンパノメトリを施行することで，離断か固着かの鑑別が可能である。根本治療は耳小骨の再建である。

正解：a

Case Ⅱ

　　32 歳の女性。新しい職場に移り，仕事がきつく上司との折り合いがうまくいかず悩んでいた。仕事に行くため朝早く起きたら，耳が詰まった感じがありテレビの音声が小さく聞こえた。会社に行くため玄関を出たが，見慣れた景色が狭く感じた。駅のアナウンスが全く聞こえなくなり，夫に付き添われ受診した。鼓膜には異常は認められず，めまい検査で眼振も認められなかった。聴力検査で，両側高度難聴であった。ティンパノメトリは，両側 A タイプ。アブミ骨筋反射は，両側正常であった。

　　次に行うべき検査はどれか。
a　自記オージオメトリ
b　語音明瞭度検査
c　閾値上聴力検査
d　不快閾値検査
e　聴性脳幹反応

アプローチ

・新しい職場，ストレス
・景色が狭く感じた
・両側高度難聴
・アブミ骨筋反射正常

診断のポイント

突然に生じた難聴で**突発性難聴**を疑うが，突発性難聴の多くが**一側性**である．難聴発症前から職場のストレスがあり，難聴と同時に景色が狭く感じ，**視野狭窄症状**が出現している．聴力検査は高度難聴だが，アブミ骨筋反射正常と乖離がみられ**心因性難聴**を考える．

次に行うべきこと

純音聴力検査が高度難聴であり，自覚的聴力検査で聴覚検査を行うには無理がある．**他覚的聴力検査**で，**真の聴力閾値**を測定する必要がある（**e**）．

臨床推論

職場環境の変化，上司との確執などのストレスが心因となり，心因性の難聴，視野狭窄をきたしたものと考える．アブミ骨筋反射は 70 dB 以上の難聴があると反応がみられなくなるが，本症例では高度難聴であるにもかかわらず正常反応であり，聴覚検査との乖離を認める．またストレスが根底にあり心因性難聴と考える．心因性難聴であれば，他覚的聴力検査で聴力閾値を測定する．

正解：e

3-7 耳 鳴

馬場 俊吉

耳鳴とは，体内あるいは体外に音源がないにもかかわらず音を自覚する状態をいう。

診断のフローチャート

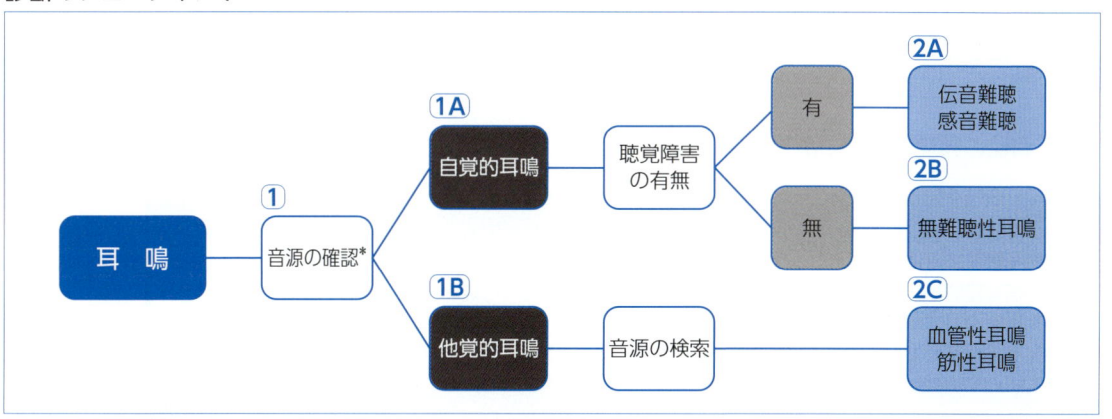

```
耳鳴 → ①音源の確認* ─┬─ 1A 自覚的耳鳴 → 聴覚障害の有無 ─┬─ 有 → 2A 伝音難聴／感音難聴
                     │                                    └─ 無 → 2B 無難聴性耳鳴
                     └─ 1B 他覚的耳鳴 → 音源の検索 → 2C 血管性耳鳴／筋性耳鳴
```

* 音源の確認以外には，急性発症なのか慢性発症なのかの発症の仕方による分類もある（表1参照）。

1 音源の確認

まず，本人しか聴くことのできない耳鳴なのか，本人以外の人も聴くことができる耳鳴なのか，を確認する。

1A 自覚的耳鳴の場合

本人しか聴くことのできない耳鳴で，聴覚系のいずれかの部位に障害がある。

自覚的耳鳴の80％に何らかの聴覚障害を認める。聴覚障害の多くは感音難聴であり，難聴の種類や程度と耳鳴の大きさなど性状との関連は認められない。

1B 他覚的耳鳴の場合

本人以外の人も聴くことができる耳鳴で，身体のいずれかの部位に発生源がある。多くは筋性耳鳴である。血管性耳鳴の中に脳動脈瘤など危険な耳鳴が含まれており画像診断が必要となる。

2 耳鳴における鑑別診断の対象疾患

2A　自覚的耳鳴で，聴覚障害を認める場合
［伝音難聴］滲出性中耳炎，慢性中耳炎，真珠腫性中耳炎，耳硬化症 ［感音難聴］内耳性難聴，後迷路性難聴，皮質性難聴
2B　自覚的耳鳴で，聴覚障害を認めない場合
無難聴性耳鳴
2C　他覚的耳鳴
［血管性耳鳴］脳動脈瘤，動静脈奇形，動脈蛇行 ［筋性耳鳴］軟口蓋痙攣

表1　耳鳴の発症の仕方による分類

急性耳鳴
［急性感音難聴に随伴した耳鳴］突発性難聴，Ménière 病，急性音響外傷，薬物中毒 ［慢性の感音難聴があり，突発的に耳鳴を自覚］騒音性難聴，老人性難聴 ［外耳，中耳の炎症があり，突発的に耳鳴を自覚］滲出性中耳炎，急性中耳炎，慢性中耳炎 ［事故・外傷などにより耳鳴を自覚］鼓室内出血，外傷性耳小骨離断，外傷性内耳障害
慢性耳鳴
［急性耳鳴が3か月以上持続したもの］急性感音難聴に随伴した耳鳴，事故・外傷などによる耳鳴の持続 ［徐々に耳鳴が出現し持続するもの］老人性難聴，慢性中耳炎

Case 1

54歳の女性。30歳頃から右側に耳鳴があった。あまり気にならないことがほとんどであったため放置していた。数年前から耳鳴が徐々に大きくなり，最近では一日中聞こえ，夜寝られないほど強く，聞こえも悪くなってきたため来院した。めまい発作の既往はなく，急に振り向いたり，角を急いで曲がるときなど一瞬，フラッとすることがあった。鼓膜所見は正常。純音聴力検査で右中程度感音難聴を認めた。

現時点で，確定診断に必要な検査はどれか。
a　CT
b　MRI
c　眼振検査
d　温度眼振検査
e　自記オージオメトリ

アプローチ

・増強する頑固な耳鳴
・一瞬のふらつき

診断のポイント

増強する頑固な耳鳴，中程度感音難聴（F 2A）。めまい発作はないが，急に振り向いたり，角を急いで曲がるときなど一瞬，フラッとすることから一側の前庭機能が徐々に低下し，来院時には半規管の高度低下あるいは廃絶が疑われる。「自記オージオメトリ（e）」を施行すればⅢ型が出現すると思われる。「眼振検査（c）」では，注視眼振検査，頭位・頭位変換眼振検査ともに眼振は認められず，「温度眼振反応（d）」は右側の高度低下あるいは廃絶と考えられる。機能検査の結果から聴神経腫瘍を疑うことができるが，確定診断には「頭部造影 MRI 検査（b）」が必要である。

現時点での対応

耳鳴に対する対応はない。聴神経腫瘍に対する治療方針を決める必要がある。

考えとして3つの治療方針を説明する。①聴神経腫瘍の大きさによるが，1 cm 以内，第Ⅷ脳神経以外の神経症状がない場合，MRI で大きさの変化を診ながら経過観察する。腫瘍が増大，第Ⅷ脳神経以外の神経症状が出現したら手術を行う。②手術で腫瘍を摘出する。③ガンマナイフ療法。

症状，腫瘍の大きさ，年齢と患者の希望に沿った治療法を選択すべきである。

臨床推論

急に振り向いたり，角を曲がったときの一瞬のふらつきから，一側半規管の機能低下を疑えるかが診断の分かれ目となる。中程度の感音難聴の蝸牛症状からは，聴神経腫瘍を疑うことは難しい。増強する頑固な耳鳴と一瞬のふらつきが，本症例では決め手となる。

正解：b

Case Ⅱ

52歳の男性。1年前から左耳に拍動性の耳鳴が生じ，徐々に大きくなってきたため来院した。鼓膜所見に異常はない。聴力検査で左低音障害型感音難聴を示した。拍動性耳鳴は，心拍に一致するという訴えがあり，オトスコープで聴取すると拍動性雑音を聴取できた。また，聴診器で左こめかみから拍動性雑音が聴取された。

現時点で，診断に必要な検査はどれか。
a 自記オージオメトリ
b 聴性脳幹反応
c 側頭骨 CT
d 頭部 MRI
e 頭部 MRA

アプローチ

・拍動性耳鳴
・拍動性雑音の聴取

診断のポイント

拍動性耳鳴は，内耳の血流を聴いていることが多く，本人以外の人が聴くことはできない。オトスコープ，聴診器で他覚的に血管性雑音が聴取され，他覚的耳鳴と診断される（F1B）。特に，こめかみから血管性雑音が聴取でき，頭蓋内の血管性病変を疑う。血管性病変を疑えば，「頭部 MRA（e）」で血管描写が必要となる。最終的な診断には血管造影が必要である。

現時点での対応

血管病変として，脳動脈瘤，動静脈奇形，血管狭窄・蛇行などが考えられ，血管造影で原因血管と確定診断を行う。治療に関しては，脳神経外科との連携が必要である。

臨床推論

オトスコープ，聴診器での血管性雑音聴取から他覚的耳鳴の診断が付けば，雑音発生源の検索に必要な検査が導かれる。血管性雑音であり，血管描写のできる MRA が必要となる。

正解：e

3-8 鼻出血

馬場 俊吉

鼻出血とは，鼻腔からの出血をいう。

診断のフローチャート

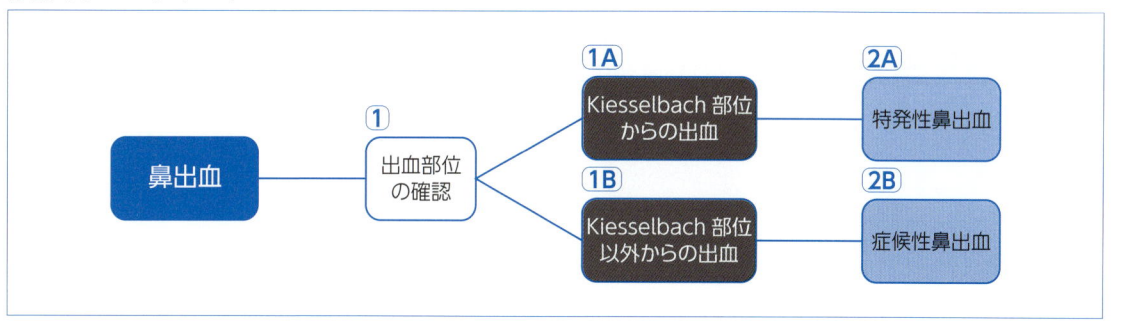

```
鼻出血 → ① 出血部位の確認 ─┬─ 1A Kiesselbach 部位からの出血 ── 2A 特発性鼻出血
                           └─ 1B Kiesselbach 部位以外からの出血 ── 2B 症候性鼻出血
```

1 出血部位の確認

鼻出血の診断は，まず出血部位の確認から始める。

1A 鼻中隔 Kiesselbach 部位からの出血の場合（図1参照）

機械的刺激や乾燥による局所的な問題での出血と考える。鼻出血の 70〜85％ を占める。

1B Kiesselbach 部位以外からの出血の場合

出血部位が，嗅裂や中鼻道など前篩骨動脈，後篩骨動脈領域からの出血であれば高血圧を疑う。普段から鼻閉や血性鼻汁があり，鼻出血を伴う場合には鼻・副鼻腔腫瘍を疑う。出血部位が多発性の鼻出血では，血友病，白血病，血小板減少症を考える。上咽頭血管線維腫は，片側性の鼻出血で始まることが多い。

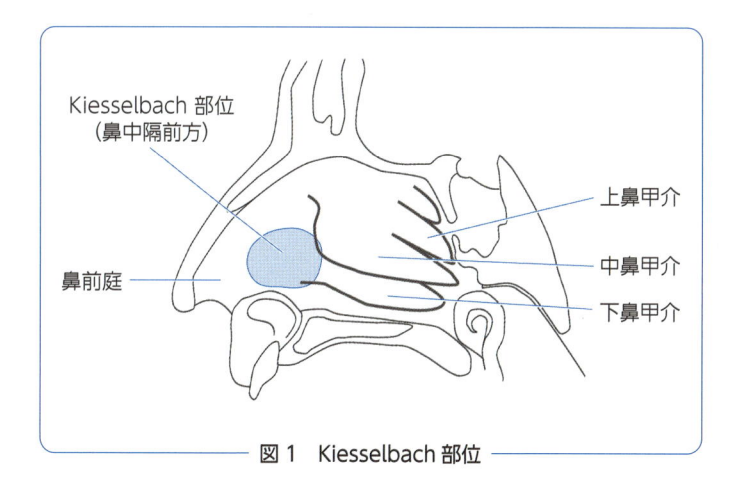

図1 Kiesselbach 部位

2 鼻出血における鑑別診断の対象疾患

2A 特発性鼻出血（Kiesselbach 部位からの出血）
機械的刺激（鼻をいじる），鼻炎，アレルギー性鼻炎，鼻をかむ，くしゃみ，咳
2B 症候性鼻出血（出血の原因疾患がある）
①鼻腔腫瘍（良性，悪性），副鼻腔腫瘍（良性，悪性） ②顔面外傷，頭部外傷 ③高血圧，動脈硬化 ④Osler 病 ⑤血友病，白血病，血小板減少症 ⑥上咽頭血管線維腫

Case I

63歳の男性。2〜3年前から左鼻閉があり臭いが全く感じられず，時々血性鼻汁があった。今朝，強く鼻をかんだところ，左鼻出血があり1時間しても止血しないため来院した。来院時，新鮮血の出血はなく，鼻内は血塊が充満していた。血塊を慎重に除去すると左中鼻道に壊死を伴った腫瘤を認めた。腫瘤は易出血性で，吸引すると出血するため軟膏ガーゼで止血した。

次に行うべき検査はどれか。**2つ選べ**。

a CT
b MRI
c 血管造影
d 病理検査
e 静脈性嗅覚検査

アプローチ

・鼻閉
・嗅覚障害
・血性鼻汁
・鼻出血

診断のポイント

鼻閉は鼻中隔彎曲症，肥厚性鼻炎，アレルギー性鼻炎，副鼻腔炎，鼻茸，鼻・副鼻腔腫瘍など鼻疾患では一般的な症状である。嗅覚障害は，嗅裂の炎症性閉塞，ウイルス感染，鼻茸や良性・悪性腫瘍による閉塞で起こる。血性鼻汁は，良性・悪性の鼻腔・副鼻腔腫瘍で起こることが多い。鼻鏡所見では，左中鼻道に易出血性で壊死を伴った腫瘤を認めており，症状とあわせ鼻腔腫瘍あるいは副鼻腔腫瘍を考える（F 2B）。

次に行うべきこと

「副鼻腔CT（a）」は，鼻腔あるいは副鼻腔腫瘍の進展範囲，骨破壊の有無を判断するために必要である。また，腫瘍の診断は「病理組織診断（d）」で決定されるため，止血処置を考慮した上で壊死部分より深部での組織採取が必要となる。

臨床推論

鼻出血では，出血部位の確認が重要である。本症例のように中鼻道に壊死を伴った易出血性の腫瘤を認めており，悪性腫瘍を疑う所見である。悪性腫瘍を疑えば，当然「CT（a）」での腫瘍の進展具合，「病理診断（d）」が必要となる。

正解：a, d

Case Ⅱ

5歳の男児。以前から鼻を痒がり鼻をいじる癖があった。数か月前から毎日，鼻出血を繰り返しており，母親が血液疾患を心配して受診した。鼻内所見では，両側の鼻中隔Kiesselbach部位に血管の充血を認め，痂皮形成があった。また，下鼻甲介は蒼白で水性鼻汁を認めた。
鼻出血の原因として考えられる疾患はどれか。
a　白血病
b　血友病
c　急性鼻炎
d　小児鼻副鼻腔炎
e　アレルギー性鼻炎

アプローチ

・鼻を痒がる
・鼻をいじる癖がある
・Kiesselbach部位の充血
・下鼻甲介蒼白，水性鼻汁

診断のポイント

Kiesselbach部位に充血と痂皮形成があり，出血点はKiesselbach部位と考える。鼻を痒がり，下鼻甲介の蒼白と水性鼻汁が認められることから「アレルギー性鼻炎（e）」を考える。鼻のかゆみがあり，かゆみが原因で鼻をいじることが癖になっているため，物理的刺激による出血と考える（F2A）。

現時点での対応

機械的刺激をやめさせることが出血防止になる。
アレルギーの原因抗原を調べるとともに抗ヒスタミン薬の与薬を行う。家族に出血の原因（鼻をいじる）を説明し，鼻をいじらせないように指導する。また，出血時には鼻翼を鼻中隔方向に圧迫することで，止血できることを説明する。

臨床推論

「アレルギー性鼻炎（e）」のために鼻のかゆみが生じ，鼻をいじることで鼻中隔に傷ができ，出血を繰り返すようになったと考える。小児の鼻出血の多くは機械的刺激が原因で，Kiesselbach部位からの出血であり，鼻をいじらせないことで止血する。また，鼻をいじる原因を検索し，原因に対して加療を加える。

正解：e

3-9 咽頭痛

伊藤 昭彦

咽頭痛とは，のどの痛みをいう。

診断のフローチャート

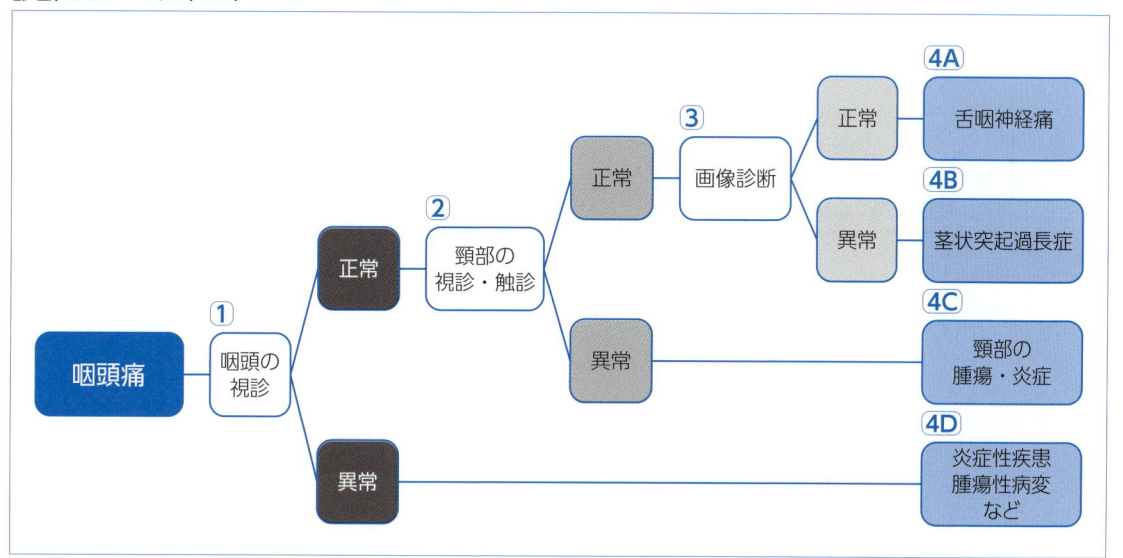

```
咽頭痛 →①咽頭の視診→ 正常 →②頸部の視診・触診→ 正常 →③画像診断→ 正常 →4A 舌咽神経痛
                                                        異常 →4B 茎状突起過長症
                                          異常 →4C 頸部の腫瘍・炎症
              異常 →4D 炎症性疾患 腫瘍性病変 など
```

1 咽頭の視診

　咽頭の疾患は視診で診断できることが多い。視診にて炎症性疾患・腫瘍性疾患・外傷・異物などを見分ける必要がある。

　炎症性疾患であれば，咽頭炎，扁桃炎，扁桃周囲炎などの鑑別も必要になる。腫瘍性病変であれば，良性・悪性の鑑別を行う。必要に応じて画像診断，菌検査，組織検査も行って，さらに診断を確実なものにする。

2 頸部の視診・触診

　咽頭に異常が認められない場合は頸部の触診を行い，咽頭以外の疾患を疑う。頸部腫瘍や亜急性甲状腺炎なども咽頭痛をきたす。

3 画像診断

　転移性腫瘍など触診で明らかでない場合もあり画像診断が必要なこともある。茎状舌骨靱帯の化骨によって生じると考えられている茎状突起過長症も咽頭痛を起こす疾患である。口腔内からの触診や画像診断が有用である。

　この画像診断でも正常の場合，舌咽神経痛が考えられる。発作的に舌咽神経領域に生じる激痛であり，trigger zone がある。器質的疾患の除外が必要である。

4 咽頭痛における鑑別診断の対象疾患

4A	舌咽神経痛
4B	茎状突起過長症
4C	頸部の腫瘍・炎症（咽頭以外によるもの）
	頸部の悪性腫瘍，亜急性甲状腺炎など
4D	炎症性疾患，腫瘍性病変，異物・外傷など
［炎症性］	急性咽頭炎，慢性咽頭炎の急性増悪 急性扁桃炎，慢性扁桃炎の急性増悪 扁桃周囲炎，扁桃周囲膿瘍 特殊な扁桃炎（伝染性単核球症，プラウト・ワンサンアンギーナ，猩紅熱など） 特殊な咽頭炎（カンジダ症，結核，梅毒，ジフテリアなど） 咽後膿瘍，副咽頭間隙膿瘍
［腫瘍性］	咽頭癌，悪性リンパ腫など
［異　物］	魚骨，金属など

3-9 咽頭痛

Case 1

24歳の男性。2日前から急激に増強する咽頭痛と開口障害とを主訴に来院した。1週前から咽頭痛を自覚していた。咽頭痛のため今朝から唾液も飲み込めないという。体温38.4℃。白血球12,800。CRP 5.7 mg/dL。咽頭所見（**写真No. 8**）を別に示す。

まず行うべきことはどれか。

a 生　検
b 気管切開
c 切開排膿
d 酸素投与
e 中心静脈栄養

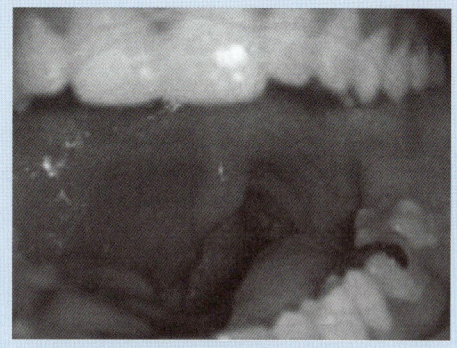

(p. xiii 参照)

アプローチ

- 1週前からの、咽頭の痛み
- 2日前からの、咽頭痛と開口障害の増強
- 発熱　・白血球、CRPなどの炎症反応高値

画像診断

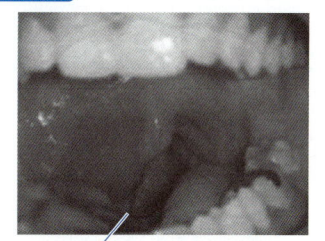

右扁桃が腫脹しており、膿瘍の形成を疑う

診断のポイント

現病歴から**咽頭の炎症性疾患**が考えられる。**急性咽頭炎、急性扁桃炎、扁桃周囲膿瘍**などが挙げられる。診断には扁桃周囲膿瘍が当てはまる（F**4D**）。

まず行うべきこと

扁桃周囲膿瘍でまず問題になるのが、**痛みと経口摂取の不能**である。固形物だけでなく水分の摂取も困難となる。水分が摂れないことにより脱水症状を引き起こしてしまうこともある。また、炎症が進行すると頸部膿瘍へ増悪することもある。

膿瘍が形成されている場合、「**切開排膿**（c）」が原則であり、排膿できれば急激に痛みが軽減する。また、点滴などによる**水分補給**や**抗菌薬**による治療も必要となる。

臨床推論

膿瘍の形成があるかないかで、切開するかどうかを判断しなければならない。また、切開する場合でも患者側の**基礎疾患の有無**、**切開のリスク**なども考慮しなければならない。

患者が心疾患などによりワーファリンを内服している場合など出血が止まらなくなる危険性がある。また、患者により、切開することで血圧低下し脳貧血を起こし意識障害を起こすこともあるため、慎重に行うことが必要となる。

正解：c

Case Ⅱ

68歳の男性。咽頭痛と呼吸困難を主訴に来院した。

現病歴：3か月前より咽頭痛を認めていた。風邪と思い市販の風邪薬を飲んでいたが，痛みは治まらなかった。1か月前から左頸部に腫瘤を認めるようになった。そのころから食事摂取が困難になり嗄声も出現してきた。この1か月で，体重が5kg減少したという。この数日ほとんど経口摂取が困難となり呼吸困難感も出現し来院した。

既往歴：特記すべきことはない。

生活歴：喫煙は40本/日を約40年。飲酒はウイスキー2，3杯/日を約40年。

現　症：舌圧子で観察する範囲で口腔内や咽頭には異常を認めなかった。左頸部に3cmの可動性不良なやや硬い腫瘤を触れる。腫瘤は圧痛を認めない。吸気性喘鳴を認める。SpO₂ 92%（room air）。

この時点での対応として適切なのはどれか。

a 切開排膿
b 頸部郭清
c 気管切開
d 放射線治療
e 中心静脈栄養

アプローチ

・咽頭痛と呼吸困難
・頸部腫瘤と嗄声
・生活歴：タバコと酒

診断のポイント

　　中高年の男性であり，タバコや酒の常習は**悪性腫瘍**との因果関係が疑われる。悪性腫瘍で咽頭痛や呼吸困難を生じるものとしては**喉頭癌**あるいは**下咽頭癌**，**中咽頭癌**などが考えられる（F 4C）。嗄声と経口摂取困難は，**喉頭癌の咽頭への進展**あるいは**咽頭癌の喉頭への進展**のどちらの可能性もありうる。**頸部腫瘤**は頸部リンパ節への転移の可能性が高い。

現時点での対応

　　現時点で，病状が進行すると**窒息**を起こす可能性が高い。窒息を避けるためには**気道確保**が最優先されるべきである。気道確保のためには気管挿管や「**気管切開（c）**」を行うが，喉頭に病変が予測され気管挿管が困難な可能性が大であるため，気管切開が選択される。

臨床推論

　　確定診断にかかわらず，呼吸困難を認める患者では気道確保が最優先される。

正解：c

3-10 嗄 声

伊藤 昭彦

嗄声とは，**声の音質の異常**をいう。

診断のフローチャート

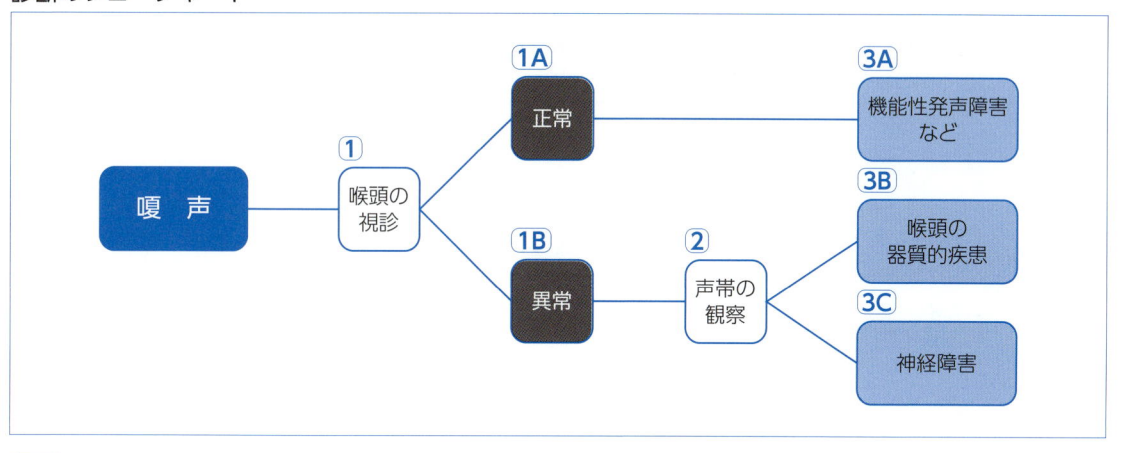

```
                    1A  正常 ─────────── 3A  機能性発声障害
                                              など
       ①  喉頭の
嗄声 ─  視診                              3B  喉頭の
                                              器質的疾患
                    1B  異常 ─  ②  声帯の
                                    観察
                                          3C  神経障害
```

1 喉頭の視診

まず喉頭の視診が診断に最も重要である。喉頭を観察するには，**間接喉頭鏡**や直達喉頭鏡，**喉頭ファイバースコピー**，側視型喉頭内視鏡による検査があるが，間接喉頭鏡や喉頭ファイバースコピーが広く用いられている。

なお，発声器官に明らかな器質性の異常がないにもかかわらず音声障害を呈する場合を**機能性発声障害**と呼ぶ。この場合には心因性あるいは精神神経症と考えられるものと，声の乱用や誤った発声方法などによるものがある。

2 声帯の観察

声帯を直接観察することで，**喉頭炎**，**声帯ポリープ**，**喉頭癌**などの診断ができる。喉頭癌などでは**組織検査**が必要になる。

また，**神経障害**も考えられる。声帯を支配する**反回神経**は，左は大動脈弓を迂回し，右は鎖骨下動脈を迂回し気管と食道の間を上行し喉頭に分布する。この長い走行のため，様々な障害を受けやすい。

3 嗄声における鑑別診断の対象疾患

3A 機能性発声障害，呼吸器の障害，全身衰弱など
心因性，声の乱用，肺炎，肺癌
3B 喉頭の器質的疾患
声帯ポリープ，声帯結節，ポリープ様声帯，喉頭炎，喉頭癌，声帯溝症
3C 神経障害
［神経の圧迫や悪性腫瘍などの浸潤］大動脈瘤，頸部リンパ節の腫脹，肺・縦隔洞腫瘍の浸潤，食道癌，甲状腺癌の浸潤や気管挿管後 ［神経の損傷］交通事故などによる頸部の外傷，甲状腺手術や胸郭内の手術の副損傷 ［原因不明のもの］特発性麻痺

Case 1

28歳の女性。3か月前からの嗄声を主訴に来院した。風邪かと思い感冒薬を内服するも改善せず、そのうち治ると思い放置していた。呼吸困難はない。食事摂取も問題は認めない。保母の仕事をしている。喫煙歴はない。

まず行うべきことはどれか。

a 胸部の聴診
b 胸部エックス線撮影
c 頭部CT・MRI検査
d 上部消化管内視鏡検査
e 喉頭ファイバースコピー

アプローチ

・3か月前からの嗄声
・呼吸困難，嚥下障害は認めない
・保母の仕事

診断のポイント

まずは声帯に**器質的疾患**がないか調べる必要がある（F②）。保母という仕事柄，**声の多用**が推測される。それにより**声帯ポリープ，声帯結節，ポリープ様声帯**などをきたす可能性が高い。したがって，「**喉頭ファイバースコピーによる声帯の観察（e）**」が診断には最も有用である。

まず行うべきこと

声帯の観察により器質的疾患がないか確認する必要がある。器質的疾患がない場合には**運動障害の有無**を観察する。器質的疾患も運動障害も認めない場合は，**機能性発声障害**や全身的な問題を検索する必要がある。

臨床推論

喉頭ファイバースコピーにて器質的疾患が認められれば，それに対する治療を行っていく。この患者の場合，年齢が若く喫煙歴もないことから喉頭癌などは否定的である。また仕事で声を多用することから，声帯ポリープなどの器質的疾患が最も疑われる。

もし，器質的疾患が認められず，**反回神経麻痺**が認められた場合には「胸部エックス線撮影（b）」により**肺や縦隔の疾患**の精査や**甲状腺疾患，食道疾患**の精査を行う必要もある。

正解：e

Case Ⅱ

54歳の女性。嗄声を主訴に来院した。5年前から左前頸部にしこりを自覚していたが放置していた。1か月前から嗄声を自覚するようになった。左前頸部に4cm大の硬い腫瘤が触診される。腫瘤の可動性は悪い。圧痛は認めない。喉頭ファイバースコピーにて観察すると左の声帯の麻痺を認めた。
まず行うべきことはどれか。
a　気道確保
b　血液検査
c　呼吸機能検査
d　頸部超音波検査
e　胸部エックス線撮影

アプローチ

- 1か月前からの嗄声
- 5年前からの左前頸部のしこり

診断のポイント

頸部の腫脹から**甲状腺腫瘍**あるいは**頸部の腫瘍性病変**を疑う。左の**反回神経麻痺**もあることから腫瘍は悪性であり，神経に浸潤している可能性が高い（F**3C**）。腫瘍がどこから生じているのか，まずは**画像診断**が必要となる。

前頸部ということから甲状腺腫瘍，その他の頸部腫瘍，転移性腫瘍，食道癌なども鑑別に挙げられる。

まず行うべきこと

嗄声は1か月前からであり，左の反回神経麻痺はあるが，右の声帯は動いていると思われるので気道は保たれていると考えられる。呼吸困難の自覚は記載されていない。**呼吸状態の緊急性**は現時点では考えられないので，「気道確保（a）」の必要性はない。

ただし，まれに**両側声帯麻痺**をきたすことがあり，正中で声帯が固定すると呼吸困難になるため，両側声帯麻痺がある場合は気道確保が最優先される。

この患者ではまずは診断を進めていくことが求められる。選択肢の中では「**頸部の腫瘤の精査（d）**」をまず行う必要がある。

臨床推論

今後治療していくにあたり，確定診断が求められる。そのため，腫瘍性病変がどこから生じているのかを把握する必要がある。

甲状腺癌を疑うならば，CT検査や超音波検査，場合によっては細胞診，ホルモン値の測定なども行っていかなければならない。**食道癌**を疑う場合は上部消化管内視鏡や造影検査も行い，診断を確定しつつ病状の広がりを把握する。

正解：d

Chapter 4　呼吸器，心臓，血管

1. 咳嗽，喀痰 …………………………………… 158
2. 血痰，喀血 …………………………………… 167
3. 喘　鳴 ………………………………………… 173
4. 呼吸困難，息切れ …………………………… 177
5. チアノーゼ …………………………………… 183
6. 胸痛，胸部圧迫感 …………………………… 191
7. 失　神 ………………………………………… 202
8. 動　悸 ………………………………………… 208
9. 頻脈，徐脈 …………………………………… 214
10. 不整脈 ………………………………………… 223
11. 高血圧 ………………………………………… 230

4-1 咳嗽，喀痰

塙　篤雄

[咳　嗽]

咳嗽とは気道粘膜への刺激に対する反応であり，異物を排除しようとする生体の防御反応をいう。

咳嗽受容体の存在部位は，咽頭，喉頭，気管，気管支，細気管支，胸膜，外耳道などである。そして，次のような機序で起こる。

①咳嗽受容体への刺激→②迷走神経・上喉頭神経による求心路→③咳嗽中枢である延髄による遠心路→④咳嗽発生

また，治療としては，それぞれ基礎疾患の治療を行う。対症療法として，乾性咳嗽には鎮咳薬を，湿性咳嗽には去痰薬を，それぞれ処方する。

診断のフローチャート

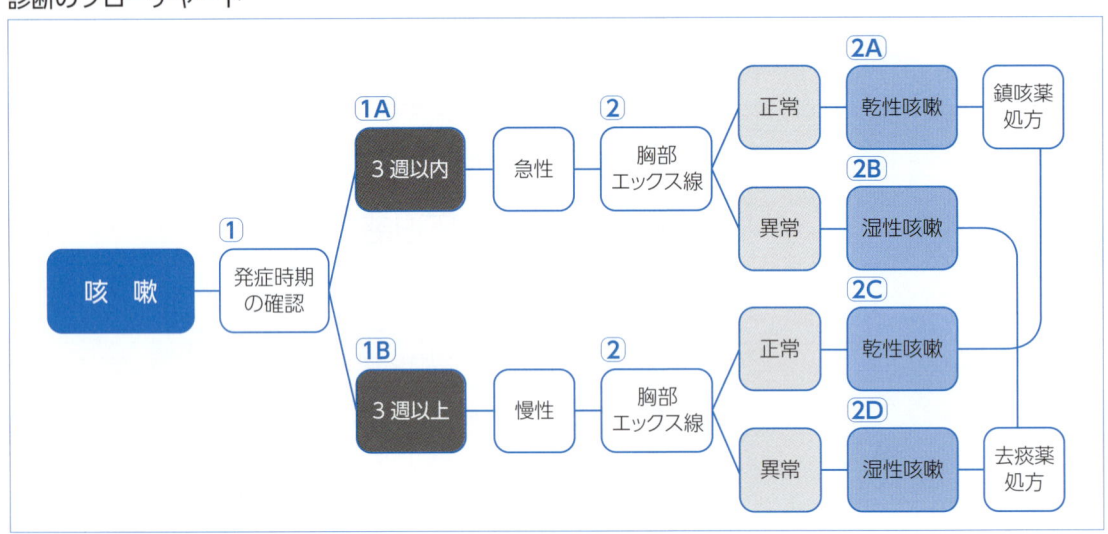

```
咳嗽 → ①発症時期の確認 →
  1A 3週以内 → 急性 → ② 胸部エックス線 → 正常 → 2A 乾性咳嗽 → 鎮咳薬処方
                                        → 異常 → 2B 湿性咳嗽
  1B 3週以上 → 慢性 → ② 胸部エックス線 → 正常 → 2C 乾性咳嗽
                                        → 異常 → 2D 湿性咳嗽 → 去痰薬処方
```

1 発症時期の確認

発症時期が3週以内の急性なのか，3週以上前から続く慢性なのか，分けて考える。

2 胸部エックス線検査

正常であれば乾性咳嗽へ，異常が認められれば湿性咳嗽へ，それぞれ分類される。その多くは，乾性咳嗽である。

また，湿性咳嗽の場合は，問診の際に内服薬の確認や呼吸器以外の疾患の確認も大事である。なお，随伴症状の有無と内容によっても分けて考えられる（表1参照）。

表1　咳嗽と随伴症状

随伴症状（＋）
［喘鳴］気管支喘息など ［**発熱**］肺炎，結核，マイコプラズマなど ［**胸痛**］自然気胸，胸膜炎など
随伴症状（－）
咳喘息，百日咳，心因性など

3 咳嗽における鑑別診断の対象疾患

2A　急性乾性咳嗽
かぜ症候群，自然気胸，胸膜炎，異物吸引
2B　急性湿性咳嗽
肺炎，気管支喘息，肺水腫
2C　慢性乾性咳嗽
肺線維症，肺癌，胃食道逆流症〈GERD〉，薬剤性（ACE阻害薬），後鼻漏，心因性など
2D　慢性湿性咳嗽
肺気腫，慢性気管支炎，気管支拡張症，結核，副鼻腔気管支症候群など

［喀　痰］

喀痰とは，呼吸器などのアセスメントにおいて重要な情報を有している気道分泌物のことをいう。

診断のフローチャート

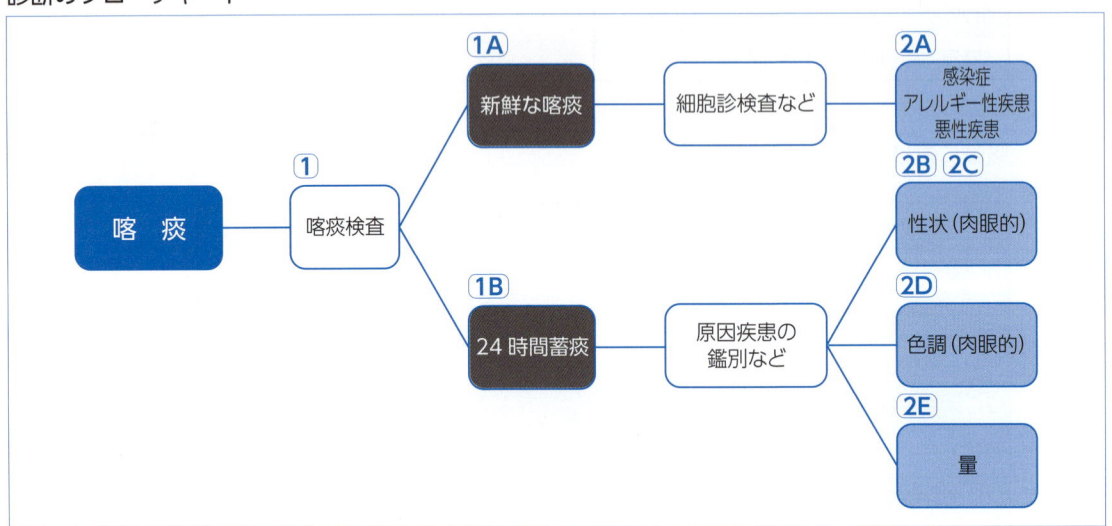

```
喀痰 → ① 喀痰検査 ┬ 1A 新鮮な喀痰 ─ 細胞診検査など ─ 2A 感染症／アレルギー性疾患／悪性疾患
                   │
                   └ 1B 24時間蓄痰 ─ 原因疾患の鑑別など ┬ 2B 2C 性状（肉眼的）
                                                        ├ 2D 色調（肉眼的）
                                                        └ 2E 量
```

1 喀痰検査

新鮮な喀痰の場合と **24 時間蓄痰**の場合で，分けて考えていく。

新鮮な喀痰は唾液ではないことが重要であり，24 時間蓄痰では目盛り付き透明容器を使用する。また，喀痰症状が出現しているときに，まず診るポイントとして次のものがある。

【問診事項】
①発症時期（喀痰が1日のうちで何時ころに多いか，など）
②症状（喀痰の性状は膿性か非膿性か，発熱の有無，など）
③既往歴
④喫煙歴（1日の喫煙本数・年数，受動喫煙の有無）
⑤薬剤服用の有無

【診察所見】
①呼吸音の聴診
②聴診の部位・方法（痰は背部で聴取しやすい→呼気・吸気で行う）
③呼吸副雑音（連続性，断続性ラ音）

【検査とアセスメント】
①画像検査（胸部エックス線，CT →異常の有無）
②血液検査（白血球，CRP 上昇の有無，さらに好酸球，IgE 増加の有無）
③喀痰塗抹検査，細胞診
④鼻腔・咽頭ぬぐい液
⑤肺機能検査
⑥気管支鏡検査

なお，出現時期によっても分けて考えられる（**表2**参照）。

表2　喀痰と出現時期

夜間就眠時	慢性気管支炎
就眠後数時間	肺水腫
夜間～早朝	気管支喘息
起床時	気管支拡張症，慢性副鼻腔炎

2 喀痰における鑑別診断の対象疾患

2A　新鮮な喀痰の場合

【好中球増加】細菌・真菌感染症
【好酸球増加】気管支喘息
【腫瘍細胞(＋)】肺癌などの悪性腫瘍

2B　24時間蓄痰で，性状が漿液性・粘液性・膿性の場合

【漿液性】気管支喘息，肺胞上皮癌など
【粘液性】肺気腫，慢性気管支炎など
【膿性*1】細菌性・真菌性肺炎，びまん性汎細気管支炎

2C　24時間蓄痰で，性状が血性（血痰）*2の場合

【腫瘍性】肺癌
【炎症性】結核，肺アスペルギルス症，気管支拡張症
【臓器別】[肺疾患] Goodpasture 症候群，多発血管炎性肉芽腫症（Wegener 肉芽腫症），肺塞栓症
　　　　　[心疾患] うっ血性心不全
　　　　　[血液疾患] 再生不良性貧血，特発性血小板減少性紫斑病〈ITP〉，白血病

2D　24時間蓄痰で，色調が無色透明・黄色・緑色・褐色の場合

【無色透明】気管支喘息，肺胞上皮癌
【黄色】細菌性・真菌性肺炎，びまん性汎細気管支炎，急性・慢性気管支炎
【緑色】緑膿菌感染症
【褐色】肺真菌症，肺吸虫症（色調が鉄さび状の場合は，肺炎球菌）

2E　24時間蓄痰で，量が少量・中等量・多量*3の場合

【少量】肺気腫
【中等量】気管支喘息，慢性気管支炎
【多量】びまん性汎細気管支炎，気管支拡張症，肺膿瘍，肺胞上皮癌

*1（白血球成分が多い）
*2 喀出血液量が 2 mL/日以上を喀血という。
*3 少量（10 mL/日以下），中等量（10～150 mL/日），多量（150 mL/日以上）

Case 1

60歳の女性。3日前から咳嗽があり，本日朝から39.4℃の発熱，鉄さび色がかった膿性痰および右胸痛があり，来院した。白血球16,400（桿状核好中球12%，分葉核好中球72%，好酸球1%，単球3%，リンパ球12%）。CRP 20.2 mg/dL。胸部エックス線写真を別に示す。

まず行うべき検査はどれか。
a 喀痰塗抹鏡検
b 気管支肺胞洗浄
c 経気管支肺生検
d スパイロメトリー
e マイコプラズマ抗体価測定

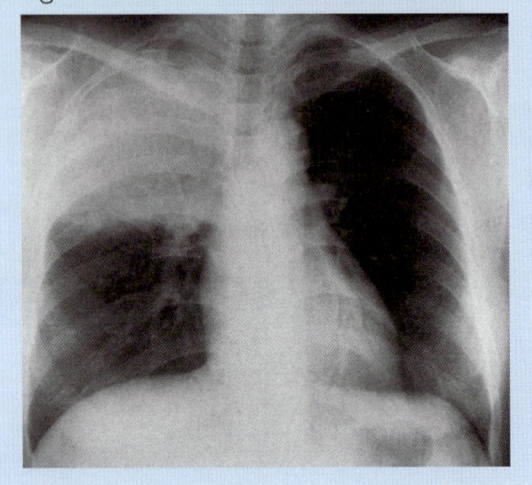

アプローチ

・3日前からの咳嗽
・本日朝からの①39.4℃の発熱，②鉄さび色がかった膿性痰，③右胸痛

診断のポイント

胸部エックス線写真で，右上葉に一致して気管支透亮像を伴う広汎な浸潤影を認め，大葉性肺炎と診断される。また，主訴の高熱，鉄さび色がかった膿性痰などから，肺炎球菌性肺炎という診断仮説が立てられる。

一方，対立仮説として，肺炎球菌以外の細菌性肺炎，ウイルス性肺炎，真菌性肺炎が考えられる。また，60歳という年齢から，悪性腫瘍などの基礎疾患から併発する肺炎も考えられる（[咳嗽] F 2B）。これらも考慮して，検査を進めていく。

画像診断

右上葉に一致した広汎な浸潤影を認める（大葉性肺炎）

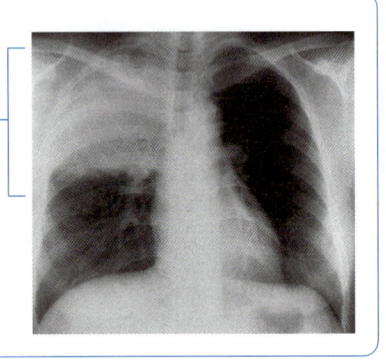

まず行うべきこと

画像所見から大葉性肺炎の診断で問題ないが，その原因までは確定できていない。そこで，痰の性状を踏まえると，その原因として肺炎球菌が最も疑われるが，その仮説を証明するためには次の検査が重要となる。

それは「喀痰塗抹鏡検（a）」であり，これを行って起因菌を同定する。もっとも，臨床では

培養結果が出る前に抗菌薬の治療を始める場合が多い。しかし，最善の抗菌薬を選択することが望ましいのは言うまでもない。

また，肺炎球菌性肺炎では早期に菌血症，敗血症に移行する可能性が高く，血液培養も，まず行うべきことである。

臨床推論

基本的には肺胞内で炎症を起こし，画像所見で浸潤影がみられるものを肺炎というが，その原因は，細菌性と非細菌性（ウイルス，マイコプラズマ，クラミジアなど）に分けられる。

基礎疾患のない健常者に発症した市中肺炎，糖尿病，癌などの基礎疾患を有するもの，ステロイドや免疫抑制薬服用者，高齢者などは日和見感染症として発症する肺炎と大きく分けられるが，起炎菌や使用する抗菌薬が異なるので区別して考えることが大事である。

発熱・全身倦怠感・咳嗽・喀痰・呼吸困難感の有無によって臨床的に推論し，仮説を立て，診察，基本的検査，初期治療に進むことが肝要となる。

本症例では，高熱があり，痰の性状が鉄さび色がかっており，基本的検査の中の胸部エックス線写真で大葉性肺炎像を示しているので，疑診として肺炎球菌性肺炎としてさらなる検査，診断，治療と流れてゆくのである。

正解：a

Case Ⅱ

58歳の男性。腹部外傷のため全身麻酔下に開腹手術を受け，気管内挿管のままICUに収容された。生来健康で，喫煙歴は20歳から20本/日程度である。術前の胸部エックス線写真と心電図に異常はなかった。ICU入室時，人工呼吸下の血行動態は安定し呼吸音に異常はなく，動脈血ガス分析（調節呼吸，F_IO_2 0.4）はpH 7.41，PaO_2 128 Torr，$PaCO_2$ 36 Torr，B.E. －1 mEq/L。入室の翌朝，左肺の呼吸音が消失し，動脈血ガス分析（間欠的強制換気〈IMV〉，F_IO_2 0.4）はpH 7.34，PaO_2 65 Torr，$PaCO_2$ 44 Torr，B.E. －3 mEq/Lであった。血行動態に変化はみられない。このときの胸部エックス線写真を別に示す。

この時点での対応として適切なのはどれか。

a 左肺葉切除
b 血栓溶解療法
c 胸腔ドレナージ
d 呼気終末陽圧〈PEEP〉適用
e 気管支ファイバーによる喀痰吸引

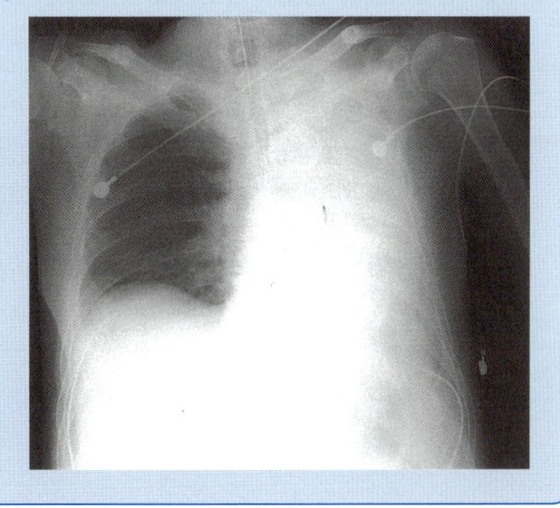

アプローチ

- 術前では諸検査に異常はない
- 術後 ICU 入室時，患者の状態は安定していた
- ICU 入室の翌朝，血液ガスが増悪し左肺の呼吸音が消失した

画像診断

左肺のほぼ全体にわたる含気の低下を認める

縦隔の左側への偏位を認める

診断のポイント

術後急性期の増悪変化で考慮する病態には，**肺水腫・ARDS**，**術後無気肺**，**肺塞栓症**，**心不全**，**気胸**などがある。本症例では循環動態は安定していて，肺塞栓症や心不全の可能性は低い。

また，胸部エックス線写真から，左肺のほぼ全体にわたる含気の低下，縦隔の左側への偏位を認め，術後無気肺が最も考えられる（気胸の画像所見ではない）。

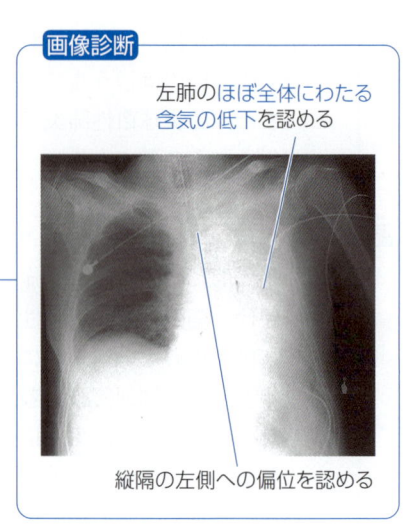

その原因としては，患者は長年喫煙し喀痰が多い可能性が高く，**喀痰による無気肺**という仮説が立てられよう。

現時点での対応

術後は種々の要因で喀痰を生成し，それによって無気肺を起こすことが分かっている。本症例でも喀痰によると思われる無気肺が発生しており，これを改善させるためには，「**気管支ファイバーによる喀痰吸引（e）**」での**去痰**がこの時点での対応として最善である。

なお，「**左肺葉切除（a）**」は，この時点での対応としては**禁忌**に近い。また，「血栓溶解療法（b）」は**肺塞栓**の治療に，「胸腔ドレナージ（c）」は**気胸**の治療に，そして「PEEP（d）」は呼気時に陽圧をかけて肺の虚脱を防止するもので**肺水腫・ARDS** の治療に，それぞれ用いられている。

臨床推論

特有の症状（咳嗽，喀痰，血痰，喘鳴，発熱など）がなくても，聴診で呼吸音の低下（本症例では消失）がみられたとき，臨床的に推論を正確にしてゆくことは大変重要である。

検査として，まずは胸部エックス線，CT などで部位の同定をして，可能であれば，気管支ファイバースコープを使用し確定診断に進んでゆく。

胸部エックス線で，肺区域，肺葉に一致した透過性の低下，縦隔の患側への偏位，患側の横隔膜挙上などの所見が得られれば，肺葉や肺区域内の含気量が減少した無気肺と診断が可能となる。

この場合，原疾患の治療が第一であり，術後などの気道分泌物貯留によるものでは，吸入療法や体位ドレナージ，気管支ファイバースコープによる吸引などで積極的に治療する。

正解：e

Case Ⅲ

73歳の男性。2か月前からの咳，痰（ときに血痰），微熱および全身倦怠感を主訴に来院した。この2か月で体重は3kg減少し，盗汗を自覚することが多い。体温 37.6℃。脈拍 96/分，整。聴診上は特に異常を認めない。血液所見：赤血球 390万，白血球 6,700。胸水所見：胸水・血清蛋白濃度比 0.6，胸水・アデノシンデアミナーゼ活性高値。セフェム系抗菌薬で症状は改善しなかった。胸部エックス線写真を別に示す。

現時点での検査結果として**考えにくい**のはどれか。

a 胸水は滲出性である。
b 胸水の細胞分画はリンパ球優位である。
c 喀痰塗抹 Grocott 染色陽性である。
d 小川培地による喀痰培養でコロニー陽性である。
e 気管支肺胞洗浄液の核酸増幅法〈PCR 法〉は抗酸菌陽性である。

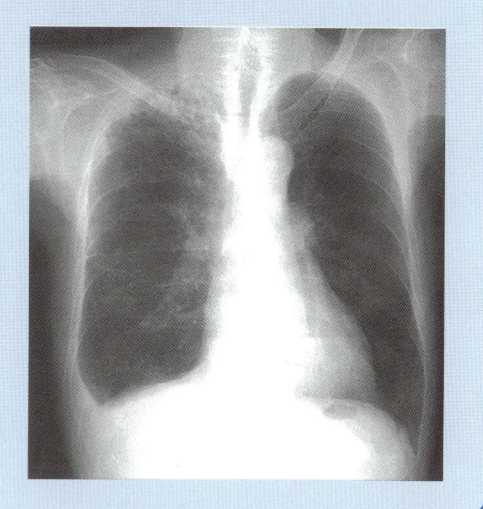

アプローチ

- 2か月前からの①咳，痰，②微熱，③全身倦怠感
- 体重減少，盗汗
- 異常と思われる検査所見
    体温 37.6℃→微熱
    胸水・血清蛋白濃度比 0.6→滲出性胸水
    胸水・アデノシンデアミナーゼ活性高値
    →結核性胸膜炎，慢性膿胸など

画像診断

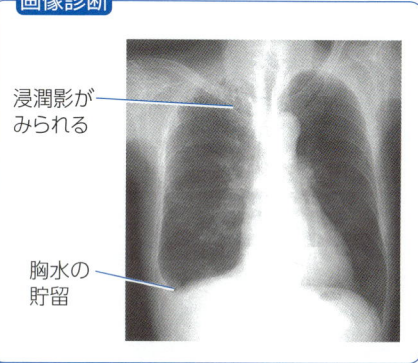

浸潤影がみられる
胸水の貯留

診断のポイント

セフェム系抗菌薬が無効なので，一般細菌による感染症の可能性は低い。慢性に経過する咳と痰，さらに発熱を伴う滲出性の胸水貯留から，悪性腫瘍，感染性胸膜炎，膠原病などを基礎疾患にもつ胸水が鑑別対象となる。

本症例では胸水においてアデノシンデアミナーゼ活性高値で，結核性胸膜炎の診断仮説が立てられる（[咳嗽]F2D／[喀痰]F2C）。

現時点での対応

検査は診断確定に欠かせない。
①胸水・血清蛋白濃度比 0.6（≧0.5）→滲出性であり，結核などの炎症性胸水を考える（a）。

②胸水の細胞分画でリンパ球優位の場合→結核，悪性リンパ腫，膠原病などを鑑別する（**b**）。
③抗酸菌の塗抹はZiehl-Neelsen染色→結核の検出で大事（**c**）。
④小川培地での培養→抗酸菌の培養である（**d**）。
⑤PCR〈Polymerase Chain Reaction〉法を使う→定型抗酸菌である結核菌や非定型抗酸菌である *M. avium* complexなどの診断を行う（**e**）。

臨床推論

　最近，肺結核の集団感染事例が多数報告されており，厚労省は結核感染対策を重視しており，医師国家試験などでも出題頻度が高くなっている。

　2週間以上持続する咳嗽，喀痰，微熱，盗汗，全身倦怠感などの症状もあれば，臨床的に結核を推論し，まず胸部エックス線撮影を行う。

　胸膜炎の合併を疑った場合は，胸水検査を施行し，細胞分画をしたり，その性状で滲出性かどうかの確認，さらに可能であれば，気管支肺胞洗浄液の核酸増幅法〈PCR法〉で診断を確定する。

正解：**c**

4-2 血痰，喀血

中村 博幸

血痰とは喀痰に血液が付着したものをいい，喀血とは血液そのものが喀出されたものをいう。しかし，両者は明確に区別されているわけではなく発生機序は共通と考えられる。

診断のフローチャート

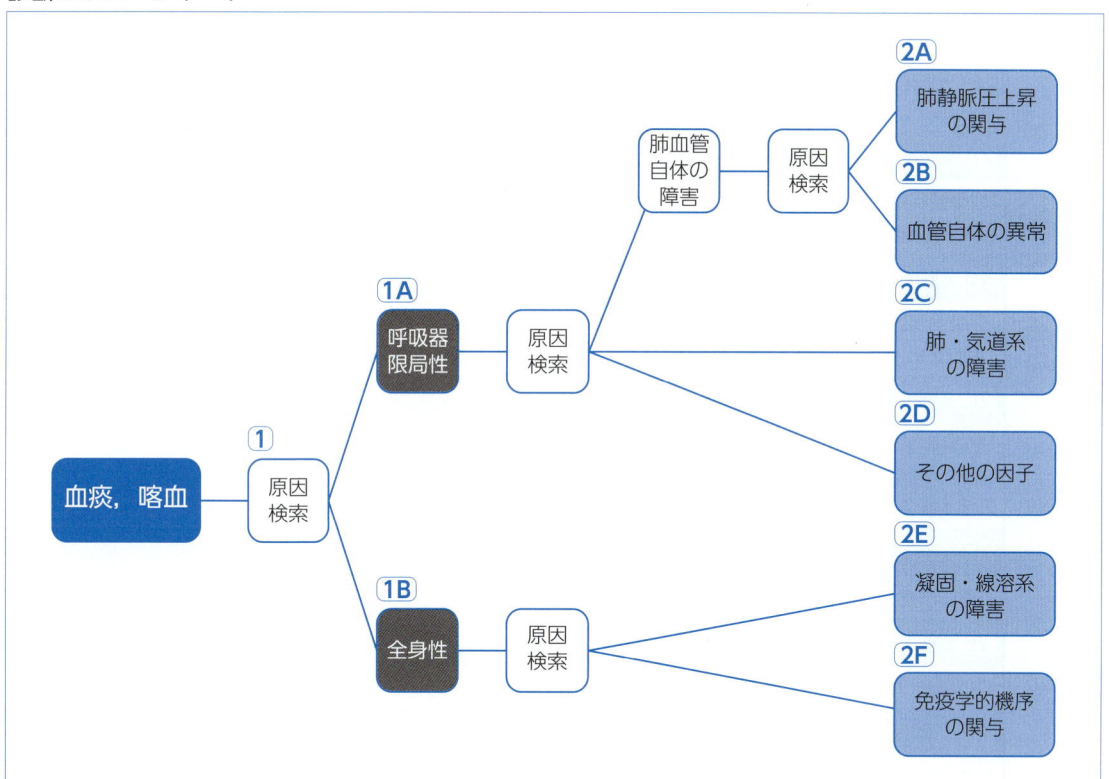

```
血痰，喀血 ─ ① 原因検索 ┬ 1A 呼吸器限局性 ─ 原因検索 ┬ 肺血管自体の障害 ─ 原因検索 ┬ 2A 肺静脈圧上昇の関与
                                                                              └ 2B 血管自体の異常
                                                      ├ 2C 肺・気道系の障害
                                                      └ 2D その他の因子
                        └ 1B 全身性 ─ 原因検索 ┬ 2E 凝固・線溶系の障害
                                              └ 2F 免疫学的機序の関与
```

1　原因検索

　呼吸器系に比較的限局した因子が関与するときには肺血管系自体の障害や外傷，異物，炎症および腫瘍などによる気道損傷，肺血管の破綻が原因となる（F 1A）。
　一方，全身性の因子が関与するときには皮膚・粘膜の出血斑などがあれば，血液凝固・線溶系の障害が疑われる。また，膠原病関連疾患による免疫学的機序が原因となることがある（F 1B）。

1A　呼吸器系に比較的限局した因子の場合

　肺静脈圧上昇や血管自体の異常が関与し，呼吸器疾患や循環器疾患が考えられる場合（F 2A）と体循環，肺循環に関与する血管自体の異常が原因となる場合（F 2B）がある。2A では血液検査，胸部エックス線写真，胸部 CT，心電図，心エコーなどが，2B では胸部 CT，血管造影

などが，それぞれ診断に有用である。
　また，外傷・異物などによる気道損傷が原因となる場合（F2C）や消化器疾患や生理周期などが関与する場合（F2D）もある。2Cでは病歴聴取，血液検査，胸部エックス線写真，胸部CTなどが，2Dでは既往歴も含めた病歴聴取が，それぞれ診断に有用である。

1B　全身性因子の場合

　血小板，血液凝固・線溶系の障害が原因となる場合（F2E）と免疫学的機序の関与する疾患が原因となる場合（F2F）がある。2Eでは凝固因子，凝固・線溶系マーカーが診断に有用となり，2Fでは抗好中球細胞質抗体〈ANCA〉，抗基底膜抗体や全身性エリテマトーデス〈SLE〉関連の自己抗体などの測定が診断に有用である。

2　血痰，喀血における鑑別診断の対象疾患

2A　肺静脈圧上昇が関与（呼吸器疾患や循環器疾患が原因）
[呼吸器疾患] 肺高血圧症，肺血栓塞栓症 [心疾患] 急性肺水腫，僧帽弁狭窄症
2B　肺血管自体の障害（外傷・異物などによる気道損傷が原因）
[呼吸器疾患] 肺分画症，肺動静脈瘻，肺動静脈瘤，気管支動静脈瘤 [大血管系疾患] 大動脈瘤の気道への穿破
2C　肺・気道系の障害
[気道損傷] 胸部外傷，異物，医原性 [炎症・腫瘍などによる血管の破綻] 肺炎，肺化膿症，肺結核，肺真菌症，肺吸虫症，気管支拡張症，びまん性汎細気管支炎，肺癌など
2D　その他の因子（消化器疾患や生理周期などが関与）
子宮内膜症，代償性月経，肝硬変など
2E　血小板の異常，凝固・線溶系の障害
血小板減少症，血友病，紫斑病，播種性血管内凝固症候群〈DIC〉
2F　免疫学的機序の関与
多発血管炎性肉芽腫症（Wegener 肉芽腫症），Goodpasture 症候群，膠原病関連肺疾患，特発性肺血鉄症（特発性肺ヘモジデローシス），クリオグロブリン血症

Case 1

72歳の男性。血痰を主訴に来院した。

現病歴：約2週前から血痰が出現し，改善しないため来院した。
既往歴：特記すべきことはない。
生活歴：喫煙は30本/日を50年間。
現　症：身長172 cm，体重51 kg。体温37.4℃。舌下・四肢にチアノーゼを認めない。胸部聴診では左上肺野で肺胞呼吸音の減弱を認める。胸部エックス線写真の正面像（A）と側面像（B）とを別に示す。

次に行うべき検査はどれか。

a 肺動脈造影　　　b 気管支鏡検査　　　c 喀痰抗酸菌検査
d 腫瘍マーカー測定　　　e 肺血流シンチグラム

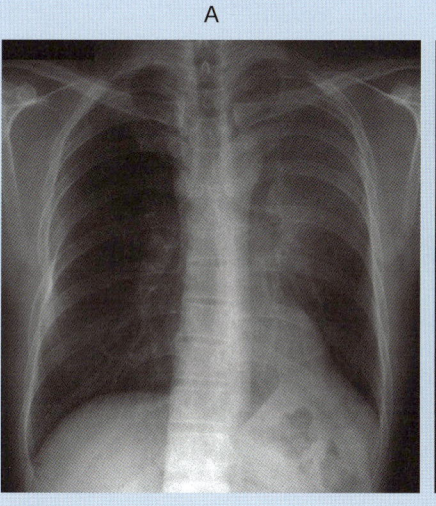

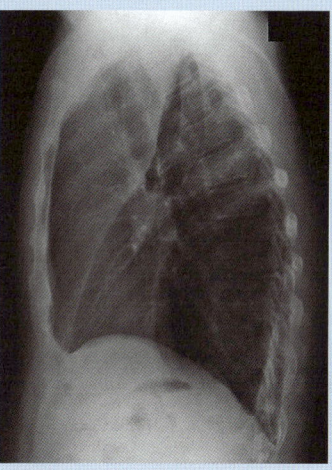

アプローチ

・72歳の男性。重喫煙者
・2週前から出現した血痰

診断のポイント

重喫煙者に血痰が出現している。胸部エックス線写真では左肺門部に**腫瘤影**とその末梢側に**無気肺**を認める。このため，肺門部発生の**原発性肺癌**が考えられる（F **2C**）。

画像診断　A　　B

腫瘤影　　無気肺

次に行うべきこと

中枢発生の原発性肺癌が疑われるため，まず「**気管支鏡検査（b）**」で細胞・組織学的に確定

診断する必要がある。なお，「腫瘍マーカー（d）」は補助診断として有用である。また肺動脈への浸潤などの診断には「肺動脈造影（a）」は有用である。

> [臨床推論]
>
> 肺門部発生の原発性肺癌は扁平上皮癌と小細胞癌の頻度が高い。このため，まず「気管支鏡（b）」による組織型の診断が最も重要である。なお，扁平上皮癌は気道上皮の障害により無気肺を呈することが多い。

正解：b

> **Case Ⅱ**
>
> 50歳の男性。発熱と血痰を主訴に来院した。
> **現病歴**：約1か月前から微熱が続いており，最近になり血痰が出現してきたため来院した。
> **既往歴**：3か月前から慢性副鼻腔炎で，加療中であるが改善がない。
> **現　症**：身長 175 cm，体重 59 kg。体温 37.6℃。鞍鼻を認める。胸部聴診で異常を認めない。
> **検査所見**：胸部 CT では両側肺に空洞を有する大小不同の結節影を複数認める。
>
> 次に行うべき検査はどれか。
> a　血液培養　　　　b　胸部 MRI　　　　c　肺血管造影
> d　気管支鏡検査　　e　抗好中球細胞質抗体

> [アプローチ]
>
> ・50歳の男性。発熱と血痰
> ・慢性副鼻腔炎で加療するも改善がない

> [診断のポイント]
>
> 約1か月前から微熱が出現し，最近になり血痰を認める。胸部 CT では両側肺に空洞を有する大小不同の結節影を複数認める。感染症，腫瘍，免疫学的異常による疾患などが考えられる。しかし，慢性副鼻腔炎のため加療中であることと，身体所見で鞍鼻がみられることから，Wegener 肉芽腫症がまず頭に浮かぶ疾患である（F 2F）。

> [次に行うべきこと]
>
> 一般的な血液検査に加え，「抗好中球細胞質抗体（e）」の測定を行いたい。経過から敗血症は考えにくいため，「血液培養（a）」の必要性は低いと考えられる。組織学的診断のためには「気管支鏡検査（d）」や胸腔鏡下肺生検などが必要となる。

> [臨床推論]
>
> Wegener 肉芽腫症は上気道，下気道，腎障害をきたす疾患である。このため，障害されている罹患臓器の診断が重要である。なお，抗好中球細胞質抗体〈ANCA〉のなかの C-ANCA は診断および病勢を反映するために有用である。

正解：e

Case Ⅲ

48歳の男性。血痰を主訴に来院した。

現病歴：数年前から時々鼻出血がみられていたが，すぐに治まるために様子をみていた。本日は朝方に血痰が出現したために来院した。

家族歴：2人の兄が血痰のために治療を受けた。

既往歴：特記すべきことはない。

現　症：身長167 cm，体重65 kg。体温36.0℃。舌下・四肢にチアノーゼを認めない。舌に毛細血管の怒張を認める。胸部聴診では右上肺野で連続性の雑音を聴取する。胸部単純CT（A，B）を別に示す。

まず行うべき治療はどれか。

a　外科的切除
b　放射線照射
c　気管支鏡下塞栓術
d　カテーテル塞栓術
e　CTガイド下穿刺術

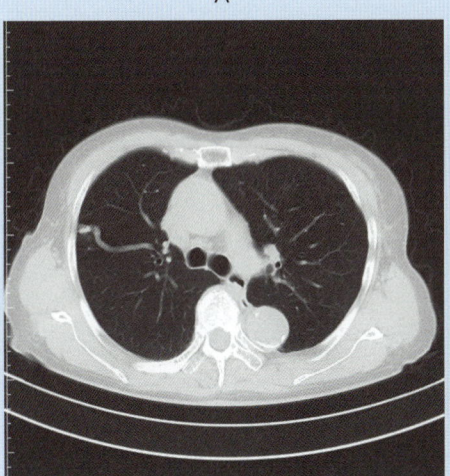

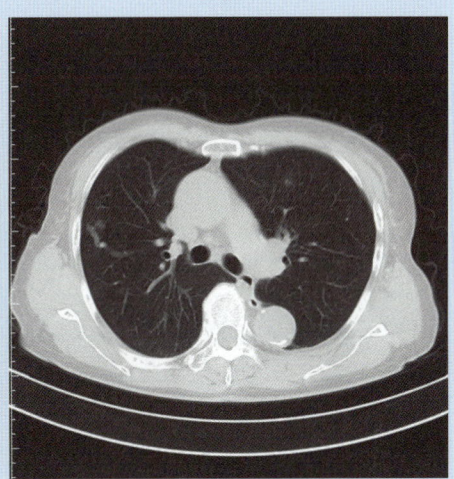

アプローチ

・48歳の男性。鼻出血と血痰
・家族にも同じ症状で治療歴あり

診断のポイント

数年前から時々鼻出血がみられ，本日血痰を認める。胸部CTでは右中葉に腫瘤影とそれに連続する二条の血管影を認め，**肺の血管異常による疾患**が考えられる。家族にも同じ症状が出現しており，Rendu-Os-

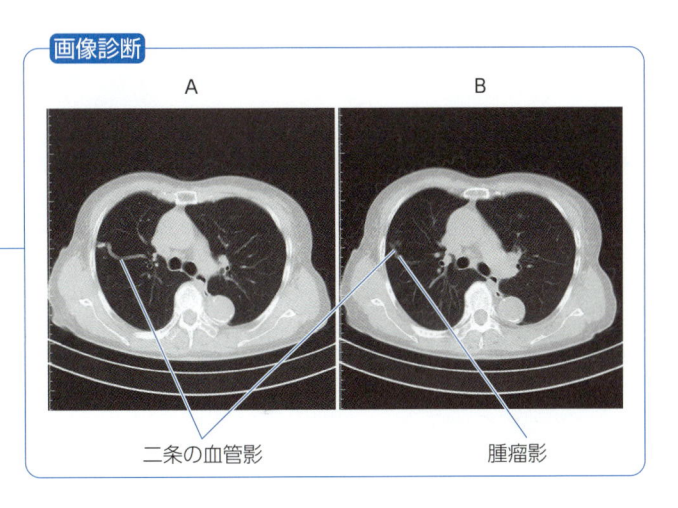

二条の血管影　　腫瘤影

ler-Weber 病による肺動静脈瘤がまず頭に浮かぶ疾患である（F**2B**）。

まず行うべきこと

「**カテーテル塞栓術（d）**」は安全性，有効性ともに高いために，まず選択される治療法である。重篤な合併症はまれであるが，**全身の塞栓症の危険性**があり注意が必要である。

臨床推論

肺動静脈瘤と診断したときには，**家族歴の聴取**が必要である。特に多発するときには常染色体優性遺伝性疾患である Rendu-Osler-Weber 病を念頭に置く必要がある。

正解：d

4-3 喘 鳴

中村 博幸

　喘鳴とは，聴診器を使用しなくても聴取される連続性の異常呼吸音をいう．気道の浮腫，炎症，変形，腫瘍および分泌物貯留などが原因となり，気道狭窄がみられるときに出現する．

　なお，日本では聴診で聴取される連続性ラ音も喘鳴と呼ばれるが，同じ喘鳴でも意味するところが異なる．また，胸部聴診はまず頸部気管から行う．

診断のフローチャート

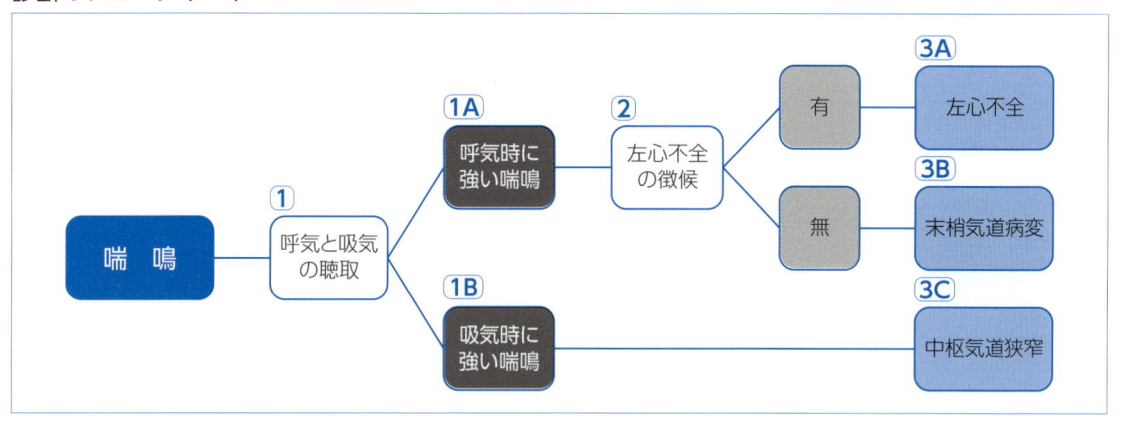

```
喘鳴 → ① 呼気と吸気の聴取 ┬ 1A 呼気時に強い喘鳴 → ② 左心不全の徴候 ┬ 有 → 3A 左心不全
                         │                                      └ 無 → 3B 末梢気道病変
                         └ 1B 吸気時に強い喘鳴 ─────────────────────────→ 3C 中枢気道狭窄
```

1　呼気と吸気の聴取
　喘鳴が呼気時と吸気時のいずれに強いかを聴取する．

1A　呼気時に強い喘鳴の場合
　末梢気道の狭窄を示唆する．

1B　吸気時に強い喘鳴の場合
　喉頭，上気道が狭窄しているときに聴取されるため，直ちにその原因疾患の鑑別を行う．窒息の危険性があるため，可及的速やかに耳鼻科的検索，頸部・胸部CTなどを行う．

2　左心不全の徴候の診断
　呼気時に強い喘鳴の場合には，心尖拍動の左方推移，Ⅲ音聴取など左心不全の徴候を診断する．左心不全の徴候がある場合（F3A）には左心不全の原因となる心疾患の鑑別に努め，左心不全の徴候がない場合（F3B）には気道病変を考える．血液検査，心電図，胸部エックス線写真，呼吸機能検査，胸部CTなどを行い，原疾患の診断と治療方針決定のための情報を収集する．

3 喘鳴における鑑別診断の対象疾患

3A　左心不全	
高血圧，弁膜症，心筋虚血，心筋症，全身性疾患（糖尿病，膠原病など）	
3B　末梢気道病変	
気管支喘息，細気管支炎，慢性閉塞性肺疾患〈COPD〉	
3C　中枢気道狭窄	
気道異物，咽頭浮腫，クループ，気管腫瘍，周囲臓器（食道，甲状腺）の腫瘍の気道への浸潤など	

> **Case I**
>
> 73歳の男性。3年前から前頸部の腫脹に気付き始めていたが、放置していた。ところが最近になり喘鳴が出現してきたため来院した。前頸部に腫瘤を認め、頸部気管で吸気時に喘鳴を認める。
>
> まず行うべき検査はどれか。
> a 喉頭鏡
> b 頸部 CT
> c 心エコー
> d 腫瘤の生検
> e 胸部エックス線

アプローチ

- 前頸部に腫瘤を有する73歳の男性
- 頸部気管で吸気時に喘鳴を認める

診断のポイント

3年前から前頸部に腫脹があり、最近になり**吸気時に喘鳴**が出現している。甲状腺癌などの**前頸部腫瘤**の頸部気管への浸潤が考えられる（F3C）。最終的な確定診断には、「腫瘤の生検（d）」が必要である。

まず行うべきこと

これまでに得られた情報から**喘鳴の発生機序**を考え、特に呼吸の時相により**気道狭窄の部位**を推定する（F1）。それに基づいて対応を決定する。

臨床推論

上気道狭窄が強く疑われるため、この時点で最優先すべき検査は「**頸部 CT（b）**」である。それにより頸部腫瘤による**気管狭窄の程度**が分かる。なお、頸部 CT で異常がなければ、喉頭などの病変の可能性を考え、「喉頭鏡検査（a）」なども考慮しなければならない。

正解：b

Case Ⅱ

24歳の女性。2日前から喘鳴が出現し改善しないため来院した。気管支喘息の既往がある。起坐呼吸を呈しており，呼気時に喘鳴を認める。チアノーゼを認めるため，酸素投与を開始した。
次に行うべき処置として誤っているのはどれか。
a　輸　液
b　β₂刺激薬の吸入
c　アミノフィリン
d　抗ロイコトリエン薬
e　ステロイド薬の全身投与

アプローチ

・呼気時に喘鳴を認める24歳の女性
・小児喘息の既往あり

診断のポイント

小児喘息の既往があり，最近になり呼気時の喘鳴が出現している（F1A）。病歴と身体所見から，気管支喘息発作が考えられる。なお，細気管支炎や気道感染症などの疾患，有害ガスの吸入なども同様の症状を呈するため，血液検査，胸部エックス線，胸部CTなどは，これらの鑑別に不可欠である。

次に行うべきこと

気管支喘息の発作時には，まず即効性のある薬剤を投与し，十分な輸液を行うことが基本であり，これに基づいて処置を進めていく。このため，使用する薬剤がコントローラーなのか発作治療薬なのかをよく理解しておく必要がある。

臨床推論

気管支喘息が強く疑われるため，「十分な輸液（a）」を行い，「β₂刺激薬の吸入（b）」，「ステロイド薬の全身投与（e）」，「アミノフィリンの静注（c）」を行う。なお，これらで十分な反応が得られないときには，感染性疾患や有害ガスの吸入などによる末梢気道病変を考慮しなければならない。

正解：d

4-4 呼吸困難, 息切れ

中村 博幸

呼吸困難とは，脳幹部に存在する呼吸中枢の活動性が亢進するために自覚される症状をいう。その客観的評価のため，日常診療では Fletcher-Hugh-Jones の分類，MRC〈Medical Research Council〉，visual analogue scale〈VAS〉および修正 Borg scale などが用いられている。なお，息切れは，呼吸困難と同義的に使用される。

診断のフローチャート

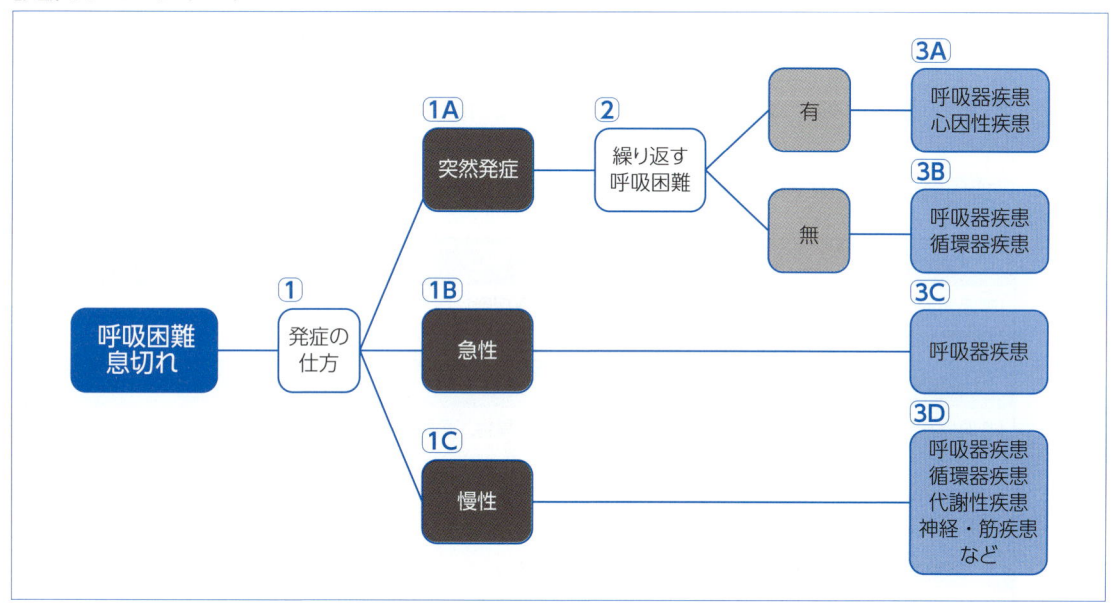

```
                                               3A
                          1A        2      有  呼吸器疾患
                        突然発症  繰り返す        心因性疾患
                                  呼吸困難
                                               3B
                                          無  呼吸器疾患
         1                                     循環器疾患
呼吸困難  発症の       1B                      3C
息切れ    仕方       急性                      呼吸器疾患

                                               3D
                       1C                      呼吸器疾患
                      慢性                     循環器疾患
                                               代謝性疾患
                                               神経・筋疾患
                                               など
```

1 発症の仕方

呼吸困難の発症が**突然**か**急性**か**慢性**かで，ある程度の疾患の絞り込みは可能である。また，咳嗽，胸痛，発熱，血痰などの**随伴症状**も鑑別には重要である。さらに，**呼吸回数**は重症度の判定に有用である。

1A 突然発症の呼吸困難の場合

繰り返し出現するかどうかで鑑別疾患の絞り込みが可能となることがある。胸部聴診，血液ガス分析，胸部・腹部エックス線写真，胸部 CT，肺血流シンチグラムなどを行い，原疾患を検索する。なお，**左心不全**，**気管支喘息重積発作**では**起坐呼吸**がみられ，診断に役立つ。

また，血液ガスをみたら $AaDO_2$ を計算する癖をつけておく。室内吸入気では $AaDO_2 = (150-PaCO_2)/(0.8-PaO_2)$ で計算できる（基準 10 Torr 以下）。開大しているときには，シャント，拡散障害，換気・血流不均等分布が関係している。

1B　急性に出現する呼吸困難の場合

上気道ないし呼吸器疾患，循環器疾患，消化器疾患の頻度が高い。原因疾患の診断のため，血液検査，血液ガス分析，胸部エックス線検査，胸部 CT などを行う。

1C　慢性に進行する呼吸困難の場合

呼吸器疾患のみならず循環器疾患，代謝内分泌疾患，神経・筋疾患，消化器疾患など多くの臓器障害で出現する。そのため，全身にわたる総合的な診断が必要となる。

なお，慢性の呼吸困難を訴える呼吸器疾患では，呼吸機能検査による換気障害の様式（閉塞性，拘束性，混合性）が診断の鑑別に有用である。

2　繰り返す呼吸困難かどうか

呼吸困難が繰り返しみられるかどうかを聴取する。繰り返し出現する場合には呼吸器疾患，心因性疾患を考える。初めて出現した呼吸困難の場合には呼吸器疾患，循環器疾患，消化器疾患などを考える（気道異物，緊張性気胸，喉頭浮腫，気管支喘息重積発作，肺塞栓症，心筋梗塞では，生命の危険に曝されるため，特に迅速な判断，処置が必要となる）。

3　呼吸困難，息切れにおける鑑別診断の対象疾患

3A　繰り返す突然の呼吸困難
【呼吸器疾患】［肺疾患］気管支喘息，肺塞栓症／［胸膜疾患］自然気胸，月経随伴性気胸
【心因性疾患】過換気症候群

3B　初めての突然の呼吸困難
【呼吸器疾患】気管支喘息，自然気胸，肺塞栓症，気道異物，喉頭浮腫，有毒ガス吸入，横隔膜ヘルニア，急性縦隔炎
【循環器疾患】心筋梗塞，左心不全，大動脈解離
【消化器疾患】消化管穿孔，横隔膜ヘルニア

3C　急性に出現する呼吸困難
【呼吸器疾患】急性喉頭蓋炎，急性気管支炎，細気管支炎，肺炎，間質性肺炎の急性増悪，慢性閉塞性肺疾患〈COPD〉の急性増悪
【循環器疾患】左心不全
【消化器疾患】消化管穿孔，横隔膜ヘルニア

3D　慢性に進行する呼吸困難
【呼吸器疾患】COPD，間質性肺炎，慢性肺血栓塞栓症，肺癌，じん肺，無気肺，気管支拡張症
【循環器疾患】慢性心不全，肺動静脈瘻，細菌性心内膜炎
【代謝内分泌疾患】糖尿病ケトアシドーシス，甲状腺機能亢進症
【神経・筋疾患】重症筋無力症，筋ジストロフィー
【消化器疾患】腹水貯留，肝硬変，肝肺症候群
【その他】貧血，CO 中毒，高地性など

Case I

56歳の女性。突然の呼吸困難を主訴に来院した。
現病歴：海外出張のため長時間飛行機で移動し，本日帰国した。着陸後座席から立ち上がったところ，突然の胸痛と呼吸困難が出現した。
既往歴：特記すべきことはない。
現　症：身長158 cm，体重63 kg。体温36.2℃。呼吸数20/分。脈拍112/分。血圧84/46 mmHg。舌下・四肢にチアノーゼを認める。心音・呼吸音に異常を認めない。頸静脈の怒張は認めない。四肢に浮腫は認めない。胸部エックス線写真では異常を認めない。直ちに血管確保を行い，マスクによる酸素投与を開始した。

次に行うべき検査はどれか。
a　心電図
b　心エコー
c　肺動脈造影
d　胸部造影CT
e　肺血流シンチグラム

アプローチ

・56歳女性の，突然の呼吸困難
・飛行機での長時間の移動

診断のポイント

突然の胸痛，呼吸困難で発症し，**中心性チアノーゼ**を呈している（F**1**）。胸部エックス線写真で異常がないことから，心疾患や肺血管性病変をまず考える。この患者は，**飛行機での長時間の移動**後に発症していることから，**肺血栓塞栓症**が最も考えられる（F**3B**）。

次に行うべきこと

この時点では**救急処置**と**迅速で確実な診断**が必要である。現在では，血栓の程度や分布を把握するために「**胸部造影CT（d）**」が推奨されている。

臨床推論

「胸部造影CT（d）」は比較的簡便で診断能も高いので，まず行うべき検査である。これで**陰影欠損**が証明できれば確定診断に至る。陰影欠損がなければ，「心電図（a）」，「心エコー（b）」などにより，**虚血性心疾患**も鑑別が必要となる。

なお，肺血栓塞栓症ではD-ダイマー，FDPなどの**線溶系マーカー**は亢進する。また，プロテインC，プロテインSなどの**凝固因子異常**も念頭に置かねばならない。

正解：d

Case Ⅱ

24歳の男性。突然の右胸痛と呼吸困難を主訴に来院した。

現病歴：本日昼ころ、何の誘因もなく突然の右胸痛と呼吸困難が出現した。
既往歴：特記すべきことはない。
現　症：意識は清明であるが、苦悶様顔貌。身長182 cm、体重48 kg。体温35.8℃。呼吸数30/分。舌下・四肢にチアノーゼを認める。胸部聴診では右肺野に肺胞呼吸音を認めない。胸部エックス線写真を別に示す。

次に行うべき対応はどれか。
a　胸部CT
b　胸腔ドレナージ
c　人工呼吸管理
d　血液ガス分析
e　気管支鏡検査

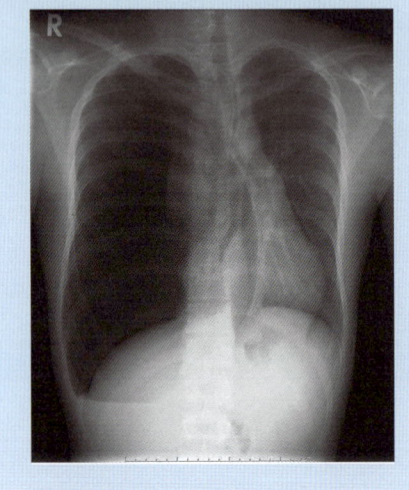

アプローチ
・24歳の男性　　・突然の右胸痛と呼吸困難

診断のポイント

突然の右胸痛と呼吸困難が出現し**中心性チアノーゼ**を認める（F①）。胸部エックス線写真では右肺の虚脱と縦隔の左方偏位を認める。このため、**緊張性気胸**が考えられる（F③B）。

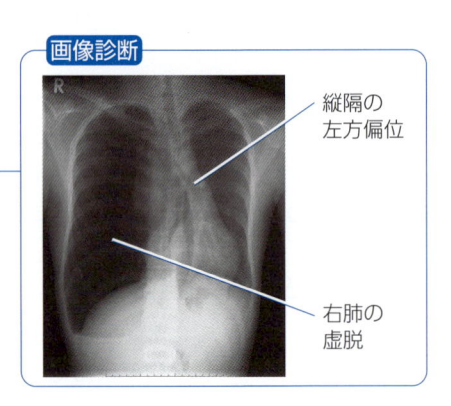

画像診断

縦隔の左方偏位
右肺の虚脱

次に行うべきこと

緊張性気胸は急速に呼吸・循環不全を呈するため、**迅速な対応**が必要となる。したがって、早急に「**胸腔ドレナージ（b）**」を行う必要がある。この場合、「胸部CT（a）」や「血液ガス分析（d）」を実施している時間的猶予はない。

臨床推論

緊張性気胸では一刻も早い「胸腔ドレナージ（b）」が必要である。この患者ではすでに中心性チアノーゼを呈しており、時間的猶予がない。なお、緊張性気胸の原因として、**自然気胸**の頻度が圧倒的に高いが、まれに**肺Langerhans細胞組織球症**などが原因となる。また、女性では**リンパ脈管筋腫症〈LAM〉**が原因となることがある。

正解：b

> **Case Ⅲ**
>
> 64歳の女性。急速に進行する呼吸困難を主訴に来院した。
> **現病歴**：右肺上葉原発の腺癌（C-T4N2M0）と診断され，3週前からゲフィチニブが投与されている。5日前から乾性咳嗽が出現し，その後呼吸困難が急速に増悪してきた。
> **現　症**：意識は清明。身長 156 cm，体重 54 kg。体温 37.4℃。呼吸数 22/分。舌下・四肢にチアノーゼはない。両側肺野で fine crackles を聴取する。胸部 CT では右肺上葉の原発巣は縮小しているが，全肺野に淡い肺野濃度上昇を認める。
>
> まず行うべき処置はどれか。
> a　利尿薬
> b　ST 合剤
> c　シスプラチン
> d　ガンシクロビル
> e　ステロイド薬の全身投与

アプローチ

- 64歳女性の，急速に進行する呼吸困難
- 3週前から肺腺癌に対しゲフィチニブの投与

診断のポイント

　肺腺癌に対し 3 週前からゲフィチニブが開始され，最近になり急速に進行する呼吸困難が出現している（F①）。胸部 CT では両側肺にスリガラス陰影が出現しており，ゲフィチニブによる薬剤性肺炎の可能性が最も高い（F③C）。

まず行うべきこと

　薬剤性肺炎の可能性が高いためにゲフィチニブは中止し，「ステロイド薬の全身投与（e）」を行う必要がある。

臨床推論

　ゲフィチニブの薬剤性肺炎は致死的となることもあり，迅速な対応が必要となる。なお，担癌状態のため日和見感染の可能性も考慮しておく。
　このため，ステロイド薬への反応が悪いときにはニューモシスチスやサイトメガロウイルスによる肺炎なども考慮し，気管支鏡検査を行うこともある。

正解：e

> **Case Ⅳ**
>
> 20歳の女性。突然の呼吸困難を主訴に来院した。
> **現病歴**：試験が近くに迫り毎日夜遅くまで学習していて，精神的にも肉体的にも疲労した日が続いている。
> **現　症**：空気が足りなくて息苦しいとしきりに訴えている。両手の指先や口周囲のしびれを訴えている。舌下・四肢にチアノーゼを認めない。心音・呼吸音に異常を認めない。胸部エックス線写真では異常を認めない。
>
> まず行うべき処置はどれか。
> a　酸素投与
> b　落ち着かせる
> c　紙袋再呼吸
> d　抗不安薬
> e　β_2刺激薬吸入

アプローチ

- 20歳女性の，突然の呼吸困難
- 空気が足りないという訴えや指先・口周囲のしびれ

診断のポイント

ストレスの多い環境ならびに空気が足りないという訴えや口周囲のしびれが突然に出現していることから，<u>過換気症候群</u>と考えられる（F**3A**）。なお，器質的疾患の除外のため，血液検査，心電図なども考慮する。

まず行うべきこと

患者の不安は強く，呼吸困難のため<u>死の恐怖</u>を感じている。このため，心配ないことをよく聞かせて，「<u>落ち着かせること（b）</u>」が重要である。なお，「紙袋再呼吸（c）」は施行中に低酸素となることが問題となっている。施行時には酸素飽和度を測定しながら注意深く経過観察すべきである。

しかし，基本的には<u>時間の経過</u>で治まる疾患のため，慌てず，焦らずに，よく話すことが大切である。

臨床推論

とにかく患者を落ち着かせ，また周りの人も慌てないことが大切である。周りが心配しすぎると，かえって患者の不安は募るからである。また，気管支喘息や虚血性心疾患などの<u>器質的疾患</u>も念頭に置いて経過をみることも重要である。

正解：b

4-5 チアノーゼ

安田 幸雄

　チアノーゼとは，皮膚や粘膜が暗青紫色を呈する状態をいう。皮膚・粘膜の色調を観察してチアノーゼの有無を判定する。

診断のフローチャート

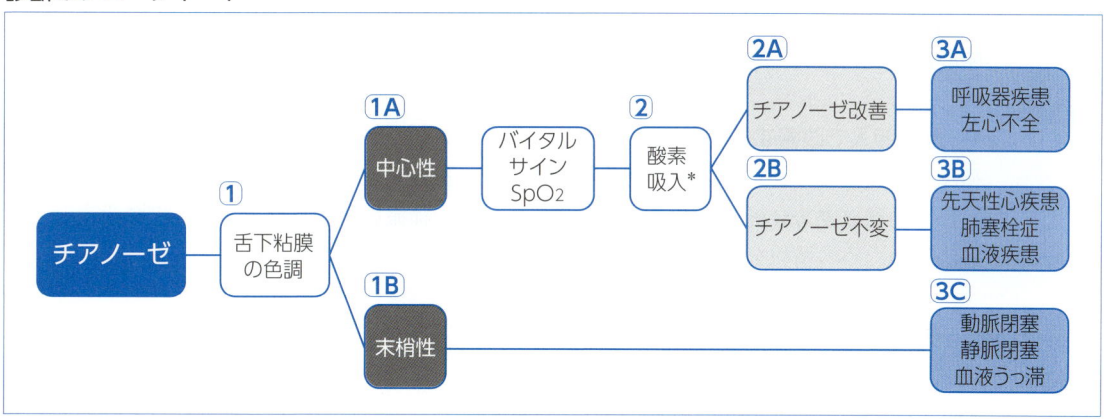

```
チアノーゼ ─① 舌下粘膜の色調 ─┬─ 1A 中心性 ─ バイタルサイン SpO₂ ─ ② 酸素吸入* ─┬─ 2A チアノーゼ改善 ─ 3A 呼吸器疾患 左心不全
                              │                                                  └─ 2B チアノーゼ不変 ─ 3B 先天性心疾患 肺塞栓症 血液疾患
                              └─ 1B 末梢性 ──────────────────────────────────────── 3C 動脈閉塞 静脈閉塞 血液うっ滞
```

1　舌下粘膜の色調

　チアノーゼが中心性（全身性）か末梢性かを判定する。舌下粘膜が暗青紫色であれば，中心性である。

1A　中心性チアノーゼの場合

　中心性チアノーゼは，血管内の還元ヘモグロビン濃度が 5 g/dL 以上であることを示す。中心性チアノーゼは，低酸素血症を強く示唆する。

　チアノーゼとともに，患者の全体像を概観して重症感，緊急感，生命危機の切迫感があれば，直ちにバイタルサインと SpO_2 を測定する。

　ショックであれば，直ちに酸素吸入*を開始，人を呼び集めて救急処置を行う。

　医療面接では，診断に必要な情報を簡潔な質問で収集する。急性の場合には発症の環境や状況の情報を，慢性の場合には出現年齢の情報を，それぞれ収集する。

　身体診察では，胸部の打聴診で心肺疾患の有無を確認するとともに，右心不全の身体徴候，ばち指の有無も観察する。

*肺動脈（弁）閉鎖症，三尖弁閉鎖症の乳児の場合：生直後はチアノーゼを示さず，生後数日〜数か月経って，次第に増強する中心性チアノーゼが出現した乳児の中に，開存していた動脈管が収縮したために大動脈から肺動脈への血流が減少した肺動脈（弁）閉鎖症，三尖弁閉鎖症が含まれる。この場合はプロスタグランジン E_1 の投与が必要で，単独の酸素吸入は動脈管の閉塞を促進するので，むしろ禁忌である。

1B　末梢性チアノーゼの場合

　末梢性チアノーゼは，チアノーゼがみられる局所皮膚・粘膜の毛細血管レベルの還元ヘモグロビン濃度が 5 g/dL 以上であることを示す．これは，局所に血液が停滞したまま，酸素が多量に消費されたことを示唆する．なお，口唇，耳朶，四肢末端，爪床にチアノーゼがみられても，舌下粘膜が正常粘膜色であれば末梢性である．

　そして，局所の血液停滞の原因を検索する．その原因として，動脈閉塞，静脈閉塞，血液うっ滞がある．

2 酸素吸入

　中心性チアノーゼの場合，すぐに酸素吸入を行って，チアノーゼ改善の有無を観察する．

2A　酸素吸入で改善する場合

　循環不全（ショック）か肺での酸素化障害（呼吸器疾患，左心不全）を考える．採血・静脈路確保，動脈血ガス分析・心電図記録・胸部エックス線撮影などを行って原疾患の検索と治療方針決定のための情報を収集する．

2B　酸素吸入で改善しない場合

　チアノーゼ型先天性心疾患や肺動静脈瘻（右左シャント），肺塞栓症を考える．

　Fallot 四徴症のチアノーゼ発作であれば，胸膝位で左右の心室圧を上昇させ，肺動脈血流量の増加を図る．

　中心性チアノーゼであるが重症感がなく，酸素吸入でも改善しなければ異常ヘモグロビン血症を疑い，ヘモグロビンの吸光スペクトラム分析を行う．なお，メトヘモグロビンの血中濃度が高い場合，低酸素血症の症状を伴うので注意が必要である．

3 チアノーゼにおける鑑別診断の対象疾患

3A　酸素吸入によって改善する中心性チアノーゼ疾患
【呼吸器疾患】［気道狭窄］気道異物，甲状腺腫瘍，肺門部腫瘍，大動脈瘤 　　　　　　　［肺疾患］慢性閉塞性肺疾患〈COPD〉，気管支喘息，肺炎，気胸 【循環器疾患】［左心不全］冠不全症候群，大動脈弁狭窄症，僧帽弁閉鎖不全症
3B　酸素吸入によっても改善しない中心性チアノーゼ疾患
【呼吸器疾患】肺塞栓症，肺動静脈瘻 【循環器疾患】［先天性疾患（右左シャント）］Fallot 四徴症，完全大血管転位症，三尖弁閉鎖症，肺動脈閉鎖症， 　　　　　　　総肺静脈還流異常症，Eisenmenger 症候群 【血液疾患】メトヘモグロビン血症，赤血球増加症
3C　末梢性チアノーゼ疾患
【動脈閉塞】Raynaud 症候群，閉塞性動脈硬化症〈ASO〉，糖尿病，急性大動脈解離 【静脈閉塞】下肢深部静脈血栓症 【血液うっ滞】右心不全，寒冷曝露，おむつカバーなどによる四肢の締め付け

Case 1

3歳の男児。母親に連れられて来院した。普段から顔色があまりよくない。しかし，最近になって走ったりすると顔色はさらに青くなり，しゃがみこむという。男児の意識は清明で，おとなしいが，ぐったりしている様子ではない。

まず行うべきことはどれか。
a　舌下粘膜の色調を観察する。
b　胸部エックス線撮影を行う。
c　動脈血ガス分析を行う。
d　胸部の聴診を行う。
e　心エコーを行う。

アプローチ

・一見元気そうな3歳の男児
・走ると顔色が青くなり，しゃがみこむ（母親の訴え）

診断のポイント

母親の心配は，（心臓，肺，そのほか重要な臓器に）何か重大な病気があるのではないか，であろう。この患児は Fallot 四徴症であろうか。そうであれば，出生時からの心雑音の有無，胸部の聴診，ばち指の観察，胸部エックス線撮影，心エコー，動脈血ガス分析などが診断確定のために必要である。

まず行うべきこと

症例文に沿って，この診療場面をできるだけ具体的に思い描いてみよう。医師は母親の訴えを聴き，また患児の様子を観察したばかりである。患児はショックや重篤な症状を呈していない。緊急の事態でなければ，時間的余裕から様々な方法で診断に必要な情報を収集できる。

この患児の主訴は「普段から顔色がよくない」と「走ると顔が青くなり，しゃがみこむ」である。現時点で考えられる疾患は，チアノーゼ性心疾患のほか，低酸素血症をもたらす上気道や肺の疾患，異常ヘモグロビン血症，寒冷曝露，ヘモグロビン以外の色素沈着なども可能性としては否定できない。

では，これらの鑑別診断のために最初に確認すべき重要な疑問（臨床推論のためのフレームワーク）は何だろうか。それは「顔が青いのは，なぜなのか？」である。

臨床推論

患児が中心性チアノーゼを有しているか否かで，急変時の対応や医師の質問内容もかなり異なってくる。この診療場面でまず行うべきことは「チアノーゼの有無の観察（a）」である（F1）。そして，舌下粘膜のチアノーゼが観察されれば中心性チアノーゼと判定し，診断と適切な対応のための最短の診療プロセスをたどることが可能になる。中心性チアノーゼの有無の確認後は，出生時からの病歴聴取，胸部聴診，ばち指の観察など，診断のための情報収集を行う。

正解：a

Case II

72 歳の女性。息苦しさを主訴に来院した。

現病歴：2 日前から発熱と全身倦怠感を訴えていた。昨日の就寝時から息苦しさがひどくなり，よく眠れなかった。

既往歴：8 年前から咳と痰を，2 年前から労作時呼吸困難感を自覚していたが，放置していた。

現　症：意識は清明。身長 154 cm，体重 42 kg。体温 37.8℃。呼吸数 24/分。脈拍 108/分，整。血圧 186/104 mmHg。口唇，舌下粘膜にチアノーゼを認める。頸静脈の怒張を認める。心音に異常を認めない。呼吸音は減弱している。腹部は平坦，軟で，右肋骨弓下に肝を 2 cm 触知する。脾を触知しない。腹部に圧痛や抵抗はない。

現時点での対応として適切なのはどれか。
- a 酸素吸入
- b 降圧薬注射
- c 呼吸機能検査
- d 12 誘導心電図記録
- e 入院治療を要することの説明

アプローチ
- 現病歴：① 2 日前から発熱と全身倦怠感，② 昨日の就寝時から息苦しさがひどくなる
- 既往歴：① 8 年前から咳・痰，② 2 年前から労作時呼吸困難感

診断のポイント

既往歴から，呼吸器感染による**慢性閉塞性肺疾患〈COPD〉**の急性増悪という診断仮説が立てられる。対立仮説としては発熱，全身倦怠感，呼吸困難感を示す多くの疾患（例えば，肺炎，風邪を契機とする左心不全の悪化など）がある。現症で微熱，多呼吸，頻脈，高血圧，中心性チアノーゼ，頸静脈怒張，肝触知の各情報が加わり，右心不全の合併は示唆されるが，確定診断は困難である。

現時点での対応

現時点までに得られた情報から，「この患者に今何が起こっているか」を推測し，それに基づいて優先すべき対応を決定（選択）しよう。

この患者をこのまま放置すると，どのような状態になるであろうか。多くの情報の中で最も注目すべきなのは，重症感を示す**中心性チアノーゼ**である。中心性チアノーゼは**低酸素血症**を強く示唆する所見であり，放置すれば全身の重要臓器の機能不全から短時間に**ショック**に陥ることが予想される。

臨床推論

確定診断が何であろうとも，低酸素血症が強く疑われる現時点で最優先すべきことは「**酸素吸入（a）**」である（F❷）。酸素吸入によっても低酸素血症の十分な改善が得られない場合には，さらに**気管挿管・人工呼吸**も必要となる。また，酸素吸入の効果がほとんどない場合には，**肺**

塞栓，薬剤中毒（メトヘモグロビン血症）なども考慮しなければならない。

　もっとも，低酸素血症だと決めつけるデータはまだない。したがって，選択肢にはないが「パルスオキシメータの装着」あるいはさらに正確かつ詳細なデータを得るために「動脈血ガス分析」をまず行うべきだとする考えは，基本的には正しい。実際，多くの人手があり，設備の整った救急センターなどではこれらの検査・処置はほぼ同時に実施される。しかし，人手や設備が乏しく，1つしか選べないとしたら，治療効果を直ちに期待でき，副作用のほとんどない「酸素吸入（a）」を最優先すべきである。検査は患者の状態を改善してはくれないからである。

　万一 CO_2 ナルコーシスがあって呼吸が停止したら，バッグバルブマスクで人工呼吸を行えばいい。また，CO_2 ナルコーシスであっても，この患者に酸素投与が必要であるとの判断に変わりはない。

　酸素吸入開始後は，採血・末梢静脈路確保，心電図モニター装着，「12誘導心電図記録（d）」，ポータブルエックス線撮影（胸部），動脈血ガス分析などを行って，息苦しさと発熱の原因検索とその治療に向かう。「呼吸機能検査（c）」は危機を脱して安定してから，COPDなどの評価のために行う。「入院治療の必要性の説明（e）」は，確定診断と治療のための計画・方向性が明瞭になってから行う。

　では，高血圧はどのように考えるべきか。血圧186/104 mmHgは通常直ちに「降圧（b）」が必要なほどの異常高血圧ではない。高血圧症の存在や治療歴は記載されていないので，既存症ではないのであろう。褐色細胞腫などが合併しているのであろうか。

　臨床推論では患者の症候をできるだけ単純な病態，あるいは1つの病気で説明する「節約性」が求められる。この原則に従うと，低酸素血症がカテコラミン類の放出を促し，心拍出量増加を引き起こし，血圧が上昇した，と説明できる。こう考えると，酸素吸入によって低酸素血症が改善されれば血圧は正常に回復するものと期待できる。もし低酸素血症が改善されても高血圧が持続するようなら，その時点で高血圧の原因検索も開始すべきである。

正解：a

Case Ⅲ

　出生直後の新生児。体重2,200 g。Apgarスコアは1分後6点。呼吸数40/分。脈拍132/分，整。全身にチアノーゼを認める。外表奇形はない。けいれんはない。陥没呼吸・鼻翼呼吸・シーソー呼吸・呻吟を認めない。直ちに100％酸素の吸入を開始したが，全身のチアノーゼは改善しなかった。

現時点での対応として適切なのはどれか。
a　気管挿管
b　経過観察
c　抗菌薬点滴
d　心エコー検査
e　経皮的動脈血酸素飽和度〈SpO_2〉測定

アプローチ

・全身性（中心性）のチアノーゼを呈する新生児

診断のポイント

新生児のチアノーゼは，新生児の呼吸障害（無呼吸発作，呼吸窮迫症候群，胎便吸引症候群，気胸，横隔膜ヘルニアなど），チアノーゼ型心疾患（Fallot 四徴症，完全大血管転位症など），けいれんなどで観察される。呼吸数 40/分と多呼吸ではなく，陥没呼吸・鼻翼呼吸・シーソー呼吸・呻吟がみられないことから呼吸障害は否定的であり，また，けいれんもないことからチアノーゼ型心疾患が最も考えやすい。

100％酸素吸入は新生児のチアノーゼの診断的治療ともいえる高圧酸素試験〈hyperoxia test〉で，チアノーゼ型心疾患ではほとんど改善しないが，それ以外の疾患ではチアノーゼが改善する（F②）。この患児の場合，チアノーゼ型心疾患である可能性が非常に高くなった，といえる。

現時点での対応

選択肢は a と c が治療，d と e が検査，b が経過観察である。このまま放置すると患児はどのような経過をたどると推測されるか，という臨床推論に基づいた判断が求められている。

チアノーゼが改善されなければ危機的状況になると推定されれば，a と c のいずれかを選択する。危機的状況とはいえないが，確定診断に至らないと治療の必要性や緊急性が判定できないと推定されれば，d と e のいずれかを選択する。今すぐ必要な治療はなく注意深い観察のみでよいと推定されれば，b を選択することになる。

臨床推論

100％酸素吸入でチアノーゼの改善がみられないことから，右左シャント型先天性心奇形であると考えられるので，身体的負担のほとんどない「心エコー（d）」で右左シャントの存在，奇形の種類と血流の特徴を確認して，手術の適否，種類と時期を大まかに推測する（詳細なデータを得るには心カテーテル検査が必要である）。

「SpO_2 測定（e）」は入院・「経過観察（b）」には不可欠であるが，診断の確定していない現時点では心エコー検査よりも意義が低い。「気管挿管（a）」「抗菌薬点滴（c）」は，いずれも呼吸障害がチアノーゼの原因と判定し，その原因として，呼吸中枢の不全や感染症を推定した場合に選択されるので，現時点では誤りである。

正解：d

Case Ⅳ

19 歳の女性。顔色不良を主訴に来院した。
現病歴：薬品工場で作業中，顔色の青さを指摘され，労務担当者に付き添われて来院した。頭痛，倦怠感や呼吸困難感はない。
既往歴：特記すべきことはない。今日まで顔色の青さを指摘されたことはない。
現 症：意識は清明。身長 162 cm，体重 54 kg，体温 36.6℃。呼吸数 18/分。脈拍 80/分，整。血圧 112/58 mmHg。口唇，舌下粘膜，耳朶，四肢の爪にチアノーゼを認める。心音・呼吸音に異常はなく，腹部に圧痛や腫瘤を認めない。肝を触知しない。頸静脈の怒張を認めない。四肢に浮腫を認めない。
検査所見：血液所見：赤血球 420 万，Hb 12.3 g/dL，Ht 33%，白血球 6,600，血小板 19 万。動脈血ガス分析（room air）：pH 7.38，$PaCO_2$ 39 Torr，PaO_2 72 Torr，HCO_3^- 24 mEq/L。胸部エックス線撮影で異常所見を認めない。

現時点での対応として適切なのはどれか。**2 つ選べ。**
a ヘモグロビンの吸光スペクトラム分析
b メチレンブルー投与
c 胸部 CT 検査
d 家族歴聴取
e 経過観察

アプローチ
・19 歳の女性。主訴は顔色不良
・既往歴：特にない

診断のポイント
舌下粘膜にチアノーゼを認めるので**中心性チアノーゼ**がある（F**1A**）。しかし，患者の訴え，バイタルサイン，身体所見に重症感はない。エックス線撮影で肺の病変も認めない。
このような場合には**赤血球増加症，メトヘモグロビン血症**を鑑別診断に挙げる必要がある。メトヘモグロビン血症には遺伝性（先天性）と中毒性（後天性）があるが，この患者は既往歴と発症の状況から**薬剤性または化学物質による中毒性**が考えられる。なお，赤血球増加症は検査結果から否定できる。

現時点での対応
現時点での対応として救急処置の必要はなく，また，胸部疾患の疑いもないため，「CT 検査（c）」も必要ない。**診断のフローチャート**に従って，酸素吸入を行ってもチアノーゼは改善しないはずであるが，他に症状がないのでそれを確認する必要性に乏しい。

臨床推論
診断確定と治療方針決定のために，血中メトヘモグロビン濃度の測定が必要である。メトヘモグロビンは「**ヘモグロビンの吸光スペクトラム分析（a）**」で測定するが，簡便にはコオキシ

メーターで測定できる。**メトヘモグロビン濃度が 20％以上**であれば「メチレンブルー静脈注射（b）」で治療するが，無症候で 20％未満であれば治療の必要はない。

しかし，原因物質を特定し，再び摂取することがないよう指導する必要があるので，職場環境，住環境，薬剤摂取状況，局所麻酔薬の使用の有無などを質問する。また，「**家族に同様の症状のある人がいるかどうかを聴くこと（d）**」は，遺伝性の有無を確かめる上で必要である。

正解：a, d

4-6 胸痛，胸部圧迫感

川田 忠典

　胸痛，胸部圧迫感とは，主として前胸部（胸骨裏部），側胸部，ときに背部を含んだ胸部の自他発痛をいう。

　また，胸痛・胸部圧迫感を主訴に患者が来院した場合，初期対応が遅れると急激な血行動態の悪化から急死するリスクがある急性心筋梗塞，急性大動脈解離，肺血栓塞栓症および緊張性気胸をまず念頭に置いて，念入りな病歴聴取・診察を行い，適切な検査を選択し迅速に確定診断を行う（表1参照）。

表1　迅速診断を要する生命予後不良な疾患の確定診断の決め手

疾患	急性心筋梗塞	急性大動脈解離	肺血栓塞栓症	緊張性気胸
胸痛の特徴	心筋虚血，壊死の進行とともに増強。胸部圧迫感から数分で激しい胸痛へ増大。30分以上持続。冷汗，不安感を伴う。	前兆なく突然。発症時最大の激痛	呼吸困難が先行，吸気時の胸痛。血痰，失神を伴うことがある。	突然の片側胸痛，呼吸困難，咳嗽を伴う。
理学所見	血圧低下，頻脈あるいは徐脈。ショック症状（蒼白，冷感など）	血圧高いことが多い。心タンポナーデ，破裂で低血圧，ショック症状，突然死	チアノーゼ，血圧低下，ショック症状，下肢腫脹（静脈血栓症による）	チアノーゼ，血圧低下，ショック症状，頸静脈怒張
胸部エックス線	肺うっ血像を伴うことがある。	特異所見なし。心嚢液貯留で心陰影拡大，下行解離では胸水貯留所見	特異所見なし	肺虚脱，縦隔の健側偏位⇒診断確定
心電図	ST上昇，異常Q波⇒診断確定	特異所見なし（冠動脈解離合併ではST低下あるいは上昇）	右心負荷像を伴うことがある。	特異所見なし
血液検査	白血球増多，CK，CK-MB，AST，LDH，トロポニンTなど上昇	特異所見なし（臓器虚血あれば，臓器細胞逸脱酵素上昇）	FDP，D-ダイマー上昇，PaO_2低下	特異所見なし
他の画像診断	冠動脈造影⇒冠動脈閉塞所見⇒責任冠動脈診断確定	造影CT⇒大動脈壁の解離所見（真腔，偽腔の2腔化）⇒診断確定，病型診断（A型，B型）	造影CT⇒肺動脈血栓像⇒診断確定　心エコー図：右心負荷像　肺シンチグラム：肺血流欠損領域像	

　なお，胸痛を主訴に来院した患者の確定診断を行う場合，常に臓器別に想定される疾患を念頭に置きながら（表2参照），全身診察，適切な血液検査および画像診断を行う。

表2 胸痛をきたす疾患の臓器別分類

①心臓・大血管系に由来する胸痛
狭心症，心筋梗塞，大動脈狭窄症，僧帽弁逸脱症候群，Valsalva洞動脈瘤破裂，僧帽弁腱索断裂，急性心筋炎，急性心膜炎，神経循環無力症（心臓神経症），急性大動脈解離，胸部大動脈瘤切迫破裂
②肺・胸膜に由来する胸痛
肺癌，急性肺炎，肺化膿症，肺血栓塞栓症，自然気胸，急性膿胸，急性胸膜炎，胸水貯留
③縦隔に由来する胸痛
縦隔炎，縦隔気腫，逆流性食道炎，食道憩室炎，食道破裂，食道裂孔ヘルニア，横隔膜ヘルニア，縦隔腫瘍（悪性胸腺腫，悪性リンパ腫，神経原性腫瘍など）
④胸壁に由来する胸痛
肋間神経痛，帯状疱疹，肋骨骨折，肋軟骨炎，Tietze病，胸壁外傷など
⑤腹部内臓器に由来する胸痛
胃十二指腸潰瘍，急性膵炎，胆石症など

診断のフローチャート

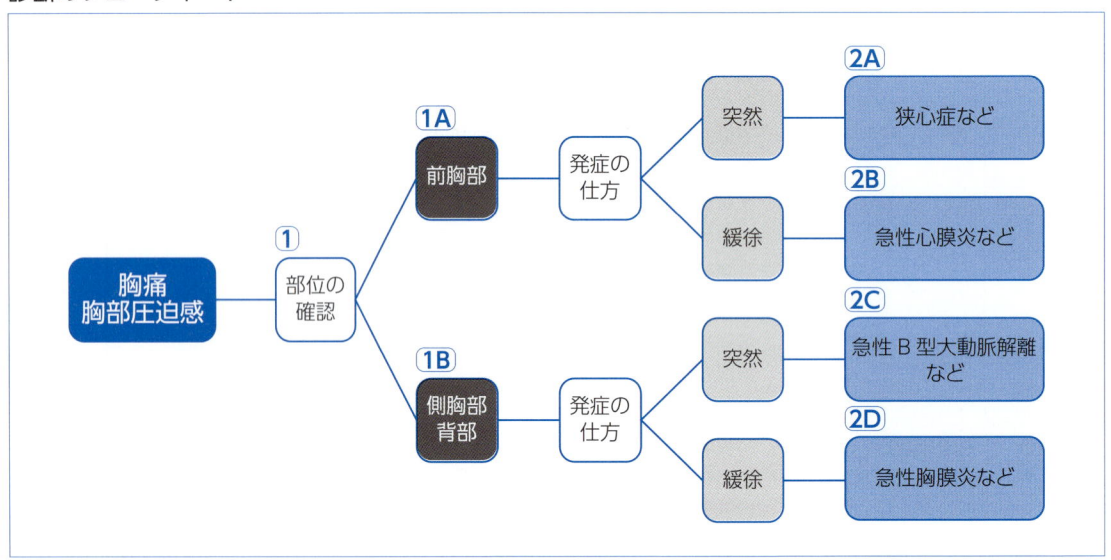

1 部位の確認

胸痛・胸部圧迫感あるいは胸内苦悶で来院した場合，まず，その部位が前胸部なのか，それとも側胸部・背部なのかによって，大まかな鑑別診断の糸口が得られる。

1A　胸痛を，主として前胸部あるいは胸骨の裏に訴える場合

突然発症なのか，緩徐発症なのかに分かれる。突然発症の前胸部痛には狭心症，心筋梗塞などの急性冠症候群，急性A型大動脈解離，Valsalva洞動脈瘤破裂などの迅速診断を要する予後不良疾患が含まれる。

一方，緩徐発症の前胸部痛では，迅速診断を要するものは少ない。

1B　胸痛を，主として側胸部・背部に訴える場合

1Aと同様に，突然発症なのか，緩徐発症なのかに分かれる。突然発症の場合には，迅速診断を要する**急性B型大動脈解離**や**肺血栓塞栓症**などの重篤疾患が含まれる。

一方，緩徐発症の側胸部痛では，迅速診断を要するのはまれである。

2　胸痛，胸部圧迫感における鑑別診断の対象疾患

2A　前胸部に突然の胸痛・胸部圧迫感の場合
狭心症，心筋梗塞，急性A型大動脈解離，大動脈弁狭窄症，Valsalva洞動脈瘤破裂，僧帽弁腱索断裂
2B　前胸部に緩徐な胸痛・胸部圧迫感の場合
急性心膜炎，急性心筋症，僧帽弁逸脱症候群，逆流性食道炎，食道破裂，食道憩室炎，急性縦隔炎，縦隔気腫，縦隔腫瘍，急性気管支炎，神経循環無力症，Tietze病，胃潰瘍
2C　側胸部・背部に突然の胸痛・胸部圧迫感の場合
急性B型大動脈解離，急性肺血栓塞栓症，自然気胸，胸部大動脈瘤切迫破裂
2D　側胸部・背部に緩徐な胸痛・胸部圧迫感の場合
急性胸膜炎，急性肺炎，急性膿胸，肺化膿症，肺癌，肋間神経痛，帯状疱疹，肋骨骨折，胸囲結核，乳腺疾患

Case 1

23歳の男性。咳嗽を伴う胸痛を主訴に救急外来に来院した。

現病歴：朝の洗顔時、急に咳嗽とともに左前胸部から背部に鈍痛が出現し、徐々に呼吸困難となり、空気欠乏感が増強した。

既往歴：生来、健康である。

生活歴：喫煙 20 本/日。

現　症：来院時、意識状態は比較的清明であったが、努力呼吸状態。口唇にチアノーゼがみられる。呼吸数 28/分。脈拍 112/分。血圧 90/46 mmHg。胸部打診上、左胸部鼓音を呈し、呼吸音は消失していた。胸部エックス線写真を別に示す。

この時点で注目すべき所見はどれか。

a　大動脈弁逆流雑音
b　下肢の浮腫
c　頸静脈怒張
d　腹部圧痛
e　血痰

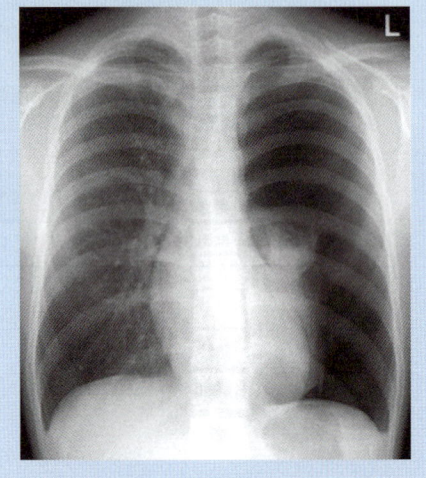

アプローチ

・若い男性で急な胸痛、呼吸困難
・ショック症状

診断のポイント

　急性発症の片側胸部痛（F2C）で呼吸困難があり、左胸部鼓音、呼吸音消失から、**自然気胸**を最も疑う。その際、**緊急的胸腔ドレナージ**の適応は、**緊張性気胸**に陥っているか否かによる。

現時点での対応

　この問題は、緊急的治療の必要性の判断のために、まず注目すべきことを問うている。

　患者の主訴、胸部診察所見、胸部エックス線から、自然気胸と容易に判断できる。そこで、気胸の治療法を選択しなければならないが、まずは胸腔穿刺・ドレナージを急ぐか否かである。

　臨床症状からも呼吸困難は高度で、血圧低下、頻脈から、**ショック状態**にあることが推測で

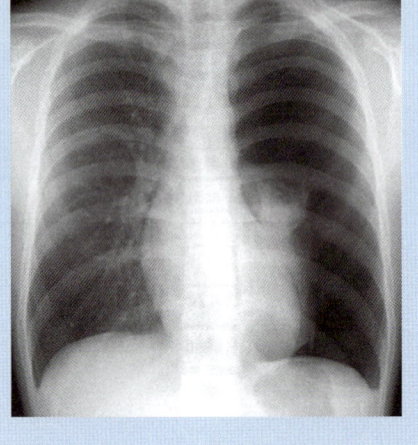

画像診断

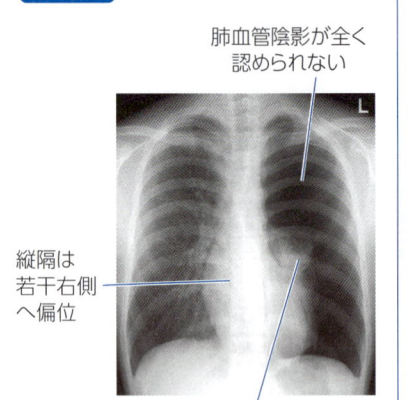

- 肺血管陰影が全く認められない
- 縦隔は若干右側へ偏位
- 左肺門部に虚脱し一塊となった左肺

きる。さらに，「頸静脈怒張（c）」が認められれば，患側胸腔内圧が陽圧となった緊張性気胸と確定診断できる。

[臨床推論]

症状，理学所見，胸部エックス線だけの情報ではあるが，緊張性気胸と診断できれば，それ以上の画像診断は必要ない。酸素吸入を行いつつ，直ちに胸腔穿刺・ドレナージを行う。

正解：c

Case Ⅱ

55歳の女性。両側胸背部痛を主訴に，発症12時間後に来院した。

現病歴：数日前から右下肢のむくみに気付いていたが，放置していた。本日朝，急に両側胸部から背部にかけて鋭い疼痛と息切れ感が出現し，咳嗽とともに痰に血が混じっていた。

現　症：意識は清明。体温37.6℃。呼吸数24/分。脈拍78/分，整。血圧124/68 mmHg。口唇に軽度のチアノーゼと軽度の頸静脈怒張を認める。呼吸音は正常。心音も正常で心雑音は認めない。腹部は平坦で，右季肋下に肝を1 cm触知する。右下肢は大腿部から足関節部までチアノーゼを伴った腫脹がみられ，指圧痕を認める。

検査所見：胸部エックス線，心電図に異常所見なし。血液所見：赤血球436万，Hb 14.2 g/dL，Ht 44%，白血球9,600，血小板14万。血液生化学所見：クレアチニン0.98 mg/dL，AST 33 IU/L，ALT 46 IU/L，LDH 565 IU/L，CK 156 IU/L（基準44〜166），CK-MB 4 IU/L（基準6〜17），FDP 78 μg/mL（基準1.0未満），D-ダイマー48 μg/mL（基準1未満）。動脈血ガス分析：pH 7.48，PaO_2 68 Torr，$PaCO_2$ 30 Torr，BE −6.2 mEq/L。胸部および鼠径部の造影CT（A，B，C）を別に示す。

この時点で行うべき治療として**適切でない**のはどれか。

a　肺動脈血栓摘出術
b　ヘパリン静脈内投与
c　ワルファリンの経口投与
d　t-PA製剤の静脈内投与
e　下大静脈フィルター挿入

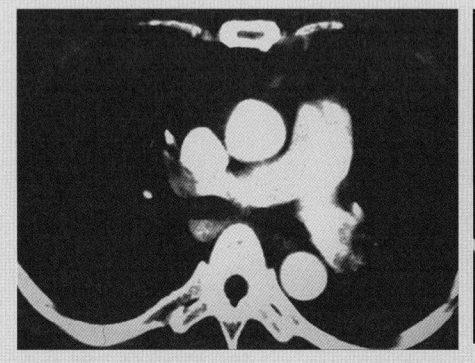

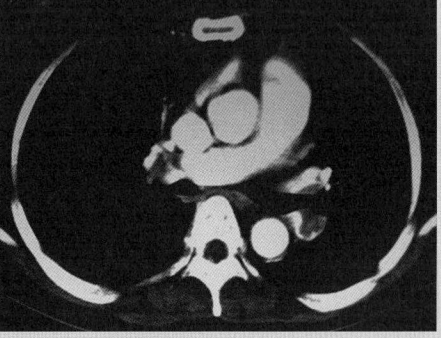

アプローチ

- ・胸部痛　・息切れ
- ・血痰

診断のポイント

胸部痛の発現は急激で、前胸部というより両側の側胸部から背部で、随伴症状として息切れ、血痰を伴っていることから肺疾患が疑われる（F2C）。胸部エックス線に異常所見がないのに低酸素血症および呼吸性アルカローシスを認め、下肢浮腫とFDP、D-ダイマーの上昇は急性肺炎や肺化膿症などの肺実質病変よりは肺血栓塞栓症を強く疑わせる。

心電図は正常で、血液学的には心筋逸脱酵素の上昇がなく、虚血性心疾患は除外できる。大動脈解離との鑑別が残されるが、疼痛の性状や血液所見などから可能性は低い。

画像診断

左右肺動脈の分枝分岐部の近位に陰影欠損を認める

右大腿静脈は拡張し、内腔は造影されず血栓閉塞している

現時点での対応

急性心筋梗塞症は否定的であるが、大動脈解離との確定的鑑別が残されている。そのためにまず行うべきは造影CTである。大動脈の二腔化がなければ大動脈解離が否定される。肺動脈の中枢側や分枝の不造影所見があれば、肺血栓塞栓症と診断される。肺動脈内血栓の量や分布も検索できる。腹部から下肢の造影CTでは下大静脈および腸骨大腿静脈内の血栓の存在、程度、形態がわかる。

本症例では主肺動脈および左右肺動脈近位部には陰影欠損はないが，左右ともその分枝分岐部に血栓を疑わせる陰影欠損を認める．鼠径部では右大腿静脈は拡張し，その内腔は不造影で血栓閉塞している．

臨床推論

　虚血性心疾患および大動脈解離は否定され，造影 CT で下肢静脈血栓症に起因する肺血栓塞栓症と考えられる．血液検査上の FDP，D-ダイマーの高値および動脈血ガス分析での低酸素血症の所見は，本症と整合性がある．肺血栓塞栓症の急性期における治療はショック症状の有無，肺動脈内血栓の程度によって手順が異なってくる．

　治療の目的は，①肺血管床減少による右心不全，ショック，②低酸素血症，③静脈内および肺動脈内血栓の拡大防止，の 3 つに対する治療である．ショック症状があれば，経皮的心肺補助装置〈PCPS〉装着あるいは「外科的肺動脈血栓摘出術（a）」が行われるが，ショック状態になければ抗凝固療法が行われ，肺動脈血栓の程度が高度の場合には経静脈的あるいは肺動脈内留置カテーテルからの「血栓溶解剤注入（d）」が行われる．肺動脈血栓症の再発防止上，「下大静脈フィルター挿入（e）」も併用される．本症例ではバイタルサインは安定し，ショック症状はないことから心肺補助循環装置の装着や外科的血栓摘出術の適応ではない．

　酸素吸入と「ヘパリンの静脈内投与（b）」および「ワルファリンの経口投与（c）」による経過観察が妥当である．その間に，心臓エコー検査で右心系の拡大の程度を検索し，右心不全が疑われれば，血栓溶解療法を併用する．バイタルサインの悪化がなければ，肺血流シンチグラムを行い，肺血流欠損範囲を同定しておけば，その後の治療効果の良い判定指標となる．右心不全による循環不全への対応のためドブタミンやドパミンなどのカテコラミンを準備しておくべきである．

正解：a

Case Ⅲ

62歳の男性。胸痛を主訴に救急搬送されてきた。

現病歴：早朝のジョギング中に突然前胸部から背部にかけて激しい痛みを感じ，転倒した。直ちに友人が救急車を呼び，発症後約20分で，救急外来に搬送された。

既往歴・生活歴：生来健康で，毎朝のジョギングを日課としていた。喫煙歴はない。

現　症：意識は清明。胸背部痛は若干減じたというが，苦悶様顔貌を認める。来院直後，体温36.4℃。呼吸数14/分。脈拍92/分，整。血圧178/84 mmHg。入院後に再び胸痛が増強したと訴え，冷汗が出現した。血圧126/56 mmHgに低下した。胸部打診上に異常はなく，呼吸音は正常。心音は正常で心雑音を認めない。腹部は平坦で圧痛はない。
血液所見：赤血球 430万，Hb 14.2 g/dL，Ht 44％，白血球 9,800，血小板 18.5万。
血液生化学所見：尿素窒素 15 mg/dL，クレアチニン 0.98 mg/dL，AST 68 IU/L，ALT 88 IU/L，LDH 430 IU/L，CK 220 IU/L（基準 55〜210），pH 7.4，PaO_2 86 Torr，$PaCO_2$ 36.5 Torr，BE －4.5 mEq/L。胸部エックス線写真に異常所見はない。心電図（A）と胸部造影CT（B）とを別に示す。

まず行うべき処置はどれか。

a　緊急手術
b　冠動脈造影
c　亜硝酸薬の投与
d　カテコラミンの静脈内投与
e　大動脈内バルーン・パンピング〈IABP〉

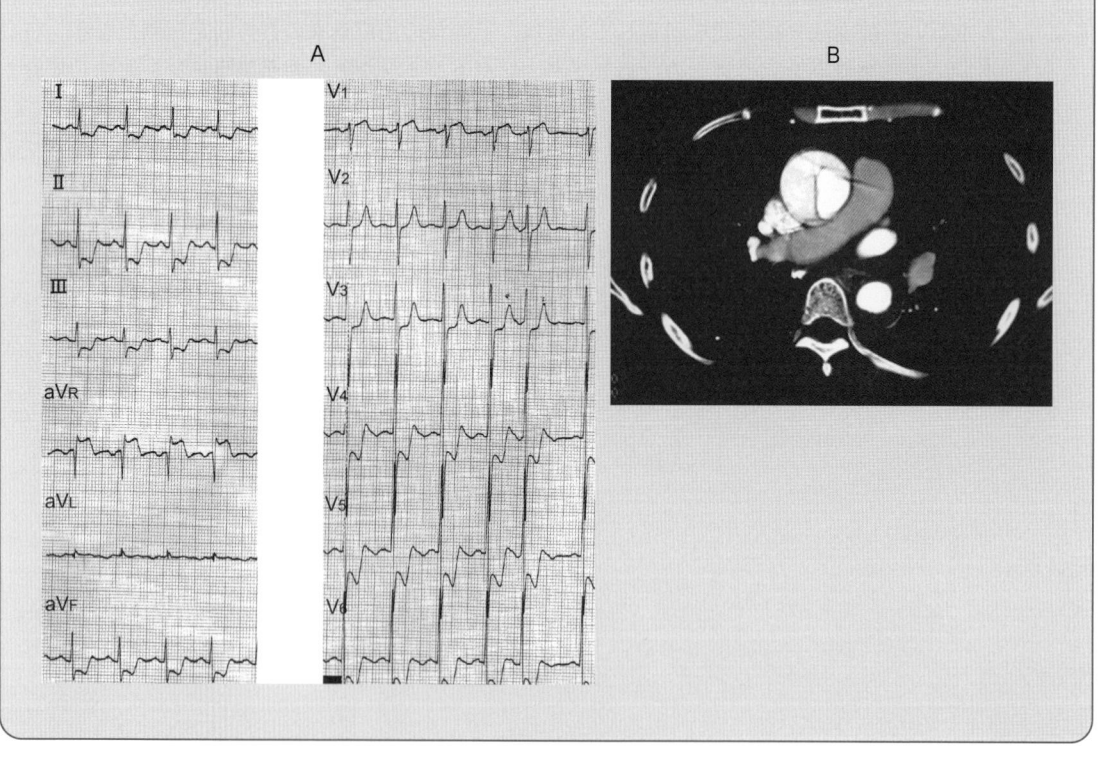

アプローチ

・胸痛　　・冷汗

診断のポイント

生命予後を不良とする3つの胸痛疾患のうち，急性心筋梗塞と急性大動脈解離の鑑別を要する。

心電図では四肢誘導，胸部誘導ともに広範囲に著しいST低下を認め，心筋虚血を疑う。造影CTでは上行大動脈内に隔壁があり二腔化し，偽腔開存型のA型大動脈解離と診断できる（F**2A**）。

下行大動脈の左後壁も造影剤で造影されない血栓閉鎖した偽腔を認める。元来，虚血性心疾患を疑わせる病歴はなく，一元論的に考えると，大動脈解離で冠動脈に解離病変が及んだと判断すべきであろう。

まず行うべきこと

急性大動脈解離でまず行うべきは降圧療法であり，上行大動脈に解離病変のあるA型では診断次第の「緊急手術（**a**）」が望ましい。

本症例では，大動脈解離のみならず冠動脈への解離波及による心筋虚血を伴っている。一刻も早く外科的治療を行う必要がある。人工血管による上行あるいは上行弓部大動脈置換を行うが，ときには冠動脈バイパス手術を併用する場合がある。

大動脈解離では大動脈の破裂のみならず，主要分枝の血流障害により心筋梗塞，脳梗塞，脊髄麻痺，腎不全，腸管壊死，下肢壊死などの重要臓器障害を併発することを常に念頭に置くべきである。

血圧が下がっても，「昇圧薬の投与（**d**）」や「IABP（**e**）」は大動脈解離に対しては禁忌である。「亜硝酸薬（**c**）」は解離病変による機械的閉塞には無効であり，解離病変による心筋虚血例で「冠動脈造影（**b**）」は時間の浪費となる。

画像診断

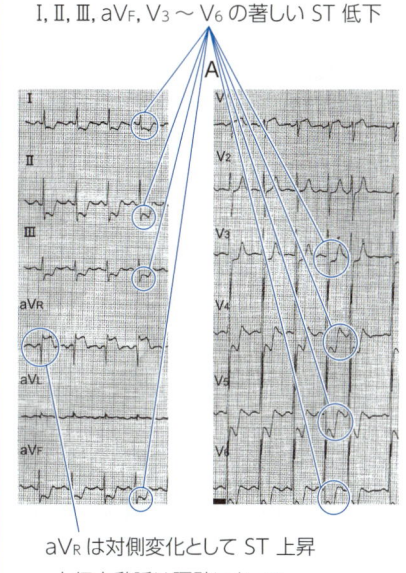

I, II, III, aV$_F$, V$_3$〜V$_6$の著しいST低下

aV$_R$は対側変化としてST上昇
上行大動脈は隔壁によって二腔化している
右後方の血流路が真腔
主肺動脈
血栓閉鎖した偽腔を有する胸部下行大動脈

臨床推論

緊急外科治療を決断し，一刻も早く人工心肺に接続すべきである。大動脈解離の手術と同時に，大伏在静脈あるいは橈骨動脈を採取しておき，冠動脈バイパス手術の必要な場合に備える。

正解：a

Case Ⅳ

46歳の男性。右前胸部痛および呼吸困難を主訴に緊急来院した。

現病歴：当日，仕事場で物品搬送車と壁の間に挟まれ瞬間的に右前胸部に強い疼痛を感じた。徐々に労作時の息切れが出現し，軽度の呼吸困難感もあった。

現　症：来院時の意識は清明。呼吸数 24/分。脈拍 98/分，整。血圧 98/62 mmHg。右前胸部に圧挫痕があり，第 4，5 肋骨に圧痛を認めた。右胸部は聴打診上，鈍で，呼吸音の減弱がある。

検査所見：来院時の胸部エックス線では右胸腔内に液体貯留像があり，右血胸と診断した。緊急的に右胸腔にドレーンを挿入し，約 800 mL の新鮮血を吸引したところ，呼吸困難は軽快した。しかし，血圧はやはり 90 mmHg 前後で頻脈も改善しなかった。血液所見：赤血球 361 万，Hb 11.2 g/dL，白血球 15,300。血液生化学所見：尿素窒素 21 mg/dL，クレアチニン 0.98 mg/dL，AST 106 IU/L，ALT 102 IU/L，CK 250 IU/L。動脈血ガス分析：pH 7.26，PaO_2 70 Torr，$PaCO_2$ 41 Torr，HCO_3^- 17.7 mEq/L，BE −8.9 mEq/L。緊急的に行った造影 CT 検査（A，B）を別に示す。

まず行うべき処置はどれか。

a　気管切開
b　急速輸血
c　鎮痛薬投与
d　心囊ドレナージ
e　人工呼吸器による内固定

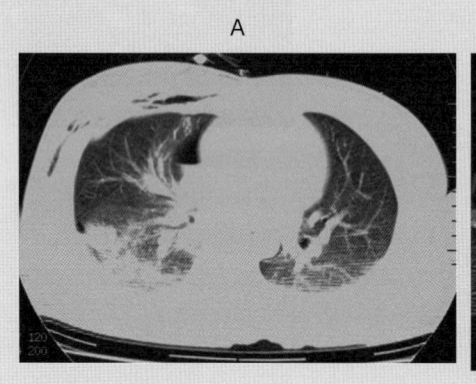

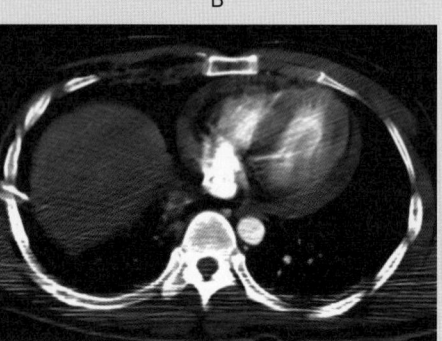

A　　　　　　　　　　　　　　　　B

アプローチ

- 前胸部鈍的外傷の現病歴
- 呼吸困難
- 右前胸部圧挫痕と肋骨部の圧痛
- エックス線上の血胸所見
- 代謝性アシドーシス
- 右胸腔内新鮮血液貯留
- 低血圧，脈拍微弱

診断のポイント

来院時には前胸部の圧痛とエックス線上の右血胸像があり，血液検査では軽度の貧血と AST, ALT の上昇を認める．胸部の鈍的外傷は軽くはなかったと推測すべきである．来院時の血行動態は**ショックレベル**にあり，**右血胸**が疑われ，血液ガス所見では高度の**代謝性アシドーシス**を認めている．

まず行うべきこと

来院時の胸部エックス線で右血気胸と診断され，ドレナージが行われたことは適切と考えられる．しかし，呼吸困難は改善したが，血行動態は変わらなかった．他の臓器の損傷，特に**心臓大血管損傷**を疑わなければならない．

そこで行うべきは**心エコー**であるが，異常検出範囲には限界がある．多発外傷で複数臓器損傷が疑われるときに最も有用なのは，**造影 CT** である．本症例では右横隔膜挙上がみられ，横隔膜損傷も疑う必要があり，**胸部**のみならず**腹部**も含めるべきである．

画像診断

A — 液体貯留を伴った小範囲気胸／皮下気腫像／肺挫傷

B — 心嚢内液体貯留／挙上した横隔膜(肝臓)

臨床推論

肺条件による造影 CT（**A**）では右前胸部に皮下気腫像があり，縦隔の右側に液体貯留した小範囲の気胸を認める．背側の肺実質には肺挫傷像もある．肋骨の多発骨折も合併している可能性があるが（F**2D**），胸腔ドレナージ後，呼吸困難は解消し，flail chest は否定される．

一方，造影 CT（**B**）では右側に挙上した横隔膜を認める．横隔膜損傷も否定はできないが，圧迫外傷は胸部であり，**横隔神経麻痺**による横隔膜挙上と考えるべきである．心嚢内には液体貯留像が明らかで，低血圧，頻脈は**心タンポナーデ**症状である．外傷性の心臓破裂と診断される．心タンポナーデでは，心室の拡張不全で右心系はうっ血し頸静脈怒張を伴いやすいが，胸腔内出血を伴ったため，うっ血が隠されてしまったと考えられる．

心タンポナーデ解除には「**心嚢内ドレナージ（d）**」を行うべきである．一般的には鈍的外傷で心臓破裂の好発部位は右心室か右心房である．ドレナージによって吸引された血液が動脈血か静脈血かで，出血部位が左心系か右心系かが推測できる．ドレナージで血行動態を安定させた後，できるだけ緊急的に**開胸止血術**を施行すべきである．

正解：d

4-7 失神

佐野 元規

　失神とは**一過性，短時間の意識消失発作**で，発作時の転倒などにより外傷をきたさなければ，後遺症なく回復するものをいう．その原因の多くは，起立性低血圧や不整脈により心拍出量が一時的に低下することにより脳幹部が虚血に陥り意識を失うことによる．

　通常，**数十秒**から**数分以内の意識消失**が原則であり，意識消失が長く続く場合**意識障害**として扱う．原則として脳には器質的疾患がなく，一過性の虚血以外の原因としては低血糖，低酸素血症，呼吸性アルカローシスなどがある．

　また，失神はAdams-Stokes発作を除き，**立位時に出現**するものが多い．

　前駆症状として気分不快，頭痛，耳鳴り，悪心，嘔吐，冷汗，顔面蒼白，眼前暗黒感などが出現し，その時点で**横臥すれば意識喪失を予防できる**が，立位のままでいると意識を失い倒れる．倒れまいとして体を支えるため，通常大きな外傷を受けることはない．脈は微弱となり，呼吸も浅く，血圧は低下する．通常，強直性間代性のけいれんはなく，尿失禁もない．四肢は弛緩性であり，横になると脳血流は回復し脈拍，呼吸も正常化し意識を回復する．

診断のフローチャート

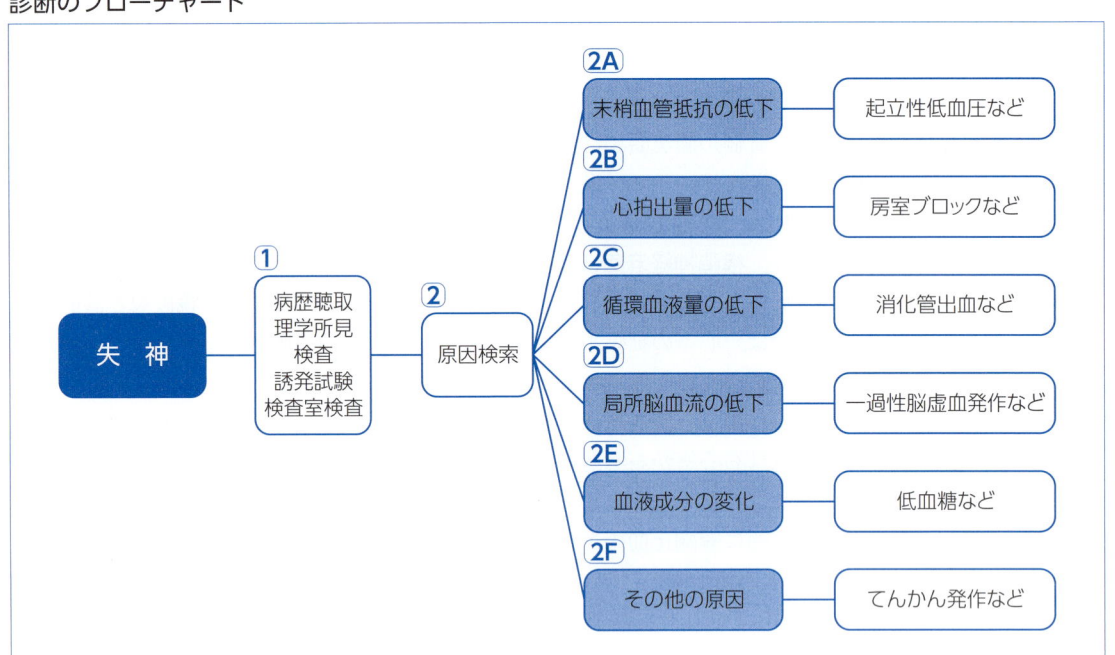

```
失神 → ① 病歴聴取
         理学所見
         検査
         誘発試験
         検査室検査
       → ② 原因検索
           → 2A 末梢血管抵抗の低下 → 起立性低血圧など
           → 2B 心拍出量の低下 → 房室ブロックなど
           → 2C 循環血液量の低下 → 消化管出血など
           → 2D 局所脳血流の低下 → 一過性脳虚血発作など
           → 2E 血液成分の変化 → 低血糖など
           → 2F その他の原因 → てんかん発作など
```

1 病歴聴取・理学所見・検査・誘発試験・検査室検査

【詳細な病歴聴取】
①発作時の姿勢：立位か臥位か姿勢に関係あるか
②排尿，排便，咳嗽，頸部の回転との関連
③動悸，息切れ，胸痛などの心肺疾患を示唆する症状

④腹痛，嘔吐など腹部疾患を示唆する症状
⑤食事時間との関連
⑥複視，めまい，顔面のしびれなど脳幹障害を示唆する症状
⑦不安感，指先のしびれ，空気の足りない感じなど伴うか
⑧手足のけいれんを伴わなかったか
⑨失神時転倒して外傷はなかったか

【理学所見】
①胸部所見：心雑音の聴取部位，過剰心音の有無，体位による変化
②腹部所見：圧痛の有無など
③神経学的所見：瞳孔・眼位の異常，眼球運動の所見，眼振の有無など

【検　査】
①心電図：心原性失神の原因検索，場合により心電図モニターで観察する必要がある。
②血算：貧血の有無　　③血糖：低血糖の有無

【誘発試験】
①仰臥位，立位での血圧測定：血圧と脈拍を測定しバイタルサインの変化を確認する。立位により収縮期血圧が 30 mmHg 以上低下する場合，起立性低血圧と診断する。血圧低下に伴い脈拍が増加する場合は非神経原性を，ほとんど変化しなければ神経原性起立性低血圧を考慮する。
②頸動脈洞マッサージ試験：頸動脈三角部の最も上部の頸動脈拍動を強く触れる部分で頸動脈に圧迫を加えないようにして片方ずつ 10 秒間マッサージする。正常では徐脈が起きるのみだが，頸動脈洞反射が亢進していると失神する。この場合，頸動脈洞失神が考えられる。
③ Valsalva 試験：一過性に胸腔内圧を高めると静脈還流が減少し心拍出量が低下することにより失神が誘発される。この試験で症状が再現される場合，咳嗽失神の可能性が高い。
④過呼吸試験：深呼吸を続けてもらい呼吸性アルカローシスを生じると，めまい感，指先のしびれ，失神を生じることがある。過換気症候群を考える。

【検査室検査】
①脳波：てんかんの診断および除外
② 24 時間心電図モニター：心原性失神の原因検索に行う。発作性不整脈には緊急時の 1 回の心電図には認められない場合があり必要である。Holter 心電図による 24 時間モニターを行う。
③頸動脈超音波検査：失神の原因として椎骨脳底動脈系虚血が原因の場合があり非侵襲的にベッドサイドで血流異常を確認できる。

2　原因検索

失神はほとんどの場合，全身的な血管抵抗の低下により二次的に脳虚血をきたす場合（2A）と心拍出量低下により脳虚血をきたす場合（2B）に大きく二分される。

2A　末梢血管抵抗の低下による失神

【起立性低血圧】
　仰臥位から急に立ち上がったり長時間立位を保持したとき，血圧が低下して起こる失神である。神経原性と非神経原性に大別され，前者では反射性の心拍数増加がなく，後者では心拍数増加を認める。

【排尿失神】
　夜間覚醒し立位で排尿直後に気分不快や立ちくらみを伴い意識消失する．多くは，転倒し1～2分以内には意識は正常に回復する．夜間に副交感神経優位となっている状態での迷走神経反射〈vagovagal reflex〉による．

【食後性低血圧】
　食後に血圧低下を起こし失神に至る病態である．高齢者に認めbaroreceptorの機能低下に起因し炭水化物摂取に対する交感神経機能の作動・維持の調節機能が障害されている．

【血管迷走神経反射性失神】
　原因として最も頻度が高い．必ず立位か坐位で起こる．誘因として外傷，強い疼痛，精神的ショック，過労，空腹，高温などがあり急激な末梢血管拡張により血圧は低下し，さらに迷走神経刺激により徐脈をきたし失神する．若年女性に多い．

【頸動脈洞性失神】
　頸動脈洞は舌咽神経の枝である頸動脈洞枝を介し延髄に刺激を送っている．頸動脈洞をマッサージすると反射性に徐脈，心ブロックをきたしたり血圧が低下し失神を起こすことがある．頸動脈洞の過敏性が亢進している場合には，きついカラーをして急に振り向いたり頸動脈洞付近の髭剃りなどがきっかけとなる．側頭動脈炎，大動脈炎，頸動脈洞付近の腫瘍などがあると頸動脈洞が過敏になり失神を起こしやすい．

2B　心拍出量の低下による失神

【心または肺疾患による失神】
　心または肺の器質的疾患により心拍出量が急激に低下することによって起こる失神．安静時に生じるものと運動負荷などに対して心拍出量を増加させることができずに生じるものがある．前者の例としては徐脈性不整脈（房室ブロック，sick sinus syndrome），頻脈性不整脈（心室細動，心房細動，心房粗動），急性心筋梗塞，心房粘液腫，肺塞栓があり，後者の例としては大動脈弁狭窄，チアノーゼ型先天性心疾患，肺動脈高血圧症などがある．不整脈による失神をAdams-Stokes症候群と呼ぶ．

【咳失神，咳嗽失神】
　激しい咳嗽発作に引き続いて起こる短時間の失神で，意識は数十秒以内には回復し，後遺症を残さない．中年男性で慢性閉塞性肺疾患〈COPD〉を基礎に有し，過度の喫煙者，肥満者で，胸郭の大きい人に多い傾向がある．咳嗽による胸腔内圧の上昇により心臓への静脈還流が減少し心拍出量が低下することが，失神の機序と考えられる．Valsalva試験により失神が誘発される．

2C　循環血液量低下による失神

　急激に大量の血液を喪失したときに起こる失神．消化管出血，異所性妊娠の破裂，動脈瘤破裂，外傷による動脈出血などがある．重篤な場合は意識障害に陥るが，軽症では最初の出血時に失神を起こし，その後の交感神経緊張亢進で血圧が回復し，一時意識が回復する．

2D　局所脳血流低下による失神

　一過性脳虚血発作〈transient ischemic attack：TIA〉などにより椎骨脳底動脈系に血流低下があると，橋，中脳の網様体が虚血に陥り失神を起こす．TIAの原因としては，動脈硬化に起因する動脈原性塞栓と心疾患に起因する心原性塞栓が発症機序になる．

2E　血液成分の変化による失神

　<u>低血糖</u>が多い。体位に無関係に出現し，てんかん様のけいれん発作を伴うこともある。原因としてインスリン，経口糖尿病薬による治療中に起こることが多い。インスリノーマ，胃切除後のダンピング症候群，肝疾患なども原因となる。低酸素血症，過換気症候群による低炭酸ガス血症でも失神をきたす。

2F　その他の原因による失神

　てんかんのなかで小発作や<u>側頭葉てんかん</u>の一部は，一過性の意識喪失のみを発作とする場合がある。診断には脳波で発作波を証明する。ヒステリー性失神では顔面蒼白，血圧低下，徐脈などの変化が認められず，立位とは関係なく出現し，若年女性に多く，周囲に人がいるときに出現する特徴があり，失神の鑑別診断として考慮する必要がある。

3　失神における鑑別診断の対象疾患

2A　末梢血管抵抗の低下による失神
【起立性低血圧】 　［神経原性］①中枢神経系変性疾患：特発性起立性低血圧，Shy-Drager 症候群，多系統変性症 　　　　　　②延髄障害：多発性硬化症，空洞症，血管障害 　　　　　　③脊髄障害：多発性硬化症，空洞症，横断性脊髄炎，血管障害，外傷 　　　　　　④末梢神経障害：糖尿病性神経症，Guillain-Barré 症候群 　　　　　　⑤薬剤性：レボドパ，リチウム，降圧薬 　［非神経原性］循環血液量低下（出血，脱水），心不全，長期臥床（高齢者） 【排尿失神，食後性低血圧，血管迷走神経失神，頸動脈洞失神】

2B　心拍出量の低下による失神
［不整脈］①徐脈性：房室ブロック，洞房ブロック，洞性徐脈，心停止 　　　　　②頻脈性：心房細動，心房粗動，上室性頻拍，心室細動，心室性頻拍 ［弁膜疾患］大動脈弁狭窄症，特発性肥大性大動脈弁下狭窄 ［先天性疾患］Fallot 四徴症などチアノーゼ型先天性心疾患 ［虚血性心疾患］狭心症，心筋梗塞／［心腫瘍］心房粘液水腫／［心タンポナーデ］心膜炎，心嚢出血 ［肺疾患］肺高血圧症，肺塞栓症／［胸腔内圧の上昇］咳嗽失神

2C　循環血液量の低下による失神
消化管出血，食道静脈瘤破裂，内臓破裂，異所性妊娠，大動脈瘤破裂

2D　局所脳血流の低下による失神
一過性脳虚血発作（椎骨脳底動脈系）

2E　血液成分の変化による失神
［低血糖］反応性低血糖，経口血糖降下薬，インスリン過剰投与，インスリノーマ，吸収不全症候群，重症肝機能障害，下垂体機能不全，副腎機能不全 ［低酸素血症］ガス中毒，一酸化炭素中毒，高度貧血，誤嚥，気管内異物 ［低炭酸ガス血症］過換気症候群

2F　その他の原因による失神
［てんかん発作］小発作，側頭葉発作／［頭部外傷］脳振盪／［心因性］ヒステリー発作

Case I

21歳の女性。失神を主訴に外来受診した。精神科クリニックで境界型人格障害と診断されている。家族と口論したようなときに一過性の失神発作がある。急に倒れることはなく，家人の前で脱力状態となり動けなくなり，意識がなくなるという。呼びかけにもしばらく答えない。打撲などの外傷はない。意識は清明。内科学的所見に異常を認めない。神経学的所見に異常を認めない。

現時点での対応として**適切でない**のはどれか。
a　脳波検査
b　脳画像診断
c　抗てんかん薬の投与
d　起立性低血圧のチェック
e　貧血，血糖などの血液生化学検査

アプローチ

・21歳女性
・境界型人格障害と診断されている
・異常所見を認めない

診断のポイント

若年女性で家人と口論したような場面，精神的な動揺があるとき，一過性の失神発作をきたすのがポイントである。

現時点での対応

心因性のヒステリー発作が最も疑わしい（F 2F）が，若年女性であり，「貧血，低血糖（e）」，「起立性低血圧（d）」などの検査が必要である。また，てんかんの除外も必要で，「脳の画像診断（b）」，「脳波検査（a）」も必要である。

すぐに抗不安薬，「抗てんかん薬（c）」を開始する根拠は現時点ではない。

臨床推論

ヒステリー発作は除外診断であり，器質的な原因を全部否定できて初めて診断できる。

正解：c

> **Case Ⅱ**
> 40歳の女性。半年前から仕事中にボーッとなり呼びかけに対して「はい，はい」としか答えず，この状態は数分持続し，その後5〜6分間もうろう状態が続いた後で覚醒する。ときに意識消失し失神することがあるが，全身けいれんは認めない。脳波検査で右側頭葉に棘波を認める。
> まず行うべき治療として適切なのはどれか。
> a 経過観察
> b メジャートランキライザー系の抗精神薬投与
> c マイナートランキライザー系の抗不安薬投与
> d バルプロ酸などの全般性てんかん治療薬の投与
> e カルバマゼピンなどの部分てんかん治療薬の投与

[アプローチ]
- 40歳女性
- 半年前からの発症
- 呼びかけに対して「はい，はい」としか答えない，この状態が数分持続し，その後5〜6分間もうろう状態が続き，覚醒する

[診断のポイント]
この患者は**側頭葉てんかん**（典型的な**部分てんかん**）を示している（F 2F）。

[まず行うべきこと]
『てんかん治療ガイドライン』によれば，部分てんかんの発作に対しては「**カルバマゼピン**（e）」が第1選択薬として，フェニトイン，ゾニサミドが第2選択薬として推奨されている。

[臨床推論]
全般性てんかんに対する抗てんかん薬としては，第1選択薬はバルプロ酸であり，第2選択薬としてはエトスクシミド（欠神発作），クロナゼパム（ミオクロニー発作），フェノバルビタール（強直間代性発作）である。

正解：e

4-8 動　悸

川田 忠典

　動悸とは，**心臓の鼓動を感じる自覚症状**をいい，頻脈あるいは不整脈が原因となる．①器質的あるいは機能的心疾患に伴う場合，②貧血，代謝異常，薬剤などの非心臓性要因による場合が考えられる．

診断のフローチャート

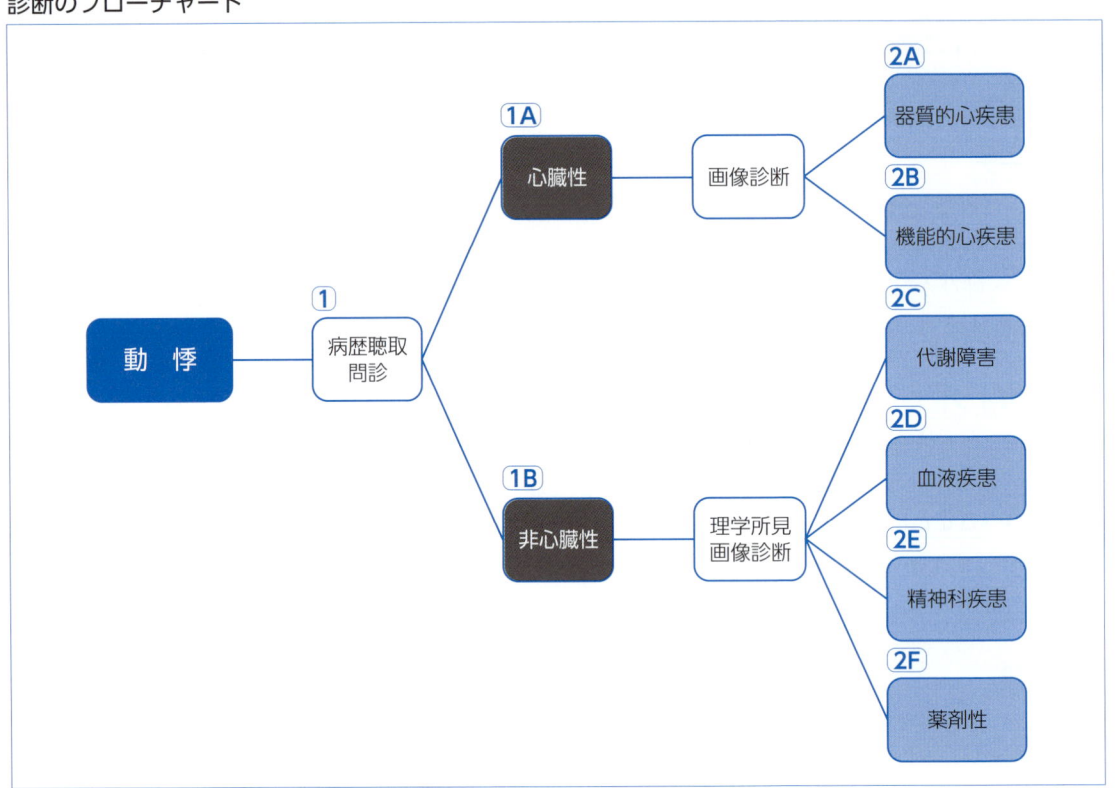

```
                                            ┌─ 2A 器質的心疾患
                              ┌─ 1A 心臓性 ─ 画像診断 ┤
                              │             └─ 2B 機能的心疾患
         ┌─ 1 病歴聴取 ───────┤
動　悸 ──┤    問診            │             ┌─ 2C 代謝障害
         │                    │             ├─ 2D 血液疾患
                              └─ 1B 非心臓性 ─ 理学所見 ┤
                                              画像診断 ├─ 2E 精神科疾患
                                                      └─ 2F 薬剤性
```

1 **病歴聴取・問診**

　動悸を主訴とした患者を診る場合，まず，心臓そのものが原因となる心臓性疾患（F**1A**）ばかりでなく，その他の原因で起こる非心臓性疾患（F**1B**）も念頭に置いて病歴聴取，全身的診察，適切な検査を行う．

1A　心臓性の場合

　まず，病歴聴取によって，過去に**リウマチ熱**や**感染性心内膜炎**の既往，**心雑音**や**心音異常**を指摘されたことがないか，あるいは**息切れ**，**呼吸困難**，**狭心痛発作**の既往の有無を確認する．
　それによって**僧帽弁閉鎖不全**や**大動脈弁狭窄症**，**僧帽弁逸脱症候群**などの**弁膜症**，心筋症などの**器質的心疾患**が鑑別疾患として想定できる．
　最近，リウマチ性心疾患は激減し，僧帽弁については**弁尖逸脱**あるいは**腱索断裂**による僧帽

弁閉鎖不全がほとんどであり，心尖部で汎収縮期雑音を聴取する．僧帽弁逸脱症候群では収縮期クリック音を聴く．心エコー図により左房拡大，僧帽弁弁尖の左房側逸脱所見，ドプラ法による僧帽弁逆流エコーによって確定診断される．

大動脈弁疾患の多くは高齢者の石灰化弁による大動脈弁狭窄症で，しばしば，狭心痛あるいは失神発作を伴い，心基部で駆出性収縮期雑音を聴く．心エコー図で大動脈弁の肥厚・石灰化，弁口狭小化が認められる．

一方で，心臓の器質的疾患が考えられない場合には機能的心疾患である発作性頻拍症や非弁膜症性心房粗細動，洞不全症候群などの頻脈性不整脈を疑う．

発作性頻拍症や発作性心房細動では，診察時に発作が治まっていることが多く，既往歴，家族歴（特に突然死例の有無），発作時の身体状況（失神，胸部圧迫感・疼痛，虚脱感など）についての十分な問診が必要である．

通常，心雑音はなく，胸部エックス線や心エコー図では異常所見が認められない．通常の12誘導心電図で，慢性心房粗細動，頻発する上室性・心室性期外収縮，上室性あるいは心室性で持続性の頻拍症などの診断が可能である．

しかし，動悸が発作性で，患者の受診時に発作が治まっていると，デルタ波を有するWPW症候群，QT時間の延長するQT延長症候群，特異な形のST上昇を呈するBrugada症候群の場合以外，異常所見がみつからない．発作性頻拍症や発作性心房粗細動は，24時間Holter心電図や長時間モニター心電図によって診断される確率は高まる．

1B 非心臓性の場合

心臓性の場合と同時に，常に甲状腺機能亢進症や高度貧血，常用薬物による非心臓性疾患を考慮することが大切である．そのため，貧血症状や甲状腺機能亢進症状などの有無，嗜好品，常用薬，ストレスの有無などの問診を行う．

診察によって非心臓性要因の関与が濃厚となれば，それらに対する血液検査を行う．非心臓性では胸部エックス線や心エコー図で異常は認めず，心電図上も洞性頻脈がほとんどである．甲状腺機能亢進症では心房細動を呈することがある．

2 動悸における鑑別診断の対象疾患

2A 心臓性で，器質的心疾患が原因の場合
弁膜症，先天性心疾患，虚血性心疾患，心筋症，僧帽弁逸脱症，心内粘液腫
2B 心臓性で，機能的心疾患が原因の場合
洞不全症候群，非弁膜症性心房粗細動，心房・心室頻拍症，心房・心室期外収縮，WPW症候群，QT延長症候群，Brugada症候群
2C 非心臓性で，代謝障害が原因の場合
甲状腺機能亢進症，褐色細胞腫
2D 非心臓性で，血液疾患が原因の場合
高度貧血
2E 非心臓性で，精神科疾患が原因の場合
不安神経症，パニック症候群
2F 非心臓性で，薬剤が原因の場合
カテコラミン，カフェイン，抗コリン薬，血管拡張薬

Case 1

57歳の男性。動悸を主訴に来院した。

現病歴：生来健康で，定期的にテニスなどをやっていたが，1年前より運動中に急に動悸を感じるようになった。動悸は長くても30分以内に治まっていたので放置していたが，最近，家庭でくつろいでいるときにも起こるようになった。動悸発作は突然予期せず起こり，失神発作や呼吸困難感などはなかった。

現　症：来院時は無症状で，血圧134/68 mmHg，脈拍62/分，整。眼瞼結膜に貧血はない。胸部呼吸音は正常で心雑音も認めない。腹部は平坦で，肝・脾を触知しない。下腿に浮腫を認めない。胸部エックス線所見に異常を認めない。12誘導心電図を別に示す。

この時点で考えられる動悸発作の原因として妥当なのはどれか。

a　洞性頻脈
b　心室頻拍症
c　上室性頻拍症
d　心室性期外収縮
e　完全房室ブロック

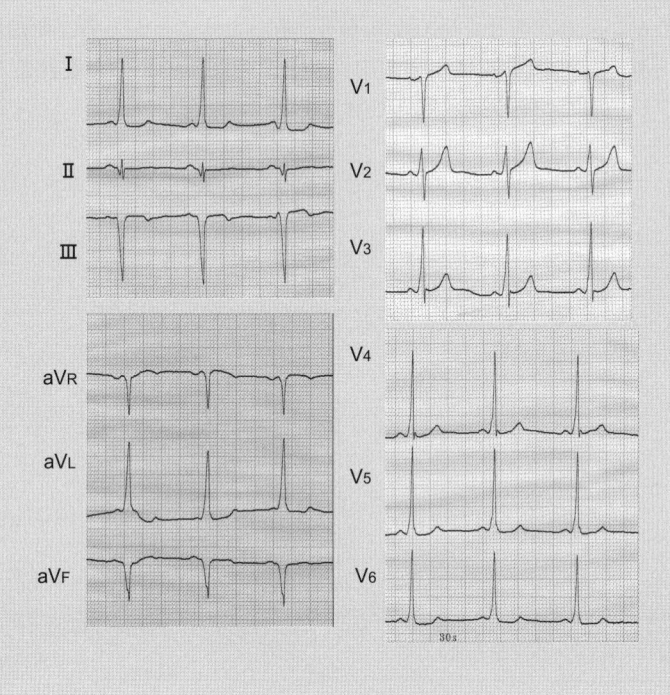

アプローチ

・動悸

診断のポイント

動悸のみで，失神発作や心不全症状はなく，貧血所見もないことから，心臓性動悸で機能的な発作性の不整脈疾患を考える（F2B）。心電図は非発作時であり，洞性調律であるが，PR時

間の短縮とP波の終末からR波の間にデルタ波を認める。**WPW症候群**である。

現時点での対応

　WPW症候群は12誘導心電図でほぼ確定診断が可能であり，動悸発作の際は「**発作性上室性頻拍症（c）**」を容易に推測できる。しかし，ときに**発作性心房細動**の場合もある。
　無症候性あるいは軽症WPW症候群ではHolter心電図などで経過観察し，発作が頻発するときに抗不整脈薬の適応となる。

臨床推論

　WPW症候群で心房粗細動を合併した場合，不応期の短い副伝導路を経由する順行刺激によって心室レートが著しく早くなり心不全をきたすことがある。頻拍発作が頻発したり，心房粗細動を伴う場合には電気生理学的検査を行い**副伝導路の存在部位**を検索し，**高周波カテーテルアブレーション**を決断すべき場合がある。

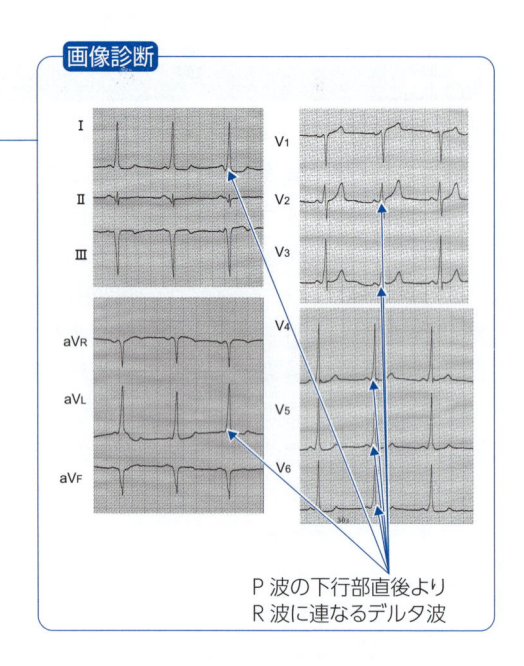

画像診断

P波の下行部直後よりR波に連なるデルタ波

正解：c

Case Ⅱ

20歳の女性。動悸を主訴に来院した。

現病歴：数か月前より仕事中の集中力が低下し，精神的なイライラ感，手指のふるえが出現した。最近は前胸部で動悸を感じ，息切れ，体重減少も伴うようになった。

現　症：意識は清明。身長 158 cm，体重 44 kg。脈拍 98/分，整。血圧 122/56 mmHg。甲状腺の無痛性びまん性腫大を認める。眼瞼結膜に貧血はない。胸部聴打診で異常はなく，心雑音を認めない。腹部は平坦で，肝・脾を触知しない。胸部エックス線所見に異常はなく，心電図は洞性頻脈である。

この時点で行う検査項目として**適切でない**のはどれか。

a　血中 TSH
b　血中カルシトニン
c　抗 TSH 受容体抗体
d　甲状腺ヨウ素摂取率
e　遊離型甲状腺ホルモン T_3，T_4

アプローチ

・動悸　　・手指振戦　　・精神的不安　　・体重減少

診断のポイント

発症初期の症状は不安感や焦燥感などの精神的症状であり，引き続き動悸を自覚するようになったこと，胸部エックス線所見に異常はなく，心電図も洞性頻脈のみであることから，非心臓性の動悸疾患を考えるべきである。貧血はなく，一連の自覚症状は代謝亢進状態と甲状腺腫大があることから，甲状腺機能亢進症を最も疑う（F 2C）。

現時点での対応

「血中 TSH（a）」，「遊離型甲状腺ホルモン T_3，T_4（e）」をチェックすることにより，甲状腺機能亢進状態をまず確認し，その原因として最も頻度の高い Basedow 病を疑い「抗 TSH 受容体抗体（c）」を測定すると同時に，亜急性甲状腺炎や無痛性甲状腺炎を否定するために「甲状腺ヨウ素摂取率（d）」の測定も行う。「血中カルシトニン（b）」の測定は甲状腺癌の診断に有用であるが，本症例でまず行うべき検査とは言えない。

臨床推論

本症例の動悸は自他覚症状から甲状腺中毒症を最も疑う。鑑別には Basedow 病ばかりでなく，亜急性甲状腺腫や下垂体の TSH 産生腫瘍なども念頭に置いて，合理的な検査を選択すべきである。それらの検査結果を理論的に解釈して確定診断を下し，さらなる追加検査あるいは治療選択を行う。

正解：b

4-9 頻脈，徐脈

川田 忠典

[頻　脈]

頻脈とは，脈拍 100/分以上をいう。

頻脈にはその背後に弁膜疾患や虚血性疾患，先天性心疾患などの器質的心疾患あるいは機能的心疾患を伴っている場合が多いが，伴っていない場合もあり，他の身体的異常，常用薬物，嗜好品などの検索が必要である。

頻脈を診た場合，まず心電図測定によって診断するが，洞性頻脈では非心臓性頻脈であることが多く，甲状腺機能検査や血液一般検査を加える。

心臓性頻脈は心内刺激伝導路の刺激生成異常であり，心電図波形から確定診断する。同時に，器質的心疾患や WPW 症候群，Brugada 症候群，QT 延長症候群などの基礎疾患の存在も念頭に置き，家族歴，既往歴などの詳しい問診，必要に応じて Holter 心電図や電気生理学的検査などを計画する。

診断のフローチャート

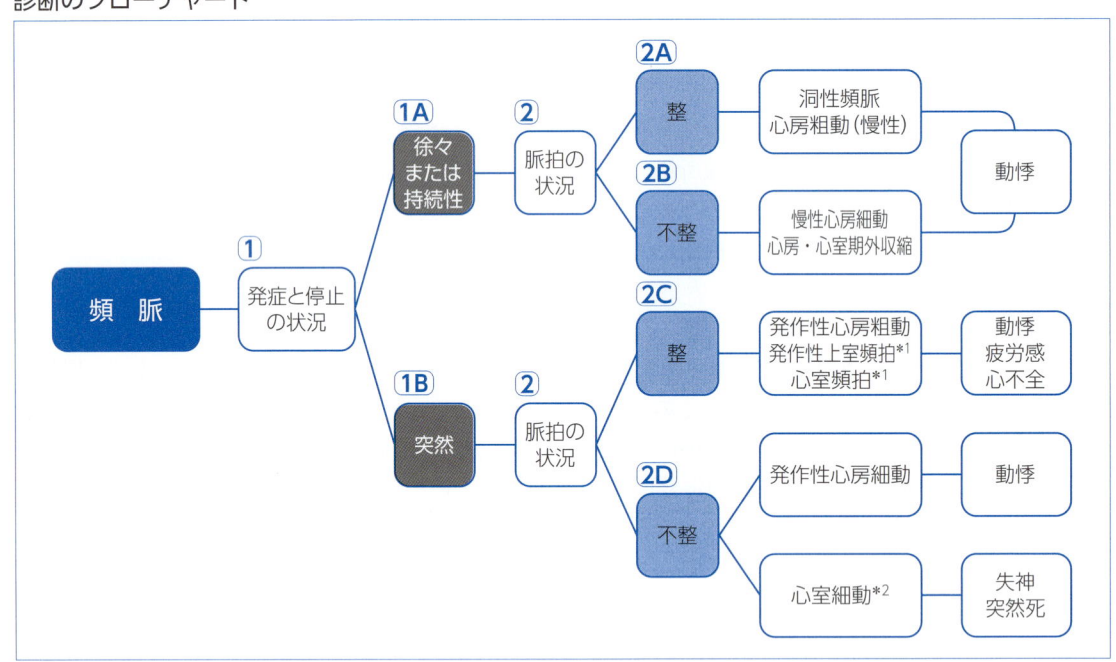

```
頻脈 ─ ① 発症と停止の状況
  ├─ 1A 徐々にまたは持続性 ─ ② 脈拍の状況
  │    ├─ 2A 整 ─ 洞性頻脈／心房粗動(慢性) ─ 動悸
  │    └─ 2B 不整 ─ 慢性心房細動／心房・心室期外収縮
  └─ 1B 突然 ─ ② 脈拍の状況
       ├─ 2C 整 ─ 発作性心房粗動／発作性上室頻拍*1／心室頻拍*1 ─ 動悸／疲労感／心不全
       └─ 2D 不整 ─ 発作性心房細動 ─ 動悸
                  └─ 心室細動*2 ─ 失神／突然死
```

*1 脈拍 150～160/分以上となると，脈は触れにくくなる。
*2 脈は触知できない・心音も聴取できない。

1　発症と停止の状況

頻脈は，徐々に起こり徐々に停止する頻脈あるいは持続的な頻脈（F1A）と，突然発症し突然終わる頻脈（F1B）の 2 つに大別される。

2 脈拍の状況

前述の2つの頻脈は，それぞれ脈拍が整の場合と不整の場合に分かれる。

2A 緩徐発症で，脈拍が整の場合

緩徐発症で脈拍が整の洞性頻脈，心房粗動では無症状か動悸のみを訴えることが多い。

2B 緩徐発症で，脈拍が不整の場合

脈拍が不整な慢性心房細動や心房・心室期外収縮では不整脈感（脈がとぶ感じ，脈がバラバラ）や軽い動悸を訴える。

2C 突然発症で，脈拍が整の場合

発作性心房粗動，発作性上室頻拍，心室頻拍を考える。心房粗動で2：1房室伝導例では脈拍150〜180/分となり，1：1房室伝導例では心室レートはさらに増加し，心不全症状を伴う。

発作性上室頻拍では100〜200/分の頻拍を呈し，脈拍数が多いほど，激しい動悸，全身の虚脱，疲労感，心不全症状を伴う。WPW症候群では上室頻拍を起こしやすい。

発作性心室頻拍では心室レート120〜250/分で，発作が持続すると，失神発作，低血圧，心不全症状を伴う。通常，心筋梗塞，心筋症などの器質的心疾患に合併して起こる。

なお，発作性頻拍症の心電図による診断ではQRS幅の拡大の有無（0.12秒を境界とする）によって，narrow QRS tachycardiaとwide QRS tachycardiaに分けられる。

Wide QRS tachycardiaはQRS波が心室起源の心室頻拍を最も考えるが，上室性頻拍症でも心室内変行伝導を伴った場合にはQRS幅は拡大する。両者の鑑別はしばしば困難である。

一方，Narrow QRS tachycardiaでリズムが整ならば上室性頻拍症や心房粗動を，リズムが不整ならば心房細動を，それぞれ考える。

2D 突然発症で，脈拍が不整の場合

発作性心房細動を考える。慢性心房細動より心室レートは速いため，動悸を訴えることが多い。心室細動では失神，突然死の原因となり，事実上，末梢脈拍動は触知できず，心音も聴取できない。基礎に器質的心疾患を伴っている。QT延長症候群，Brugada症候群では心室細動発作をきたす。

3 頻脈における鑑別診断の対象疾患

2A 緩徐発症で脈拍が整の場合	
洞性頻脈，心房粗動（慢性）	
2B 緩徐発症で脈拍が不整の場合	
慢性心房細動，心房・心室期外収縮	
2C 突然発症で脈拍が整の場合	
発作性心房粗動，発作性上室頻拍，心室頻拍	
2D 突然発症で脈拍が不整の場合	
発作性心房細動，心室細動	

[徐　脈]

　徐脈とは，**脈拍 50/分以下**をいう。なお，徐脈性不整脈で心静止によって失神発作（Adams-Stokes 発作）をきたす疾患の鑑別は重要である。

診断のフローチャート

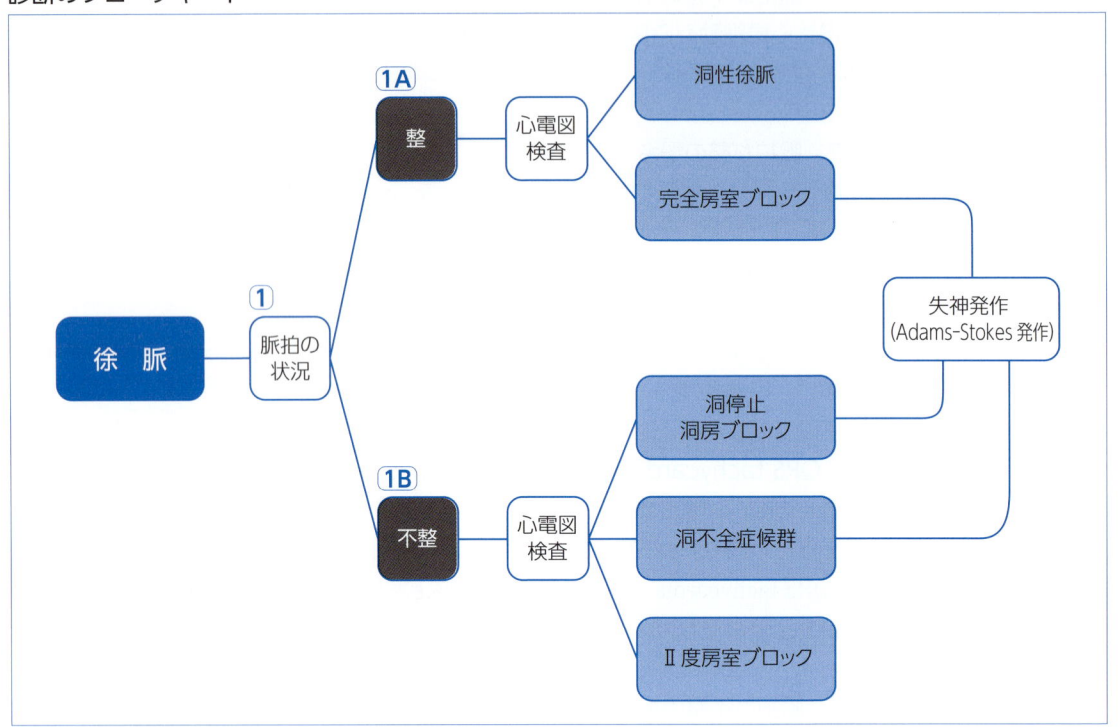

```
                         ┌─ 心電図 ─┬─ 洞性徐脈
                  1A 整 ─┤  検査    │
                         │          └─ 完全房室ブロック ─┐
            ① 脈拍の                                      ├─ 失神発作
    徐 脈 ──  状況                                        │  (Adams-Stokes 発作)
                         │          ┌─ 洞停止         ───┘
                         │          │   洞房ブロック
                  1B 不整─┤ 心電図 ─┼─ 洞不全症候群
                          │  検査   │
                          │          └─ Ⅱ度房室ブロック
```

1　脈拍の状況

　徐脈では，脈拍の状況が整（F**1A**）と不整（F**1B**）に分かれる。そして，通常，**安静時心電図**あるいは **Holter 心電図**で確定診断される。

1A　脈拍が整の場合

　リズム整で，失神発作までは引き起こすことがないのは**洞性徐脈**であるが，常用薬剤（**β遮断薬，ジギタリス，抗不整脈薬**）や普段の運動（運動心）などについての問診が必要で，**迷走神経反射，神経原性ショック**でも血圧低下と同時に洞性徐脈を呈する。

　完全房室ブロックでは，身体活動で脈拍数が増加しないため失神発作をきたし，ペースメーカーの適応が生じる。

1B　脈拍が不整の場合

　リズム不整の場合で，心静止が長いと失神発作をきたすのが**洞停止**あるいは**洞房ブロック**および**洞不全症候群**である。洞不全症候群では，ときに上室性頻拍症が誘発され，**徐脈頻脈症候群**という病態を呈する。

また，**Ⅱ度の房室ブロック**では無症状のことが多い。Ⅱ度房室ブロックは，PR間隔が徐々に延長して，周期的に房室伝導がブロックされる**Wenckebach型（Mobitz Ⅰ型）**とPR間隔の延長なく，突然，房室伝導がブロックされる**Mobitz Ⅱ型**がある。前者の多くは**房室結節内ブロック**であり，完全房室ブロックへの移行はないが，後者は**His束あるいはHis束下のブロック**であるため，将来，**完全房室ブロックに移行しやすい**。したがって，Ⅱ度の房室ブロックであっても，**Mobitz Ⅱ型の鑑別**は重要である。

2　徐脈における鑑別診断の対象疾患

1A　脈拍が整の場合
洞性徐脈，完全房室ブロック
1B　脈拍が不整の場合
洞停止，洞房ブロック，洞不全症候群，Ⅱ度房室ブロック

Case 1

77歳の男性。動悸発作を主訴に来院した。

現病歴：数年前より，時々，動悸を感じていたが，放置していた。2か月前より，突然，一過性の意識障害をきたし，気付くと転倒していたという発作が数回あった。今朝の転倒で，後頭部に挫創を認めたため，家人とともに来院した。

既往歴：10年前より高血圧症にて加療中。

生活歴：喫煙20本/日，50年間。飲酒は機会飲酒。

家族歴：特記すべきことはない。

現　症：意識は清明。脈拍68/分，整。血圧146/80 mmHg。胸部聴打診上，異常所見なし。胸部エックス線および安静時心電図に異常所見なし。血液生化学所見に異常なし。後日，Holter 24時間心電図を行ったが，その間に失神発作はなかった。夜間就寝中に記録された心電図を別に示す。

この時点での治療として適切なのはどれか。

a　β遮断薬
b　抗コリン薬
c　植え込み型除細動器
d　ペースメーカー植え込み
e　カテーテルアブレーション

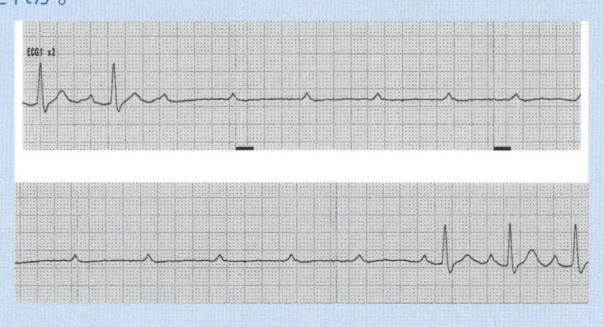

アプローチ
・失神発作

診断のポイント

安静時心電図で異常なく，Holter 24時間心電図測定中に失神発作はなかったが，夜間就寝中に突然QRS波形が消失した心電図が記録された。心静止時でもP波は規則的に出現し，洞停止ではない。房室伝導したあとのQRS波出現時も含めてPP間隔は約0.8秒である。PR時間は0.25秒で延長しているが，一定である。PR間隔が漸増し，周期的に房室ブロックをきたすWenckebach型（Mobitz I型）房室ブロックではなく，**Mobitz II型の房室ブロック**と診断される（[徐脈] F**1B**）。

画像診断

突然房室伝導がブロックされ，そのあとR波が出現していない

PR間隔は一定
自然に房室伝導が再開通している

現時点での対応

Mobitz II型房室ブロックはHis束内あるいはHis束下ブロックで，しばしば，**完全房室ブ**

ロックへ移行する。本症例では，ブロック出現後のHis束以下の自動能が低下しているためか，心静止時間が延長し，失神発作の原因となっている。まず行うべきは**一時的体外ペーシング**あるいは「**永久型ペースメーカーの植え込み（d）**」である。

[臨床推論]

心電図上，Mobitz II型房室ブロックで，心静止時間が長く，Adams-Stokes発作もあり，「ペースメーカー植え込み（d）」を決断すべきである。

正解：d

Case II

65歳の男性。動悸発作を主訴に来院した。

現病歴：タクシーの運転手をしている。半年前より，運転中，急に動悸を感じるようになった。近医で心電図上，右脚ブロック以外に異常なしと言われ，発作は1週間に1，2回で数時間以内で自然に治まっていたので放置していた。しかし，最近，動悸発作が日中に数回起こるようになり，持続時間も長く息切れ感も出てきた。

既往歴：3年前より高血圧，高コレステロール血症にて薬物治療中。

生活歴：喫煙30本/日。飲酒は日本酒1合/日。

家族歴：父が脳梗塞で60歳代に死亡。母，兄弟は健在である。

現　症：来院時，意識は清明。脈拍112/分，不整。血圧146/98 mmHg。神経学的に異常はなく，胸部聴打診上も異常所見はない。肝脾を触知せず，下腿に浮腫はない。胸部エックス線では心陰影拡大はなく，肺野も異常所見はない。来院時の心電図を別に示す。

現時点での対応として**適切でない**のはどれか。

a　硫酸アトロピンの静脈内投与
b　カテーテルアブレーション
c　抗不整脈薬の静脈内投与
d　ジギタリス静脈内投与
e　電気的除細動

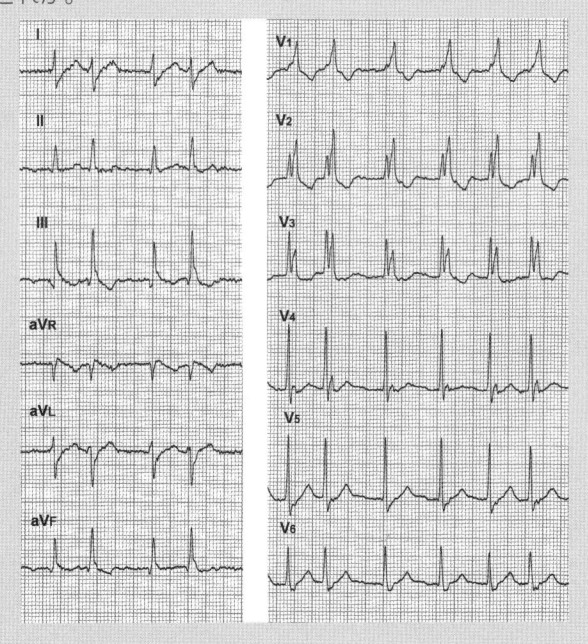

アプローチ

- 動悸発作
- 息切れ

診断のポイント

来院時の心電図は RR 間隔が不定で，P 波が同定されず，不規則な f 波が認められ，**心房細動**および**完全右脚ブロック**と診断される。普段はおそらく，右脚ブロックを伴った洞調律であると推測され，確定診断は**発作性心房細動**である（[頻脈] F 2D）。

画像診断

RR 間隔不整

f 波

rSR'パターンで，QRS 幅は 0.12 秒（3mm）以上

現時点での対応

緊急的にはクラスⅡc群であるピルシカイニドやフレカイニドなどの「抗不整脈薬の静脈内投与（c）」，「電気的除細動（e）」を行う。心拍数をコントロールするためには「ジギタリス（d）」やβ遮断薬が用いられる。
「アトロピン（a）」は迷走神経遮断作用があり，房室伝導を亢進させ，頻脈を助長するため**禁忌**である。

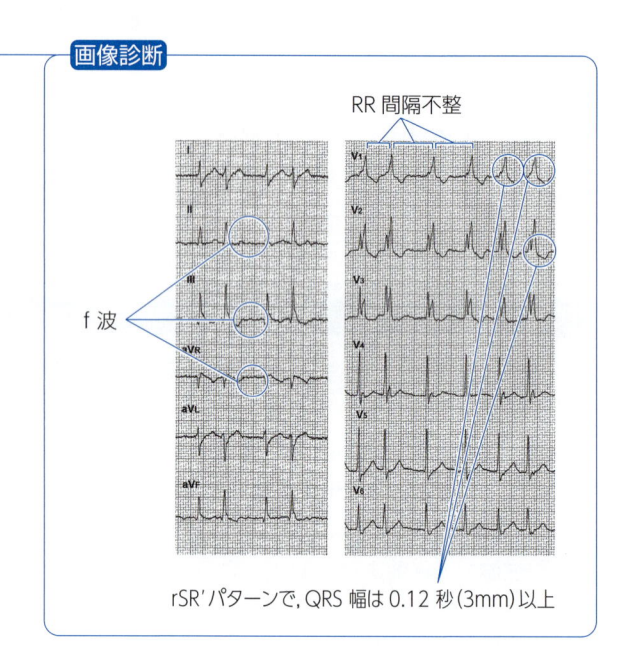

臨床推論

診断は発作性心房細動で，発作の頻度，持続時間の延長があり，職業上も脳梗塞の防止が必要であるため，直ちに抗凝固療法を開始し，抗不整脈薬が無効のときは「カテーテルアブレーション（b）」を決断すべき場合がある。

正解：a

Case Ⅲ

27歳の女性。動悸発作を主訴に来院した。

現病歴：生来健康であったが，数年前より，不定期に突然動悸発作があるのに気付いていた。通常，10数分で治まり，息切れや呼吸困難感などはなく，普段も無症状であったため放置していた。今朝は起床時から動悸発作が治まらず，息切れ，倦怠感が出てきたので来院した。

既往歴：特記すべきことはない。

生活歴：喫煙歴はない。

家族歴：両親，兄弟ともに健在で，他の親族にも失神や突然死をきたした人はいない。

現　症：意識は清明で，呼吸困難，全身倦怠感などはない。脈拍数は頻脈のため正確に測定できない。血圧108/68 mmHg，パルスオキシメーターによるSpO_2は97%で，その際の心拍数は約160/分であった。顔面浮腫や頸静脈の怒張はなく，胸部聴診で心肺雑音はない。肝・脾は触知しない。下腿に浮腫を認めない。来院時の心電図を別に示す。

この時点での対応として**適切でない**のはどれか。

a　DCショック
b　顔面を冷水に浸す
c　頸動脈洞マッサージ
d　ベラパミルの静脈内投与
e　イソプロテレノールの静脈内点滴投与

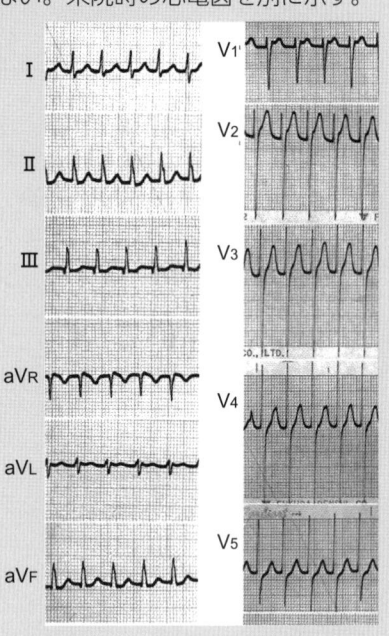

アプローチ

・若い女性
・間欠的な動悸発作

診断のポイント

　　生来健康な若い女性で，不整脈をきたすような基礎疾患はないため，**機能的な心臓性動悸疾患**を考えるが，潜在的に貧血や甲状腺機能亢進などの全身性疾患を否定するために，血液生化学検査はルーチンチェックとして行う。来院時の心電図のRR間隔は9 mmで心拍数は167/分と計測できる。QRS幅の拡大はなく，narrow QRS tachycardiaで**上室性頻拍症**と考えられ，発

作的に発現することから**発作性上室頻拍**と診断できる（［頻脈］F②C）。

> **画像診断**
>
> RR 間隔は 9 mm で心拍数は 167/分と計測できる
>
> QRS 幅の拡大はない

現時点での対応

　血行動態的には心不全所見はなく，緊急的な対応は不要である．まずは「**頸動脈洞マッサージ（c）**」や Valsalva 手技，「**顔面浸水（b）**」などの**迷走神経刺激療法**を行い，並行して**薬物治療法**を行う．抗不整脈薬であるカルシウム拮抗薬（「**ベラパミル（d）**」，ジルチアゼム）や ATP の静脈内投与を行う．これらの治療で改善しない場合には Na チャネル遮断薬であるジソピラミドやフレカイニドなどを試みる．**薬物治療に抵抗する場合**には「**DC ショック（a）**」や高頻度ペーシングによる**頻拍停止法**〈overdrive suppression〉を考慮してもよい．

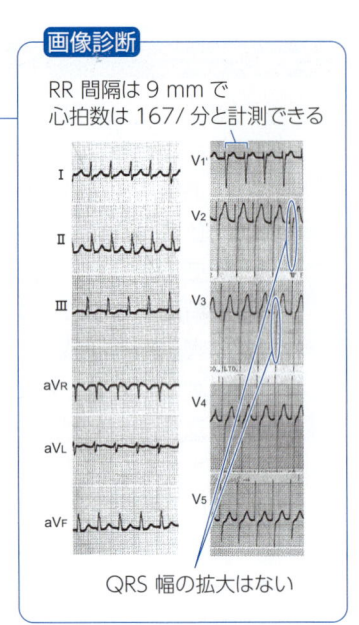

臨床推論

　本症例は発作性上室頻拍である．血行動態が悪化し血圧低下，肺水腫などを伴っている場合には緊急的 DC ショック，高頻度ペーシングが適応となるが，本症例に心不全症状はないので，迷走神経刺激，薬物治療が優先される．将来の発作防止には抗不整脈薬の長期投与が行われるが，**カテーテルアブレーション**による根治的治療も考慮する．

正解：e

4-10 不整脈

川田 忠典

不整脈とは，正常脈拍（50〜100/分）範囲内の洞調律以外で，リズムとレートの異常をいう。

診断のフローチャート

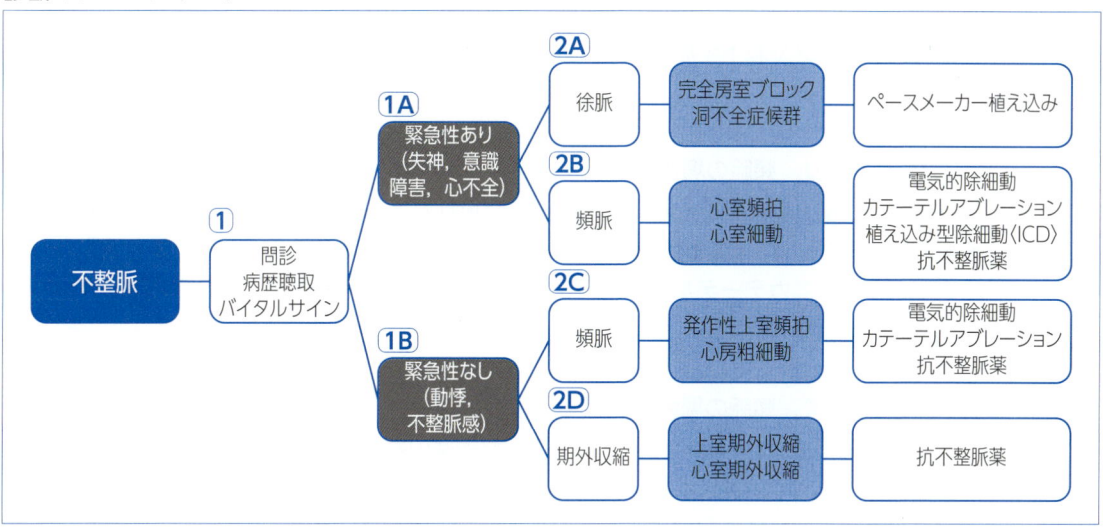

```
不整脈 → ① 問診・病歴聴取・バイタルサイン
  ├─ 1A 緊急性あり（失神，意識障害，心不全）
  │    ├─ 2A 徐脈 → 完全房室ブロック 洞不全症候群 → ペースメーカー植え込み
  │    └─ 2B 頻脈 → 心室頻拍 心室細動 → 電気的除細動，カテーテルアブレーション，植え込み型除細動〈ICD〉，抗不整脈薬
  └─ 1B 緊急性なし（動悸，不整脈感）
       ├─ 2C 頻脈 → 発作性上室頻拍 心房粗細動 → 電気的除細動，カテーテルアブレーション，抗不整脈薬
       └─ 2D 期外収縮 → 上室期外収縮 心室期外収縮 → 抗不整脈薬
```

① 問診・病歴聴取・バイタルサイン

　不整脈を主訴とした患者を診察した場合，問診により失神発作や心不全症状を伴う不整脈か，動悸あるいは不整脈感を伴うか，あるいは瞬間的に脈がとぶような感覚か，などを聴取することによって緊急的検査・治療が必要か否かを鑑別する。心筋梗塞，心筋症，弁膜症，甲状腺疾患，貧血などの既往歴や喫煙歴，嗜好品，常用薬なども問診する。

1A 緊急性のある場合

　不整脈で失神発作や心不全症状のある場合は，多くが緊急的対応を要する。完全房室ブロックや長い洞停止を伴った洞不全症候群や発作性の心室頻拍，心室細動をきたす疾患群が含まれる。心室細動を生じやすいQT延長症候群は抗不整脈薬の過剰投与や低カリウム血症，先天性の場合があり，突然死，失神発作の家族歴の聴取，常用薬の確認が必要である。Brugada症候群も忘れてはならない。

　緊急的対応を要すると診断した場合にはICUへ入院，モニター心電図による監視，抗不整脈薬の投与，必要に応じて電気的除細動，体外ペースメーキングを行う。

1B 緊急性のない場合

　動悸あるいは不整脈感程度の場合には，緊急的対応は多くない。

　緊急性がないと判断されたが，12誘導心電図で診断がつかない場合はHolter 24時間心電図が有用なことがある。さらに，血液生化学検査によって貧血，甲状腺機能亢進症などの有無

を確認する。胸部エックス線，心エコー図，運動負荷心電図，心臓カテーテル検査および電気生理学的検査〈EPS〉なども必要に応じて行う。

2 心電図検査

心電図検査を行い，治療を決めていく。なお，Adams-Stokes 発作や心不全を伴う徐脈性不整脈にはペースメーカー植え込みが，頻脈性不整脈にはカテーテルアブレーション，ICD の植え込みなどが，それぞれ適応となる。

2A 緊急性があり，徐脈の場合

完全房室ブロックや洞不全症候群では緊急的に体外ペースメーカー，次いで永久ペースメーカーの植え込みを行う。

2B 緊急性があり，頻脈の場合

冠疾患や心筋症，QT 延長症候群，Brugada 症候群などの基礎疾患を伴った心室頻拍あるいは心室細動の場合には，救命処置として緊急的な電気的除細動が必要である。発作寛解後は，抗不整脈薬とともにカテーテルアブレーションや植え込み型除細動器〈ICD〉を考慮すべきである。

2C 緊急性はなく，頻脈の場合

発作性の上室頻拍症，心房粗細動では，抗不整脈薬の投与あるいは電気的除細動を行う。心房粗細動で，それらの治療が不成功の場合，心拍数の制御と抗凝固療法の併用あるいはカテーテルアブレーションによる洞調律化が行われる。

2D 緊急性はなく，期外収縮の場合

期外収縮の散発では治療不要であり，喫煙習慣，不眠，ストレスなどがあれば，それらを回避することを勧める。基礎疾患として中等度以上の弁膜症や虚血性心疾患，心筋症などがある場合の心室期外収縮で，頻発するときには抗不整脈薬を用いる。

3 不整脈における鑑別診断の対象疾患

2A 緊急性があり，徐脈の場合	
完全房室ブロック，洞不全症候群	
2B 緊急性があり，頻脈の場合	
心室頻拍，心室細動	
2C 緊急性はなく，頻脈の場合	
発作性上室頻拍，心房粗細動	
2D 緊急性はなく，期外収縮の場合	
上室期外収縮，心室期外収縮	

Case 1

　75歳の女性。全身倦怠感と息切れを主訴に来院した。数か月前より、時々めまい感があったが、気にしていなかった。しかし、2～3日前までの約1週間、全身倦怠感と労作時息切れがあり、立ちくらみで目の前が暗くなることがしばしば起こった。初回来院時、脈拍78/分、整。血圧156/68 mmHg。呼吸音正常で心雑音なく、肝・脾を触知しない。頸静脈怒張はないが、下腿に軽度の浮腫がある。胸部エックス線では心胸郭比は54%で心拡大を認めるが、肺野にうっ血所見はない。心電図は洞調律でPQ延長はない。Holter 24時間心電図を行い、5日後に再診外来受診。その一部の記録を別に示す。
　この時点での対応として**適切でない**のはどれか。
　a　入院指示
　b　心電図モニター装着
　c　ペースメーカー植え込み
　d　カテーテルアブレーション
　e　イソプロテレノールの点滴投与

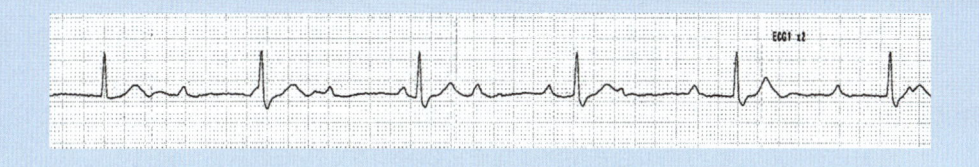

アプローチ

・全身倦怠感　　・息切れ
・立ちくらみ

画像診断

PP 間隔 0.7 秒、P 波は 83/分

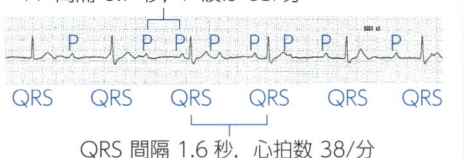

QRS 間隔 1.6 秒、心拍数 38/分

診断のポイント

　来院2～3日前までは全身倦怠感や息切れなどの症状があったが、初診時は症状は軽快し、バイタルサインに異常を認めない。
　胸部エックス線上は心陰影の拡大があり、下腿に浮腫を認める。心不全を伴っていた可能性が否定できない。
　12誘導心電図では異常がみられなかったため、Holter 24時間心電図が行われ、高度の徐脈が記録されている。RR間隔は約1.6秒で、心拍数は38/分である。
　一方、P波はR波と無関係に出現し、PP間隔は約0.7秒で、P波は1分間に83回規則的に出現している。完全房室ブロックと診断される（F**2A**）。

現時点での対応

　初診時には自覚症状は消失し、心電図に異常はなかったことから、緊急的な処置は不要と考え、Holter 24時間心電図を行ったのは妥当である。しかし、その心電図に完全房室ブロックが記録されている。

したがって，まず行うべきは，「入院指示（a）」と「ベッドサイド心電図モニターの装着（b）」である．治療にはβ受容体刺激薬である「イソプロテレノールの点滴投与（e）」が考えられるが，一時的体外ペースメーカーリード挿入あるいは「永久的ペースメーカー植え込み（c）」が最も適応となる．

臨床推論

下壁心筋梗塞の場合やジギタリス中毒，抗不整脈薬の過剰などでは一過性のことが多く，薬剤中止，必要ならばイソプロテレノール投与あるいは一時的体外ペースメーカーを行う．房室刺激伝導路の不可逆性病変による完全房室ブロックは永続的で，「永久的ペースメーカー植え込み（c）」を決断すべきである．

正解：d

Case Ⅱ

62歳の男性．失神発作をきたしたため，救急搬送されてきた．

現病歴：1か月前から，不定時に，急に，頭がぼーとしたような感じが瞬間的に起こるようになった．本日，朝食中に嘔吐したあと，意識消失して倒れた．すぐに意識は回復したが，本人が何となく心臓がおかしいと訴え，家族に救急車を呼ぶよう要請した．

既往歴：3年前に急性心筋梗塞で1か月間入院治療を行った．その間，心機能は比較的良好に維持されたが，多源性の心室期外収縮および発作性心房細動などの頻発のため，抗不整脈薬の投与を要し，現在も服用中である．

現　症：脈拍68/分，整．血圧142/86 mmHg．呼吸音正常，心雑音およびⅢ音を聴取しない．肝・脾を触知しない．下腿に浮腫を認めない．

検査所見：血液所見：赤血球462万，Hb 13.8 g/dL，Ht 42%，白血球7,400．血液生化学所見：総蛋白7.4 g/dL，尿素窒素46 mg/dL，クレアチニン2.8 mg/dL，AST 32 IU/L，ALT 42 IU/L，CK 210 IU/L，BNP 42 pg/mL（基準18以下）．胸部エックス線で心胸郭比52%，肺野正常．心電図検査で陳旧性前壁心筋梗塞所見がみられる．入院後モニター心電図を別に示す．

まず行うべきこととして**適切でない**のはどれか．

a　抗不整脈薬の中止
b　電気的除細動器の準備
c　ペースメーカー植え込み
d　抗不整脈薬の血中濃度測定
e　植え込み型除細動器〈ICD〉の植え込み

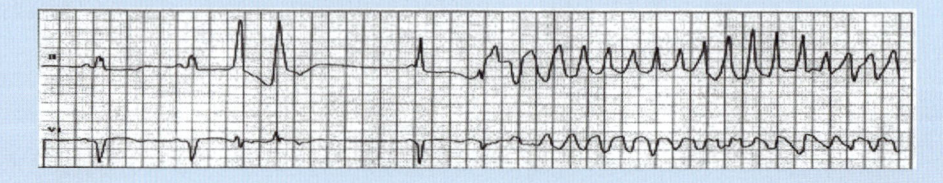

アプローチ

- 失神発作
- 嘔吐

診断のポイント

失神発作を主訴とした場合，まずは緊急対応を要する不整脈疾患を考える（F1A）。本症例では搬送時，すでに不整脈は消失していたことから，徐脈型か，頻脈型か明らかではない。過去に心筋梗塞の既往があり，しかも抗不整脈薬を服用中である。血液検査では腎機能低下が認められる。

まずは入院させ，失神発作の原因追究のため心電図モニターを装着する。本症例では，心電図で心室頻拍が記録され，完全房室ブロックは否定される。5拍目の心房逸脱収縮波のQTは著しく延長し，そのT波下行部に電気刺激が加わった直後から心室頻拍を呈している。R on T 現象である。薬剤性の QT 延長症候群が最も考えられる。腎機能低下患者では抗不整脈薬の過剰投与となる危険性が高く，血中濃度をモニターしながら用量を調節しなければならない。

画像診断

QT が延長した心房逸脱波とその T 波下行部に R on T を認める

心室期外収縮　　心室頻拍波形

まず行うべきこと

患者を入院させモニター心電図を装着し，「電気的除細動器（b）」を準備する。まず行うべきは，「抗不整脈薬の中止（a）」とその「血中濃度測定（d）」である。

薬剤関与の QT 延長症候群ならば心室頻拍は一過性であり，ICD の植え込みは不要である。しかし，QT 延長の基礎的誘因が明確にされない場合や先天性が疑われる場合には，「ICD の植え込み（e）」を考慮すべきである。

臨床推論

抗不整脈薬の常用と腎機能低下所見から，薬剤性の QT 延長症候群がまずは最も疑われる。「抗不整脈薬の中止（a）」と心室頻拍の遷延あるいは致死的な心室細動への移行に備えて，いつでも「電気的除細動器（b）」の使用を可能としておく。

正解：c

228　Chapter 4　呼吸器，心臓，血管

Case Ⅲ

77歳の女性。健康診断で心電図上の不整脈を指摘され来院した。数年前より時々，長くて数分間程度の軽い動悸を感じることはあったが，気にはならなかった。これまで，失神発作や長時間の動悸や息切れ，めまいなどの経験はない。既往歴および家族歴ともに特記すべきことはない。来院時所見：脈拍56/分，整。血圧136/78 mmHg。肺雑音はなく心音も正常である。12誘導心電図では洞調律で，R波は54/分であった。Holter 24時間心電図検査を施行した。その記録所見の一部を別に示す。

この時点で行うべきこととして**適切でない**のはどれか。

a　経過観察
b　抗不整脈薬
c　抗凝固療法
d　ペースメーカー植え込み
e　植え込み型除細動器〈ICD〉植え込み

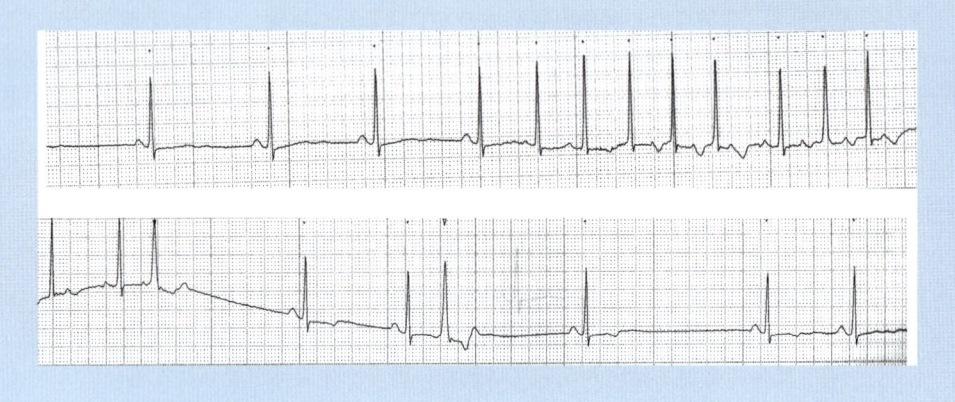

アプローチ

・軽い動悸　　・脈拍不整の指摘

診断のポイント

自覚症状は短時間の軽い動悸程度で，初回来院時には理学所見，心電図所見に異常が認められなかった。緊急的な対応は不要と考えられ，まずは Holter 24時間心電図 の適応である。その所見の上段では，前半の PQ時間の短縮した洞調律，上段の後半の頻拍である。後半の頻拍は RR間隔が不整であり心房細動と考えられる。下段では洞調律の2拍目の後，および5拍目の後のQRS波形は幅広く心室期外収縮である。7拍目と8拍目との間隔は延長しており，そ

画像診断

RR間隔不整で，心房細動と考えられる

心室期外収縮

RR間隔が延長し，その間にP波を認めない。洞停止が疑われる

の間にP波は認められず洞停止あるいは洞房ブロックが考えられる。所見を総合すると，洞不全症候群で徐脈頻脈症候群と診断できる（F2A）。

現時点での対応

洞不全症候群の症状は高度徐脈あるいは洞停止に伴う脳虚血症状で，めまい，眼前暗黒，失神発作があり，全身性には労作時の息切れ，易疲労感などをきたす。上室性頻拍や心房細動を伴う徐脈頻脈症候群では動悸発作や，ときに心内血栓に基づく脳梗塞を併発する。

本症例では自覚症状が軽いことから，「経過観察（a）」が選択されてもよい。発作性心房細動が頻発する場合には「抗不整脈薬（b）」と「抗凝固療法（c）」も考慮され，徐脈に対しては「永久的ペースメーカー植え込み（d）」の適応となる。

臨床推論

本症例のような徐脈頻脈症候群を伴った洞不全症候群の治療は，頻脈と徐脈のどちらを対象とするかで迷うことがある。心房細動や頻脈発作を抑制する薬剤投与では徐脈傾向が強まり洞停止した場合，その停止時間が延長し，失神発作を誘発してしまうことがある。徐脈に対しては，脈拍数を増やす薬剤の長期投与はあまり行われない。通常は「ペースメーカー植え込み（d）」を行い，頻脈発作予防のためにNaチャネル遮断薬であるシベンゾリンやピルシカイニドなどを併用する治療法が最も妥当である。心房細動を認める場合には，脳梗塞予防のため「抗凝固療法（c）」も適応となる。

正解：e

4-11 高血圧

石光 俊彦

高血圧とは，収縮期血圧 140 mmHg 以上あるいは拡張期血圧 90 mmHg 以上である場合をいう。

診断のフローチャート

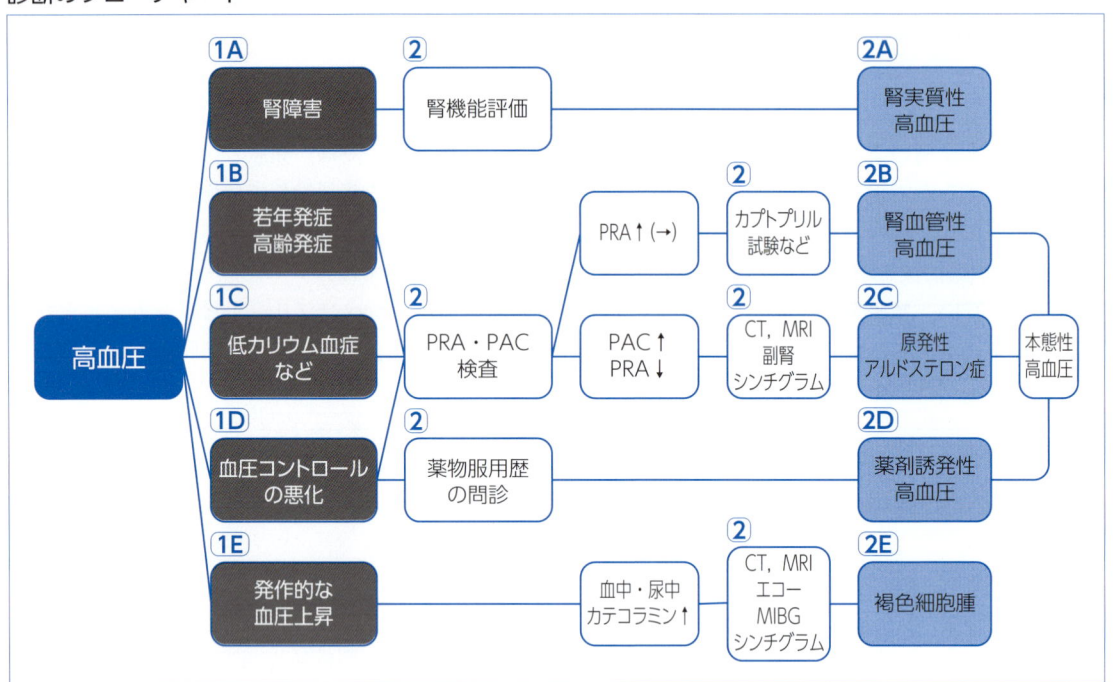

```
                1A              2                              2A
              腎障害 ─────── 腎機能評価 ──────────────── 腎実質性
                                                              高血圧
                1B                                       2B
              若年発症                    2    カプトプリル   腎血管性
              高齢発症                 PRA↑(→) 試験など     高血圧
                                    ╱                ╲
                1C              2  ╱          2        2C              本態性
   高血圧 ──  低カリウム血症 ── PRA・PAC           CT, MRI   原発性          高血圧
              など              検査   PAC↑    副腎      アルドステロン症
                                      PRA↓   シンチグラム
                1D              2                              2D
              血圧コントロール ── 薬物服用歴 ──────────────── 薬剤誘発性
              の悪化              の問診                        高血圧
                1E              2          2        2E
              発作的な         血中・尿中   CT, MRI  褐色細胞腫
              血圧上昇         カテコラミン↑ エコー
                                          MIBG
                                          シンチグラム
```

1 発症状況・随伴症状の確認

数多い高血圧患者の 90% 以上は原因不明の**本態性高血圧**であるが，一部は原因となる基礎疾患や外的要因を有する**二次性高血圧**である。そのため，原因に対し外科的・内科的な治療を行い，根治可能な場合も多く，その的確な診断が重要である。なお，本態性高血圧は通常 30～40 歳代で発症し，遺伝的傾向が認められることが多い。

次の場合には二次性高血圧の可能性を考え，適切な検査を進めるべきである。
①高血圧の家族歴が認められない場合
②若年齢（<30 歳）あるいは高年齢（>50 歳）で発症した高血圧の場合
③高血圧の程度の割には臓器障害（左室肥大，眼底病変，腎障害など）が高度の場合
④急に血圧コントロールが悪化した場合
⑤多剤併用にて治療抵抗性を示す重症高血圧の場合

1A 腎障害が認められる場合

蛋白尿，血尿，血清クレアチニン上昇など腎障害が認められる場合には，腎実質性高血圧の

1B 若年発症・高齢発症の場合

　若年齢での血圧上昇や高年齢になってからの血圧上昇の場合には，二次性高血圧の可能性が考えられ，その原因の1つとして腎血管性高血圧を考慮する。腹部血管雑音は約50％の症例で聴取される。高齢者では粥状動脈硬化，若年者では線維筋性異形成，若年女性では大動脈炎症候群などが原因となる。

1C 低カリウム血症などを伴う場合

　低カリウム血症や代謝性アルカローシスは，アルドステロンによるK^+，H^+排泄が促進していることを疑わせる手がかりとなる。

1D 血圧コントロール悪化の場合

　降圧治療中に急に血圧コントロールが悪化した場合には，腎血管性高血圧の進展など二次性高血圧の原因が加わった可能性を考慮する。

1E 発作的な血圧上昇の場合

　動悸，頭痛，発汗などの症状を伴う発作的な血圧上昇は，褐色細胞腫に特徴的な所見である。

2 各種検査

　腎機能の評価や血漿レニン活性〈PRA〉，血漿アルドステロン〈PAC〉の検査，薬物服用歴の問診などを行う。

2A 腎実質性高血圧が疑われる場合

　腎臓の萎縮や血清クレアチニンの上昇，浮腫などの腎不全があれば，高血圧の成因にNaの排泄障害による体液量の増加，すなわち腎実質性高血圧が関与していると判断される。

2B 腎血管性高血圧が疑われる場合

　血漿レニン活性〈PRA〉は上昇していることが多いが，慢性例では正常範囲であることがある。レニン-アンジオテンシン系の亢進により，二次的に血漿アルドステロン〈PAC〉も上昇する。

　腎血管，腎血流を評価する非侵襲的な画像検査により，腎動脈の狭窄の有無を検索する。最終的には，腎動脈造影，腎静脈血漿レニン活性〈PRA〉（左右差＞1.5）により確定診断する。

2C 原発性アルドステロンが疑われる場合

　原発性アルドステロン症では，PACが高値であるとともにPRAは低値となる。画像検査により，副腎の腫瘍や肥大を評価する。

2D 薬剤誘発性高血圧が疑われる場合

　非ステロイド性抗炎症薬〈NSAIDs〉や漢方薬など血圧上昇をきたす薬物の服用が開始されていないかを問診する。

2E 褐色細胞腫が疑われる場合

血中・尿中のカテコラミン増加が認められれば，褐色細胞腫の存在が示唆される。ノルアドレナリン，アドレナリンなどの血中濃度は非発作時にも高値であることが多い。尿中 VMA や総メタネフリン排泄の増加も診断に有用である。

褐色細胞腫は 3 cm 以上であることが多いので，画像診断は比較的容易である。[131]I-MIBG シンチグラムは腫瘍の局在および機能的診断に有用である。

3 高血圧における鑑別診断の対象疾患

2A 腎実質性高血圧
血清クレアチニン上昇，eGFR 低下など腎機能低下
2B 腎血管性高血圧
PRA 高値（慢性例では正常範囲）
2C 原発性アルドステロン症
PAC 高値，PRA 低値
2D 薬剤誘発性高血圧
非ステロイド性抗炎症薬〈NSAIDs〉，漢方薬の服用
2E 褐色細胞腫
血中・尿中カテコラミン増加

> ### Case 1
>
> 43歳の男性。父が高血圧，母は脂質異常症にてそれぞれ通院加療中である。喫煙20本/日，飲酒はビール大ビン1本/日を，それぞれ23年間。数年前に高血圧を指摘されたことがあった。1か月前に健診を受け高血圧を指摘され来院した。身長168 cm，体重73 kg。腹囲88 cm。血圧160/100 mmHg。脈拍92/分，心雑音はなく，肺野ラ音は聴取しない。下腿に浮腫はみられない。
>
> まず行うべき検査として**適切でない**のはどれか。
>
> a 心電図
> b 尿蛋白
> c 心エコー
> d 胸部エックス線写真
> e 血清クレアチニン

アプローチ

・健診で高血圧を指摘

診断のポイント

高血圧の家族歴があり，喫煙，飲酒，肥満など生活習慣が適切でないと思われる。発症年齢から考えても，本態性高血圧であると診断される。

まず行うべきこと

初診の本態性高血圧症患者の診療において必要なことは，複数回での血圧測定など血圧レベルをみて高血圧の重症度を決めること，喫煙や脂質異常症など併存する心血管系危険因子に関する情報を得ること，そして，心肥大，腎障害など高血圧性臓器障害の有無，程度を評価することである（F①）。

このため，血算，血液生化学（腎機能，血糖，血清脂質など），「尿検査（b）」，「胸部エックス線（d）」，「心電図（a）」，眼底検査などが行われる。「心エコー（c）」は，胸部エックス線や心電図より鋭敏に左室肥大や左室拡張能の異常を検出できるが，専門的な検査であり，初診時のスクリーニング検査には必ずしも含められない。

臨床推論

高血圧とともに脂質異常症の家族歴があり，BMI 25.9で肥満も認められることから，血糖，血清脂質を測定し，メタボリックシンドロームに該当するかを評価すべきである。脈拍数がやや多いことからストレスによる交感神経活動の亢進が血圧上昇に関与している可能性も考えられる。飲酒，喫煙習慣などの是正とともに運動，減量，減塩など総合的な生活習慣の修正を指導することが望まれる。ガイドラインによれば1か月の生活習慣修正の後も血圧が140/90 mmHg以上であれば，降圧薬治療を開始する。

正解：c

Case II

40歳の女性。健康診断で血圧高値を指摘され来院した。身長 156 cm，体重 72 kg。脈拍 72/分，整。下腿に軽度の浮腫が認められる。血圧 164/96 mmHg。尿所見：蛋白 2+，糖（−），沈渣に赤血球 5〜10/1 視野，白血球 1〜5/1 視野，細菌検査（−）。
まず行うべき問診として重要なのはどれか。
a　飲酒歴
b　妊娠出産歴
c　海外渡航歴
d　尿路感染の既往
e　アレルギーの既往

アプローチ

・健康診断で高血圧を指摘

診断のポイント

閉経前の女性は男性に比べて，本態性高血圧を発症する頻度が低い。また，蛋白尿や浮腫が高血圧性腎障害の徴候であるとすると，高血圧の重症度がそのように進展しているとは考えにくい。何らかの腎疾患の存在，すなわち，腎実質性高血圧の可能性を考えるべきである（F 2A）。

まず行うべきこと

腎障害，腎機能低下をきたす原因疾患の存在を想定し，それを同定するために，問診，診察，検査を進める。一般的に頻度が高いのは，慢性糸球体腎炎と糖尿病腎症であるが，多発性嚢胞腎，膠原病，そして成人女性では妊娠性腎障害などの可能性を忘れてはならない。血清クレアチニンの測定により腎機能障害の程度を評価するとともに，血清アルブミン値が蛋白尿の程度（ネフローゼ症候群）を反映する。血清クレアチニンの上昇とともに血算にて正球性正色素性貧血があれば，慢性腎不全による腎性貧血である可能性が高い。尿糖が陰性であっても，血糖，HbA1c は評価しておくことが望ましく，慢性糸球体腎炎に関しては血清 IgG，IgA 値，SLE などの膠原病の可能性については血清補体価，抗核抗体などをスクリーニングする。そして，超音波，CT などの画像検査により，腎萎縮，腎嚢胞，水腎症など腎形態の評価を行う。

臨床推論

蛋白尿，血尿とともに高血圧，浮腫が認められることから，進行した腎障害が存在していると思われる。尿糖は陰性であるが，血液検査にて糖尿病が診断され，眼底検査にて網膜症が認められれば，糖尿病腎症があると考えられる。尿沈渣にて血尿を認め，慢性糸球体腎炎としては IgA 腎症が疑われる。膜性腎症，膜性増殖性糸球体腎炎，巣状糸球体硬化症などの頻度は，より低い。「既往歴として妊娠出産時の経過中（b）」に高血圧，蛋白尿，浮腫や腎障害が認められていれば，それによる腎障害が持続，進行している可能性が考えられる。日本では，慢性腎盂腎炎による腎不全の頻度は低く，本症例でも尿中に細菌の増加や白血球の増多はない。

正解：b

Case Ⅲ

43歳の男性。頭重感を主訴に来院した。1か月前から後頭部の頭重感を自覚していた。5年前の健康診断で高血圧を指摘されたが，放置していた。身長168 cm，体重76 kg。脈拍80/分，整。血圧180/116 mmHg。胸部と腹部に血管雑音を聴取しない。下腿に軽度の浮腫を認める。尿所見：蛋白2＋，糖（－），潜血（－）。血液所見：赤血球460万，Hb 14.0 g/dL，Ht 44％，白血球9,800，血小板21万。血液生化学所見：血糖112 mg/dL，総蛋白6.8 g/dL，アルブミン3.7 g/dL，尿素窒素20 mg/dL，クレアチニン0.8 mg/dL，尿酸6.9 mg/dL，総コレステロール240 mg/dL，Na 145 mEq/L，K 3.0 mEq/L，Cl 103 mEq/L。胸部エックス線写真で心胸郭比50％である。心電図で左室肥大を認める。

現時点で，高血圧症のスクリーニングとして行うべき検査はどれか。**2つ選べ**。
 a　血漿レニン活性測定
 b　血清プロラクチン測定
 c　血漿バソプレシン測定
 d　経口ブドウ糖負荷試験
 e　血漿アルドステロン測定

アプローチ

・頭重感
・5年前に高血圧を指摘

診断のポイント

Ⅲ度（≧180/110 mmHg）の高血圧とともに左室肥大，蛋白尿など臓器障害の所見が認められるが，血清クレアチニン値は正常で腎性貧血もなく，腎実質性高血圧をきたすほどの腎機能の低下はないようである。血清電解質所見でKが低値であり，**原発性アルドステロン症**や**腎血管性高血圧**など低カリウム血症を呈することが多い**二次性高血圧**の可能性が考えられる（F 2B 2C）。

現時点での対応

原発性アルドステロン症や腎血管性高血圧で**血漿アルドステロン濃度〈PAC〉**が上昇すると，遠位尿細管～集合管におけるNa⁺再吸収とK⁺，H⁺排泄が促進され，**低カリウム血症**および**代謝性アルカローシス**となる。腎血管性高血圧では**血漿レニン活性〈PRA〉**が上昇し，レニン－アンジオテンシン－アルドステロン〈RAA〉系が全体的に亢進していることが多いが，原発性アルドステロン症ではPACの上昇，Na再吸収増加のため循環血液量が増加し，フィードバックによりレニン分泌が抑制されPRAが低値となる。

したがって，この両者の可能性が考えられる場合，血圧調節に関与する内分泌因子の中で「PRA（a）」と「PAC（e）」を両方測定することが肝要である。

臨床推論

肥満があり5年以上の高血圧の罹病期間があるが，年齢から考えると左室肥大，蛋白尿など

高血圧性臓器障害の進展が著明であり，二次性高血圧の可能性を検索すべきである．血清 K が低値であることから，PAC は高値であると思われ，これに加え PRA も高値であれば腎血管性高血圧，低値であれば原発性アルドステロン症を疑い，画像検査や機能的検査をすすめる．

腎血管性高血圧で腹部血管雑音が聴取されるのは 50％程度で，本症例では肥満もあり腹部血管雑音がなくても腎血管性高血圧の可能性は否定できない．非侵襲的な検査としてはレノグラム，腎血流ドプラ，造影 CT による血管画像の構築などが行われる．原発性アルドステロン症の場合には，CT，MRI により高率に副腎の腺腫や過形成の画像が描出される．

正解：a，e

Case Ⅳ

45 歳の男性．視力障害を主訴に眼科を受診したところ，Keith-Wagener 分類Ⅲ群の眼底病変を認め，血圧 180/110 mmHg のため内科に紹介されて来院した．身長 172 cm，体重 58 kg，以前に比べ約 8 kg 体重が減少している．入院直後，動悸と頭痛を訴え，血圧は 230/120 mmHg に上昇した．Hb 13.4 g/dL．白血球 11,200．血清アルブミン 4.3 g/dL，クレアチニン 1.0 mg/dL，空腹時血糖 119 mg/dL，総コレステロール 266 mg/dL．尿検査にて蛋白尿 1 ＋，バニリルマンデル酸〈VMA〉が陽性であった．

次に行うべき検査はどれか．2 つ選べ．
a　腹部 CT
b　レノグラム
c　腹部血管造影
d　131I-アドステロール副腎シンチグラム
e　131I-メタヨードベンジルグアニジン〈MIBG〉シンチグラム

アプローチ

・視力障害
・高血圧を指摘

診断のポイント

視力障害の原因として Keith-Wagener Ⅲ群の高血圧性眼底病変が存在する重症の高血圧である．頭痛，動悸を伴う血圧上昇の発作があり，経過上体重減少があることから褐色細胞腫による二次性高血圧が疑われる．白血球増多や耐糖能異常，高コレステロール血症も，褐色細胞腫でしばしば認められる所見である．そして，カテコラミンの代謝産物である VMA が尿中で陽性であることから，褐色細胞腫が存在する可能性が高い（F 2E）．

次に行うべきこと

褐色細胞腫が存在すれば，アドレナリン，ノルアドレナリンなどカテコラミンの血中濃度が著明に増加していることが多い．褐色細胞腫は副腎あるいはその周辺に存在することが多く，大きさは通常 3 cm 以上であるため，エコー，「CT（a）」や MRI などの画像検査により容易にその局在が同定されることが多い．131I-MIBG はカテコラミンを産生する組織に集積するため，

これを用いたシンチグラムによる腫瘍の描出により診断は確定される．血管造影やCTでも造影剤を用いることは，血圧上昇の発作を誘発する危険があるため**禁忌**である．

[臨床推論]

　褐色細胞腫の頻度は全高血圧の0.1％程度で，まれな疾患であるが，腫瘍摘出による根治が必要とされるため，的確な診断が重要である．副腎あるいはその周辺に径3cm以上の大きさの腫瘍が存在することが多いため，その画像診断は容易である．腫瘍の局在が明らかであっても，一部に両側性腫瘍，異所性の腫瘍や転移巣を示す悪性の所見が認められるため，これらの可能性を検索するために「[131]I-MIBG副腎シンチグラム（**e**）」が施行される．

正解：**a**，**e**

Chapter 5　消化器

1 嚥下障害，誤嚥 …………………… 240
2 腹　痛 ……………………………… 244
3 胸焼け …………………………… 253
4 悪心，嘔吐 ……………………… 259
5 吐血，下血 ……………………… 266
6 便　秘 …………………………… 274
7 下痢，(粘)血便 ………………… 279
8 黄　疸 …………………………… 287
9 腹部膨隆・膨満 ………………… 294

5-1 嚥下障害，誤嚥

伊藤 昭彦

　嚥下障害とは，**飲み込みの障害**をいう。また，誤嚥とは，**食物の気道への流入**をいう。なお，嚥下障害・誤嚥という名の病気ではなく，**原因となる疾患があって出現する症状の 1 つ**である。その背景となる因子が多数ある場合もあり，診断が容易ではないこともある。

診断のフローチャート

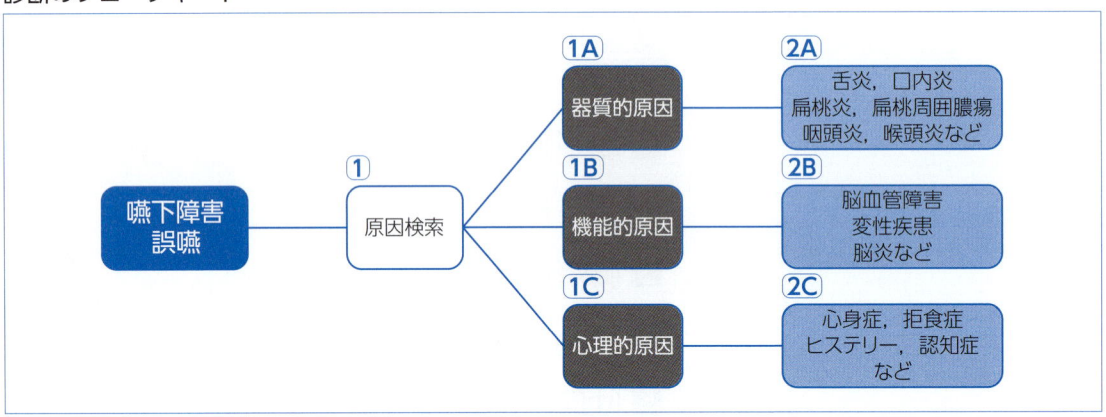

```
                    ①         1A                2A
                                器質的原因 ──── 舌炎，口内炎
                              ╱                 扁桃炎，扁桃周囲膿瘍
                             ╱                  咽頭炎，喉頭炎など
  嚥下障害  ──── 原因検索 ──┤  1B                2B
  誤嚥                       ╲  機能的原因 ──── 脳血管障害
                              ╲                 変性疾患
                               ╲                脳炎など
                                1C                2C
                                心理的原因 ──── 心身症，拒食症
                                                 ヒステリー，認知症
                                                 など
```

① 原因検索

　まずは**詳細な病歴の聴取**が重要である。「これまでに脳血管障害や神経筋疾患などの病気にかかったことがあるか」「肺炎を繰り返しているか」など詳細に病歴を聴き取る必要がある。また，発熱の有無，痰の量，意識レベル，脳神経症状，全身の神経所見など**全身のチェック**も必要になる。さらには，口腔，咽頭，喉頭，食道，頸部の**視診・触診**も必要となる。

1A　器質的原因の場合

　食物の通路である口腔〜食道に障害があれば嚥下障害や誤嚥をきたす。これらを視診や内視鏡，頸部の診察を行い診断する。

1B　機能的原因の場合

　食物を口腔へ取り込み，咀嚼し舌で咽頭へ送り込み，咽頭から食道へさらに送り込む，この通路の動きに問題があり，上手く送り込むことができないものを**機能的障害**という。脳血管障害や神経・筋疾患などが原因となる。

1C　心理的原因の場合

　理学所見や検査所見上に明らかな異常が認められない場合は**心因性疾患**を疑う。

2 嚥下障害，誤嚥における鑑別診断の対象疾患

2A 器質的原因の場合

①舌炎，口内炎，②扁桃炎，扁桃周囲膿瘍・咽頭炎，喉頭炎，③急性喉頭蓋炎，④頭頸部腫瘍（口腔・舌癌，上顎癌，咽頭癌），⑤食道炎，潰瘍，⑥食道の変形，狭窄，⑦食道癌など

2B 機能的原因の場合

①脳血管障害，脳腫瘍，頭部外傷，②Parkinson病，線条体黒質変性症，進行性核上性麻痺など，③脊髄小脳変性症，④筋萎縮性側索硬化症〈ALS〉，進行性球脊髄性筋萎縮症，⑤多発性硬化症，⑥Guillain-Barré症候群，糖尿病性末梢神経炎など，⑦筋ジストロフィー，多発性筋炎など，⑧重症筋無力症，⑨加齢に伴う変化など

2C 心理的原因の場合

①心身症，②拒食症，③ヒステリー，④認知症など

Case 1

34歳の男性。2日前から嚥下痛と呼吸困難を主訴に来院した。含み声だが嗄声は認めない。今朝から嚥下痛のため，水分も全く嚥下できないという。体温38.8℃。胸部聴診にて肺音は正常だが，喘鳴を認める。糖尿病があり経口血糖降下薬を内服している。

まず行うべきことはどれか。
a　静脈確保
b　経管栄養
c　中心静脈栄養
d　胸部エックス線撮影
e　喉頭ファイバースコピー

アプローチ

- ・2日前から嚥下痛と呼吸困難がある
- ・含み声
- ・嚥下痛のため嚥下困難あり
- ・喘鳴を認める

診断のポイント

急激な発症であり，発熱もあり炎症性疾患を考える。さらに糖尿病が基礎疾患としてあり，やはり易感染性の状態であると推測される。嚥下痛もあり，また，気道狭窄の所見もあり肺音が正常なので，咽頭や喉頭に炎症があると考えられる。急性喉頭蓋炎や咽後膿瘍，頸部膿瘍などの疾患が考えられる（F 2A）。

まず行うべきこと

呼吸状態が悪化しており，まずは気道狭窄の原因と程度を知りたい。そのためには「喉頭ファイバースコピー（e）」により観察することが第一と考えられる。その上で，まず気道確保を検討する。気道確保のためには，挿管による方法と気管切開による方法があるが，急性喉頭蓋炎で喉頭蓋の腫脹が強い場合は挿管自体が困難な場合もあり，気管切開が選択される。

臨床推論

嚥下障害とそれに伴う呼吸障害は，咽頭や喉頭の器質的疾患が最も考えられる。急性炎症では，扁桃周囲膿瘍や頸部膿瘍，急性喉頭蓋炎などであり，腫瘍性病変では喉頭癌，咽頭癌などを鑑別する必要がある。また，嚥下困難より呼吸困難のほうが緊急性は高く，気道確保を検討しなければならない。嚥下困難だけであれば点滴などを行い，脱水症状を起こさないように気をつけながら原因検索を行っていく。

正解：e

Case Ⅱ

63歳の女性。めまいと嚥下障害を主訴に来院した。

現病歴：今朝から急にめまいが出現し，吐き気と嘔吐を認める。今朝，食事を取ろうとすると飲み込みにくく，むせこんで嚥下ができなくなった。家人から嗄声で聞き取りにくさを指摘され来院した。

現　症：意識は清明。身長 158 cm，体重 50 kg。呼吸数 15/分。脈拍 80/分，整。血圧 166/82 mmHg。心音正常で心雑音・頸動脈雑音はない。眼球運動障害を認めない。右の眼裂が狭小化し瞳孔径は右 3 mm，左 4 mm。右顔面に発汗の低下を認める。口蓋垂が左へ偏位し，咽頭の知覚と咽頭反射は右側で低下している。四肢筋力は正常で，右顔面と左上下肢の温痛覚の低下を認める。触覚・振動覚・関節位置覚は正常に保たれている。指鼻試験・膝踵試験で右上下肢に協調運動の障害を認める。深部腱反射は正常で，病的反射は認めない。

次に行うべきことはどれか。

- a 気道確保
- b 心電図記録
- c 頭部 MRI 検査
- d 心臓カテーテル検査
- e 下咽頭・食道造影検査

アプローチ

- ・めまいと嚥下困難
- ・嗄声あり

診断のポイント

　　急激な発症であり，めまい，嚥下困難，嗄声，眼裂狭小化，瞳孔の左右差，右顔面の発汗低下，カーテン徴候，咽頭知覚低下，温痛覚の低下，協調運動障害など多彩な神経症状を認める。これらをまとめると右三叉神経，舌咽神経障害，迷走神経障害，Horner 徴候，小脳症状，感覚解離があることから延髄外側の障害が考えられ，延髄外側症候群（Wallenberg 症候群）の可能性が高い。

次に行うべきこと

　　診断がはっきりしなくとも，多彩な神経症状から頭蓋内の疾患をまず鑑別する。そのため，頭部 CT や「MRI（c）」などの検査が必要と考えられるが，脳梗塞の急性期では CT での診断は困難なことが多く，MRI が望ましい。

臨床推論

　　嚥下障害の原因は，器質的障害，機能的障害，心因的障害に分けられる。本患者では嚥下障害以外の神経症状から機能的な障害が推測される（F1B）。機能的障害では迷走神経や舌咽神経の障害の関与が考えられる。これらの神経麻痺では咽頭後壁に触れても嘔吐反射が起こらなくなる。軟口蓋麻痺があると，発声時に口蓋垂が健側へ偏位したり，食物が鼻腔へ逆流したりする。迷走神経や舌咽神経麻痺を疑えば頭蓋内の精査を行うべきである。

正解：c

5-2 腹　痛

島本 史夫

　腹痛とは，腹部の痛みを感じる主観的な症状であり，ありふれた訴えで，あいまいな点が多い。腹痛を主症状とする患者に対しては，手術などの緊急処置を必要とする急性腹症であるか否かを迅速に判断する必要がある。

診断のフローチャート

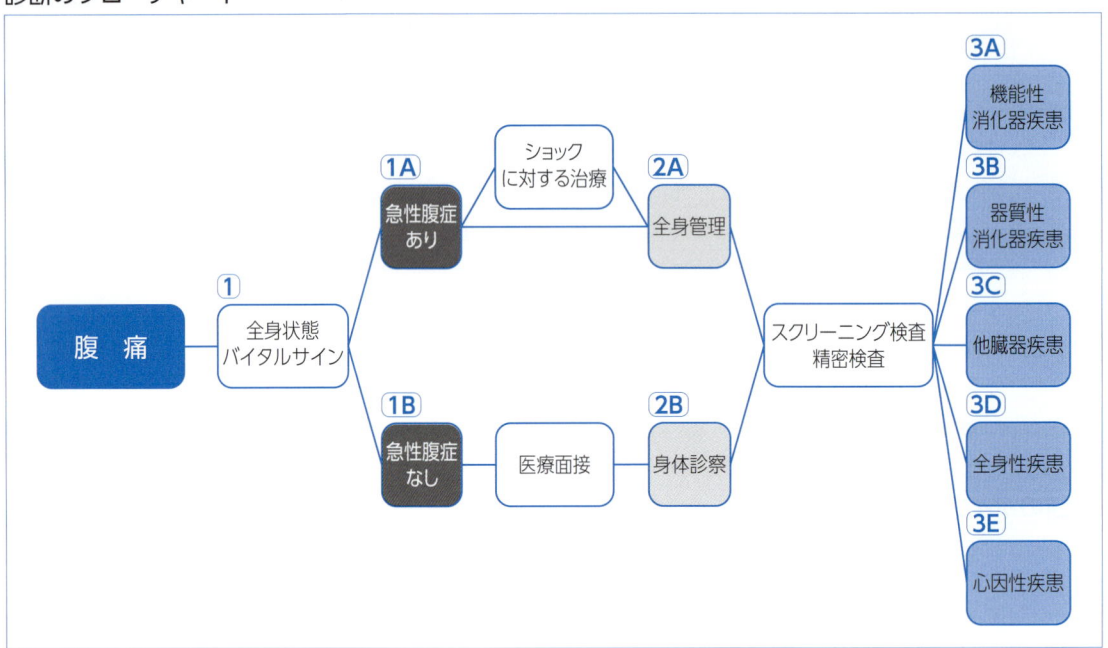

```
腹痛 → 1 全身状態バイタルサイン ┬→ 1A 急性腹症あり → ショックに対する治療 → 2A 全身管理 ┐
                                └→ 1B 急性腹症なし → 医療面接 → 2B 身体診察 ─────────────┤
                                                                                        ↓
                                                            スクリーニング検査 精密検査 ┬→ 3A 機能性消化器疾患
                                                                                       ├→ 3B 器質性消化器疾患
                                                                                       ├→ 3C 他臓器疾患
                                                                                       ├→ 3D 全身性疾患
                                                                                       └→ 3E 心因性疾患
```

1　**全身状態・バイタルサイン**

　まず苦悶様顔貌，蒼白，冷汗，チアノーゼなど全身状態の注意深い観察を行い，バイタルサインによりショックの有無を鑑別する。さらに，触診により腹膜刺激症状の有無を判定して，急性腹症か否かを判断する。最初から確定診断にこだわると，多くの検査に時間を費やし，緊急処置・手術のタイミングを逸するので，治療法を決定するための診断に留めるべきである。急性腹症と診断されたら，ショック状態にあるか否かの判断が必要となる。

1A　**急性腹症の場合**

　ショック状態であれば，急激で全身的な組織血液灌流低下のため，不可逆的な重要臓器不全が起こる。そのため，死に至ることもあるので直ちにショックに対する治療を開始する。

1B　**急性腹症でない場合**

　急性腹症でない場合は，腹痛の原因や病態を慎重に検索することが大切である。まず，医療面接により詳細な情報を得ることが必要である。腹痛の部位，発現時期と起こり方，強さと性

質，増悪・寛解因子，随伴症状，既往歴，薬物服用歴，妊娠の可能性の有無などの情報を患者本人あるいは家族から聴き出す。

2 全身管理・身体診察

2A 全身管理

　ショックでない場合や，ショック状態から回復した後に，緊急治療（処置・手術）を行うか，保存的治療にするかを判断する。急性腹症の診断では時間的余裕がない場合が多く，緊急手術不要なものや手術禁忌のものまで含まれる危険性がある。

2B 身体観察

　次いで身体診察を行う。特に腹部膨隆や手術瘢痕（視診），腸雑音（聴診），圧痛や腹膜刺激症状（触診）などに注意する。直腸指診（虫垂炎や直腸癌の補助診断として有用）も重要である。医療面接と身体診察により腹痛の原因の推測はある程度可能であるが，さらに原因検索を進めるためにスクリーニング検査を行う。検体検査として尿・血液検査や糞便検査（培養・潜血）などがあり，生理検査として心電図，画像検査としてエックス線検査や腹部超音波検査などがある。確定診断のためには，内視鏡検査や造影エックス線検査，CT・MRI 検査，血管造影検査などの精密検査が必要となる。

3 腹痛における鑑別診断の対象疾患

3A 機能性消化器疾患

機能性ディスペプシア〈FD〉，過敏性腸症候群など

3B 器質性消化器疾患

[上部消化管疾患] 逆流性食道炎，急性胃炎，急性胃粘膜病変，消化性潰瘍，胃癌など
[下部消化管疾患] 感染性腸炎，潰瘍性大腸炎，Crohn 病，虚血性腸炎，憩室炎，虫垂炎，大腸癌，S 状結腸軸捻転，イレウス，腸管穿孔など
[肝・胆・膵疾患] 胆石症，胆嚢炎，胆管炎，膵炎，膵癌，肝膿瘍，肝癌など

3C 消化器以外の他臓器疾患

[心血管系疾患] 心筋梗塞，狭心症，心膜炎，腹部動脈瘤破裂，大動脈解離，上腸間膜動脈血栓症など
[腎尿路系疾患] 尿路結石症，腎盂腎炎，膀胱炎，尿路系腫瘍，精巣軸捻転など
[婦人科系疾患] 異所性妊娠破裂，急性子宮付属器炎，切迫流産，切迫早産など
[その他の疾患] 肺炎，胸膜炎，横隔膜下膿瘍，脾梗塞など

3D 全身性疾患

ポルフィリン症，Schönlein-Henoch 紫斑病など

3E 心因性疾患

心因性反復性腹痛，適応障害の一症状など

Case I

81歳の女性。腹痛を主訴に来院した。2か月前から腰痛のため非ステロイド性抗炎症薬を投与されていた。5日前から心窩部痛があり、2日前から黒色便を認めている。意識は清明。脈拍96/分、整。血圧92/60 mmHg。皮膚は蒼白で冷たい。眼瞼結膜は貧血様。心窩部に圧痛を認める。腹部は平坦、軟で、肝・脾を触れない。血液所見：赤血球270万, Hb 8.4 g/dL, Ht 23％, 白血球12,300。緊急上部消化管内視鏡検査を行った。胃角部写真（写真No. 9）を別に示す。

次に行うべきことはどれか。

a　輸　血
b　外科的開腹術
c　内視鏡的止血術
d　プロトンポンプ阻害薬投与
e　*Helicobacter pylori* 除菌療法

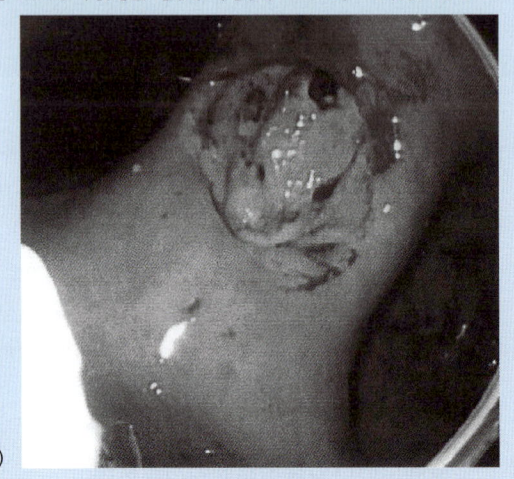

(p. xiii 参照)

アプローチ

- 腹痛（心窩部痛）
- 黒色便，皮膚蒼白で冷たい，眼瞼結膜貧血様
- 非ステロイド性抗炎症薬内服

診断のポイント

腹痛を主症状とする患者に対する最優先事項は患者の**全身状態の把握**であり，手術などの緊急処置を必要とするか否かの迅速な判断が求められる。皮膚は蒼白で冷たいが，収縮期血圧は90 mmHg以上あり，脈拍（心拍数）は100/分以下，意識は清明であることからショックの診断基準は満たしていない。非ステロイド性抗炎症薬内服，黒色便，貧血，画像から**出血性胃潰瘍**を第一に想起する（F 3B）。

画像診断

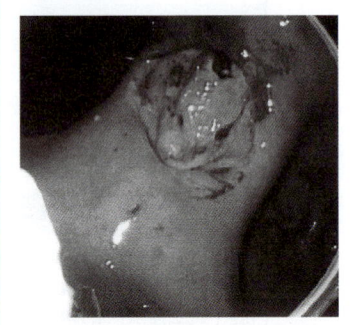

胃角小弯に大きな、深い、円形の潰瘍性病変を認める。潰瘍底は厚い白苔におおわれ、新鮮血出血を伴う露出血管を認める。辺縁は整で、周囲は浮腫状であり、急性胃潰瘍と診断できる。

次に行うべきこと

この問題で求められているのは「現時点での最優先されるべき対応」で，この患者に起こっている病態の把握が最も重要であり，確定診断を求めるものではない。

バイタルサインなどからショック状態は否定され，腹部所見などから急性腹症も否定的である。黒色便，貧血，出血性胃潰瘍を認めることから，現時点では**急性出血**が最も重要な病態と

考えられる。収縮期血圧 92 mmHg，脈拍 96/分，皮膚は蒼白で冷たいことから，出血が持続すればショックに陥る可能性は十分あると思われる。画像から潰瘍底に新鮮血出血を伴う露出血管を認めるため，まず「内視鏡による止血処置（c）」が優先して行われるべきである。

臨床推論

　非ステロイド性抗炎症薬〈NSAIDs〉を内服している高齢者に心窩部痛と黒色便を認めた場合は，まず NSAIDs に起因する胃潰瘍と潰瘍からの出血を考える。バイタルサインで収縮期血圧 92 mmHg（ショックの診断基準 90 mmHg 以下），脈拍 96/分（同：100/分以上），意識清明（同：意識障害 JCS 2 桁以上）などからショック状態は否定される。しかし，皮膚は蒼白で冷たいことから循環血液量減少が推測され，プレショック状態を考慮すべきである。血液検査では正球性正色素性貧血（MCV 85.2，MCH 31.1）を示し，白血球数増加は急性出血による血液濃縮所見を考慮する必要がある。画像から胃潰瘍底に出血を伴う露出血管所見を認めることから，このまま放置すれば，さらに出血量が増え，ショック（循環血液量減少性）状態になり，不可逆的な多臓器機能不全に陥ると予測される。

　したがって，現時点での最優先される処置は出血を止めることであり，本症例の場合は「内視鏡的止血術（クリッピングが第 1 選択）（c）」をまず行うべきである。内視鏡で止血ができない場合は「外科的開腹術（b）」の絶対的適応となる。速やかに NSAIDs 投与中止，絶食，輸液路確保を行ってから，「プロトンポンプ阻害薬（d）」など酸分泌抑制薬投与，場合によっては「輸血（a）」を行う。NSAIDs 投与中止が不可能であればプロスタグランジン製剤を併用する。*Helicobacter pylori* 菌陽性の場合は「除菌治療（e）」も考慮する。出血性潰瘍はそのまま放置するとショックとなり，死に至る危険な状態であることを認識して，ショックを回避する止血処置が最優先される。

正解：c

Case Ⅱ

25歳の男性。右下腹部痛を主訴に来院した。昨夜から右下腹部痛が出現し，次第に増強してきた。2日前から排便がみられない。下血はない。体温37.8℃。脈拍98/分，整。血圧128/80 mmHg。右下腹部に圧痛を認める。白血球11,800。CRP 7.8 mg/dL。注腸造影写真を別に示す。

まず行うべきことはどれか。
a　経腸栄養
b　外科的開腹術
c　抗菌薬点滴静注
d　大腸内視鏡的切除術
e　ステロイド注腸投与

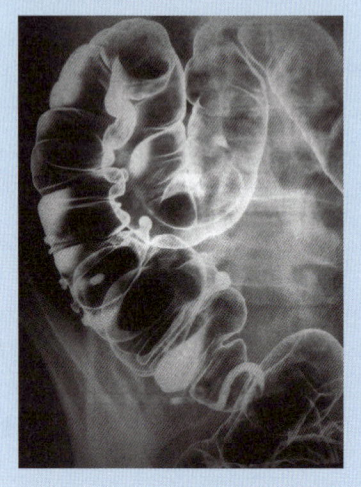

アプローチ
・右下腹部痛
・排便ない
・微熱

診断のポイント

腹痛を主症状とする患者に対しては，手術などの緊急処置を必要とする**急性腹症**であるか否かを迅速に判断する必要がある。血圧，脈拍とも正常であり，ショック状態ではない。腹膜刺激症状などの所見はないため，急性腹症は否定される。腹部診察所見から右下腹部に圧痛を，血液検査から炎症反応の存在を認めることから，**急性虫垂炎**や**Crohn病**の鑑別が必要であるが，画像で上行結腸に憩室所見を認めることから，**大腸憩室の炎症**を第一に想起する（F**3B**）。

画像診断

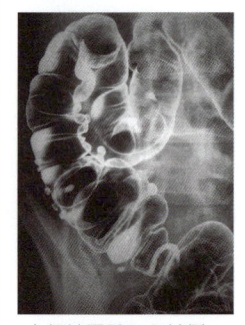

上行結腸壁から外側へ袋状に突出した憩室を数個認める。憩室内に造影剤が貯留することにより白く描出されている。盲腸端から細長く飛び出している正常の虫垂が描出されている。

まず行うべきこと

この問題で求められているのは「現時点でこの患者に起こっている病態」の把握であり，「それに対する最適の対応」である。

発熱，白血球数増加，CRP上昇から炎症の存在を考える。右下腹部（回盲部）の疼痛と圧痛から腸管の急性炎症や腸管周囲臓器の炎症を念頭に置く。消化管出血や消化管穿孔などの急性腹症を示す所見がなく，画像から腫瘍性疾患や腸管閉塞性疾患，潰瘍性大腸炎やCrohn病の可

能性は低いため,「抗菌薬投与（c）」など,まず炎症に対する処置を第1選択に考える.

臨床推論

　比較的急激に発症した右下腹部痛であるが,バイタルサインから全身状態はそれほど悪くないと推測される.発熱（37.8℃）,白血球数増加（11,800）,CRP上昇（7.8 mg/dL）などの所見から炎症の存在が考えられる.若年男性で右下腹部（回盲部）の疼痛と圧痛を訴えることから,腸管の急性炎症性疾患（急性虫垂炎,Crohn病,憩室炎,感染性腸疾患など）や腸管外疾患（急性胆囊炎,胆管結石症,尿路系結石症など）の鑑別が必要となる.

　画像から正常の虫垂が描出されているため,急性虫垂炎（「外科的開腹術（b）」の適応）は否定的である.急性虫垂炎の鑑別には腹部超音波検査や腹部CTによる腫大虫垂の確認が有用である.大腸ハウストラは正常で,粘膜面にポリープ（「大腸内視鏡的切除術（d）」の適応）,びらんや縦走潰瘍などを認めないことから,潰瘍性大腸炎（「ステロイド注腸投与（e）」の適応）やCrohn病（「経腸栄養（a）」の適応）は否定的である.下痢や下血がないことから,感染性腸炎も否定的である.炎症性腸疾患の鑑別には大腸内視鏡検査が有用である.上行結腸に憩室を認め,腹痛の部位,炎症所見の存在から右側大腸憩室炎の可能性が最も高いため,「抗菌薬の点滴投与（c）」が第1選択となる.

　2日前から排便がみられないことは,炎症に伴う腸管攣縮によるけいれん性便秘が原因の可能性もあり,即イレウスに結びつけないで,病態全体を把握する必要がある.緊急手術の必要性がないことを確認して,医療面接,身体診察,検査結果を丁寧に考察して,ある程度の診断をつけてから,その時点で最適の治療を選択することが必要である.

正解：c

Case Ⅲ

73歳の男性。腹痛を主訴に来院した。

現病歴：1週間便が出ていない。2日前に腹痛を自覚したが，我慢できる程度の痛みのため放置していた。今朝，腹痛が増強したため家族に伴われて受診した。

既往歴：昨年の人間ドックで便潜血反応陽性のため，精査が必要といわれたが，受診しなかった。

現　症：意識レベルはJCS Ⅱ-10。身長160 cm，体重60 kg。体温38.5℃。呼吸数24/分。脈拍112/分，整。血圧72/42 mmHg。表情は苦悶様で，腹部全体に痛みを訴えている。心音に異常を認めない。腹部は膨隆し，板状硬であり，反跳痛を認める。腸雑音を聴取しない。皮膚は温かい。

検査所見：血液所見：赤血球350万，Hb 9.0 g/dL，Ht 27％，白血球15,000（好中球83％，好酸球1％，好塩基球1％，単球2％，リンパ球13％）。血液生化学所見：血糖90 mg/dL，HbA1c（NGSP）5.4％（基準4.6〜6.2），総蛋白6.0 g/dL，アルブミン4.0 g/dL，尿素窒素30 mg/dL，クレアチニン1.0 mg/dL，尿酸5.0 mg/dL，Na 145 mEq/L，K 4.0 mEq/L，Cl 100 mEq/L。免疫学所見：CRP 10.0 mg/dL，CEA 20 ng/mL（基準5以下）。

急性腹症と診断され，緊急開腹手術を行うことになった。術前に，まず行うべきことはどれか。2つ選べ。

a　ドパミン持続静注
b　5％ブドウ糖液輸液
c　乳酸リンゲル液輸液
d　アドレナリン持続静注
e　ニトログリセリン持続静注

アプローチ

・腹痛　　・1週間排便なし　　・昨年，便潜血反応陽性

診断のポイント

高齢者で，1週間排便がなく，腹痛がある。腹部膨隆，CEA高値，便潜血反応陽性から大腸悪性腫瘍に起因した**イレウス**を念頭に置く（F**3B**）。意識レベルはJCS Ⅱ-10，体温38.5℃，呼吸数24/分，脈拍112/分，血圧72/42 mmHgなどの所見は**ショックの診断基準**を満たしている。表情は苦悶様，腹部は膨隆し，板状硬，反跳痛を認めることから，腸管閉塞，腸管穿孔，腹膜炎を合併する**急性腹症**と推測され（F**1A**），**緊急開腹手術**が必要となる。

まず行うべきこと

この問題で求められているのは，急性腹症に対する緊急開腹手術に先立つ「現時点での最も適切な治療」で，この患者に起こっている病態の現状把握が最も重要である。

現時点の病態生理は，イレウス，消化管穿孔による汎発性腹膜炎，感染（敗血症性の疑い）ショック状態と推測される。**敗血症性ショック**が認められたら，直ちに適切な抗菌薬を高用量

投与する．感染部位を除去しない限り，抗菌薬治療にもかかわらず病態は悪化し続けるため，外科的処置が必要である．術前処置の第一の目的は心臓への静脈還流を促進して心拍出量と重要臓器の灌流を回復し，血液の分布を元に戻すことである．現時点では，血圧低下，脱水，循環不全などの改善が必要とされる．

[臨床推論]

　意識障害，体温上昇，呼吸数増加，頻脈，血圧低下所見から，ショックの診断基準を満たしている．高齢者で，腹痛と1週間排便がなく，腹部は膨隆し，CEA高値，便潜血反応陽性から大腸悪性腫瘍に起因した腸管狭窄・閉塞による**イレウス**と推測できる．腹部全体の痛み，苦悶様表情，腹部は板状硬，反跳痛を認め，腸雑音を聴取しないことから，腸管閉塞に伴う消化管穿孔による**汎発性腹膜炎の併発**と考える．白血球増加（好中球増加），CRP高値，皮膚が温かいことから，**感染性（敗血症性）ショック**を疑う．敗血症性ショックでは末梢血管の血管透過性が亢進し，末梢血管抵抗が低下して，体液が組織に移行することにより**体が温かく**感じられる．末梢血管透過性亢進による体液の移行や，末梢血管抵抗低下が引き起こす**相対的循環血液量減少**によって**低心拍出量状態（循環不全）**となる．

　このような状態での外科的開腹手術に先立ち，まず，「**ドパミン（a）**」による昇圧と循環不全の改善を試み，「**乳酸リンゲル液（c）**」による細胞外液補充により**脱水改善**を図る必要がある．心拍出量と重要臓器の灌流を回復し，十分な体液の回復が達成されたら，通常心収縮性の維持が必要となり，α作用とβ作用を有するノルアドレナリンや「**アドレナリン（d）**」を用いる．「5%ブドウ糖液輸液（b）」は細胞浮腫を増長させる可能性があり，虚血性心疾患を示唆する記述がないため，「ニトログリセリン投与（e）」の必要性はない．

正解：a，c

Case Ⅳ

　65歳の女性．下腹部痛と下血とを主訴に来院した．4日前から便秘が続いていた．今朝，突然の強い左下腹部痛があり，その後，4回の下血を認めた．20年前から糖尿病と高血圧とがある．体温37.2℃．血圧150/84 mmHg．腹部は平坦，軟で，左下腹部に圧痛を認める．筋性防御を認めない．下行結腸の内視鏡写真（**写真 No. 10**）を別に示す．

現時点での対応として**適切でない**のはどれか．

a　絶食補液
b　直腸指診
c　糞便培養検査
d　外科的開腹術
e　薬物服用歴の確認

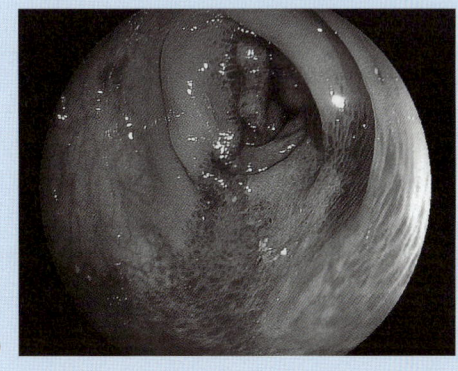

(p. xiii 参照)

アプローチ

・高齢の女性，左下腹部痛と下血
・便秘
・糖尿病と高血圧の既往

画像診断

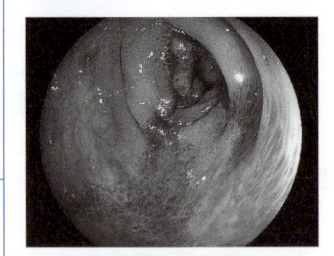

下行結腸に縦走する発赤，びらんや粘膜下出血などを認める。病変周囲粘膜は浮腫状であるが，毛細血管は透見される。明らかな出血や狭窄，潰瘍性・腫瘍性病変を認めない。

診断のポイント

腹痛を訴える患者では，全身状態やバイタルサインから緊急処置が必要な状況か否かの迅速な判断が求められる。下腹部痛と下血が主訴であり，下部消化管の器質的疾患を想定し鑑別する。糖尿病と高血圧を合併した高齢女性から，動脈硬化の存在が推測される。便秘に引き続いて，突然の左下腹部痛と下血が出現していることから，虚血性腸炎を第一に想起する（F3B）。

現時点での対応

この問題で求められていることは，「現時点での対応」で，そのためには「現時点でこの患者に起きている病態」を把握することが必要となる。

筋性防御を認めないことから消化管穿孔などによる腹膜刺激症状はなく，血圧150/84 mmHgから多量出血によるショック状態ではないと考える。画像から腫瘍，潰瘍，出血など緊急処置を必要とする病変はなく，現時点では「外科的開腹術（d）」の必要性はない。薬剤起因性腸炎，感染性腸炎，Crohn病などの炎症性腸疾患との鑑別が必要で，「薬物服用歴の確認（e）」，「糞便培養検査（c）」による細菌同定，「直腸指診（b）」による肛門・直腸病変の確認などが求められる。虚血性腸炎の場合は特有の薬物療法はなく，「絶食補液（a）」による腸管の安静と全身管理が主体となる。

臨床推論

左下腹部痛および圧痛，下血から左側結腸の器質的病変を想定する。画像から下行結腸に縦走する発赤やびらんと思われる所見を認め，薬剤起因性腸炎，感染性腸炎，Crohn病や虚血性腸炎との鑑別が必要となる。糖尿病と高血圧を合併した高齢女性では動脈硬化が高率に合併し，腸管の血流減少が予測される。さらに，便秘が続き，排便時の「いきみ」が強いと腹腔内圧が上昇し，腸管壁内血管の圧迫による血流減少が起きる可能性もある。高齢女性で，便秘があり，突然の左下腹部痛で発症し，続いて下血（新鮮血）をみれば，第一に虚血性腸炎を想起する。腹膜刺激症状がなく，全身状態が安定していれば，第１選択として大腸内視鏡検査を行う。

本症の急性期典型例では，病変は区域性で下行結腸に好発し，粘膜は浮腫状で，縦走する発赤・びらん・潰瘍などを認める。軽症例（一過性型）が多く，絶食により腸管の安静を保ち，十分な補液により経過観察する。3～7日程度の安静・絶食で軽快する。なお，治癒過程で狭窄をきたす狭窄型や壊死穿孔をきたす壊死型の場合は外科的手術の適応となる。

正解：d

5-3 胸焼け

島本 史夫

胸焼けとは，胸骨下部後面から心窩部上部に感じる，焼けるような灼熱感をいう。

診断のフローチャート

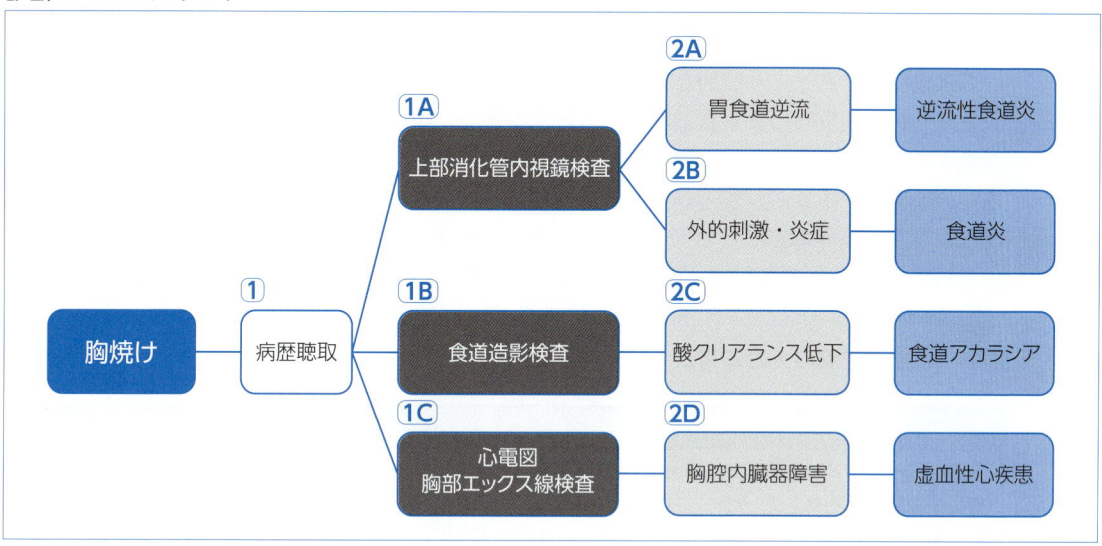

```
胸焼け ─① 病歴聴取 ─┬─ 1A 上部消化管内視鏡検査 ─┬─ 2A 胃食道逆流 ─── 逆流性食道炎
                    │                              └─ 2B 外的刺激・炎症 ── 食道炎
                    ├─ 1B 食道造影検査 ─── 2C 酸クリアランス低下 ── 食道アカラシア
                    └─ 1C 心電図 胸部エックス線検査 ─── 2D 胸腔内臓器障害 ── 虚血性心疾患
```

1 病歴聴取

胸焼けは呑酸とともに胃食道逆流症〈GERD〉の典型的な症状であるが，鑑別すべき重要な疾患や病態もある。胃内圧上昇と下部食道括約筋〈LES〉圧低下によって生じる。医療面接で病歴情報を詳しく聴取すれば，症状由来臓器や病態生理の推測は可能となるため，注意深い病歴聴取が必要となる。病歴聴取で必要な内容として，次のものがある。

①上部消化管疾患の既往（逆流性食道炎→胃酸逆流）
②気管支喘息の既往（夜間に誘発→臥位で胃内容物の気道への逆流）
③妊娠の可能性（子宮増大，女性ホルモン分泌増加→胃内圧上昇，LES圧低下）
④労作との関係（狭心痛との鑑別）
⑤食事との関係（食後臥位，過食，高蛋白食→胃内圧上昇，LES圧低下）
⑥嗜好品（アルコール，喫煙，コーヒー，甘味類，柑橘類→LES圧低下）
⑦常用薬（硝酸薬，Ca拮抗薬，抗コリン薬，テオフィリンほか→LES圧低下）
⑧全身状態（体重減少，嚥下困難→悪性疾患との鑑別）

なお，胸焼けが強くなると，胸痛を訴えることがある。両症状を訴える場合には，必ず上部消化管疾患（逆流性食道炎）と胸腔内臓器疾患（虚血性心疾患）の鑑別が必要となる。この時点で，速やかに心電図と胸部エックス線検査を施行する必要がある。

1A　上部消化管内視鏡検査

　胸焼けは胃から食道への胃酸逆流による場合が最も多く，呑酸を伴うことがある。胃食道逆流の病態（表1参照）は，下部食道括約筋〈LES〉圧低下によるものが最も多い。そのほか，腹腔・胃内圧上昇，胃内容排出遅延によるものなどがある。代表的な疾患は逆流性食道炎であり，食道裂孔ヘルニア，食道癌，胃・十二指腸潰瘍，慢性胃炎，胃癌，胃全摘後（胆汁・膵液逆流）などでもみられる。逆流性食道炎は，上部消化管内視鏡検査で粘膜障害の存在により診断される。

　内視鏡検査が施行できない場合は，プロトンポンプ阻害薬〈PPI〉投与による治療的診断（PPIテスト）が胃食道逆流症の治療を兼ねた診断として有効である。胃酸・十二指腸液の逆流は食道・胃24時間pH測定により，LES圧低下は食道内圧測定により，それぞれ確認できるが，これらは侵襲的であり，一般的な検査ではない。

　また，経口摂取物による食道粘膜の直接的な刺激によっても胸焼けが出現する。食道粘膜を刺激する物質には，①化学的要因として酸・アルカリ物質，非ステロイド性抗炎症薬・抗菌薬などの薬物，アルコールなどが，②物理的要因として高・低温食品・誤嚥物質・留置経鼻胃管などが，③感染性要因としてウイルス・細菌・真菌感染などが，それぞれある。疾患としては食道炎，食道潰瘍，異物誤嚥などがある。病歴聴取や上部消化管内視鏡検査で診断可能である。

表1　胃食道逆流のメカニズム

① LES圧低下
［食道裂孔ヘルニア］加齢（支持筋力低下）など
［食品摂取］高脂肪食，コーヒー，甘味類，柑橘類，アルコールなど
［薬物服用］硝酸薬，Ca拮抗薬，抗コリン薬，ニコチン（喫煙），プロスタグランジン，エストロゲン，プロゲステロン，テオフィリン，βアドレナリン刺激薬，ジアゼパムなど
②腹腔・胃内圧上昇
肥満，過食，妊娠，前屈姿勢，激しい咳嗽など
③胃内容排出遅延
胃運動機能異常，胃幽門狭窄など
④体　位
臥位（特に右側臥位）

1B　食道造影検査

　健常人でも胃食道逆流現象はみられるが，食道蠕動運動障害があると食道内容物や逆流液は速やかに胃に移動せず，食道粘膜を刺激する。食道蠕動異常により酸クリアランスが低下して，食道粘膜刺激症状として胸焼けが起きる。嚥下障害，嘔吐，胸部不快感などを合併することが多い。代表的な疾患として食道アカラシアがある。食道造影検査で診断される。

1C　心電図・胸部エックス線検査

　食道以外の胸腔内臓器由来の胸焼けにも注意が必要である。医療面接時の情報により，①食道粘膜刺激症状（呑酸合併，食事と相関，臥位・腹圧により増強など）と②食道以外臓器由来症状（胸痛合併，労作と相関，数分～数十分持続など）との違いに留意する。心筋虚血による

前胸部症状は，一般的には胸部圧迫感・絞扼感，前胸部痛，左肩への放散痛などであるが，「胸が焼ける，熱くなる」胸部灼熱感や上腹部痛，悪心などの消化器症状を訴えることがある。心電図や胸部エックス線検査が鑑別に有用である。

2 胸焼けにおける鑑別診断の対象疾患

2A　胃食道逆流	
逆流性食道炎，食道裂孔ヘルニア，食道癌，胃・十二指腸潰瘍，慢性胃炎，胃癌，胃全摘後	
2B　食道粘膜外的刺激・炎症	
食道炎，食道潰瘍，異物誤嚥	
2C　酸クリアランスの低下	
食道アカラシア	
2D　胸腔内臓器障害	
虚血性心疾患	

Case I

72歳の女性。胸焼けを主訴に来院した。1年前から食後に胸焼けを自覚するようになった。最近，胸焼けが増強し，胸骨下の痛みや夜間の乾性咳が起こり，咽喉頭違和感，嗄声や食後胃もたれ感も感じるようになってきた。
現時点で考えるべき病態はどれか。2つ選べ。
a　下部食道括約筋弛緩
b　冠動脈狭窄
c　気管支拡張
d　甲状腺腫大
e　消化管閉塞

アプローチ

- 胸焼け
- 胸骨下の痛み，夜間の乾性咳，咽喉頭違和感，食後胃もたれ感を合併

診断のポイント

胸焼けは一般にありふれた症状で，胸骨下部後面から心窩部上部に感じる灼熱感であり，上部消化管（特に逆流性食道炎）由来が最も多い。しかし，胸部から心窩部にかけて出現する症状であり，周囲臓器由来の症状，特に消化器・循環器・呼吸器疾患との鑑別が大切になる。そのためには，胸焼けの性状，発生時の状況，出現の部位，併発する症状などの聴取が重要となる。

現時点での対応

胸焼けは呑酸とともに胃食道逆流症の典型的症状である。主に胃酸（あるいは十二指腸液）を含んだ胃内容物が食道に逆流することにより，食道粘膜が刺激されて生じると考えられている（F2A）。その原因として，「下部食道括約筋〈LES〉圧低下（a）」，腹腔・胃内圧亢進，消化管運動機能異常などが考えられる。胸骨下の痛みから，食道刺激症状以外に狭心症や心筋梗塞などの心疾患（「冠動脈狭窄（b）」・攣縮）由来の可能性も考える。胃内容物の気管内逆流による気管支喘息（気道狭窄）が誘発されて，夜間の乾性咳が出現したり，胃内容物の咽喉頭への逆流による咽喉頭違和感や嗄声などが出現していることも考えるべきである。「気管支拡張（c）」に伴う慢性気管支炎では喀痰を伴う湿性咳となる。「甲状腺腫大（d）」では咽喉頭の違和感は出現しない。「消化管閉塞（e）」では胸焼けや胃もたれ感より，嘔吐や腹部膨満感が強く出現する。

臨床推論

胸焼け症状から，まず胃食道逆流症（胃内容物の食道への逆流）を第一に考えるが，同部位に生じる狭心痛に代表される胸痛や，気管支喘息でみられる夜間の乾性咳などの随伴症状から，循環器・呼吸器疾患との鑑別が重要となる。そのためには，詳細な病歴聴取（狭心痛や喘息の特徴），心電図や胸部エックス線検査などのスクリーニング検査が必要である。

胃酸逆流によるそのほかの症状として，呑酸（酸っぱいものが口腔内に上がってくる症状），咽喉頭症状（咽喉頭違和感・嗄声）や耳痛などの非定型的症状もあるので耳鼻咽喉科領域の検索も場合によっては必要となる．
　逆流性食道炎の診断確定は上部消化管内視鏡検査により行われる（F1A）．なお，酸逆流により食道粘膜障害を起こさないが，副交感神経を刺激して食道攣縮が生じ，その結果，狭心痛と類似した胸痛を起こすことがある．非びらん性逆流症〈NERD〉と呼ばれる．LES圧低下（下部食道括約筋弛緩）は食道内圧測定により，胃酸逆流は24時間食道pH測定により，それぞれ確認できる．

正解：a，b

Case Ⅱ

　58歳の男性．胸焼けと夜間の乾性咳を主訴に自宅近くの診療所を受診した．3年前に同様の症状があり，制酸薬の内服で症状は軽快した．最近，胸焼けが増強し，胸痛も感じるようになった．就寝後に痰を伴わない咳により目覚めることが多くなり，日中の眠気のため仕事ができない．意識は清明．身長164 cm，体重82 kg．体温36.4℃．脈拍72/分，整．血圧132/78 mmHg．心音と呼吸音とに異常を認めない．腹部は軟で，腹壁皮下脂肪が著明，圧痛を認めない．血液所見：赤血球488万，Hb 13.5 g/dL，Ht 40％，白血球7,400，血小板28万．血液生化学所見：クレアチニン0.8 mg/dL，総コレステロール248 mg/dL，トリグリセリド125 mg/dL，総ビリルビン1.0 mg/dL，AST 28 IU/L，ALT 62 IU/L．CRP 0.1 mg/dL．心電図および胸部エックス線写真に異常を認めない．
　現時点での対応として適切なのはどれか．2つ選べ．
a　硝酸薬を処方する．
b　24時間食道pH測定を行う．
c　上体を挙上しての就寝を勧める．
d　プロトンポンプ阻害薬を処方する．
e　経皮的動脈血酸素飽和度〈SpO₂〉を測定する．

アプローチ

・胸焼け
・夜間の乾性咳，胸痛，睡眠不足を合併

診断のポイント

　胸焼けは逆流性食道炎の典型的症状であること，制酸薬の内服により症状は改善したこと，夜間の乾性咳があること，肥満（BMI 30.5）であることから，胃内容物（主に胃酸）の食道逆流による食道粘膜刺激症状（胸焼け），気管内逆流による気管上皮刺激症状（夜間乾性咳）を第一に考える（F2A）．
　胸痛や咳嗽から，循環器・呼吸器疾患の鑑別が必要であるが，身体診察で心音と呼吸音とに異常を認めないこと，血液検査で白血球7,400，CRP 0.1 mg/dLと炎症反応を認めないこと，心電図および胸部エックス線写真に異常を認めないことなどから，狭心症・心筋梗塞などの循環

器疾患や，慢性気管支炎・気管支拡張症などの呼吸器疾患は現時点では除外できる。

現時点での対応

　症状（胸焼けと夜間咳嗽）は胃内容物逆流によるものと推察されるため，症状改善には胃酸逆流への対応が必要となる。

　「プロトンポンプ阻害薬〈PPI〉(d)」は酸分泌を強力に阻害するため，胃酸逆流による刺激症状を改善する。PPI 投与による治療的診断（PPI テスト）は，胃食道逆流症の診断と同時に症状改善効果もあるため有用である。しかし，酸分泌を抑制しても胃食道逆流が続いている可能性も高く，逆流防止対策が必要となる。臥位では胃から食道内へ，さらに気管内への胃酸逆流が起こりやすくなるため，食直後の臥床を禁じ，「夜間就寝時に上半身を挙上 (c)」すると逆流防止・症状改善に効果的である。

　また，血液検査で貧血がないこと，呼吸音に異常がないこと，咳は夜間のみで呼吸困難の訴えがないことより，現時点では「SpO₂ 測定 (e)」の優先順位は低い。心音，血液生化学的所見および心電図に異常を認めないため，現時点では「硝酸薬を処方 (a)」する根拠はない。胃食道逆流症は症候から十分推察可能であり，「24 時間食道 pH 測定 (b)」は胃食道逆流を確定するためのもので，現時点では必要性がない。なお，確定診断のためには上部消化管内視鏡検査が必要で，病態解明には食道内圧測定や 24 時間食道 pH 測定が必要となる。

臨床推論

　この患者は胸焼けと夜間咳嗽による睡眠障害のため，仕事に支障をきたしていることから，速やかに症状を改善させる対応が求められる。そのためには，胸焼けの病態を理解することが重要で，その病態に応じて対応方針が決定される。

正解：c, d

5-4 悪心，嘔吐

島本 史夫

嘔吐とは胃内容を口から吐き出すことをいう．また，悪心とはムカムカした気分で，嘔吐が差し迫っている感じをいい，嘔吐を伴うことも伴わないこともある．

診断のフローチャート

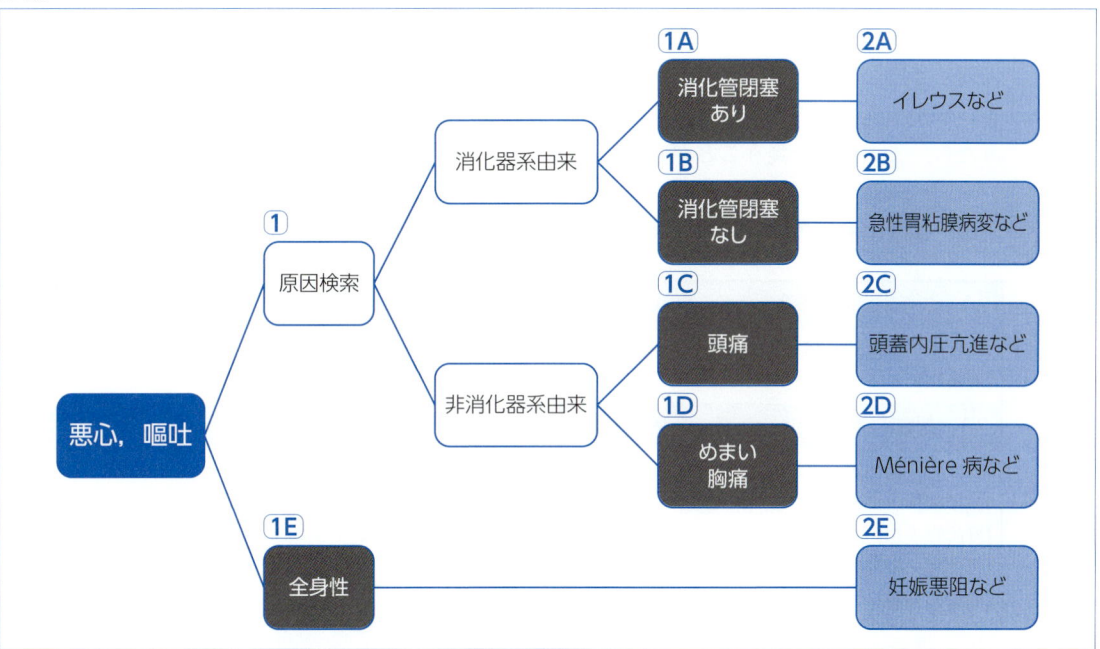

```
悪心, 嘔吐 ─ ① 原因検索 ─┬─ 消化器系由来 ─┬─ 1A 消化管閉塞あり ── 2A イレウスなど
                        │                └─ 1B 消化管閉塞なし ── 2B 急性胃粘膜病変など
                        ├─ 非消化器系由来 ─┬─ 1C 頭痛 ── 2C 頭蓋内圧亢進など
                        │                 └─ 1D めまい 胸痛 ── 2D Ménière 病など
                        └─ 1E 全身性 ─────────────────── 2E 妊娠悪阻など
```

① 原因検索

悪心・嘔吐は消化器系疾患に伴うことが多いが，さまざまな全身疾患の1つの重要な徴候や前兆である場合も少なくない．悪心・嘔吐を伴う疾患で緊急治療を要するものは中枢神経系疾患，心疾患，急性腹症などである．

消化器系由来の悪心・嘔吐では消化管閉塞を念頭に置き，炎症の有無や血管性病変の有無も忘れずに検索する．

1A 消化管閉塞所見のある場合

腹部エックス線，腹部 CT などで消化管閉塞所見があれば，緊急を要する治療が必要か，保存的治療でよいかの判断が求められる．

1B 消化管閉塞所見のない場合

消化管閉塞所見がなければ，消化管内視鏡，消化管造影，腹部超音波，腹部 CT 検査などで病変部位や疾患を確定し，適切な対応をする．

1C　頭痛を伴う場合

非消化器系由来の悪心・嘔吐では頭蓋内疾患を念頭に置く。頭痛を伴う嘔吐は頭蓋内圧亢進をきたす器質的疾患を想起させ，迅速な診断・対応が必要となる。頭蓋内圧亢進による嘔吐は悪心を伴わないことが特徴的で，片頭痛では悪心を伴う嘔吐が多い。

1D　めまい・耳鳴り・胸痛を伴う場合

めまいや耳鳴りを伴う嘔吐は前庭機能障害などの感覚器疾患を，胸痛を伴う嘔吐は急性心筋梗塞などの虚血性心疾患を，それぞれ想起して，迅速かつ適切な対応が求められる。

1E　全身性疾患の場合

全身性疾患や疼痛発作をきたす疾患の多くに悪心・嘔吐をきたす場合があるので，基礎疾患に対する認識が必要である。器質的原因が不明の場合は心因反応も想定する。薬物副作用やアルコール依存によるものは，初期には見逃されがちであるので注意する。女性の悪心・嘔吐をみたら，まず妊娠を疑うことが必要である。

2　悪心，嘔吐における鑑別診断の対象疾患

2A　閉塞所見のある消化器系疾患由来

【胃疾患】胃幽門狭窄，消化性潰瘍瘢痕狭窄など
【腸疾患】イレウスなど

2B　閉塞所見のない消化器系疾患由来

【胃疾患】急性胃粘膜病変・消化性潰瘍，胃悪性腫瘍，機能性胃腸症など
【腸疾患】感染性腸炎，急性虫垂炎，Crohn 病，過敏性腸症候群など
【肝胆膵疾患】肝炎，肝硬変，肝不全，胆石症，胆囊炎，膵炎，膵癌など
【横隔膜・腹膜疾患】腹膜炎など
【血管性疾患】上腸間膜動脈症候群，虚血性腸炎など

2C　頭痛を伴う中枢神経系疾患（非消化器系疾患）由来

【器質的疾患】頭蓋内圧亢進（出血，腫瘍，水腫，髄膜炎），血管障害（脳出血，梗塞），炎症（髄膜炎）など
【機能的疾患】片頭痛，筋緊張性頭痛など

2D　頭痛を伴わない疾患（非消化器系疾患）由来

【感覚器障害】Ménière 病（めまいを伴う）など
【心血管系疾患】心筋梗塞・大動脈解離（胸痛を伴う）など

2E　全身性疾患由来

【妊娠】妊娠悪阻
【薬物】［化学受容器引金帯〈CTZ〉を介した刺激］ジギタリス，麻薬，化学療法薬など
　　　　［消化管粘膜を介した刺激］鉄剤，抗菌薬，抗腫瘍薬など
【神経症】神経性食思不振症，心因反応
【感染症】食中毒，全身性感染症など
【呼吸器疾患】頻発する咳嗽など
【代謝・内分泌障害】尿毒症，肝性昏睡，糖尿病性昏睡，甲状腺クリーゼなど
【尿路・生殖器疾患】尿路結石，異所性妊娠，卵巣軸捻転など
【アレルギー性疾患】アレルギー性胃腸炎，Schönlein-Henoch 紫斑病など
【その他】急性熱性疾患，アルコール依存，眼圧亢進，放射線治療，飢餓，脱水など

Case 1

42歳の男性。頻回の嘔吐のため来院した。2か月前から空腹時に心窩部痛が出現し、1週前から悪心があり、時々嘔吐するようになった。上腹部に重圧感を自覚することもある。一昨日から嘔吐が頻回になり、黒っぽい便が出ている。28歳時に十二指腸潰瘍に罹患し、再発を繰り返していた。意識は清明。身長170 cm、体重54 kg。体温36.9℃。呼吸数12/分。脈拍104/分、整。血圧118/58 mmHg。胸部に異常はない。腹部は平坦で、上腹部に圧痛を認める。腸雑音は正常である。血液所見：赤血球442万、Hb 15.5 g/dL、Ht 43%、血小板39万。血液生化学所見：総蛋白7.1 g/dL、アルブミン4.1 g/dL、尿素窒素30 mg/dL、クレアチニン0.9 mg/dL、AST 32 IU/L、ALT 28 IU/L。

現時点での対応として適切なのはどれか。
a ^{13}C 尿素呼気試験を行う。
b 上部消化管造影検査を行う。
c 上部消化管内視鏡検査を行う。
d 吐物に血液混入の有無を確認する。
e プロトンポンプ阻害薬を投与する。

アプローチ

・嘔吐
・悪心、空腹時心窩部痛、上腹部重圧感、黒っぽい便
・再発する十二指腸潰瘍の既往

診断のポイント

悪心・嘔吐が消化器系由来か、非消化器系由来かをまず考える。空腹時心窩部痛、上腹部重圧感、上腹部圧痛があり、黒色便がみられることより、上部消化管疾患由来の症状・所見と考える。既往に再発を繰り返す十二指腸潰瘍があり、今回のエピソードからは十二指腸潰瘍の再発による上腹部症状、潰瘍部の瘢痕狭窄あるいは浮腫による閉塞に伴う嘔吐、潰瘍部からの出血による黒色便などを想起する（F2A）。

現時点での対応

この患者に起こっている病態の把握が最も重要である。バイタルサイン、血液検査所見に明らかな異常を認めないが、上部消化管の閉塞、出血どちらを放置しても重篤な状態に陥る可能性は高く、早急にその原因・部位を同定し、処置を行う必要がある。そのためには「上部消化管内視鏡検査（c）」が第1選択となる。

臨床推論

黒っぽい便、尿素窒素の軽度上昇（クレアチニン正常）から、上部消化管出血によるタール便をまず考える。腹部診察所見（腹膜刺激症状なし）から消化管穿孔は否定的である。バイタルサイン正常、血液検査で貧血がないことより、多量出血ではなく、ショック状態ではないと想定される。上腹部症状（心窩部痛・重圧感）・所見（圧痛）、再発を繰り返す十二指腸潰瘍の

既往から，十二指腸潰瘍の再発が考えられ，嘔吐は潰瘍周囲の浮腫による管腔狭窄が原因と思われる。潰瘍からの出血が疑われ，出血源の同定と止血のために「上部消化管内視鏡検査（c）」を第一に行うべきである。

「吐物に血液混入の有無を確認すること（d）」は，上部消化管からの出血を確認できるが，すでに黒色便（タール便）があるため重複する情報であり，重要性は低い。「上部消化管造影検査（b）」は十二指腸球部の変形（潰瘍再発による所見）確認には有用であるが，出血源同定は困難であり，止血処置を行うことはできないため，現時点では選択されない。十二指腸潰瘍患者の大部分に *Helicobacter pylori* 感染があることから，「^{13}C 尿素呼気試験（a）」による *H. pylori* 感染確認は必要であるが，現時点では出血源を同定することが優先される。出血源の同定と止血が確認された時点で，潰瘍に対する治療として「プロトンポンプ阻害薬の投与（e）」が行われ，*H. pylori* 除菌治療が考慮される。

したがって，本選択肢はすべて，本症例の診断・治療に必要であるが，「現時点で行うべきこと」としては上部消化管内視鏡検査が第1選択である。

正解：c

Case Ⅱ

65 歳の女性。昨日からの頻回の嘔吐，腹痛および腹部膨満感を主訴に来院した。3 日前から排ガスと排便とがない。37 歳時に虫垂炎の手術既往がある。意識は清明。体温 37.8℃。脈拍 88/分，整。血圧 120/68 mmHg。腹壁は著明に膨隆し，鼓音を呈する。白血球 13,000。腹部エックス線単純写真立位像を別に示す。

まず行うべきことはどれか。
a 緊急手術
b 緩下薬投与
c 抗菌薬投与
d 経鼻胃管挿入
e 腸管運動促進薬投与

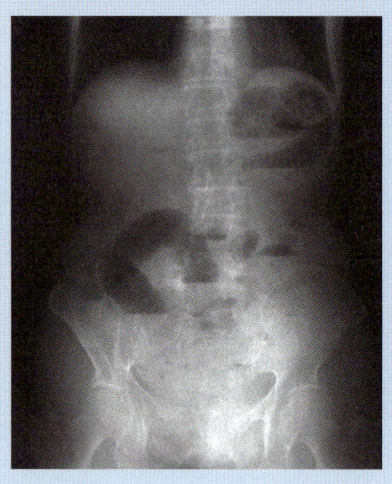

アプローチ

・嘔吐，腹痛，腹部膨満感
・3 日間の排ガスと排便の停止
・虫垂炎の手術既往

診断のポイント

嘔吐が消化器系由来か，非消化器系由来かをまず考える。嘔吐，腹痛，腹部膨満，腹壁膨隆，鼓音，3日間の排ガス・排便停止などから腸管の閉塞を想定する。腹部エックス線写真で腹腔内遊離ガス像を認めないことから，消化管穿孔は否定される。拡張した小腸ガス像や鏡面像（ニボー）所見を認めることから，イレウスが最も考えられ，虫垂炎の手術既往から，癒着性イレウスが想定される。大腸ガス像を認めないことから，小腸閉塞によるイレウスと推測される（F2A）。

まず行うべきこと

この患者に起こっている病態の把握が最も重要である。症状，既往，所見，画像などから小腸の閉塞を第一に想定し，絶飲食としたうえで，「経鼻胃管（イレウス管）の挿入（d）」による腸管内圧の減圧を行うことが第1選択である。次いで，「緊急手術（a）」が必要か，保存的治療が可能かを見極める。

画像診断

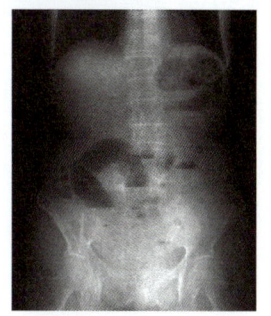

右下腹部に拡張した小腸ガス像および鏡面像（ニボー）を認める。Kerckring 襞が明らかでないので回腸と思われる。横隔膜下には遊離ガス像を認めない。

臨床推論

閉塞部位が上部ほど悪心・嘔吐が早期よりみられる。症状，既往，身体所見，検査所見などから単純性・絞扼性か機能性かを鑑別する。バイタルサイン正常で，腹痛も激痛ではないことから，絞扼性イレウス（血行障害による腸管壊死）は否定的であるため，「緊急手術（a）」の適応ではない。開腹手術後癒着によるイレウスの頻度が最も高いため，虫垂炎の手術既往があることから癒着性イレウス（単純性・閉塞性）が想定され，保存的治療を行う。必ず絶飲食とする。第1選択の治療は，「経鼻胃管（イレウス管）の挿入（d）」による腸管内圧の減圧である。

次いで，白血球数が 13,000 と増加しており，嘔吐・脱水による血液濃縮所見あるいは炎症所見と考えられ，輸液や「抗菌薬点滴投与（c）」を行う。閉塞された腸管内で細菌増殖の可能性（敗血症やショック）があるため，経口的に抗菌薬投与も考慮する。1週間の保存的治療で改善がない場合は待機手術を考慮する。

「腸管運動促進薬投与（e）」は腸管運動を亢進させるため，機械的イレウスでは禁忌である。「緩下薬投与（b）」も，腸管運動亢進による嘔吐誘発や腹痛増強の可能性があるため禁忌となる。抗菌薬投与や緊急手術は，本症例の治療に必要あるいは考慮されるべきであるが，現時点で「まず行うべき治療」としては経鼻胃管挿入が第1選択である。

正解：d

Case Ⅲ

61歳の女性。嘔吐と頭痛とを主訴に来院した。1週前から頭痛があり，頭痛の増強とともに嘔吐が出現した。2日前から38℃台の発熱も加わった。既往歴に副鼻腔炎がある。来院時の意識レベルはJCS Ⅰ-2。
まず行うべき検査はどれか。
a 頭部CT
b 眼底検査
c 髄液検査
d 血糖値測定
e 上部消化管内視鏡検査

アプローチ

・嘔吐，頭痛
・発熱，軽度意識障害

診断のポイント

嘔吐が消化器系由来か，非消化器系由来かをまず考える。嘔吐は悪心などの消化器系症状を伴わず，頭痛に引き続き出現していることから，非消化器系の原因を想起する。頭痛に伴う嘔吐から，頭蓋内圧の亢進を第一に想定する（F2C）。発熱，副鼻腔炎既往から，頭頸部の炎症・感染性疾患との鑑別が必要である。

まず行うべきこと

この患者に起こっている病態の把握が最も重要である。高齢女性が嘔吐を伴う頭痛，発熱，意識障害をきたしており，生命予後に重大な影響を及ぼす危険な頭痛の範疇に入る。迅速に病態を把握し，直ちに症状・所見緩和の処置を行わないと重篤な結果を招くことになる。症状，所見から頭蓋内圧上昇をきたす病変を第一に考えるべきで，本人および家族などからの詳細な病歴聴取と身体・神経学的診察の後，速やかに器質的病変の有無を確認するために頭部画像検査が要求される。

臨床推論

悪心を伴わず，頭痛に伴って出現する嘔吐であることから，非消化器系由来の嘔吐であり，頭蓋内圧の亢進による症状を第一に想定し，頭部画像検査をまず行う。全身状態不良時は，頭部MRIより「頭部単純CT（a）」をまず優先する。

意識レベルJCS Ⅰ-2は軽度の意識障害を示し，頭蓋内病変（出血，梗塞，腫瘍，炎症など）や循環障害（低血圧など），呼吸障害（肺性脳症など），代謝障害（低血糖，肝性脳症，内分泌異常など），中毒（薬物，アルコールなど）を考慮する。発熱，副鼻腔炎の既往は，頭頸部の炎症の可能性を示唆している。

非消化器系由来の嘔吐と推察されるため，現時点では「上部消化管内視鏡検査（e）」の必要性は低く，意識レベルが低下している状態での施行は困難である。感染性・腫瘍性髄膜炎の診

断には「髄液検査（c）」が必要であるが，髄液採取のための腰椎穿刺は画像診断で頭蓋内に脳出血，脳梗塞，脳腫瘍などの占拠性病変や強い浮腫がなく，脳ヘルニアの危険性がない場合に行うため，この時点では適切ではない。うっ血乳頭は頭痛，嘔吐とともに頭蓋内圧亢進の3徴とされるが，結果として現れる所見であり，原因を示唆するものではないため，現時点での「眼底検査（b）」の有用性は低い。低血糖により意識障害を認めるが，嘔吐を伴う激しい頭痛の合併をみることはないため，この時点での「血糖値測定（d）」の診断的有用性は低い。

したがって，すべての選択肢は本症例の診断・治療に必要あるいは有用であるが，現時点で「まず行うべきこと」としては頭部CTが第1選択である。

正解：a

5-5 吐血，下血

高木 融

[吐 血]

吐血とは消化管からの出血で，口から血を吐くことをいう。

診断のフローチャート

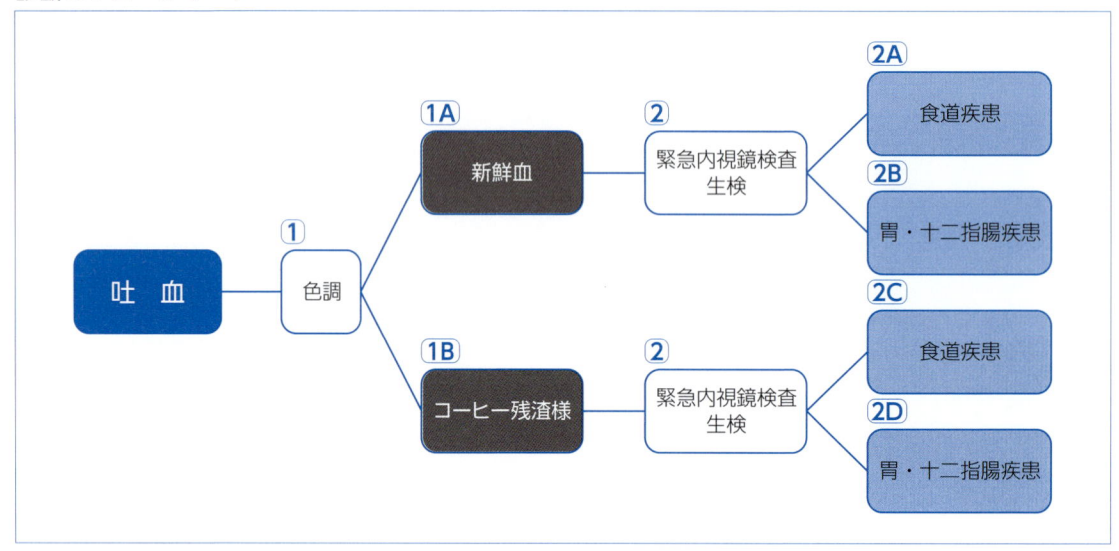

```
吐血 → ① 色調 ┬ 1A 新鮮血 → ② 緊急内視鏡検査・生検 ┬ 2A 食道疾患
              │                                      └ 2B 胃・十二指腸疾患
              └ 1B コーヒー残渣様 → ② 緊急内視鏡検査・生検 ┬ 2C 食道疾患
                                                         └ 2D 胃・十二指腸疾患
```

① 吐血の色調

吐血した血液の色調や量，時間的経過で出血部位や疾患を診断する。

1A　新鮮血の場合

新鮮血は，食道からの出血もしくは胃・十二指腸から短時間に大量の出血をした場合に多い。

1B　コーヒー残渣様の場合

コーヒー残渣様は，血液が胃酸によってヘモグロビンがヘマチンとなり褐色となる。

② 緊急内視鏡検査・生検

緊急内視鏡検査が必要で，処置が必要なことが多い。生検で診断する。なお，コーヒー残渣様の吐血で，胃・十二指腸疾患が原因の場合では，内視鏡検査が必要であるが，経過観察でよいことが多い。

3 吐血における鑑別診断の対象疾患

2A　新鮮血の吐血で，食道疾患が原因の場合
①食道炎，食道潰瘍，ポリープ，粘膜下腫瘍，食道憩室，食道静脈瘤，Mallory-Weiss 症候群，特発性食道破裂，異物など ②食道癌，食道癌の大動脈穿破，GIST〈gastrointestinal stromal tumor〉など
2B　新鮮血の吐血で，胃・十二指腸疾患が原因の場合
①胃潰瘍，急性胃粘膜病変，胃静脈瘤，ポリープ，毛細血管拡張症，十二指腸潰瘍など ②胃癌，胃リンパ腫，GIST など
2C　コーヒー残渣様の吐血で，食道疾患が原因の場合
①食道炎，ポリープ，粘膜下腫瘍，食道憩室，異物など ②食道癌，胃リンパ腫，GIST など
2D　コーヒー残渣様の吐血で，胃・十二指腸疾患が原因の場合
①胃炎，胃潰瘍，急性胃粘膜病変，ポリープ，毛細血管拡張症，粘膜下腫瘍，十二指腸炎，十二指腸潰瘍，Zollinger-Ellison 症候群など ②胃癌，胃リンパ腫，十二指腸癌，膵頭部癌の十二指腸浸潤，GIST など

[下　血]

下血とは，**消化管からの出血が管内に貯留し，血液が肛門から排出されること**をいう。

診断のフローチャート

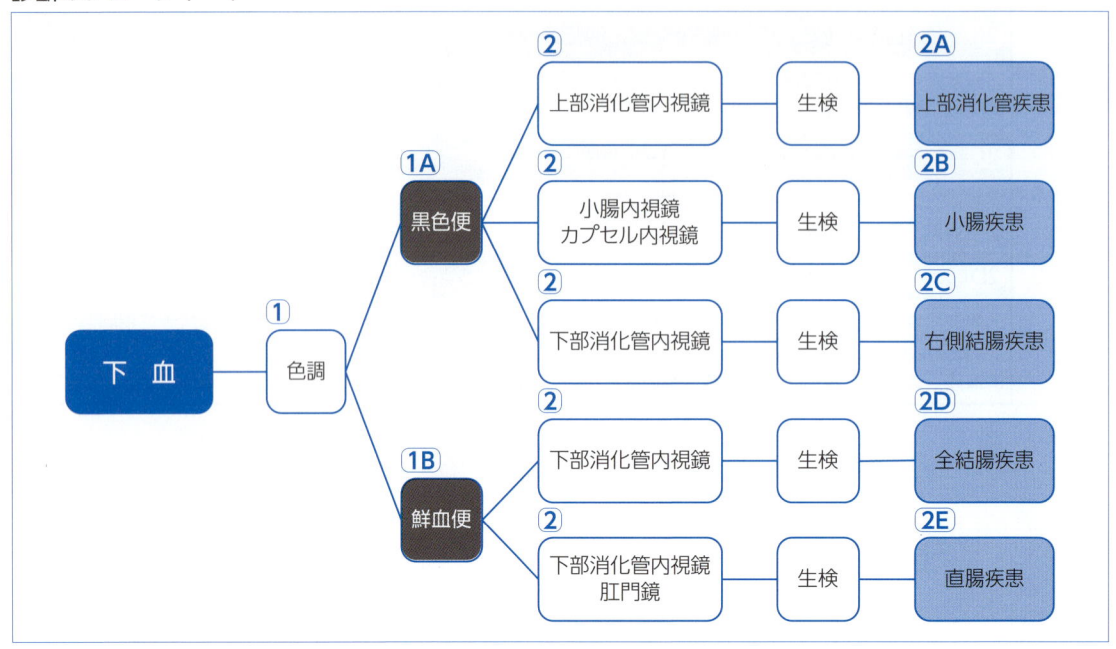

```
下血 ─① 色調 ┬─1A 黒色便 ┬─② 上部消化管内視鏡 ─ 生検 ─ 2A 上部消化管疾患
              │            ├─② 小腸内視鏡 カプセル内視鏡 ─ 生検 ─ 2B 小腸疾患
              │            └─② 下部消化管内視鏡 ─ 生検 ─ 2C 右側結腸疾患
              └─1B 鮮血便 ┬─② 下部消化管内視鏡 ─ 生検 ─ 2D 全結腸疾患
                           └─② 下部消化管内視鏡 肛門鏡 ─ 生検 ─ 2E 直腸疾患
```

1　色　調

下血の場合は，まず**便の色調**を確認する。

1A　黒色便の場合

黒色便は，主に上部消化管からの出血によるが，上行結腸からの出血でも，長く大腸内に停滞すると黒色便になる。

1B　鮮血便の場合

鮮血便は，横行結腸より肛門側の出血で，肛門に近いほど鮮紅色となる。

2 下血における鑑別診断の対象疾患

2A 黒色便で，上部消化管疾患が原因の場合

①食道炎，ポリープ，粘膜下腫瘍，食道憩室，食道静脈瘤，Mallory-Weiss 症候群，異物，胃潰瘍，急性胃粘膜病変，十二指腸炎，十二指腸潰瘍，Zollinger-Ellison 症候群など
②食道癌，胃癌，十二指腸癌，膵頭部癌の十二指腸浸潤，胃リンパ腫，GIST〈gastrointestinal stromal tumor〉など

2B 黒色便で，小腸疾患が原因の場合

①腸炎，小腸潰瘍（Crohn 病，薬剤性，結核など），粘膜下腫瘍，腸重積，虚血性腸炎，Meckel 憩室，Schönlein-Henoch 紫斑病，毛細血管拡張症，動静脈形成異常など
②小腸癌，GIST など

2C 黒色便で，右側結腸疾患が原因の場合

①（出血が少量の場合）腸炎，単純性潰瘍，腸結核，Crohn 病，腸管型 Behçet 病など
②虫垂癌，右側結腸癌，GIST など

2D 鮮血便で，全結腸疾患が原因の場合

①大腸炎（感染性，アフタ性，薬剤性など），憩室炎，ポリープ，家族性大腸腺腫症，潰瘍性大腸炎，Crohn 病，腸結核，虚血性腸炎，動静脈形成異常など
②横行結腸癌，下行結腸癌，S 状結腸癌，GIST など

2E 鮮血便で，直腸疾患が原因の場合

①直腸炎，直腸潰瘍など
②直腸癌，GIST など

Case 1

65歳の男性。数年前より腰痛のため，鎮痛薬を内服している。数日前より心窩部痛とふらつき感を自覚したが放置していた。今朝，気分が悪くトイレで黒っぽい吐物をはいたため来院した。身長 170 cm，体重 75 kg。体温 36.8℃。呼吸数 22/分。脈拍 108/分。血圧 88/58 mmHg。上腹部に圧痛を認めるが，筋性防御は認めない。

まず行うべき検査はどれか。

a 腹部 CT
b 腹部 MRI
c 腹部血管造影
d 上部消化管内視鏡
e 下部消化管内視鏡

アプローチ

・既往歴：腰痛で鎮痛薬の長期服用
・現病歴：心窩部痛とふらつき感，黒っぽい吐物

診断のポイント

ふらつき感があり血圧も低く**ショック状態**である。鎮痛薬の長期服用の既往歴と吐血から，**消化性潰瘍からの出血**が最も疑われる。

まず行うべきこと

来院時に吐血をし，血圧 88/58 mmHg とショック状態であるため，「**上部消化管内視鏡検査 (d)**」以外に行うべき検査は考えられない（[吐血]F②）。この症例では，鎮痛薬の服用と吐血から，消化性潰瘍からの出血は容易に診断できる。

臨床推論

消化性潰瘍からの出血でショック状態があれば，直ちに治療となる。治療の第1選択は**内視鏡的止血術**で，クリッピングやエタノール局注がある。止血困難であれば，第2選択はマイクロコイルを用いた**経カテーテル的動脈塞栓術**となる。

正解：d

Case Ⅱ

21歳の男性。運動部に所属していて、既往歴は何もない。夕方からの宴会で多量に飲酒後に気分不快感があり、トイレで食物を嘔吐した後に多量の赤い血液を嘔吐したため来院した。来院後は、嘔吐なく元気である。身長 175 cm、体重 65 kg。体温 36.8℃。呼吸数 16/分。脈拍 88/分。血圧 132/60 mmHg。胸部所見と腹部所見に異常を認めなかった。

現時点での対応として適切なのはどれか。
a 経過観察
b 開腹手術
c 腹腔鏡手術
d 内視鏡粘膜切除術
e 内視鏡下エタノール局所注入

アプローチ

・嘔吐後の新鮮血の吐血
・来院時に症状は軽快しており、既往歴も特にない

診断のポイント

嘔吐後に新鮮血の吐血という病歴の聴取が、診断の手がかりとなる。Mallory-Weiss 症候群は、嘔吐後に食道胃接合部付近の粘膜に縦走裂創をきたす病態で、好発部位は噴門部の小弯である。腹部所見はないことがほとんどである。食道壁全層の裂創であれば特発性食道破裂（Boerrhaave 症候群）で、下部食道左側に多く重篤な病態である（[吐血] F 2A）。

現時点での対応

来院時のバイタルサインが落ちついていて、その後の吐血がないことより、上部消化管内視鏡検査で出血部位が止血していれば、「経過観察（a）」で十分である。大量に出血している場合は、「クリッピング（d）」や「エタノール局注（e）」などの止血術をすることもある。

臨床推論

嘔吐後の吐血であれば、まずは Mallory-Weiss 症候群か特発性食道破裂を考える。前者は「経過観察（a）」で十分なことが多く、後者は重篤で手術が必要なことが多い。吐血の原因を診断するには、病気や鎮痛薬服用などの既往、さらに吐血の色、量、性状、回数など病歴の聴取により、ある程度推察することができる。

正解：a

Case Ⅲ

64歳の男性。数か月前より便に新鮮血が付着しているのに気づいていたが放置していた。数日前より便に付着する新鮮血が増え、また、少し便が細くなってきたので不安になり来院した。身長 170 cm, 体重 65 kg。体温 36.4℃。呼吸数 12/分。脈拍 76/分。血圧 130/86 mmHg。身体所見に異常なく、腹部所見にも特に異常を認めなかった。

まず行うべき検査はどれか。
a 注腸検査
b 便潜血検査
c カプセル内視鏡検査
d 上部消化管内視鏡検査
e 下部消化管内視鏡検査

アプローチ

・便に新鮮血の付着
・便が細くなってきたという便通異常

診断のポイント

血便や便通異常、年齢からは**大腸癌**が最も考えやすく、特にその性状からは**S状結腸癌**か**直腸癌**を疑う。右側結腸癌では自覚症状は乏しく、貧血や腹部腫瘤として発見されることが多い。

まず行うべきこと

肉眼的に血液が付着しているので「便潜血検査（b）」は必要ない。**吐血**の精査では「上部消化管内視鏡検査（d）」、**下血**の精査では**黒色便**であれば「上部消化管内視鏡検査（d）」、**鮮血便**であれば「**下部消化管内視鏡検査（e）**」が一般的である（[下血] F②）。「カプセル内視鏡検査（c）」は上部・下部消化管内視鏡検査で異常がなく小腸からの出血を疑う場合に行う。

臨床推論

下血も吐血同様に、**病歴の聴取**が大事である。**腸閉塞**になっていなければ、吐血に比べると緊急に処置が必要になることは少ない。鮮血便の場合は**痔核**などの肛門疾患も念頭に置いて、**直腸診**や**肛門鏡検査**を必ず行う。

正解：e

Case Ⅳ

24歳の男性。数年前より腰痛があり，診療所に通院し鎮痛薬を服用している。数日前より心窩部痛があったが放置していた。数日前より食欲はなくなり，階段を昇るときに息切れがし，ふらふらするようになった。本日，トイレでドロッとした黒い便が出たため来院した。身長 175 cm，体重 65 kg。体温 36.8℃。呼吸数 18/分。脈拍 100/分，整。血圧 88/60 mmHg。上腹部に圧痛を認めるが，筋性防御は認めない。
まず行うべきことはどれか。
a *Helicobacter pylori* 検査
b 心電図検査
c 酸素投与
d 輸 液
e 導 尿

アプローチ

- 腰痛で診療所に通院中
- 数日前からの心窩部痛と階段を昇るときの息切れ
- ドロッとした黒い便
- 血圧 88/60 mmHg，脈拍 100/分，呼吸数 18/分

診断のポイント

鎮痛薬の長期服用と上腹部痛から消化性潰瘍が疑われ，階段を昇るときの息切れより貧血があり来院時血圧も低くショック状態である。吐血がなく黒色便のため十二指腸潰瘍からの出血が最も疑われ，次いで胃潰瘍からの出血を考える（[下血] F 2A）。

まず行うべきこと

ショック状態であるので，まず静脈ラインを確保して「輸液（d）」をし，緊急に上部消化管内視鏡検査を施行する。呼吸数 18/分で脈の乱れはないため，直ちに「酸素投与（c）」や「心電図検査（b）」の必要はない。場合によっては，尿量測定のため「導尿（e）」も必要になるが，「まず行うべきこと」ではない。

臨床推論

確定診断がついていなくても，ショック状態の治療はまずは静脈ラインを確保して「輸液（d）」を開始し，血液検査の結果で必要であれば輸血をし，できれば良い状態での緊急内視鏡検査が望ましい。吐血や下血の場合，色調，量，性状，発症時の状況などから，まず行うべき検査を的確に選択することが大事である。

正解：d

5-6 便　秘

高木　融

　明確な基準はなく，個人差が大きいが，便秘とは，一般的に **2，3 日に 1 回以下の排便**をいう。問題となるのは，排便困難や腹部膨満感などの症状を伴う便通異常である。

診断のフローチャート

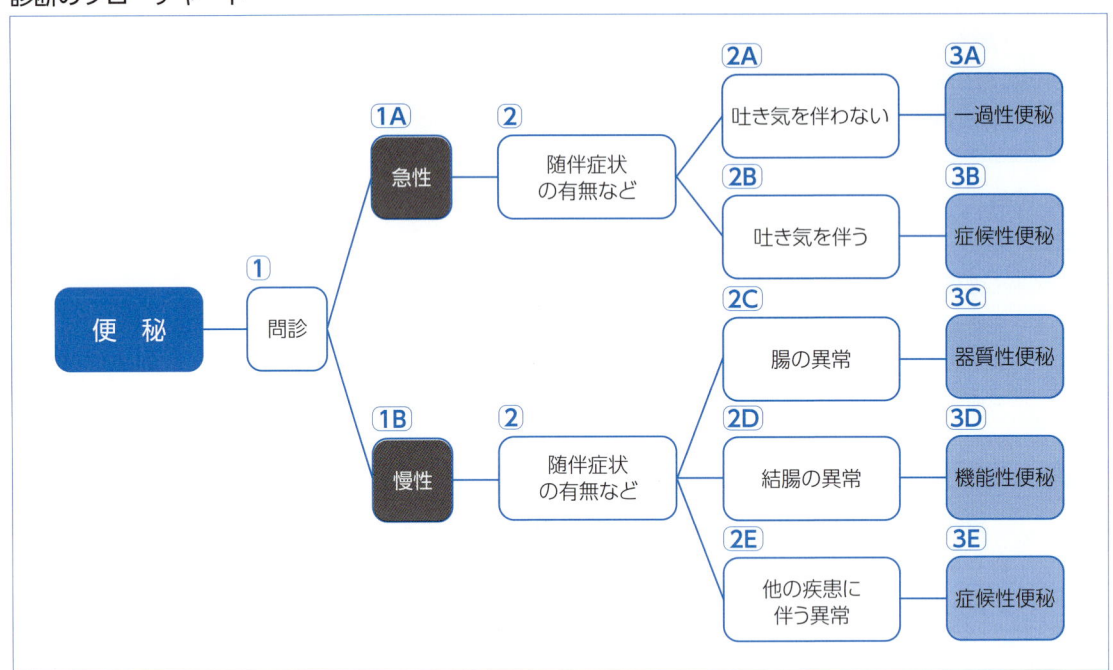

```
便秘 → ①問診 ┬ 1A 急性 → ② 随伴症状の有無など ┬ 2A 吐き気を伴わない → 3A 一過性便秘
              │                                    └ 2B 吐き気を伴う → 3B 症候性便秘
              └ 1B 慢性 → ② 随伴症状の有無など ┬ 2C 腸の異常 → 3C 器質性便秘
                                                  ├ 2D 結腸の異常 → 3D 機能性便秘
                                                  └ 2E 他の疾患に伴う異常 → 3E 症候性便秘
```

1　問　診

便秘が主訴の場合，まず問診のなかで急性なのか慢性なのかを確認する。

- **1A　急性便秘**：突然起きてしまう便秘
- **1B　慢性便秘**：習慣性に起きる便秘

2　随伴症状の有無など

　①で急性便秘か慢性便秘か判明した後で，原因部位を含めて，それぞれの随伴症状について確認していく。

2A　吐き気を伴わない場合

　腸自体に物理的な異常はないものの，腸の機能低下や腸の異常などによって起きる便秘。腹痛や吐き気は伴わないことが多い。多くの便秘はこれに当たる。生活環境や運動不足，ストレスなどが原因となる。

2B　吐き気を伴う場合

強い痛みや吐き気を伴う便秘は，腸の中で炎症が起きたり，腹腔内の炎症などに伴って起こる。症状が強くチューブによる減圧や手術が必要なことがある。

2C　腸の異常の場合

腸に癌や憩室などがあったり，また，手術などにより癒着があり徐々に便秘が強くなる。2Bと同様に，処置が必要になることが多い。

2D　結腸の異常の場合

結腸の部分的機能亢進によるけいれんや結腸の緊張減退による蠕動低下。また，結腸の持続的けいれんや筋力低下による。便意の我慢が誘因となることもある。糞便の通過する結腸の機能的状態によって，①結腸性便秘，②けいれん性便秘，③直腸性便秘に分け，原因・病態に対する治療が行われる。

2E　他の疾患に伴う異常の場合

症候性便秘で合併症がある場合。胃・十二指腸潰瘍などによる間接的影響，また，薬物中毒や脊髄疾患などにより起こる便秘である。

3　便秘における鑑別診断の対象疾患

3A　一過性便秘
食物摂取量の減少，残渣に乏しい食物摂取，旅行などで食物や生活環境に変化があるとき，薬剤性（抗コリン薬，コデイン，Parkinson病治療薬，自律神経遮断薬，モルヒネなど），低カリウム血症，急性熱性疾患など
3B　症候性便秘
腸疾患（腸閉塞，直腸・肛門の急性炎症），胃疾患（幽門狭窄，急性胃拡張），その他の腹腔内の疾患（急性腹膜炎，膵臓・胆道・子宮付属器・子宮の急性炎症）
3C　器質性便秘
［先天性］Hirschsprung病，S状結腸過長症 ［後天性］腸狭窄，大腸癌，肛門癌，腸管癒着，腸管外圧迫，大腸憩室など
3D　機能性便秘
［結腸性便秘］結腸の部分的機能亢進によるけいれんや，結腸の緊張減退の継続による蠕動の低下により排便の不完全感が継続。腸管の緊張や蠕動低下により糞便の硬さや性状は異なる。 ［けいれん性便秘］軟便で下痢状の糞便であっても排便困難のため便秘を起こす。一般に結腸の持続性けいれんによる。 ［直腸性便秘］便意の我慢の習慣や腹筋力の低下，肛門病変による便秘
3E　症候性便秘
胃・十二指腸潰瘍などによる間接的影響，心不全，内分泌疾患，薬物中毒，脳神経疾患，脊髄疾患などによる随伴症状

Case 1

73歳の男性。3か月前より便が細くなり，次第に便秘になってきたが放置していた。数日前より便に新鮮血が付着するようになったため来院した。身長 170 cm，体重 63 kg。体温 36.5 ℃。呼吸数 12/分。脈拍 70/分。血圧 130/88 mmHg。腹部所見に異常を認めない。
まず行うべきことはどれか。
a　直腸診
b　浣　腸
c　酸素投与
d　輸　血
e　輸　液

アプローチ

・便が細くなり便秘：排便異常
・便に新鮮血が付着：直腸や肛門疾患

診断のポイント

年齢や3か月の経過から，直腸癌もしくはS状結腸癌を最も考える（F3C）。当然，頻度から，痔核など肛門疾患も考える。

まず行うべきこと

外来で，まずできることは「直腸診（a）」である。便秘や血便をみたら，必ず直腸診をするように心掛ける。また，注腸検査や下部内視鏡検査をする前にも，必ず直腸診をする。腫瘍があると，穿孔したり出血することがまれにあるので注意する。

臨床推論

年齢や経過からは悪性疾患を考え，肛門疾患がなければ，次に注腸検査か下部内視鏡検査を行い，同時に CT 検査やエコー検査をする。便の狭小があるため，悪性であれば進行癌が疑われる。

正解：a

Case II

54歳の男性。23歳時に十二指腸潰瘍穿孔で開腹手術を受けている。術後より便秘傾向で、排ガスも少なかった。数日前より排便、排ガスがなく徐々に腹部膨満感が強くなり、今朝からの腹痛と嘔吐を主訴に、歩行にて来院した。身長170 cm、体重53 kg。体温36.5℃。血圧120/80 mmHg。腹部は著明に膨満し正中に手術瘢痕を認める。胸腹部所見に異常を認めない。腹部エックス線単純写真立位像を別に示す。

まず行うべきことはどれか。
 a ロングチューブ挿入
 b 下剤内服投与
 c 腹腔穿刺
 d 酸素投与
 e 高圧浣腸

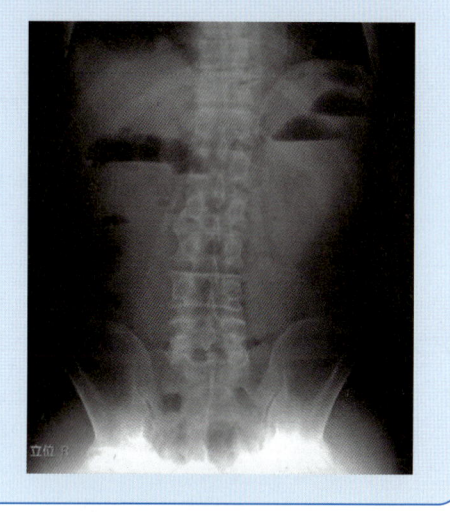

アプローチ

- 十二指腸潰瘍穿孔で開腹手術：術後イレウス
- 便秘傾向で、排ガスも少なかった：術後イレウス
- 今朝からの腹痛と嘔吐：術後イレウス
- 腹部膨満：術後イレウス

診断のポイント

典型的な**術後イレウス**である（F**3B**）。
術後より排ガスが少なく、便秘。数日前より排ガスと排便がなく、腹部膨満感。来院当日に嘔吐と腹痛と著明な腹部膨満。したがって、ほかの疾患は考えにくい。

画像診断：ニボー

まず行うべきこと

ニボーを伴う小腸の**単純性イレウス**である。その多くは、術後の**癒着性イレウス**である。経鼻的に「**ロングチューブを挿入（a）**」して**腸管内圧の減圧治療**を行う。イレウスでは、原則禁飲食のため「**下剤内服投与（b）**」は**禁忌**である。「**腹腔穿刺（c）**」は腹水貯留で行う治療法で、イレウスで腸管を穿孔させる危険性があるため**禁忌**である。自力歩行で来院しているため、「**酸素投与（d）**」の必要はない。「**高圧浣腸（e）**」は効果がなく、症状を悪化させる可能性がある。

臨床推論

イレウスと診断した場合は**単純性イレウス**か**複雑性イレウス**かを診断し，前者と診断したら**チューブによる減圧治療**で，後者と診断したら**緊急手術**である。

正解：a

Case Ⅲ

74歳の男性。2年前に胃癌で手術を受けたが，3か月前より肝臓に転移が発見され化学療法中である。1か月前より腰痛が出現し，鎮痛薬を投与されるも改善しないため，骨シンチ，MRI検査で多発胸椎・腰椎転移と診断された。疼痛がさらに強くなってきたため，モルヒネの投与開始となった。

現時点で考えられるモルヒネの副作用として最も頻度の**低い**のはどれか。
a 嘔吐　b 便秘　c 眠気　d 呼吸抑制　e せん妄

アプローチ

・胃癌術後：再発の可能性
・再発で化学療法中：化学療法の副作用
・骨転移：疼痛
・モルヒネの投与：副作用

診断のポイント

麻薬製剤や抗腫瘍薬の投与法，投与量，副作用を十分に理解する必要がある。麻薬製剤で最も注意しなければいけないのは「**呼吸抑制（d）**」である。一般的に，痛みの治療に適正に使用される場合，呼吸抑制が生じることは稀である。呼吸抑制が生じる前には「**眠気（c）**」が生じるため，眠気を観察し眠気が生じた段階で**鎮痛手段の見直しと評価**が重要である。

現時点での対応

副作用を理解しその対策について覚えておく。「嘔吐（a）」に対しては**制吐薬**，「便秘（b）」に対しては**下剤**，「眠気（c）」・「呼吸抑制（d）」に対しては**投与量の減量，オピオイドローテーション，薬物治療**，「せん妄（e）」に対しては，オピオイドが原因として強く疑われる場合，**減量**を検討し，次に，**抗精神病薬の投与，オピオイドローテーション**を行う。

臨床推論

今後，麻薬製剤や抗腫瘍薬を投与する症例はますます多くなると思われる。各薬剤の副作用とその対策について覚えておく必要がある。臨床では『がん疼痛の薬物療法に関するガイドライン』や『抗がん剤適正使用ガイドライン』，『**制吐薬適正使用ガイドライン**』などがある。

正解：d

5-7 下痢，(粘)血便

石黒 達昌

[下　痢]

　下痢とは，**液状あるいはそれに近い状態の排便のこと**をいい，通常は排便回数の増加を伴う。

　下痢の診断プロセスで重要なのは，それが治療とリンクしている，あるいはリンクすべきということである。しばしば救命のための治療が培養などを要する診断に先行しなくてはならないからである。その中で，抗菌薬が奏功するか，手術が必要かといった判断が重要になる。こうした観点から診断のためのフローチャートを作ってみよう。下痢には非常に多くの疾患が鑑別に挙がるので，それらをここに羅列する意味は薄いように思える。考え方の基本と代表的な疾患を記すにとどめる。押さえておいてもらいたいのは**考え方のプロセス**である。

診断のフローチャート

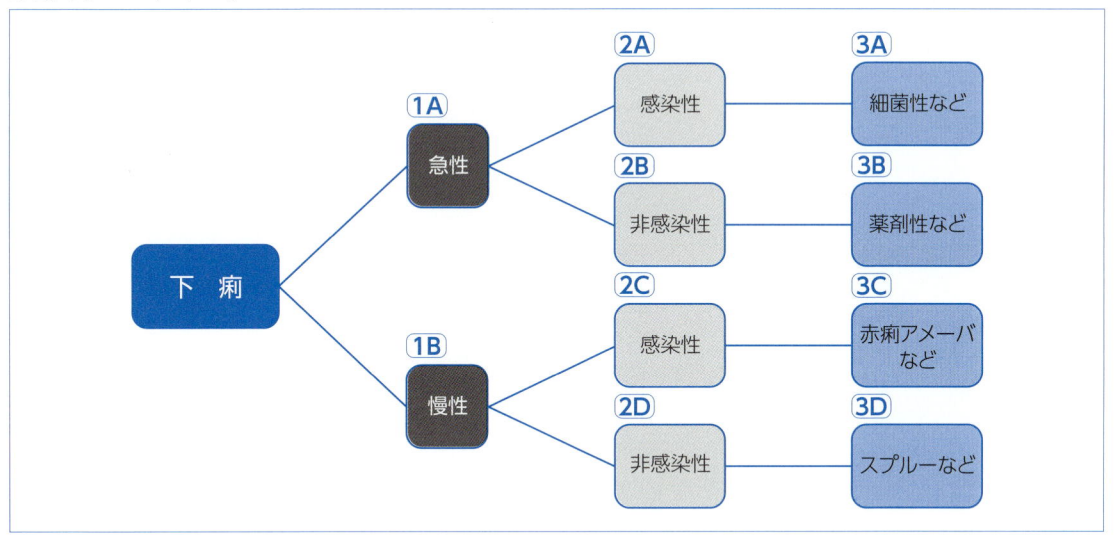

下痢
- 1A 急性
  - 2A 感染性 → 3A 細菌性など
  - 2B 非感染性 → 3B 薬剤性など
- 1B 慢性
  - 2C 感染性 → 3C 赤痢アメーバなど
  - 2D 非感染性 → 3D スプルーなど

1　急性か慢性か

　「下痢→急性か慢性か」をまず判断するのが原則である。発症時期で大雑把な病態を推定することができるからである。

2　感染性か非感染性か

　引き続いて行わなくてはならないのは，感染性か非感染性かの鑑別であり，これが治療法の選択に直結する。

3 下痢における鑑別診断の対象疾患

3A 急性感染性下痢
細菌性（コレラ，大腸菌など），ウイルス性（ノロウイルス，ロタウイルスなど）
3B 急性非感染性下痢
薬剤性，急性膵炎など
3C 慢性感染性下痢
赤痢アメーバ，*Clostridium difficile*，ランブル鞭毛虫，HIV関連感染症など
3D 慢性非感染性下痢
スプルー，虚血性大腸炎，慢性膵炎，腸切除後，非特異的炎症性腸疾患，大腸癌，内分泌疾患など

[(粘)血便]

(粘)血便とは，自己の血液が付着・混入した便のことをさし，粘液の混じったものを粘血便として区別する。

診断のフローチャート

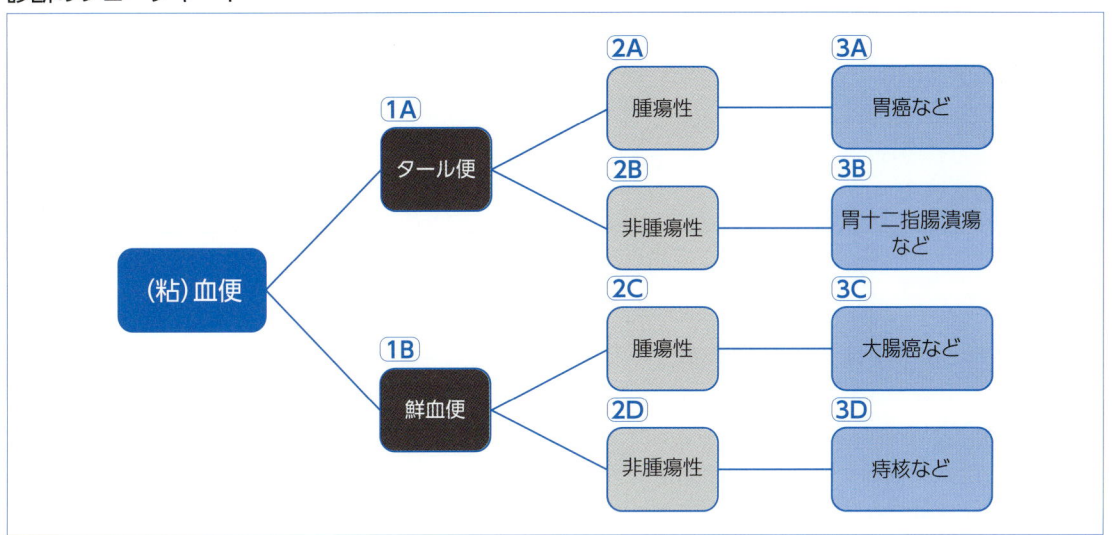

```
                    2A        3A
                   腫瘍性 ── 胃癌など
           1A
          タール便
                    2B        3B
                   非腫瘍性 ── 胃十二指腸潰瘍
                              など
(粘)血便
                    2C        3C
                   腫瘍性 ── 大腸癌など
           1B
          鮮血便
                    2D        3D
                   非腫瘍性 ── 痔核など
```

1 タール便か鮮血便か

「血便→タール便か鮮血便か→腫瘍性か非腫瘍性か」が血便の診断手順の原則である。タール便であれば上部消化管〜右側結腸までの出血が疑われ，鮮血便であれば結腸〜直腸の出血が疑われる。

2 腫瘍性か非腫瘍性か

次に，出血の原因が悪性腫瘍によるものか否かが，治療選択上，重要になる。特殊なものとして粘血便があり，これがみられた場合には非特異的炎症性腸疾患（Crohn病）が疑われる。

3 (粘)血便における鑑別診断の対象疾患

3A タール便で腫瘍性の粘血便
食道癌，胃癌，十二指腸癌など
3B タール便で非腫瘍性の粘血便
Mallory-Weiss症候群，急性胃粘膜病変，胃十二指腸潰瘍
3C 鮮血便で腫瘍性の粘血便
大腸ポリープ，大腸癌など
3D 鮮血便で非腫瘍性の粘血便
痔核，大腸憩室症（炎），細菌感染（病原性大腸菌，サルモネラなど）など

Case 1

72歳の女性。1週間前に感冒様症状があり，近医にて3日分の投薬を受けていた（内容は不明）。昨日から1日十数回に及ぶ激しい下痢が出現したため来院した。半年前にフィリピンへの渡航歴があり，慢性膵炎の既往歴もある。体温 36.5℃。
まず行うべきことはどれか。
a　腹部 CT 検査
b　抗菌薬投与
c　止痢薬投与
d　処方薬照会
e　血液培養

アプローチ

・昨日から1日十数回に及ぶ激しい下痢

診断のポイント

　72歳の高齢女性である。1週間前に感冒様症状があり，近医にて3日分の投薬を受けていた内容は不明であるものの，抗菌薬を処方されていた可能性はある。また，昨日から1日十数回に及ぶ激しい下痢が出現したということで，急性の下痢に分類される。この時点で疑われるのは薬剤性の下痢とウイルス性（感冒性）の下痢である（[下痢] F 3A 3B）。

　さらに，フィリピンへの渡航歴があったとあり，細菌性の下痢も鑑別になりそうだが，それにしては半年の経過は長すぎる。体温が高くないこともそれを裏付けている。

　なお，慢性膵炎の既往から消化不良による下痢も考えたくなるが，それならば慢性の経過を辿るはずである。

まず行うべきこと

　現に激しい下痢があるので，経口の水分摂取が追い付いていなければ，補液は真っ先に行われるべきである。それとともに原因検索が必須であるが，上述した鑑別の中で，「腹部 CT 検査 (a)」のような画像診断は優先順位が低い。体温も高くないので「血液培養 (e)」も意味がないだろう。便培養はなされるべきである。薬剤性腸炎が疑われることから「処方薬照会 (d)」は必須である。薬剤の投与から数日の経過があって症状が出て来ることを覚えておかなくてはならない。原因がはっきりしていない段階での「抗菌薬投与 (b)」は控えるべきであるし，一般に下痢症状の場合，安易な「止痢薬の投与 (c)」は症状の悪化を招くため，行うべきではない。

臨床推論

　ウイルス性の下痢であれば経過観察，あるいは脱水が疑われる場合，輸液が臨床上の判断になる。輸液はウイルス性の下痢に限らず，すべての下痢に対して考慮されるべき治療である。

　薬剤性腸炎を疑った場合，出血がないので，出血性腸炎よりもむしろ偽膜性腸炎が疑われる。出血性腸炎や偽膜性腸炎は，ペニシリン系抗菌薬やセフェム系抗菌薬が原因となることが多いため，「処方薬照会 (d)」で，ある程度答えが明らかになるはずである。しかしながら，診断確

定に至るためには便の培養が不可欠であり，これには数日の時間を要する。偽膜性腸炎の原因菌である *Clostridium difficile* が作り出す毒素の検出はこれに比べると短時間で行え，大腸ファイバーによる偽膜の確認はさらに迅速に行いうる。診断が確定する前に，バンコマイシンの投薬を行わなければ，致死的な経過になりうる疾患である。すべてを遅滞なく決断していく必要がある。

正解：d

Case Ⅱ

23歳の男性。昨日から腹痛を伴って下痢が悪化していることを主訴に来院した。1週前から感冒様症状もあった。既往歴として特記すべきことはないが，高校生の頃より軟便〜下痢傾向であった。来院時の体温 37.3℃。腹部は平坦，軟で，全体に軽度の圧痛がある。採血検査で白血球数 10,500，ヘモグロビン 9.5 mg/dL であり，精査はこれからである。
とりあえず外来フォローすると決めた後，この時点で処方してよいのはどれか。
a　バンコマイシン
b　ビオフェルミン
c　ビスマス製剤
d　ステロイド
e　アヘン

アプローチ
・昨日からの腹痛を伴った下痢の悪化

診断のポイント

23歳の若年男性である。昨日から腹痛を伴って下痢が悪化していることから急性の経過である。1週前から感冒様症状もあったことから，ウイルス性（感冒性）の下痢が鑑別疾患の第一になる。しかしながら，高校生の頃より軟便〜下痢傾向であったとあるので，あるいは慢性の経過が何らかの原因で増悪したのかもしれない（[下痢] F 3A 3B）。若年からの下痢で鑑別になるのは非特異的炎症性腸疾患である。来院時，37.3℃と微熱があり，白血球数増多があることから炎症性疾患であることに間違いはない。ただ，下血がないにもかかわらず，ヘモグロビン 9.5 mg/dL の貧血があることから，慢性の消耗性疾患がベースにある可能性もあり，いよいよ非特異的炎症性腸疾患が疑われる病歴である。

現時点での対応

精査がこれからであることは言うまでもないが，外来フォローすると決めた後でも，とりあえずの処置は必要である。
下痢の場合，「ビスマス製剤（c）」や「アヘン（麻薬は腸管運動を止める）（e）」など止痢薬の投与は，まだ診断のできていない段階では，却って病態の悪化を招く可能性があり，禁忌に近いものと考えてもらいたい。また，非特異的炎症性腸疾患が疑われるからといって，完全に感染性腸炎が除外できない段階で安易に「ステロイド（d）」を投与するのも望ましくない。ま

して偽膜性腸炎やMRSA腸炎に有効な「バンコマイシン（a）」を投与する積極的な根拠は何もない。「ビオフェルミン（b）」は乳酸菌製剤であり，感染性腸炎であっても非特異的炎症性腸疾患であっても適応がある薬剤であり，とりあえずの処方としては正しい。

このように実際の臨床の場では，診断が確定していなくても何らかの処置を必要とすることが数多くある。

臨床推論

非特異性炎症性腸疾患の場合，緊急な対応が必要になることは少なくない。その判断の根拠となるのは炎症所見の重篤さの程度であり，血液検査は重要な役割を果たす。内視鏡検査や注腸検査は，炎症が強い場合には却って病態の悪化を招くことがあるため，注意を要する。近年では空気のみ注入する注腸撮影が行われたりもしている。

この症例でも，病態の悪化が疑われる場合には，遅滞なく入院治療に切り替え，ステロイドの投与も考慮されるべきである。なお，高度な炎症所見に加えて発熱と麻痺性イレウスなどの症状を伴う中毒性巨大結腸症が疑われる場合には緊急手術も考えなくてはならない。

正解：b

Case Ⅲ

35歳の女性。ここ数日，黒色の便があったことを主訴に来院した。普段から生理の出血は多く，数年前から健診のたびに貧血を指摘されており，今回の便は鉄剤を服用していたときのような色の黒さであったという。眼瞼結膜は貧血様。脈拍96/分。血圧86/42 mmHg。現在午後3時だが，朝7時にサンドイッチ一切れとコーヒー一杯を飲んでいる。

まず行うべきことはどれか。

a　便潜血検査
b　緊急内視鏡検査
c　婦人科紹介受診
d　濃厚赤血球輸血
e　血管造影下塞栓療法

アプローチ

・ここ数日の黒色便

診断のポイント

35歳の中年にさしかかろうとしている年代の女性である。ここ数日，黒色の便があったという訴えからは上部消化管の出血をまず疑わなくてはならない。ただし，普段から生理の出血は多く，数年前から健診のたびに貧血を指摘されていたので，眼瞼結膜は貧血様であっても，それが今回の下血によるものであると即断はできない。

また，血圧は86/42 mmHgとやや低めだが，女性ではしばしばこの程度の低血圧を経験する。ただし，脈拍が96/分と速いので，循環血液量の減少を脈拍の増加で補おうとしている可能性はある。

鑑別としては，胃十二指腸潰瘍や胃癌などが考えられる（[(粘)血便]F3A 3B）が，ここから先は内視鏡検査などの精査が必要となる。

> **まず行うべきこと**

大量の吐血をしているような状況では，「濃厚赤血球輸血（d）」を行ったり，インターベンショナルラジオロジーとしての「血管造影下塞栓療法（e）」も適応となるが，この場合，そこまでの緊急性はない。下血がとりあえずの問題なので，「婦人科紹介受診（c）」は必要性が薄く，「便潜血検査（a）」についても，そこまで待機的に対応して良いかという問題がある。

朝サンドイッチ一切れとコーヒー一杯を飲んでから8時間が経過しているので，ベストコンディションではないが，内視鏡検査は可能である。問題はそれを緊急に行う必要があるかどうかである。通常，採血による感染症検査を行ってから検査日を予約するのが普通だが，その間に急激な出血がある可能性を考えれば，そこまでの余裕はない。そうであれば，なるべく早く行うほうが良く，緊急に行う適応があるだろう。

> **臨床推論**

上部消化管出血は緊急な処置を要する疾患の一番手である。現在の症状が落ち着いているからといって安心はできない。いつ吐血が始まり，緊急手術が必要になるかもしれないというスタンスで臨むべきである。その前提となるのが診断の確定であることは言うまでもない。消化器疾患の宿命として，モノを実際に見て診断が確定する，即物的な対応が必要になる。「迅速な内視鏡検査（b）」が重要な所以である。

内視鏡検査は，同時に治療的にもなりうることが，この検査の重要性をさらに高めている。現に大量の吐血がある場合には，検査以上に輸血や昇圧薬による救命処置が優先される。ただし，徐々に胃の中に溜まっていた血が嘔吐の形で一気に出て来る場合もあるので，吐血＝リアルタイムの出血とは即断できないことも銘記すべきである。

正解：b

Case Ⅳ

75歳の男性。2か月前から便に血が混じるのを自覚していたが，昨日，凝血塊を伴った血便があり来院した。肛門直腸の指診では腫瘤などは触知せず，3時方向に内痔核を認めた。
注腸検査を勧めるタイミングについて，正しいのはどれか。
a 今すぐ
b ほかに症状が出たとき
c 半年後も血便が続いているとき
d 便潜血検査をして陽性のとき
e 現時点で検査の必要はない

> **アプローチ**

・2か月前からの血便

診断のポイント

　75歳と高齢男性で，2か月前から便に血が混じるのを自覚していたことから，急性のものではない。凝血塊を伴った血便ということから鮮血便であり，またかなりの量の出血が考えられる。肛門直腸診では腫瘍が確認できなかったもの，3時方向に内痔核を認めたことから，そこからの出血であるとも考えられる。

　しかしながら，内痔核からの出血で凝血塊を生じるとは考えにくく，下部消化管の中での出血が疑われる。年齢からして最も疑われるのは癌である（[(粘)血便] F 3C)。

現時点での対応

　鑑別疾患の第一が癌である以上，「精査を躊躇う（e）」必要は何もない。まず行わなくてはならないのは注腸検査と大腸ファイバーであり，凝血塊が確認できている以上，「便潜血検査（d）」を改めて行う必要はない。

　「ほかに症状が出たとき（b）」とか，「半年後も血便が続いているとき（c）」といった待機的な対応は，悪性腫瘍が疑われる場合，医療ミスにもつながる可能性のある誤った判断である。

臨床推論

　凝血塊を伴った下血は出血量としてはかなりなものである可能性がある。しかしながら，上部消化管からの出血の場合と異なり，緊急の止血処置が必要になるほどの緊迫性はないのが普通である。診断確定の時間は十分にあるが，だからといって不必要に待機的な対応をするのは許されない。悪性腫瘍であれば，転移や浸潤が進み，根治的治療が期待できなくなるからである。

　痔疾がある場合，しばしば癌が見落とされるが，高齢者の下血をみたらまず癌を疑うくらいの感覚を持っていなくては誤診を生んでしまうだろう。既に癌が腸管の通過を障害してイレウスへと進展する場合などでは，診断に先立って人工肛門造設術が必要になることもある。診断の遅れが思わぬ事態を生むことにもなりかねない。

　なお，下血では腸管からの血液の吸収によって尿素窒素が上昇するにもかかわらず，腎機能が正常なためクレアチニンは正常という乖離が起こることがあることにも留意しておきたい。

正解：a

5-8 黄　疸

青木 達哉

　黄疸とは，血中ビリルビンが異常に増加し，皮膚や眼球結膜などの組織が黄染した状態をいう。身体所見（皮膚，眼球結膜），血液・尿検査にて，黄疸の有無を判定する。

診断のフローチャート

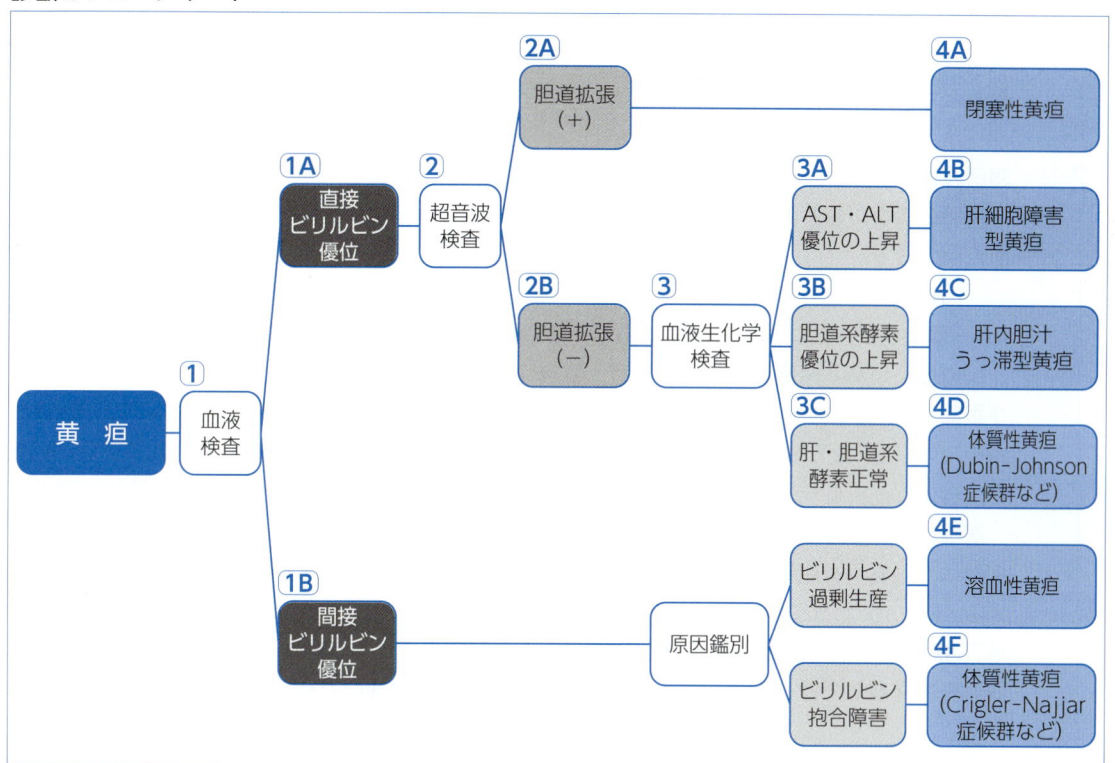

```
黄疸 ─①血液検査─┬─1A 直接ビリルビン優位─②超音波検査─┬─2A 胆道拡張(+)──────────────────────4A 閉塞性黄疸
                │                                    │
                │                                    └─2B 胆道拡張(−)─③血液生化学検査─┬─3A AST・ALT優位の上昇──4B 肝細胞障害型黄疸
                │                                                                      │
                │                                                                      ├─3B 胆道系酵素優位の上昇─4C 肝内胆汁うっ滞型黄疸
                │                                                                      │
                │                                                                      └─3C 肝・胆道系酵素正常──4D 体質性黄疸(Dubin-Johnson症候群など)
                │
                └─1B 間接ビリルビン優位──────原因鑑別─┬─ビリルビン過剰生産────4E 溶血性黄疸
                                                       │
                                                       └─ビリルビン抱合障害────4F 体質性黄疸(Crigler-Najjar症候群など)
```

1　血液検査

　血液検査にて，血中総ビリルビンと直接・間接ビリルビンを測定し，直接ビリルビン優位か間接ビリルビン優位かを調べる。なお，黄疸を訴える患者では，次のようなポイントがある。

- 黄疸で受診する患者のほとんどが直接型優位であり，この点を考慮し検査を進める。
- 病歴聴取では尿・便の色調の変化が重要である。特に閉塞性黄疸などでは便が灰白色となる。
- 身体診察では，眼球結膜の黄染は血中ビリルビン濃度が 3 mg/dL 以上になると出現する。また，皮膚瘙痒感は胆汁うっ滞時に多くみられる。
- 急性の肝細胞障害では，全身倦怠感，食欲低下，悪心，嘔吐などの症状を伴うことが多い。この場合には，生もの摂取の有無，海外渡航歴，不特定多数との性交渉の有無，薬物や飲酒歴，家族歴などについて聴取する。

1A 直接ビリルビン優位の場合

肝臓を中心とした障害部位の違いにより，①肝ビリルビン排泄異常，②肝細胞障害，③胆汁排泄障害（肝外胆汁うっ滞，肝内胆汁うっ滞），の3つに分類される。

1B 間接ビリルビン優位の場合

赤血球の破壊亢進により，肝細胞内におけるビリルビンの抱合が追いつかない場合で，各種溶血性疾患や大量輸血などの際にみられる。血清 LDH 値の上昇，網状赤血球の増加，血清ハプトグロビン低下を認めた場合は溶血性黄疸を疑う。

また，ビリルビン抱合障害として，体質性黄疸，著明に進行した肝硬変や肝不全がみられる。体質性黄疸（Crigler-Najjar 症候群，Gilbert 症候群）は肝機能正常で，ICG および BSP 排泄試験，肝組織像などは正常で絶食試験，ニコチン負荷試験，フェノバルビタール負荷，遺伝子解析などで確定診断をする。

2 超音波検査

侵襲の少ない超音波検査で胆道拡張の有無を確認し，肝外胆汁うっ滞（閉塞性黄疸）であるか否かを診る。

2A 直接ビリルビン優位で胆道拡張のある場合

胆道拡張があり閉塞性黄疸の場合は，臨床症状（右季肋部痛，発熱），各種腫瘍マーカーおよび腹部 CT，磁気共鳴胆管膵管撮影〈MRCP〉，内視鏡的逆行性胆管膵管造影〈ERCP〉，超音波内視鏡〈EUS〉などの画像診断により，確定診断に至る。疾患としては胆管癌，乳頭部癌，胆嚢癌，膵頭部癌，肝十二指腸間膜リンパ節転移，総胆管結石，Mirizzi 症候群などが挙げられる。

閉塞性黄疸のうち，高熱，右上腹部痛のほか，白血球，CRP 上昇などの炎症反応がみられる症例は，胆嚢炎や胆管炎を起こしている可能性が高く，禁食や抗菌薬投与などの加療を必要とする。Reynolds 5 徴（高熱，右上腹部痛，黄疸のほか，血圧低下および意識障害）がみられる場合は，急性閉塞性化膿性胆管炎が強く疑われ，ショック，播種性血管内凝固〈DIC〉から多臓器不全へ進展し急激に重篤化する。このため，胆道内圧改善のため緊急胆道ドレナージが必要である。

2B 直接ビリルビン優位で胆道拡張のない場合

肝，胆道系酵素値を参考にする。3 へ進む。

3 血液生化学検査

体質性黄疸以外は，障害部位の酵素の上昇がみられるので，それを参考にする（幹細胞系酵素あるいは胆道系酵素）。

3A AST・ALT 優位の上昇

肝細胞障害型黄疸では胆道拡張はなく，AST・ALT の異常高値をきたす。疾患として急性肝炎あるいは慢性肝炎の急性増悪，肝硬変が一般的で，自己免疫性肝炎，アルコール性肝炎，薬物性肝障害があり，各種のウイルスマーカー，免疫グロブリン，抗核抗体，抗平滑筋抗体，飲酒歴，薬物服用歴，画像検査，肝生検などで鑑別する。

3B 胆道系酵素優位の上昇

肝内胆汁うっ滞型黄疸では胆汁排泄障害により，胆道系酵素の上昇がみられる．薬物性肝障害，原発性胆汁性肝硬変〈PBC〉，原発性硬化性胆管炎〈PSC〉などがあり，急性の場合は薬物性肝障害が多い．薬物性肝障害では皮疹，好酸球上昇を認める場合があり，リンパ球幼弱化試験も鑑別に有用である．

慢性に経過するものとしては PBC と PSC があり，PBC は中年以降の女性に好発し，IgM 高値，抗ミトコンドリア抗体陽性であれば診断される．PSC が疑われる場合は内視鏡的逆行性胆管造影〈ERC〉を施行し，肝外・肝内胆管に多発性狭窄や数珠状変化を認めれば本疾患を疑う．いずれの疾患も肝生検は確定診断の助けとなる．

3C 肝・胆道系酵素正常

肝ビリルビン先天性排泄異常（体質性黄疸）では直接型ビリルビン優位で胆汁排泄障害により生じ，直接ビリルビンは軽度上昇し，肝・胆道系酵素が正常である．Dubin-Johnson 症候群，Roter 症候群などであり，BSP・ICG 排泄試験，尿中総コプロポルフィリン〈coproporphyrin：CP〉値あるいは CP 分画，経口胆嚢造影，経静脈胆道造影，肝胆道シンチグラフィー，肝生検，遺伝子解析などにより確定診断をする．

4 黄疸における鑑別診断の対象疾患

1A　直接（抱合型）ビリルビン優位の黄疸

【肝ビリルビン排泄異常（4D）】体質性黄疸（Dubin-Johnson 症候群，Rotor 症候群）
【肝細胞障害（4B）】急性肝炎，慢性肝炎，自己免疫性肝炎，肝硬変（非代償性），アルコール性肝炎，薬物性肝障害（肝細胞性障害型）
【胆汁排泄障害】
　［肝内胆汁うっ滞型黄疸（4C）］
　　薬物性肝障害（胆汁うっ滞型），原発性胆汁性肝硬変〈PBC〉，原発性硬化性胆管炎〈PSC〉
　［肝外胆汁うっ滞（閉塞性黄疸 4A）］
　①腫瘍性：胆管癌，乳頭部癌，胆嚢癌，膵頭部癌，肝十二指腸間膜リンパ節転移
　②結石性：総胆管結石，Mirizzi 症候群
　③先天性：先天性胆道閉鎖症

1B　間接（非抱合型）ビリルビン優位の黄疸

【ビリルビン過剰生産（4E）】溶血性黄疸
【ビリルビン抱合障害（4F）】
著明に進行した肝硬変や肝不全（肝障害），体質性黄疸（Crigler-Najjar 症候群，Gilbert 症候群），新生児黄疸（生理的：グルクロン酸抱合機能の未熟）

Case I

52歳の男性。2〜3日前より右季肋部痛と皮膚の黄染のため来院した。血液所見：赤血球356万，白血球15,000。血液生化学所見：総ビリルビン14.5 mg/dL，直接ビリルビン10.3 mg/dL，AST 100 IU/L，ALT 132 IU/L，ALP 526 IU/L（基準115〜359），γ-GTP 150 IU/L（基準8〜50）。CRP 8.5 mg/dL。
次に行うべき検査はどれか。
a　腹部超音波検査
b　腹部血管造影
c　腹部CT
d　MRCP
e　肝生検

アプローチ

- 2〜3日前からの右季肋部痛
- 黄疸，総ビリルビン14.5 mg/dL，直接ビリルビン10.3 mg/dL
- 白血球15,000，CRP 8.5 mg/dL
- ALP 526 IU/L，γ-GTP 150 IU/L

診断のポイント

直接ビリルビンの上昇，胆道系酵素の上昇や炎症所見にて閉塞性黄疸の疑いがあり，また2〜3日前よりの右季肋部痛があるので結石などによる疾患が疑われる。

次に行うべきこと

ここでは，臨床症状，血液検査で直接ビリルビン優位が分かっているので，次に胆道拡張の有無から，閉塞性黄疸と他の疾患を鑑別してゆく。診断には腹部超音波検査，腹部CT，MRCP，ERCP，炎症所見，腫瘍マーカーなどの検査が必要となるが，まず初めに最も非侵襲な「腹部超音波検査（a）」により，胆道拡張の有無を調べることが優先される（F❷）。「腹部血管造影（b）」や「肝生検（e）」は閉塞性黄疸の原因検索には必要がない。

臨床推論

直接ビリルビン優位の黄疸，また臨床症状，血液検査より，胆道系への炎症が推測され，次に胆道拡張の有無から，閉塞性黄疸と他の疾患を鑑別してゆく。閉塞性黄疸であれば重症化につながるので，直ちに胆道ドレナージなどの処置へと，つなげてゆく。

正解：a

> **Case II**
>
> 49歳の女性。数か月前より皮膚瘙痒感があり，1か月前より皮膚の黄染を認めたため来院した。血液生化学所見：総蛋白 7.5 g/dL，総ビリルビン 4.5 mg/dL，直接ビリルビン 3.8 mg/dL，トリグリセリド 125 mg/dL，AST 70 IU/L，ALT 90 IU/L，ALP 804 IU/L（基準 115〜359），γ-GTP 360 IU/L（基準 8〜50），IgA 300 mg/dL（基準 110〜410），IgG 1,690 mg/dL（基準 960〜1,960），IgM 567 mg/dL（基準 65〜350）。免疫学所見：HBs 抗原陰性，HCV 抗体陰性。
>
> 現時点での対応として**重要でない**のはどれか。
> a 抗ミトコンドリア抗体検査
> b 薬物服用歴の聴取
> c 海外渡航歴の聴取
> d 腹部超音波検査
> e 肝生検

アプローチ

- 49歳の女性
- 数か月前より皮膚瘙痒感があり，1か月前より皮膚の黄染を認める
- 総ビリルビン 4.5 mg/dL，直接ビリルビン 3.8 mg/dL，ALP 804 IU/L，γ-GTP 360 IU/L：胆道系酵素の上昇
- IgM 567 mg/dL
- HBs 抗原陰性，HCV 抗体陰性

診断のポイント

直接ビリルビン優位の黄疸，皮膚瘙痒感，胆道系酵素優位の上昇，IgM やや上昇，ウイルス性肝炎（B型，C型）は否定される。それを根拠に診断に必要な聞き取り，検査を進める。

現時点での対応

数か月前よりの皮膚瘙痒感，胆道系酵素優位の上昇，直接ビリルビンの優位などより，肝内胆汁うっ滞型黄疸（F 4C）を疑う。「海外渡航歴の聴取（c）」は感染症の診断の補助であり，この症例には重要でない。

臨床推論

「抗ミトコンドリア抗体検査（a）」は原発性胆汁性肝硬変の診断に，「薬物服用歴の聴取（b）」は薬物性肝障害の診断に，「腹部超音波検査（d）」は閉塞性黄疸や原発性硬化性胆管炎の診断に，それぞれ必要であり，「肝生検（e）」はこれらの確定診断となる。「海外渡航歴の聴取（c）」は感染症の診断の補助である。

正解：c

Case Ⅲ

58歳の男性。昨夜より黒色便を認めたため来院した。

現病歴：約1か月前より腹部膨隆，下肢のむくみが出現し，その後皮膚の黄染，全身倦怠および食欲不振となった。

生活歴：約30年来，日本酒3～4合/日の飲酒歴がある。

既往歴：30歳のとき事故にて輸血を受ける。

現　症：意識は清明。脈拍72/分。血圧132/72 mmHg。眼球結膜に軽度の黄染を認める。腹部所見は静脈怒張あり，剣状突起下で3横指触知し，腹水を認める。血液所見：赤血球310万，Hb 9.6 g/dL，白血球4,000，血小板5.8万，プロトロンビン時間50%。血液生化学所見：総蛋白6.5 g/dL，アルブミン2.8 g/dL，総コレステロール130 mg/dL，総ビリルビン3.5 mg/dL，直接ビリルビン2.1 mg/dL，AST 250 IU/L，ALT 195 IU/L，γ-GTP 560 IU/L（基準8～50）。HCV抗体陽性。ICG試験（15分値）35.2%（基準10以下）。

まず行うべきことはどれか。

a　肝生検
b　腹水穿刺
c　中心静脈栄養
d　造影CT検査
e　上部消化管内視鏡検査

アプローチ

- 3～4合/日の飲酒歴，HCV抗体陽性，腹壁の静脈怒張，腹水，肝臓の腫大，下肢のむくみ：これらの病歴および症状はアルコール性肝障害とC型慢性肝炎の合併により，肝硬変に進行したと考えられる
- 黒色便，貧血，腹壁静脈の怒張など：門脈圧亢進による食道静脈瘤，胃静脈瘤などからの出血が考えられる

診断のポイント

既往歴および現症より**アルコール性肝障害**と**C型慢性肝炎**の合併による肝硬変が考えられる（F 4B）。それを裏づけるデータとして，血小板5.8万，プロトロンビン時間50%（基準80～120%），総蛋白6.5 g/dL，アルブミン2.8 g/dL，総コレステロール130 mg/dLなどの低下，総ビリルビン3.5 mg/dL，直接ビリルビン2.1 mg/dL，AST 250 IU/L，ALT 195 IU/L，γ-GTP 560 IU/L，ICG試験（15分値）35.2%などの上昇が挙げられる。

まず行うべきこと

この患者の現在の状態を把握し，処置・検査の優先順位に進めるが，黒色便は上部消化管からの出血を意味し，血中のヘモグロビンが胃酸に反応し黒色となる。至急に対応しなければならないことは，静脈瘤からと思われる**消化管からの出血**である。放置すれば出血傾向もある状態なので，**出血性ショック**に陥る。

> **臨床推論**
>
> 　まず，上部消化管出血を示唆する黒色便に対して検査・処置を行う。至急に「**上部消化管内視鏡検査（e）**」を行い，出血および出血部位を確認し，出血性ショック対策，止血対策を行うことが重要である。
>
> 　食道静脈瘤に対してはバルーンタンポナーデ法（Sengstaken-Blakemore チューブ留置法），内視鏡的静脈瘤硬化療法〈EIS〉，内視鏡的静脈瘤結紮術〈EVL〉を，胃静脈瘤に対してはバルーンタンポナーデ法，EIS を行う。
>
> 正解：e

5-9 腹部膨隆・膨満

沖永 功太

　腹部膨隆とは，主として視診で腹部が膨隆している状態をいう。通常は背臥位で腹部全体が膨隆している状態をいうが，上腹部が主として膨隆している状態や下腹部が膨隆している状態もみられる。

　一方，腹部膨満は腹部膨隆とほぼ同義語で用いられるが，腹部膨隆は腹部の他覚的所見として用いられ，腹部膨満は自覚的症状として用いられることもある。

　腹部膨隆には，主として①腹水貯留による膨隆と②貯留したガス（鼓腸）による膨隆，がある。なお，病的ではない肥満や妊娠なども，ときには鑑別を要するが，通常はこれらを鑑別することは容易である。

診断のフローチャート

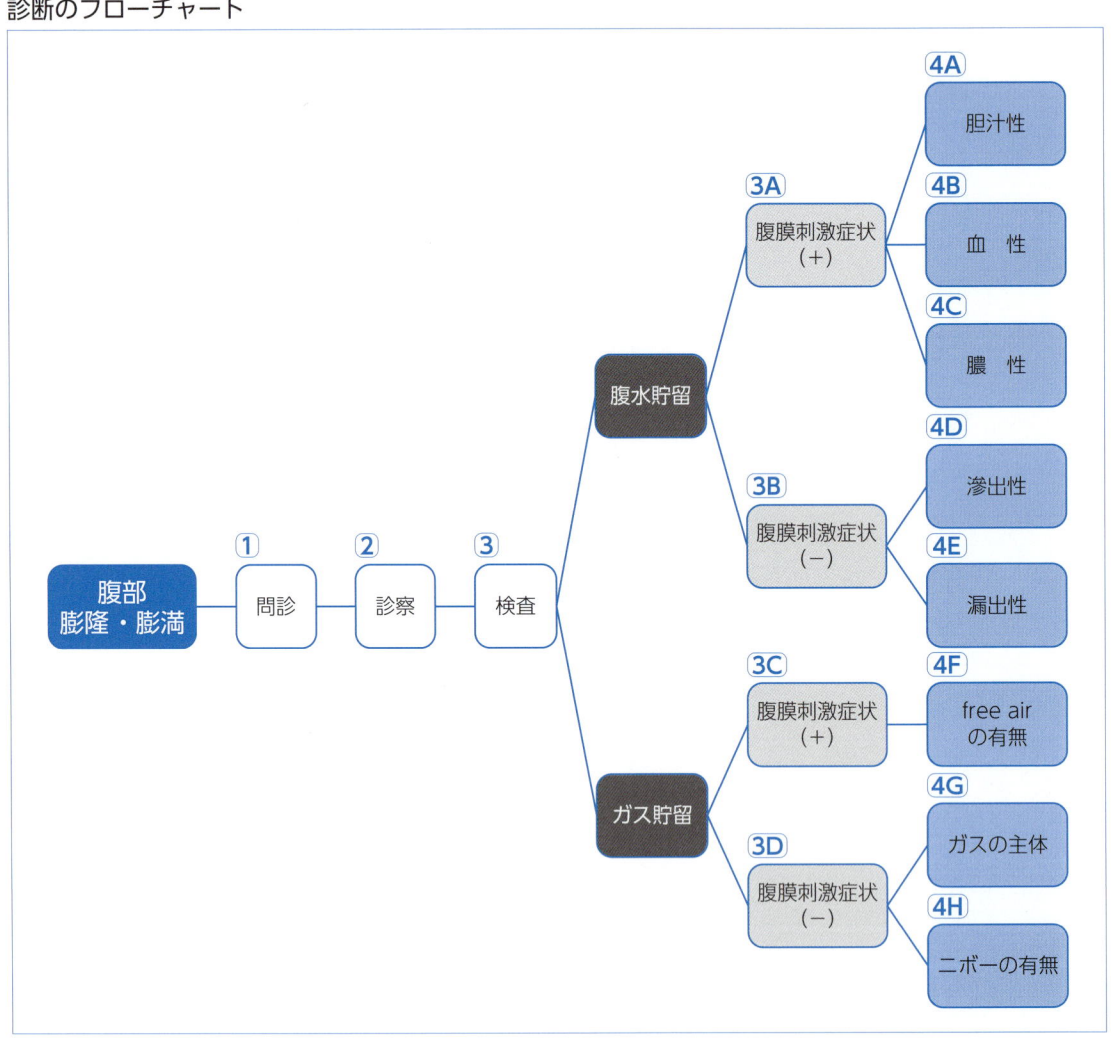

腹部膨隆・膨満 → ①問診 → ②診察 → ③検査

- 腹水貯留
  - 3A 腹膜刺激症状（＋）
    - 4A 胆汁性
    - 4B 血性
    - 4C 膿性
  - 3B 腹膜刺激症状（－）
    - 4D 滲出性
    - 4E 漏出性
- ガス貯留
  - 3C 腹膜刺激症状（＋）
    - 4F free airの有無
  - 3D 腹膜刺激症状（－）
    - 4G ガスの主体
    - 4H ニボーの有無

1 問 診

診察する前に，患者の訴え（症状）を十分に問診する。
①腹部膨隆の発症の状況，比較的急激な発症か，徐々に起こってきたかどうかを聴く。急激な発症の場合は消化管穿孔などの汎発性腹膜炎や，絞扼性イレウスを疑う。徐々に起こった場合には肝硬変，癌性腹膜炎などを考える。
②原疾患，例えば肝硬変，腎疾患，心疾患の有無を確認する。
③開腹術の既往があるかないかは，特にイレウス診断上は重要である。
④腹痛を伴っているかどうかは重要であり，消化管穿孔性腹膜炎，絞扼性イレウス，ほかの汎発性腹膜炎では強い腹痛を伴う。
⑤排便，排ガスの有無はイレウスの診断には必須である。

2 診 察

①視 診
背臥位の状態で視診によって膨隆・膨満の状態を判断する。

②聴 診
まず聴診によって腸音が亢進しているかどうかを診る。次いで打診で鼓音であるか，濁音が主体であるかを判断する。聴診によって腸音が亢進している場合には，ガスが腹部膨隆の主体である可能性と，またその後の診断上イレウスとの鑑別に重要となる。打診上鼓音であれば，膨隆の原因はガスの貯留の可能性が高いことを示し，濁音であれば腹水の貯留を示唆する所見である。

③触 診
診察では次いで触診を行う。主訴は腹痛ではないが，圧痛の有無は診察する必要がある。触診上，最も重要なことは，腹膜刺激症状の有無を判定することである。軽度の反跳痛（Blumberg 徴候）か筋性防御などの明らかに強い腹膜刺激症状を有するかによって，緊急手術の必要性を判断する。

3 検 査

診察後は，各種検査を行う。腹水貯留がある場合には，その性状によって鑑別診断する。腹腔内には生理的な状態でも 20〜200 mL の細胞外液が認められるが，1〜2 L 程度になると視診によって腹部膨隆として認識される。

①腹部エックス線撮影
立位と臥位の両者を行う。ガス貯留の状態，貯留の主体が小腸ガスか大腸ガスかを判断する。また立位撮影によって鏡面像〈ニボー〉の有無をみる。

②腹部超音波検査
腹水貯留の状態をよく把握できる。

③腹部 CT 検査
腹水貯留の程度，腹腔内臓器の異常の有無，またイレウス状態では造影 CT 検査によって腸管壁の状態も知ることができる。

3A 腹水貯留が原因で，腹膜刺激症状がある場合

各検査などで確診が得られない症例では，腹水穿刺を行い穿刺液の性状によって鑑別診断できる。胆汁性であれば胆嚢，胆道系の穿孔による胆汁性腹膜炎，血性であれば腹腔内出血，膿性であれば急性汎発性腹膜炎と診断される。

3B 腹水貯留が原因で，腹膜刺激症状がない場合

腹水には滲出液と漏出液とがある。滲出液は炎症性の腹水で，混濁し蛋白濃度が高く（＞4.0 g/dL），細胞成分が多く，線維素が析出しやすい。一方，漏出液は非炎症性の透明な腹水であり，比重は 1.15 以下，蛋白濃度は通常 2.5 g/dL 以下である。漏出液は肝硬変，うっ血性心不全，ネフローゼ症候群などにより，血漿膠質浸透圧が低下するために現れる。

3C ガス貯留が原因で，腹膜刺激症状がある場合

腹部膨隆として認められるのは，通常は胃・腸管内のガスであり，ときには腹腔内遊離ガス〈free air〉によって膨隆することも起こりうるが稀であり，胃・腸管内腔に多量のガスが貯留した場合が中心である。腹部膨隆の原因がガス貯留によると判断された場合には，触診上 Blumberg 徴候や筋性防御などの腹膜刺激症状の有無を判断する。

腹膜刺激症状がある場合は，立位腹部単純エックス線写真（あるいは立位胸部エックス線写真）で腹腔内遊離ガス像〈free air〉の有無をみる。free air がある場合は，消化管穿孔による汎発性腹膜炎を考え，free air がない場合は，急性胆嚢炎など穿孔のない汎発性腹膜炎や，絞扼性イレウスを考える。ただし，大腸穿孔など穿孔があっても free air が必ずしも出ない例もあることに注意する。

3D ガス貯留が原因で，腹膜刺激症状がない場合

腹膜刺激症状がない場合は，腹部単純エックス線写真で腸管ガス像が小腸ガス主体であれば，頻度の高い癒着性の単純性イレウスを考え，大腸ガス主体であれば，大腸の閉塞性イレウスを考える。

さらに，鏡面像〈ニボー〉の有無をみる。ニボーは腸管内にガスと液体成分の両方が貯留した状態で認められる。ニボーがない場合は，ガス貯留のみを意味する。ニボーがある場合は，単純性腸閉塞症〈イレウス〉を考える。

4 腹部膨隆・膨満における鑑別診断の対象疾患

4A 胆汁性腹水
胆汁性腹膜炎
4B 血性腹水
腹腔内出血
4C 膿性腹水
急性汎発性腹膜炎
4D 滲出性腹水
癌性腹膜炎，結核性腹膜炎，卵巣腫瘍，腹膜偽粘液腫
4E 漏出性腹水
肝硬変，門脈圧亢進症，ネフローゼ，心不全
4F free air の有無
[free air あり] 消化管穿孔性腹膜炎 [free air なし] 急性汎発性腹膜炎，絞扼性イレウス
4G ガスの主体
[小腸ガス主体] 小腸単純性（癒着性）イレウス [大腸ガス主体] 大腸イレウス
4H ニボーの有無
[ニボーあり] 単純性イレウス [ニボーなし] 空気嚥下症など

Case 1

42歳の女性。腹部膨満感を主訴に来院した。10か月前に胃全摘術を受けた。皮膚はやや乾燥し蒼白である。腹部は全体に膨隆し，上腹部正中に手術瘢痕を認める。経過中に嘔吐は認めないが，便秘の傾向にある。来院時の腹部単純CTを別に示す。

まず行うべきことはどれか。
a 腹部MRI検査
b 注腸造影検査
c 腹水の細胞診
d 緩下薬の投与
e 経鼻イレウス管の挿入

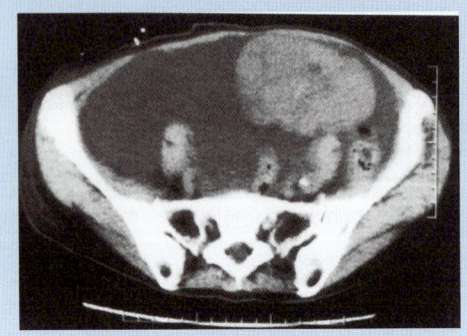

アプローチ

・腹部膨満感
・胃全摘術の既往

画像診断

多量の腹水貯留の所見

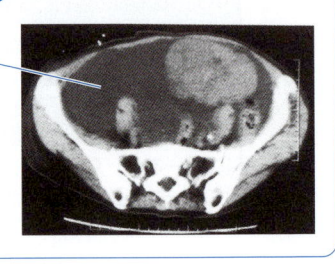

診断のポイント

腹部膨満感が主訴であり，胃全摘術の既往があり，腹部正中に手術瘢痕がある点からイレウスの可能性も考えられるが，嘔吐を認めていない点から否定的であり，むしろ腹水貯留による腹部膨満感の可能性を考える。これは，腹部単純CT所見から明らかである（F 4D）。

まず行うべきこと

まず本症例を診断する必要がある。腹部単純CT所見から腹部膨隆の原因は腹水貯留であることは明らかであるが，42歳の女性で胃全摘術を受けたという点から進行胃癌であり，再発について検索する必要がある。

CT所見から腹水の貯留を診断できるので，「MRI検査（a）」は有用ではなさそうである。「注腸造影検査（b）」は，便秘の傾向から腹膜播種により直腸狭窄の有無を確認できるため無駄ではないが，直接診断には有効ではない。CT所見から腹腔穿刺によって腹水を得ることは容易と思われ，腹腔穿刺で得られた「腹水の細胞診（c）」によって癌性腹膜炎による腹水の診断は確実となる。「緩下薬（d）」や「経鼻胃管（e）」は，腹部膨隆に対しては無効である。

臨床推論

胃全摘術の既往があり，腹水のある状態の原因を診断することが要点であるが，可能であれば手術時の胃癌の病期および切除標本の病理検査報告などの資料があれば，現在の病態の把握には参考となる。

胃全摘が施行されている点から進行胃癌の可能性が高く，十分再発の危険のある症例と推定される。「腹水の細胞診（c）」によって確診されるはずである。

実際の治療としては，抗腫瘍薬の投与を主とした保存的療法となるが，予後は極めて不良と予想される。

正解：c

Case Ⅱ

61歳の男性。2か月前からの腹部膨満感と両下肢の浮腫を主訴に来院した。20年来，1日20本の喫煙歴がある。日本酒3合/日とビール1〜2本を20年間継続して飲酒している。身長170 cm，体重80 kg。腹部は全体に軽度膨隆しているが，肝・脾を触知しない。血液生化学所見：総ビリルビン 4.1 mg/dL，アルブミン 3.0 g/dL，AST 167 IU/L，ALT 77 IU/L，γ-GTP 505 IU/L（基準 8〜50）。免疫学所見：HBs抗原陰性，HCV抗体陰性。腹部単純CTを別に示す。

現時点での指導として適切なのはどれか。
a 蛋白質の摂取
b 運動量の増加
c 体重の減量
d 禁　煙
e 禁　酒

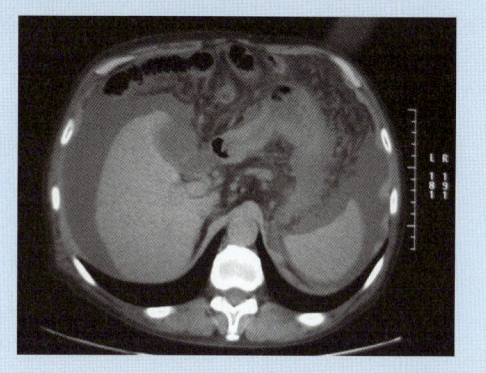

アプローチ
・腹部膨満
・下肢の浮腫

診断のポイント

腹部膨満感があり，腹部所見では軽度の膨隆を認め，両下肢の浮腫を認める。腹部の症状と下肢の浮腫は関連しないように思われるが，本症例では重要な関連した症状であり，検査値の血清アルブミン 3.0 g/dL がこの原因である。

ほかの生化学検査所見と病歴からアルコール性肝硬変と考えられる。肝硬変によってアルブミンの生成が障害され，低アルブミン血症のため腹水が貯留し，下肢の浮腫が生じている（F 4E）。

画像診断

萎縮した右葉
腹水貯留

現時点での対応

「禁酒（e）」である。恐らく多量のアルコール摂取によって十分な蛋白質も摂っていない可能性もあり，「蛋白質摂取（a）」の指導をしてもよい。しかし，まず行うことは禁酒であり，これ

によってアルブミンの生成がある程度回復する可能性がある。

薬物療法としては，**利尿薬**（アルダクトン®あるいはラシックス®）を投与して，下肢の浮腫の改善と腹水の減少は期待できる。利尿薬投与により「体重は減少（c）」し，実際下肢の浮腫は著明に改善し，腹水は減少した。

この肝機能の状態では，「運動（b）」はむしろ制限すべきであり，最低の日常的動作に限るべきである。「禁煙（d）」は直接，病態改善に関連しない。

臨床推論

アルコール性肝硬変の診断は比較的容易であるが，禁酒の継続が最も重要な点である。肝不全状態に近い病態であり，最低の日常的動作に限るべきであり，家庭での状況によっては入院治療が妥当な状態ともいえる。今後は肝癌発生にも注意して追跡する必要がある。

正解：e

Case III

45歳の女性。腹囲が大きくなったことを主訴に来院した。半年前から徐々に腹囲が大きくなってきた。食欲はあり，体重に変化はみられない。排便の状況にも変化はない。月経周期26日型，整。身長156 cm，体重46 kg。体温36.2℃。脈拍72/分，整。血圧112/74 mmHg。心音と呼吸音に異常を認めない。腹部は全体に軽度膨隆している。肝・脾を触知しない。尿所見：蛋白（－），糖（－）。血液所見：赤血球432万，Hb 12.1 g/dL，Ht 38％，白血球6,200，血小板23万。血液生化学所見：血糖83 mg/dL，総蛋白7.2 g/dL，アルブミン4.0 g/dL，総ビリルビン0.6 mg/dL，AST 16 IU/L，ALT 13 IU/L，ALP 174 IU/L（基準115～359）。免疫学所見：CRP 0.3 mg/dL，CEA 26.4 ng/mL（基準5以下），CA19-9 60 IU/mL（基準37以下）。腹部造影CTを別に示す。

まず行うべき検査として適切なのはどれか。
a 腹部MRI
b 腹部超音波
c 腹水細胞診
d 大腸内視鏡
e 上部消化管内視鏡

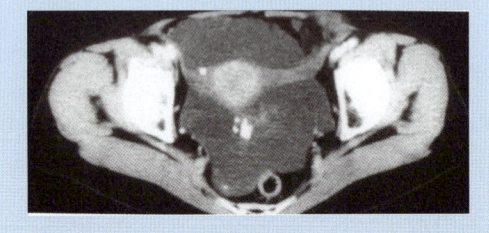

アプローチ
・腹部膨隆

診断のポイント

腹囲が徐々に大きくなってきたとして来院し，腹部所見では軽度膨満しているのみであり，腫瘤などは触知しない。腹部造影CTでは明らかに腹水の貯留を認め，一部には石灰化があり，本症の腹部膨満の原因は腹水貯留によるものである（F**4D**）。

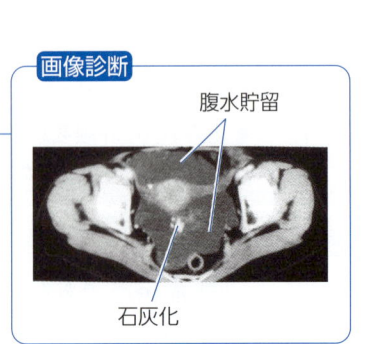

画像診断：腹水貯留，石灰化

まず行うべきこと

腹部膨隆のみの所見で，検査所見の異常値としては CEA と CA19-9 の上昇を認め，腹腔内に**悪性腫瘍の存在**を示唆している．しかし，食欲があり排便の状況にも変化がない点から，消化管の悪性腫瘍の可能性は低いと考えられる．

したがって，「消化管の内視鏡検査（**d，e**）」で異常を認める可能性は低いので，施行してもよいが，診断に有用な情報が得られないことが予想される．「腹部超音波検査および MRI 検査（**a，b**）」によっても CT 検査以上の所見が得られそうにない．

悪性腫瘍の**腹膜播種**，**癌性腹膜炎**が疑われるが，診断を確定するためには，**腹腔穿刺**を施行して「**腹水細胞診（c）**」によって確認する必要がある．

臨床推論

癌性腹膜炎の可能性が最も考えられるが，消化器症状がない点から，頻度の高い胃癌や大腸癌の腹膜播種による癌性腹膜炎の可能性は低いと考えられる．**卵巣原発の粘液産生性の腫瘍**，あるいは**虫垂の粘液囊胞腺癌**の可能性が考えられる．

画像診断のみでは原発巣を判断することは困難と思われ，実際には開腹術によって診断を確定して治療方針を決める必要がある症例と思われる．

正解：**c**

Case Ⅳ

58歳の女性。嘔吐と腹痛を主訴に来院した。2年前に胃切除術を受け，以後順調に経過していた。昨夜急に嘔吐し，腹痛があり来院した。痛みは増強するようになり，腹部膨満感がある。意識は清明。身長 155 cm，体重 48 kg。体温 36.8℃。脈拍 96/分，整。血圧 112/84 mmHg。腹部には正中部に手術瘢痕があり膨隆し，腹部全体に圧痛を認めるが，Blumberg 徴候と筋性防御とは認めない。肝・脾を触知しない。腸雑音は亢進している。尿所見：蛋白（−），糖（−）。血液所見：赤血球 346 万，Hb 9.7 g/dL，Ht 28%，白血球 9,100，血小板 16 万。血液生化学所見：血糖 106 mg/dL，総蛋白 7.1 g/dL，アルブミン 4.0 g/dL，尿素窒素 19 mg/dL，クレアチニン 1.1 mg/dL，総コレステロール 211 mg/dL，総ビリルビン 1.0 mg/dL，AST 35 IU/L，ALT 38 IU/L，LDH 346 IU/L（基準 176〜353），ALP 224 IU/L（基準 115〜359），Na 134 mEq/L，K 4.1 mEq/L，Cl 96 mEq/L。CRP 1.2 mg/dL。腹部エックス線写真を別に示す。

まず行うべきことはどれか。
a 輸 血
b 腹腔穿刺
c 注腸造影
d 消化管内減圧治療
e 上部消化管内視鏡検査

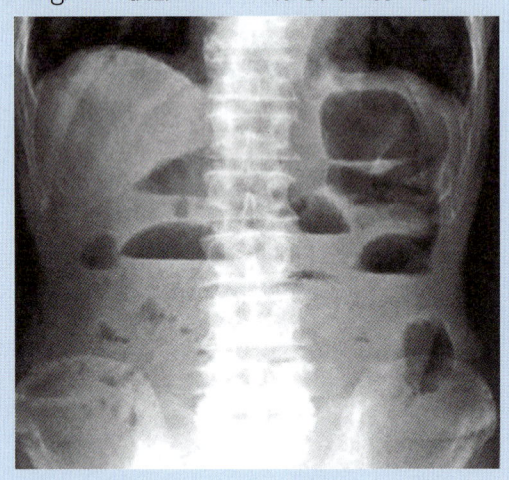

アプローチ
- 主訴は嘔吐と腹痛である
- 腹部は膨隆し，全体に圧痛がある

診断のポイント

腹部手術の既往，嘔吐と腹痛，腹部膨満から，まず**イレウス**を考える。腹部全体に圧痛がある点，腸雑音が亢進している点から，イレウスがより疑われる（F 4H）。

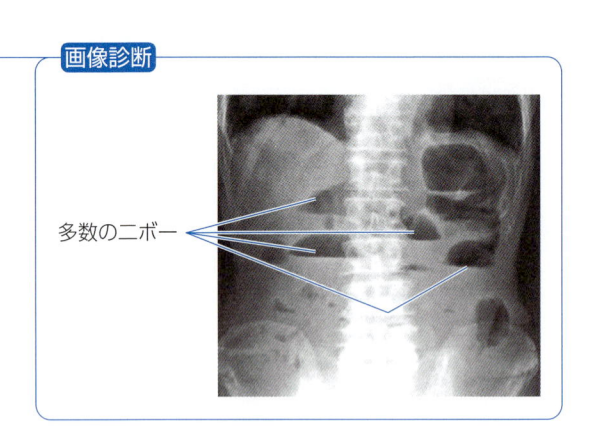

多数のニボー

まず行うべきこと

手術の既往があること，急な発症の嘔吐と腹痛からイレウスの診断は比較的容易なはずである。そこで，まず行うことは**禁飲食**として，**輸液**を開始し，**経鼻胃管**を挿入して「**消化管内容の減圧（d）**」を図る。その後，検査として，**胸部単純エックス線写真**と立位と臥位の**腹部単純**

エックス線写真の撮影を必ず行うべきである。

イレウスが疑われる症例では、「上部消化管内視鏡検査（e）」はむしろ禁忌である。また「注腸造影検査（c）」は、検査前の処置ができないので有用な情報は得られない。筋性防御やBlumberg 徴候などの腹膜刺激症状がない点から癒着性の単純性イレウスが考えられ、絞扼性イレウスは可能性が低いと思われるが、腹部単純および造影 CT 検査を行う。

臨床推論

病歴からイレウスの診断は容易であるが、単純性イレウスか絞扼性イレウスかどうかの判断はそれほど簡単ではない。通常は腹部触診所見で筋性防御などの腹膜刺激症状の有無で判断するが、実際の臨床では腹膜刺激症状の把握には経験を要する。

単純性イレウスであれば経鼻胃管あるいはロングチューブを挿入して「消化管内の減圧（d）」を図る。このような保存的療法によっても改善しない場合には開腹手術によって癒着剥離などを必要とする例もある。

一方、絞扼性イレウスでは腸管壊死の危険性があるので、早期の手術が必要である。腹部所見の腹膜刺激症状が重要であるが、腹部 CT 検査によって腹水の有無、腸管壁の血流状態などを判断する。

このように、イレウスが単純性イレウスである保存的療法でよいか、絞扼性イレウスで早期の手術を要するかどうかの決断が要点である。

正解：d

Case V

65 歳の女性。昨日からの頻回の嘔吐と腹部膨満感を主訴に来院した。周期的に腹痛もある。3 日前から排ガスと排便がない。37 歳時に虫垂炎の手術歴がある。意識は清明。体温 37.8℃。脈拍 88/分、整。血圧 120/68 mmHg。白血球 13,000。腹部は著明に膨隆し、鼓音を呈する。Blumberg 徴候や筋性防御は認めない。腹部エックス線単純写真立位像を別に示す。

現時点での対応として適切なのはどれか。
a 浣腸
b 腹腔穿刺
c 緩下薬投与
d 腹部 CT 検査
e 経鼻胃管挿入

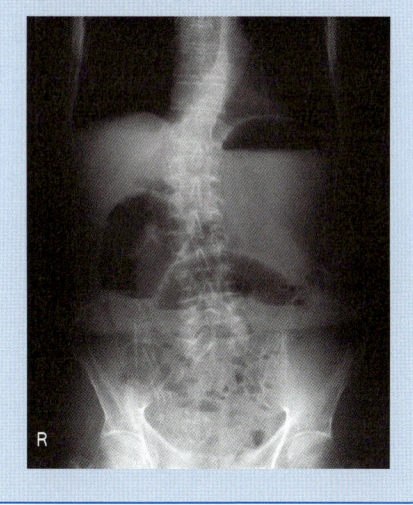

アプローチ

- 現病歴：嘔吐と腹部膨満感
- 既往歴：虫垂炎の手術歴

診断のポイント

嘔吐と腹部膨満感，排ガスと排便がないこと，腹部は膨隆し鼓音を呈していることと腹部エックス線単純写真から，**イレウス**の診断は容易なはずである（F**4G**）。

画像診断

拡張した腸管（小腸）ガス像

現時点での対応

絶飲食として**輸液**を開始する。

イレウスが疑われる症例に対して「緩下薬投与（c）」はむしろ**禁忌**である。腹部エックス線単純写真から**小腸のイレウス**であり，「浣腸（a）」を行う意味はない。「腹部CT検査（d）」は絞扼性イレウスを疑う場合に有用のことがあるが，この症例では腹膜刺激症状はないので，CT検査を行う必要はなさそうである。腹水の貯留を疑わせる所見はなさそうであるので，イレウス状態に対して「腹腔穿刺（b）」はむしろ**禁忌**である。

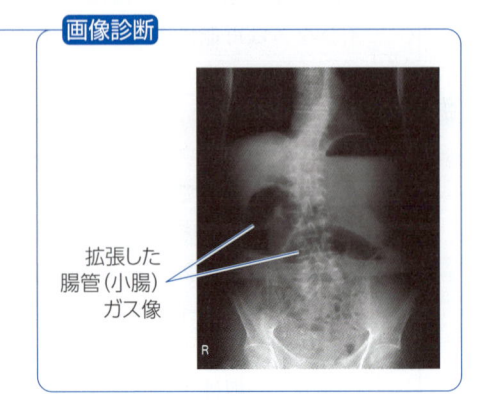

臨床推論

腹部の所見から，虫垂炎の手術歴のある患者に起こった**癒着性の単純性イレウス**と考えられ，その後どのように治療を進めるかが重要である。

絶飲食として輸液を開始し，「**経鼻胃管を挿入（e）**」して**消化管内の減圧**を図る。排液量は少なく，腹部の膨隆が改善しない場合は，**胃管による減圧**が十分でないと判断し，**ロングチューブによる減圧**に変更する。エックス線透視下にロングチューブが十二指腸を越えたことを確認したならば，ある程度ロングチューブが小腸肛門側へ進み，小腸内容が吸引でき減圧が有効であり，腹部の膨隆が改善したならば，イレウスに対する保存的療法が成功したことになる。**ロングチューブによっても減圧されない場合**には，手術を決断する症例もある。

正解：e

Chapter 6　血液，造血器，免疫

1 貧　血 …………………………………… 306
2 リンパ節腫脹 …………………………… 314
3 出血傾向 ………………………………… 320

6-1 貧血

後藤 守孝

　貧血とは，めまいや動悸，息切れを訴える患者が受診した際に行う末梢血液検査で，表1に示す基準値より低値を示す病態をいう。中でも，ヘモグロビン値がその診断の指標となる。実臨床では，臨床症状がなくても，健康診断などで貧血を指摘され来院する患者も多い。

表1　血液所見の基準値

	男 性	女 性
RBC（万/μL）	450～610	380～530
Hb（g/dL）	13.0～18.0	11.5～16.5
Ht（%）	40～54	35～47
MCV（fL）[*1]	84.9～99.6	80.6～98.7
MCH（pg）[*2]	27.5～32.3	25.0～31.9
MCHC（%）[*3]	31.2～33.8	30.3～33.4

[*1] MCV＝Ht/RBC×1000，　[*2] MCH＝Hb/RBC×1000，
[*3] MCHC＝MCV/MCH

診断のフローチャート

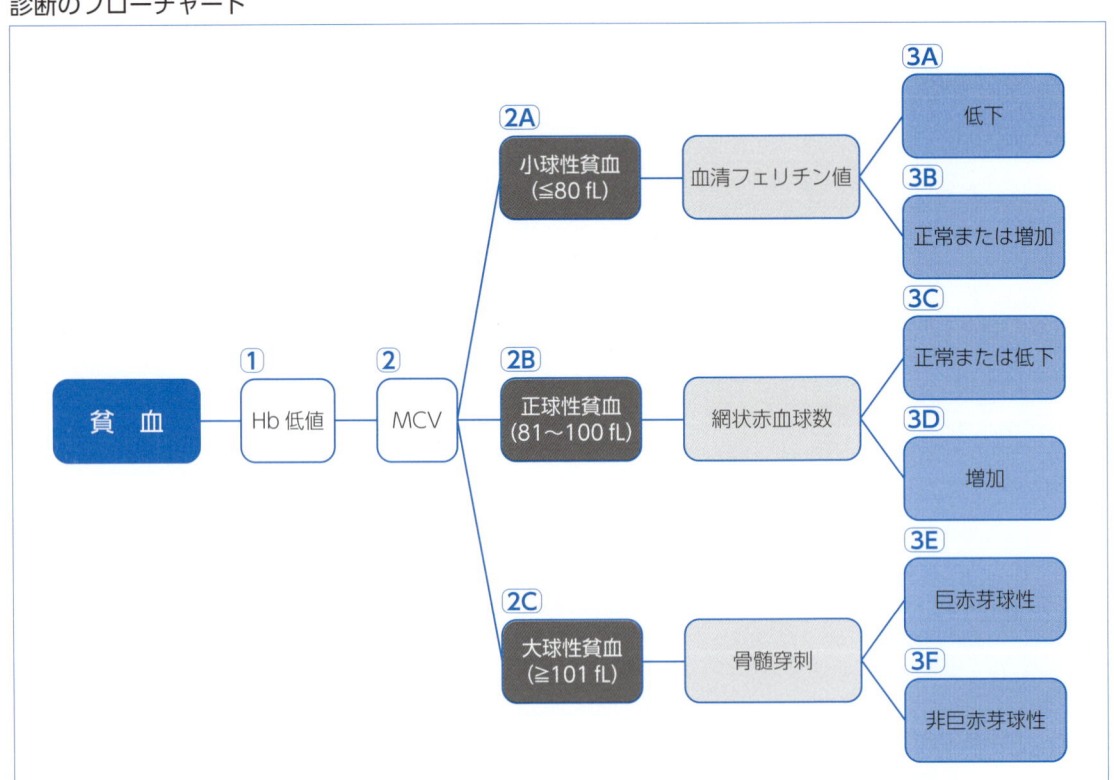

貧血 → ①Hb低値 → ②MCV →
- ②A 小球性貧血（≦80 fL）→ 血清フェリチン値 →
  - ③A 低下
  - ③B 正常または増加
- ②B 正球性貧血（81～100 fL）→ 網状赤血球数 →
  - ③C 正常または低下
  - ③D 増加
- ②C 大球性貧血（≧101 fL）→ 骨髄穿刺 →
  - ③E 巨赤芽球性
  - ③F 非巨赤芽球性

1 Hb 低値

ヘモグロビン濃度の低値より貧血を判断する。

貧血は，赤血球の産生障害や破壊の亢進，失血や分布異常などが原因となる。

赤血球は主に全身の各臓器に酸素を供給する役割を担っているため，各臓器の酸素不足による症状，すなわち倦怠感や疲労感，傾眠傾向や頭痛，めまいなどがみられ，また酸素不足を補うための生体代償作用として動悸や息切れ，頻脈や心雑音などの臨床症状がみられる。

したがって，臨床症状から貧血を鑑別する場合は，神経疾患や呼吸器・循環器疾患なども鑑別に挙げて確定診断する必要がある。

2 MCV

赤血球恒数，特に平均赤血球容積〈mean corpuscular volume：MCV〉より，小球性低色素性貧血（2A）と正球性貧血（2B），大球性貧血（2C）に大別し，これらを念頭に鑑別診断を進める。

2A 小球性低色素性貧血

MCV が低値を示す貧血は，そのほとんどが小球性低色素性貧血であることが多く，血清フェリチンを測定し，低値の場合は鉄欠乏性貧血が確定する。

妊娠が可能な若年女性の場合は月経周期に伴うものが多いが，中には子宮筋腫や子宮内膜症，子宮癌が原因となっていることもある。そのため，婦人科医との連携が必要となる。

一方，若年男性では胃十二指腸潰瘍からの出血が多く，中高年層以上では良性潰瘍に加えて，消化管悪性腫瘍を念頭に置いて検査を進める。

また，血清フェリチン値が正常ないし増加している場合は，血清鉄を測定する。正〜高値では，慢性炎症や癌による消耗性貧血や無トランスフェリン血症などが考えられる。

2B 正球性貧血

MCV 正常域の疾患は溶血が考えられるため，網状赤血球を測定する。これが著しく高値を示す場合に溶血を強く疑い，鑑別を進める。

①網状赤血球が正常〜低値を示す場合は骨髄穿刺を行う。低形成では再生不良性貧血，正〜過形成・異形性がみられれば骨髄異形成症候群を，さらに赤芽球の著しい低下では赤芽球癆やエリスロポエチン〈EPO〉産生低下を，それぞれ考える。また，骨髄穿刺で腫瘍細胞の増生がみられた場合は，フローサイトメトリーや染色体，遺伝子解析を行い，各腫瘍性疾患の鑑別を行う。Dry tap では，骨髄線維症や骨髄癌腫症を考える。

②Coombs 試験が陽性の場合は自己免疫性溶血性貧血と診断し，陰性の場合は赤血球形態から球状，楕円，奇形，破砕を鑑別する。また Ham 試験や CD55/59 陰性クローンの証明は，発作性夜間血色素尿症の診断に役立つ。

2C 大球性貧血

MCV 高値の貧血は大球性貧血であり，巨赤芽球性貧血や骨髄異形成症候群などの治療を要する疾患が半数例でみられるため，骨髄穿刺を行う。骨髄穿刺で巨赤芽球性変化があり，ほかの血球異形成がみられなければ，巨赤芽球性貧血の診断に至る。

巨赤芽球性貧血では，ビタミン B_{12} 欠乏による悪性貧血と葉酸欠乏性貧血がある。ビタミン

B$_{12}$欠乏症の多くは，胃切除後 5 年以上経過の場合が多く，詳細な問診聴取が必要となる．また，胃切除の既往がない場合は，胃底に存在するビタミン B$_{12}$ を吸収する内因子に対する抗体が発現している場合もあるため，抗内因子抗体の測定も行う．

3 貧血における鑑別診断の対象疾患

3A 血清フェリチン低下
鉄欠乏性貧血

3B 血清フェリチン正常または増加
［血清鉄低下］慢性感染，炎症，癌，無トランスフェリン血症
［血清鉄増加］サラセミア

3C 網状赤血球正常または低下
［低形成］再生不良性貧血
［正または過形成・異形成］骨髄異形成症候群
［赤芽球減少］赤芽球癆，EPO 産生低下（腎疾患）
［腫瘍細胞］白血病，多発性骨髄腫，悪性リンパ腫，骨髄線維症
［Dry tap］骨髄線維症，骨髄癌腫症

3D 網状赤血球増加
［Coombs 試験陽性］自己免疫性溶血性貧血
［Coombs 試験陰性］遺伝性球状赤血球症，遺伝性楕円赤血球症，細血管障害性溶血性貧血，発作性夜間ヘモグロビン尿症，赤血球酵素異常

3E 骨髄穿刺で巨赤芽球性
［血清ビタミン B$_{12}$ 低下］悪性貧血，胃切除後
［血清葉酸値低下］葉酸欠乏

3F 骨髄穿刺で非巨赤芽球性
溶血性貧血，肝疾患，甲状腺機能低下症

Case I

22歳の女性。数か月前から出現した軽労作時の動悸と息切れが徐々に悪化したため来院した。顔色は不良で眼瞼結膜は蒼白。3年前に子宮内膜症を指摘されている。月経出血期間は10〜14日程度であった。未婚である。
この時点で**必要でない**検査はどれか。
a 末梢血液検査
b 12誘導心電図
c 胸部エックス線
d 動脈血酸素分圧
e 頭部エックス線CT

アプローチ

- 軽労作時の動悸, 息切れ
- 比較的緩徐な症状の出現と悪化

診断のポイント

過多月経による慢性失血に伴う鉄欠乏性貧血が想定される。

現時点での対応

軽労作時の動悸や息切れは，循環器・呼吸器疾患にも起こりうる臨床症状である。疲労・倦怠感や動悸・息切れなどの臨床症状を訴える患者では，貧血を含めた酸素欠乏状態や基礎代謝亢進状態を念頭に，詳細な病歴や随伴症状の有無などを聴取し診察を行う。

顔色不良や眼瞼結膜の蒼白，スプーン状爪は，貧血をより一層疑う所見となるが，判断が困難な場合には，積極的に「末梢血液検査（a）」はもとより，「心電図（b）」や「胸部エックス線検査（c）」，「動脈血酸素分圧測定（d）」を行い，必要に応じて消化管検索などを行い総合的に評価する。また，貧血は汎血球減少の一部として出現することも少なくないため，白血球減少・好中球減少に伴う発熱や疼痛の有無，出血傾向なども観察する。

妊娠可能な若年女性にみられる貧血の多くは鉄欠乏性貧血である。しかし，本症例の場合は，子宮筋腫や子宮内膜症などの指摘の有無，月経周期や出血期間などを問診し，併せて偏食の有無も質問する。

一方，男性にみられる鉄欠乏性貧血は，上下消化管出血や痔核などからの慢性失血など，鉄の喪失が原因となることが多いため，痔核の有無や便の色，鮮血便の有無などを質問し検査を進める。

以上の通り，まず行うべき検査として「頭部エックス線CT（e）」の必要性は乏しい。

臨床推論

軽労作時の動悸や息切れの鑑別で循環器・呼吸器疾患が除外，あるいは身体所見も併せて貧血が予想されれば，積極的に末梢血液検査を行い，赤血球恒数，特にMCV値を算出する（F2）。そこでMCV低値（小球性低色素性貧血）がみられれば（F2A），鉄欠乏性貧血を想定し

て血清鉄や血清フェリチンを測定して確定診断につなげる．

鉄欠乏性貧血の場合，経口鉄剤が治療の第1選択となるが，同時に消化管を含めた出血性疾患や婦人科領域の疾患の有無を確認し，鉄欠乏をきたす根本的な治療を模索する必要がある．

本症例では子宮内膜症の指摘があり，過多月経に伴う過剰失血が原因と考えられるため，鉄剤の補充とともに子宮内膜症の治療も検討する．

正解：e

Case Ⅱ

68歳の男性．1年前より腰痛のため非ステロイド性抗炎症薬の内服や理学療法を受けている．3か月前から徐々に増悪する全身倦怠感や軽労作時の息切れが出現し，昨日より経口摂取不良，意識混濁がみられたため来院した．尿所見：蛋白2＋，糖（－），潜血（－）．血液所見：赤血球280万/μL，Hb 8.9 g/dL，Ht 27.5％，網状赤血球18‰，白血球3,700/μL，血小板25.2万/μL．血液生化学所見：総蛋白9.5 g/dL，アルブミン3.2 g/dL，尿素窒素45.7 mg/dL，クレアチニン2.1 mg/dL，AST 15 IU/L，ALT 20 IU/L，LD〈LDH〉202 IU/L（基準176〜353），ALP 341 IU/L（基準115〜359），γ-GTP 14 IU/L（基準8〜50），Na 141 mEq/L，K 3.9 mEq/L，Cl 101 mEq/L，Ca 13.8 mg/dL．CRP 1.2 mg/dL．

まず行うべきことはどれか．
a 麻薬による疼痛コントロール
b 生理食塩水による補液
c 赤血球輸血
d 骨髄穿刺
e 化学療法

アプローチ
・経口摂取不良
・意識混濁

診断のポイント

多発性骨髄腫による病的骨折，貧血，高カルシウム血症が考えられる．

高カルシウム血症による骨髄腫そのものによる腎障害に加えて，脱水や意識障害も呈していると想定される．

まず行うべきこと

本症例には進行する腰痛があり，貧血に加えて腎障害，高カルシウム血症がみられるため，多発性骨髄腫が考えられる（F3C）．診断には蛋白分画や免疫グロブリン値の測定，「骨髄穿刺（d）」や骨単純エックス線検査，FDG-PET検査などが必要となり，症候性（CRABの存在：高カルシウム血症〈Calcium〉，腎障害〈Renal〉，貧血〈Anemia〉，病的骨折〈Bone〉）の場合に治療が必要となる．治療は「化学療法（e）」が主体となるが，病的骨折や形質細胞腫による疼痛が強い場合には放射線治療も有効である．

本症例では，確定診断を求める以前に，現在起こっている意識混濁への対処が優先される。設問中に「Ca 13.8 mg/dL（基準 8.4〜10.0）」とあり，低アルブミン血症を考慮して補正すると 14.6 mg/dL（13.8＋4.0-3.2）と著しい高カルシウム血症が指摘できる。

そのため，これによる脱水，意識障害の改善が最優先となる。本症例では「生理食塩水（b）」による高カルシウム血症の治療を行う。ほかに，高カルシウム血症の治療にはビスホスホネート製剤の点滴静注や副腎皮質ステロイドも有効である。

[臨床推論]

本症例が意識障害や高カルシウム血症を伴っていなければ，初期対応は異なる。

貧血のアプローチは MCV 値（98.2＝27.5/280×1,000）（F②）と網状赤血球が正常のため，白血病を含む腫瘍性疾患を想定して骨髄検査を行う（F②B）。この場合，病的な形質細胞の増生が予想され，貧血や病的骨折，高カルシウム血症より症候性多発性骨髄腫と診断できる。

治療には化学療法が選択されるが，まずは高カルシウム血症による意識障害や脱水，腎障害に対処したい。

正解：b

Case Ⅲ

71 歳の男性。8 年前に早期胃癌で胃全摘術を受けている。3 か月前より全身倦怠感が出現し，1 か月前より階段昇降時の動悸や息切れが出現し，さらに四肢末梢のしびれ感が出現したため来院した。赤血球 198 万/μL，Hb 7.7 g/dL，Ht 25％，白血球 2,700/μL，血小板 9.8 万/μL。
まず行うべき検査はどれか。
a 頭部 MRI
b 腹部超音波
c 上部内視鏡
d 神経伝達速度
e ビタミン B₁₂ の測定

[アプローチ]

・全身倦怠感，労作時の動悸・息切れ
・四肢末梢のしびれ感

[診断のポイント]

胃切除後に起こった巨赤芽球性貧血（ビタミン B₁₂ 欠乏性貧血）の可能性を第一に考える（F③E）。

亜急性連合性脊髄変性症を疑う末梢神経炎症状も伴っている。

典型的な症例では DNA 合成障害による毛髪異常（白髪）や舌萎縮もみられ，重症の場合は汎血球減少症による出血症状もみられる。

まず行うべきこと

　本症例には 8 年前の胃癌手術歴があり，それによる胃底内に存在する内因子の欠如のため，ビタミン B_{12} が吸収できず，DNA の合成障害が生じ，その結果，**大球性貧血**を呈する。そのため，**ビタミン B_{12} 製剤の筋肉内注射**を行う。

　ビタミン B_{12} 欠乏性貧血は**悪性貧血**とも言われるが，胃切除の既往がなくても発症する場合があり，その場合は胃腫瘍，潰瘍性疾患を除外すべく「上部内視鏡検査（**c**）」を**骨髄検査**とともに考慮する。さらに骨髄像で巨赤芽球性変化が顕著で，内視鏡検査では異常がみられない場合，内因子に対する抗体の発現も考え，**抗内因子抗体**も測定して原因を追究したい。

臨床推論

　本症例には 8 年前の胃癌による胃切除の既往があり，それによる長期間のビタミン B_{12} 吸収不良が予想され，これによる貧血と軽度の**血小板減少症**が考えられる。また，末梢性の四肢のしびれは，ビタミン B_{12} 欠乏に伴う亜急性連合性脊髄変性症が考えられる。

　貧血は MCV 値が高値（126.2＝25/198×1,000）で，ビタミン B_{12} 欠乏症や葉酸欠乏症を含む巨赤芽球性貧血を疑い，骨髄検査や「**ビタミン B_{12}（e）**」，葉酸を測定する（F**2C**）。

　本症例の骨髄像には DNA の合成障害による**巨赤芽球の増加**がみられ，ビタミン B_{12} 低値があれば悪性貧血と診断できる。

正解：e

Case Ⅳ

　33 歳の男性。1 週前から胃痛や食欲不振が出現し，昨夜大量の黒色便があった。今朝は頭重感や動悸も伴うようになったため来院した。1 年前に胃十二指腸潰瘍を指摘されているが，内服加療は終了している。身長 171 cm，体重 58 kg。皮膚は湿潤。血圧 70/42 mmHg。脈拍 120/分，整。呼吸数 26/分。顔面は蒼白で眼瞼結膜は高度に貧血様である。心尖部に収縮期雑音を聴取するが，肺雑音は聴取しない。赤血球 220 万/μL，Hb 4.9 g/dL，Ht 15％，白血球 1,200/μL，血小板 42 万/μL。血清フェリチン 1 ng/dL（基準 4.0〜64.2）。総コレステロール 180 mg/dL。総蛋白 5.8 g/dL。AST 15 IU/L，ALT 22 IU/L，尿素窒素 54 mg/dL，クレアチニン 1.05 mg/dL，随時血糖 122 mg/dL，Fe 3 μg/dL。

まず行うべき治療として最も適切なのはどれか。

a　緊急透析
b　緊急内視鏡
c　昇圧薬の投与
d　赤血球急速輸血
e　インスリンの持続投与

アプローチ

・胃痛，食欲不振
・頭重感，動悸

診断のポイント

・胃十二指腸潰瘍の再発，鉄欠乏性貧血，プレショック状態

まず行うべきこと

　本症例には胃十二指腸潰瘍の既往があり，その再発によって**鉄欠乏性貧血**をきたし，そこに急性増悪した形で大量の失血をきたし，蛋白も喪失した**プレショック状態**に陥っていることが考えられる（F**3A**）。

　中長期的には**プロトンポンプ阻害薬**や**H₂阻害薬**による消化性潰瘍の治療と**鉄剤内服**による鉄欠乏性貧血の治療が必要となるが，まずは**救命的処置**として「**赤血球輸血（d）**」が必要となる。輸血や補液によってバイタルサインが安定すれば，「**緊急内視鏡（b）**」を行い，**出血点の確認**と**止血処置**を行う。

臨床推論

　胃十二指腸潰瘍は *Helicobacter pylori* に関連するものが多いが，かつてはそのほとんどの例で再発した。そのため，近年では *H. pylori* **の除菌**を併用し治癒を目指せるようになっている。

　本症例のエピソードから，胃十二指腸潰瘍からの少量持続的な出血があり，この数日で急性増悪をきたし，プレショックの状態が想定される。通常，急性消化管出血などの失血症ではMCVが正常となるが，本症例ではMCV低値（68.2 = 15/220×1,000）（F**2A**）で，血清フェリチン低値からも**徐々に進行した貧血**であったことが想像される。

　動悸は高度の貧血による**代償性症状**と考えられる。また，慢性腎不全では赤血球合成に必要なエリスロポエチンが産生されないことから正球性貧血を呈するが，本症例でみられるような**軽度の腎障害**では起きえず，上部消化管出血の消化に伴う**異化の亢進**と推察される。

正解：d

6-2 リンパ節腫脹

川杉 和夫

リンパ節腫脹とは，局所的あるいは全身的にリンパ節が腫脹（直径1cm以上）している状態をいう。

診断のフローチャート

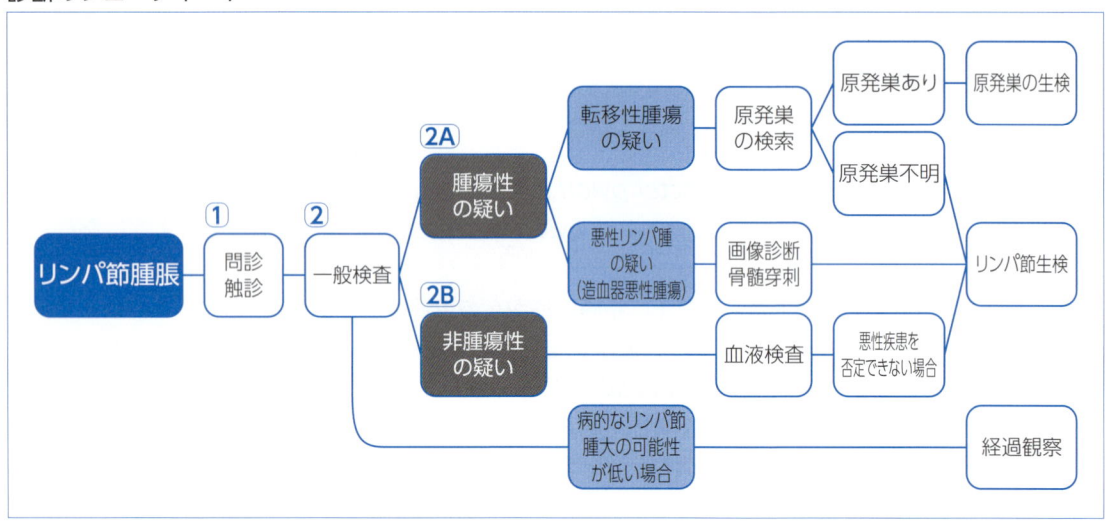

```
リンパ節腫脹 → ①問診触診 → ②一般検査 ─┬─ 2A 腫瘍性の疑い ─┬─ 転移性腫瘍の疑い → 原発巣の検索 ─┬─ 原発巣あり → 原発巣の生検
                                          │                    │                                    └─ 原発巣不明 ─┐
                                          │                    └─ 悪性リンパ腫の疑い（造血器悪性腫瘍）→ 画像診断・骨髄穿刺 ──→ リンパ節生検
                                          ├─ 2B 非腫瘍性の疑い → 血液検査 → 悪性疾患を否定できない場合 ─┘
                                          └─ 病的なリンパ節腫大の可能性が低い場合 → 経過観察
```

1 問診・触診

まず，問診と触診が重要となる。

【問　診】

咽頭痛やリンパ節の痛み，咳といった局所徴候，また発熱，盗汗，易疲労感，体重減少などの全身症状，職業，ペット飼育の有無，さらに性行動や服薬歴などの確認が必要である。

【触　診】

リンパ節腫脹の①分布および部位（限局性なのか全身性なのか），②大きさ，③性状（固さ，自発痛・圧痛，可動性），炎症所見，皮疹などの皮膚病変，肝脾腫などに注意する。また，耳・鼻・咽頭所見などの確認も必要となる。

①分布および部位

リンパ節腫脹が全身性の場合には多くの原因を考える（伝染性単核球症，トキソプラズマ症，AIDS，その他ウイルス感染症，全身性エリテマトーデス〈SLE〉，混合性結合組織病〈MCTD〉，慢性リンパ性白血病，悪性リンパ腫など）。局所性（限局性）の場合には，部位が，疾患との関連を考えるうえで重要となる（表1参照）。

②大きさ

径1cm未満のほとんどは反応性なので，経過観察しながら精査の適応を考慮する。2cm以上のものでは，肉芽腫や悪性腫瘍の確率が高くなる。

表1　リンパ節腫脹の部位と疾患

部　位	疾　患
後頭部	頭皮の感染症
耳介前部	結膜炎や猫ひっかき病
頸　部	良性疾患としては上気道感染症，口腔や歯牙病変，伝染性単核球症などのウイルス感染症など．悪性疾患では頭頸部癌，乳癌，肺癌，甲状腺癌，悪性リンパ腫など
鎖骨上窩，scalene LN	肺や後腹膜の悪性腫瘍や感染症
Virchow のリンパ節腫脹	消化器癌や肺癌の転移
鎖骨上窩	肺癌，乳癌，性器癌，結核，サルコイドーシス，トキソプラズマ症
腋　窩	同側上肢の外傷や感染症，乳癌，悪性リンパ腫，悪性黒色腫
鼠　径	下肢の外傷や感染症，性感染症〈STD〉，悪性リンパ腫，癌（直腸，外陰部，下肢）

③性　状

固さ，圧痛の有無，可動性について評価する．

圧痛は急速なリンパ節腫大に伴って皮膜が伸展したときに認められる．その多くは炎症性であるが，ときには急性白血病などでも認められる．リンパ節結核では硬く癒合性で，ときに皮膚に難治性の潰瘍や瘻孔を形成する．悪性リンパ腫におけるリンパ節腫脹は大きく，融合は少なく，弾性硬，可動性に富んでいるが圧痛は伴わない．転移性癌では固く，圧痛がなく，可動性に乏しい．脾腫を伴う場合は全身的疾患（伝染性単核球症，悪性リンパ腫，白血病，SLE，サルコイドーシス，トキソプラズマ症，猫ひっかき病など）を考える．深在リンパ節腫脹は理学的所見で確認できないことが多く，CTや超音波検査で確認する．

2　一般検査

血算，生化学，エックス線検査などの一般検査を行う．この時点で腫瘍性か非腫瘍性（反応性，炎症性）かを判断する．

2A　腫瘍性の疑い

腫瘍性が疑われたときは，それが転移性腫瘍の疑いなのか，悪性リンパ腫（造血器悪性腫瘍）の疑いなのかによって分かれる．

転移性腫瘍が疑われるときには，原発巣の検索のためCT，エコー，腫瘍マーカーなどを行い，原発巣があった場合には原発巣の生検，原発巣が不明の場合にはリンパ節生検を行う．

悪性リンパ腫が疑われたときには，可溶性IL-2受容体の検査やCT，PET/CT，骨髄穿刺などを行い，リンパ節生検を行う．

2B　非腫瘍性の疑い

非腫瘍性が疑われたときはウイルス，自己抗体，細菌検査などを行う．それでも診断が得られず，悪性腫瘍も否定できない場合にはリンパ節生検を行う．

3 リンパ節腫脹における鑑別診断の対象疾患

3A 炎症性（感染性）疾患が原因の場合

［細菌感染症］ブドウ球菌など
［ウイルス感染症］EBウイルス，風疹，AIDSなど
［その他の感染症］クリプトコックス，トキソプラズマ，クラミジア，梅毒など
［肉芽形成］結核など

3B 感染症以外の疾患による反応性腫脹が原因の場合

［自己免疫疾患］全身性エリテマトーデス〈SLE〉，Sjögren症候群，関節リウマチ〈RA〉，混合性結合組織病〈MCTD〉など
［その他］サルコイドーシス，薬剤性リンパ節腫脹（ヒダントインなど），亜急性壊死性リンパ節炎（菊池病），Castleman病，甲状腺機能亢進症，川崎病，血清病など

3C 悪性腫瘍が原因の場合

［造血器悪性腫瘍］悪性リンパ腫，急性・慢性リンパ性白血病など
［転移性腫瘍］がんの転移など

3D 脂質代謝異常が原因の場合

Gaucher病，Niemann-Pick病など

> **Case 1**
>
> 25歳の男性。頸部のリンパ節腫脹を主訴に来院した。38℃前後の発熱を伴っている。
> 現時点での対応として適切なのはどれか。
> a 血液検査
> b リンパ節生検
> c 問診および触診
> d 頸部のエコー検査
> e 胸部エックス線検査

アプローチ

・主訴はリンパ節腫脹であるが，発熱も伴っている

診断のポイント

発熱の症状は，腫瘍性でも非腫瘍性でも出現してくる。そのため，さらに問診（F①）を続け，的確な身体所見を得ることが大切である。

現時点での対応

本症例では，主訴以外のことについては殆ど不明である。

リンパ節腫脹を鑑別する第一歩は，「問診と触診（c）」である。経過や全身症状（発熱，盗汗，全身倦怠感，体重減少など）の有無，あるいは局所症状（咽頭痛，咳嗽など），やペットとの接触（猫ひっかき病）などを問診し，さらに触診して，リンパ節腫脹の大きさや分布，あるいは部位や性状などを把握することが重要である。

臨床推論

リンパ節腫脹の部位や所見から，原因が腫瘍性なのか，非腫瘍性なのかを臨床的に推論する材料が生まれることになる。その材料を元に，「胸部エックス線検査（e）」を行うべきか，どんな種類の「血液検査（a）」を行うべきか，「頸部のエコー検査（d）」は必要か，あるいは悪性腫瘍の可能性が高いので早急に「リンパ節生検（b）」を行うべきなのか，などを判断することが可能となる。

正解：c

Case II

60歳の男性。2か月前より鎖骨上窩のリンパ節腫大を認め，徐々に増大してきたため来院した。体重減少もみられる。
現時点で考えられる疾患はどれか。
a　EBウイルス感染症　　b　Hodgkinリンパ腫　　c　風　疹
d　結　核　　　　　　　e　胃　癌

アプローチ
・60歳男性で，2か月前からリンパ節腫脹が認められ，徐々に大きくなってきている

診断のポイント
鎖骨上窩のリンパ節腫大であり，徐々に増大し**体重減少**も認める点が重要となる。

現時点での対応
悪性腫瘍のリンパ節転移の可能性が高く，**原発巣の検索**を行う。

臨床推論
1か月以上かけて**ゆっくりと増大するリンパ節腫脹**をみた場合は，悪性腫瘍の**リンパ節転移**や悪性リンパ腫のリンパ節腫脹などの**腫瘍性疾患**を念頭に置く（F**2A**）。また，胸骨分布領域にある膵臓，胆道，腸管などの癌は左鎖骨上窩に転移し腫大するが（**Virchow転移**），これを認めた場合，まず疑うべき疾患は「**胃癌（e）**」である。

正解：e

Case III

65歳の男性。頸部リンパ節腫脹を主訴に来院した。5か月前から頸部のリンパ節腫脹を自覚しており，徐々に増大してきたため受診した。眼瞼結膜に貧血を認めない。左頸部に径2cmのリンパ節を3個，右腋窩に径2cmのリンパ節を1個触知する。いずれも弾性硬で圧痛はない。心音と呼吸音とに異常を認めない。腹部は平坦，軟で，肝・脾を触知しない。血液所見：赤血球398万，Hb 11.0 g/dL，Ht 38%，白血球 6,300，血小板 23万。血液生化学所見：総蛋白 7.5 g/dL，アルブミン 4.8 g/dL，尿素窒素 19 mg/dL，クレアチニン 0.9 mg/dL，総ビリルビン 0.8 mg/dL，AST 31 IU/L，ALT 28 IU/L，LD 447 IU/L（基準 176〜353）。胸腹部造影CTで縦隔リンパ節，腹腔内リンパ節および脾臓の腫大を認める。
次に行うべき検査はどれか。
a　ポジトロンエミッション断層撮影〈PET〉　　b　上部消化管内視鏡検査
c　頸部リンパ節生検　　　　　　　　　　　　d　腹部超音波検査
e　骨髄生検

アプローチ
・65歳男性で，頸部のリンパ節が徐々に増大し，さらに頸部以外のリンパ節も腫大している

診断のポイント
頸部や腋窩に複数個のリンパ節を触知し（弾性硬で圧痛なし），さらにCTで腹腔内などにリンパ節腫大が認められること，LDが高値であることなどが重要である。

次に行うべきこと
腫瘍性のリンパ節腫大（特に悪性リンパ腫）が考えられ，「生検（c）」が必要である。

臨床推論
リンパ節腫脹が1cm大では感染症に伴うリンパ節腫脹も考えられるが，2cm大になると悪性腫瘍を疑う必要がある。さらに，リンパ節は1か月以上かけてゆっくりと増大してきていること，圧痛がない（感染症では圧痛を認める）ことも悪性腫瘍を疑わせる所見となる。

また，胸腹部造影CTで縦隔リンパ節，腹腔内リンパ節の腫大，および脾腫を認めることも悪性腫瘍の全身転移，あるいは悪性リンパ腫を疑わせる所見となる。癌の全身性転移であれば原発臓器の症状がみられることも多いが，本症例ではそういった症状はみられない。

検査データでは，軽度の貧血とLD高値以外に特別な所見はない。このLD高値は悪性腫瘍，特に悪性リンパ腫を疑う根拠となる。

以上のことを総合して，本症例は悪性リンパ腫を最も考えやすい。

「PET（a）」では，癌や悪性リンパ腫を示唆する所見は得られてもそれ以上は分からない（確定診断はできない）。「超音波検査（d）」では，CT以上の情報を得られない。消化器症状はないので，「上部消化管内視鏡検査（b）」はこの時点で行うべき検査とは言えない。「骨髄生検（e）」は，たとえリンパ腫細胞が骨髄に浸潤していても組織分類はできないので，悪性リンパ腫の病期分類には必要であるもののこの時点で行うべき検査とは言えない。「リンパ節生検（c）」によって悪性リンパ腫か癌のリンパ節転移かなどを明確化でき，また悪性リンパ腫であれば組織分類も可能となる。

正解：c

6-3 出血傾向

朝倉 英策

　出血傾向とは，外傷などの誘因がなく皮下出血や内臓出血をきたしたり，出血に伴い正常な止血機構が障害されている場合をいう。

診断のフローチャート

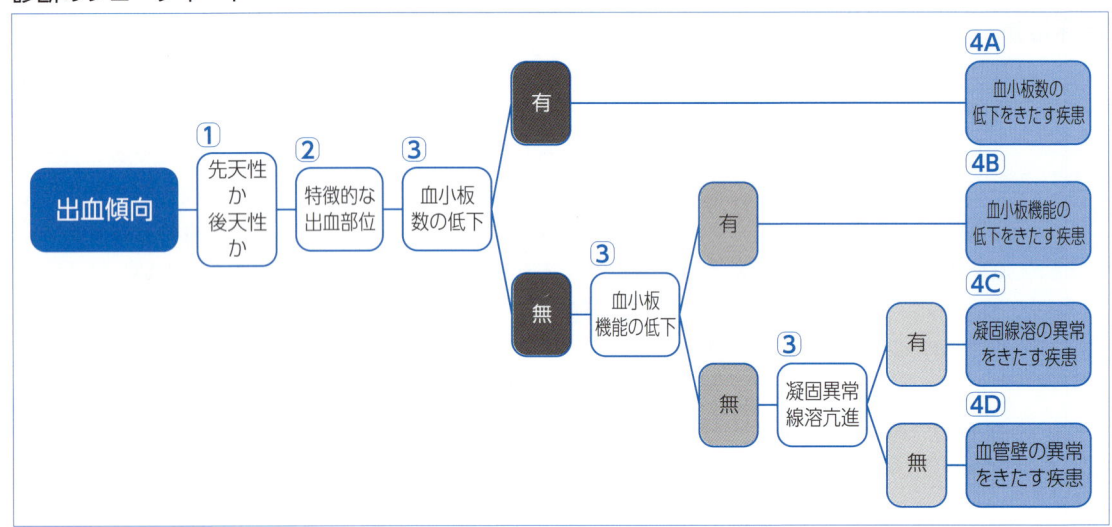

```
出血傾向 → ①先天性か後天性か → ②特徴的な出血部位 → ③血小板数の低下
  ├ 有 → 4A 血小板数の低下をきたす疾患
  └ 無 → ③血小板機能の低下
        ├ 有 → 4B 血小板機能の低下をきたす疾患
        └ 無 → ③凝固異常 線溶亢進
              ├ 有 → 4C 凝固線溶の異常をきたす疾患
              └ 無 → 4D 血管壁の異常をきたす疾患
```

1 先天性か後天性か

　家族歴，現病歴の聴取から，出血傾向の原因が先天性なのか後天性なのかが推測可能となる。①先天性の出血傾向としては，1）外傷時，手術時，抜歯時の異常出血の既往，2）幼少時からの出血，3）血縁者で出血しやすい者がいることが考えられ，②後天性の出血傾向としては，①以外となる。

　国試レベルでは，血友病 A & B，von Willebrand 病，血小板無力症（Glanzmann 病），Bernard-Soulier 症候群を先天性の出血傾向として考え，これら以外を後天性の出血傾向と考えてよい。

2 特徴的な出血部位

　身体所見から，特徴的な出血部位が分かれば，原因疾患の推測が可能となる。次の8つを調べる（表1参照）。

　①関節内出血，②筋肉内出血，③粘膜出血（鼻出血，歯肉・口腔粘膜出血，消化管出血，血尿，女性性器出血など），④四肢末梢（特に下肢）の左右対称性紫斑，⑤臍帯出血，⑥前腕伸側，手背の紫斑（高齢者）：赤紫色で境界明瞭，部位を変えて出没（全ての凝血学的検査は正常），⑦タール便（黒色便），⑧紫斑として，1）点状出血〈petechiae〉：径1〜5 mm，2）斑状出血〈ecchymosis〉：径数 cm 以内，3）びまん性出血〈suggillation〉：面積の比較的大きな皮下出血

3 検　査

鑑別診断を進めるうえで，検査が最も重要となる。

①**血小板数の低下**がみられるかどうか，②**血小板機能の低下**（出血時間，血小板凝集能で確認）がみられるかどうか，③**凝固異常・線溶亢進**（PT，APTT，フィブリノゲンから凝固異常を，FDPから線溶過剰亢進を，それぞれ確認）がみられるかどうか，と検査を進める（**表2**参照）。

なお，次の5点も診断に参考となる所見である。

①先行する感染症の有無（急性特発性血小板減少性紫斑病〈ITP〉，アレルギー性紫斑病では，しばしば先行感染症がみられる）

②血友病は伴性劣性遺伝のために男性のみに発症（母親がキャリアー）

③ von Willebrand 病は常染色体優性遺伝するため，男女ともに発症

④ NSAIDs 服薬の有無

⑤ビタミンK欠乏症（食事摂取量の低下，閉塞性黄疸，抗菌薬の投与は危険因子）

表1　特徴的な出血部位とその疾患

出血部位	疾　患
関節内出血	血友病A&B
筋肉内出血	血友病A&B，後天性血友病（第Ⅷ因子インヒビター）
粘膜出血	von Willebrand 病（特に幼少時から鼻出血がみられやすい場合）
四肢末梢（特に下肢）の左右対称性紫斑	アレルギー性紫斑病（腹痛，関節痛，腎障害（IgA腎症）を伴うことがある）
臍帯出血	先天性第ⅩⅢ因子欠損症
前腕伸側，手背の紫斑（高齢者）	老人性紫斑
タール便（黒色便）	上部消化管（胃，十二指腸など）からの出血
紫　斑	[点状出血] 血小板や血管が原因の出血傾向 [斑状出血・びまん性出血] 凝固異常が原因の出血傾向

表2　代表的な出血性疾患・病態と血液検査

疾患名	血小板数	出血時間	PT	APTT	フィブリノゲン	FDP
血友病A&B	N	N	N	延長	N	N
von Willebrand 病	N	延長	N	延長	N	N
血小板無力症	N	延長	N	N	N	N
ビタミンK欠乏症	N	N	延長	延長	N	N
DIC（典型例）	低下	延長	延長	延長	低下	上昇
先天性第Ⅶ因子欠損症	N	N	延長	N	N	N
肝硬変	低下	延長	延長	延長	低下	N
老人性紫斑病	N	延長	N	N	N	N
ワルファリン内服	N	N	延長	延長	N	N
アスピリン内服	N	延長	N	N	N	N

N：正常

4 出血傾向における鑑別診断の対象疾患

4A 血小板数の低下をきたす疾患

特発性血小板減少性紫斑病〈ITP〉，血栓性血小板減少性紫斑病〈TTP〉，溶血性尿毒症症候群〈HUS〉，再生不良性貧血，急性白血病，肝硬変（凝固異常もきたす），播種性血管内凝固症候群〈DIC〉（凝固異常・線溶過剰亢進もきたす）など

4B 血小板機能の低下をきたす疾患

血小板無力症〈Glanzmann 病〉，von Willebrand 病（APTT 延長もきたす），Bernard-Soulier 症候群，NSAIDs（アスピリンなど）内服，尿毒症など

4C 凝固線溶の異常をきたす疾患

[凝固異常] 血友病 A & B，ビタミン K 欠乏症など
[線溶過剰亢進] 線溶亢進型播種性血管内凝固症候群〈DIC〉（血小板数の低下や凝固異常もきたす）など

4D 血管壁の異常*をきたす疾患

アレルギー性紫斑病（Schönlein-Henoch 紫斑病），単純性紫斑，老人性紫斑など

*出血時間や，すべての血液凝固検査は正常となる。

Case I

　20歳の女性。幼少時よりしばしば鼻出血を認めていた。2か月前の出産時に大量出血をきたし止血が困難であった（1週間持続後，止血）。出血性素因の精査目的に，近医産婦人科より紹介された。
家族歴：妹も，幼少時よりしばしば鼻出血を認めていた。
現　症：意識は清明。紫斑なし，貧血なし，ほか異常所見なし。
血液学的検査：赤血球 358万，Hb 12.9 g/dL，白血球 7,100，血小板 24.5万，PT 11.0秒（基準 10～14），APTT 71.2秒（基準対照 32.2），FDP 3 μg/mL（基準 10以下），出血時間は著明に延長。

この時点で行うべきことはどれか。
a　内服薬の確認
b　DDAVPの点滴
c　関節腫脹の有無を確認
d　von Willebrand因子の測定
e　血漿由来第Ⅷ因子製剤の輸注

アプローチ

・女性患者で出産時の大出血
・幼少時からの出血傾向があることと，妹にも出血症状がみられる

診断のポイント

　既往歴（鼻出血という粘膜出血）および家族歴（妹にも粘膜出血がみられる）より**先天性出血性疾患**と考えられる。
　今回は出産時の大出血（粘膜出血）をきっかけに精査目的の受診となった。設問内容のみでも，**von Willebrand病**が強く疑われる（女性であるため血友病は速やかに否定される）（F **4B**）。
　また，APTT（凝固検査）と出血時間（血小板関連検査）の延長という，von Willebrand病に特有の検査所見であった。

現時点での対応

　出産時の大出血が受診のきっかけではあるが，受診時点では止血しており，しかも貧血はみられていない。「DDAVP（デスモプレシン）（**b**）」や「血漿由来第Ⅷ因子製剤（**e**）」は von Willebrand病の止血治療に用いられているが，特に出血していないときには必要ない。まず，**診断の確定**が最も重要である。
　「内服薬（**a**）」では，NSAIDs（血小板機能を抑制する）による出血傾向が有名であるが，先天性出血性素因が強く疑われている本症例で早々に確認する必要はない。「関節腫脹（**c**）」は，血友病（伴性劣性遺伝）でみられる出血症状である。本症例は女性であるため，血友病は考えられない。
　von Willebrand病の確定診断のためには，少なくとも**von Willebrand因子〈VWF〉活性**，

VWF 抗原の測定が最も優先される．そのほか，血小板凝集能のうち**リストセチン凝集の欠如**，**第Ⅷ因子活性の低下**も確認しておきたい．VWF は第Ⅷ因子のコファクターであるため，von Willebrand 病では第Ⅷ因子活性も低下する．

臨床推論

①家族歴，現病歴：先天性出血性素因を疑う．国試で問われる先天性出血性素因は，1) **血友病 A**, 2) **血友病 B**, 3) **von Willebrand 病**, 4) **血小板無力症**, 5) **Bernard-Soulier 症候群**の 5 疾患を知っていれば十分である．

②身体所見（症状）：出産時出血，鼻出血ともに，粘膜出血である．

③検査：血小板数が正常であるが，**出血時間が延長**しているので，**血小板機能低下**があると考えられる．加えて **APTT が延長**しているので，von Willebrand 病が強く疑われる．確定診断のために，「**VWF の測定（d）**」を行えば良い．

④現在出血している訳ではないので，止血治療は現時点では必要ない．ただし，将来の外傷，抜歯時の異常出血や，手術時の止血管理目的には，血漿由来第Ⅷ因子製剤（商品名：コンファクト F，血漿由来であるため，第Ⅷ因子のみでなく VWF も含有される）が必要となる．出血が軽度であれば，DDAVP でも良い（DDAVP は血管内皮から VWF を遊離させる作用がある）．なお，**遺伝子組換え第Ⅷ因子製剤**（VWF は含有されない）は，von Willebrand 病に対して無効である．

正解：d

Case Ⅱ

48 歳の女性．今朝から紫斑が広範囲（びまん性出血）となり，血尿，歯肉出血もみられるようになったため来院した．

現病歴：2 週前から右季肋部痛が出現するようになり，近医にて抗菌薬を含む投薬を受けた．5 日前から四肢，胸腹部などに紫斑がみられるようになった．

既往歴・家族歴：特記すべきことはない．

現　症：意識は清明．身長 158 cm，体重 52 kg．四肢，胸腹部に紫斑が広範囲にみられる．右季肋部痛あり．

検査所見：赤血球 383 万，Hb 11.8 g/dL，白血球 12,700，血小板 21.1 万，PT 23.6 秒（基準 10〜14），APTT 39.2 秒（基準対照 32.2），フィブリノゲン 450 mg/dL（基準 200〜400），FDP 6 µg/mL（基準 10 以下），ALT 35 単位，LDH 239 単位（基準 176〜353），クレアチニン 0.7 mg/dL，CRP 8.2 mg/dL（基準 0.3 以下）．出血時間正常，PIVKA-Ⅱ陽性．腹部エコー検査で胆石が確認された．

まず行うべきことはどれか．

a　内服薬の確認
b　腹部造影 CT
c　第Ⅶ因子の測定
d　ビタミン K 製剤の点滴
e　トラネキサム酸の内服

アプローチ

- 全身皮膚の紫斑，血尿，歯肉出血。出血傾向は明らかに悪化している
- 右季肋部痛は，胆石のためと考えられる

診断のポイント

　紫斑，血尿，歯肉出血という全身性の出血傾向がみられる（出血傾向は悪化しているようである）。胆石のためと思われる右季肋部痛があり，胆道感染症を合併したのであろうか，抗菌薬の投与が行われている。

　血液検査では，炎症反応のため，白血球数増加，CRP 上昇，フィブリノゲン上昇の所見がみられている。凝固検査では，PT の著しい延長がみられており，PIVKA-Ⅱ（ビタミン K 欠乏状態で誘導されるプロトロンビン）が陽性である（肝細胞癌の腫瘍マーカーとしても知られているが，ビタミン K 欠乏でも陽性となる）。

　ビタミン K 欠乏症と考えられる（F 4C）。ビタミン K 依存性凝固因子として，半減期の短い順番に，Ⅶ，Ⅸ，Ⅹ，Ⅱ の 4 因子が知られている（凝固阻止因子であるプロテイン C，プロテイン S もビタミン K 依存性）。ビタミン K 欠乏症では，半減期が最も短いビタミン K 依存性凝固因子である第Ⅶ因子が最も早く低下するため，まず PT（第Ⅶ因子も反映）が延長し，さらに進行すると APTT も延長する。

まず行うべきこと

　本症例は出血傾向が悪化しており，脳出血などの致命的な出血をきたすことのないように一刻も早い治療が行われるべきである。出血傾向と関連した「内服薬（a）」としては NSAIDs が有名であるが，本症例では関係ない。

　「腹部造影 CT（b）」により胆石の再確認を行うことができて，血尿の原因もみつかるかも知れないが，即刻行うべき検査ではない。

　ビタミン K 欠乏症に伴う「第Ⅶ因子（c）」活性の低下が予想されるが，診断や治療方針に影響を与えることはない。また，凝固因子活性は即日結果の出ない病院のほうが多く，この結果を待っていては早期治療を逸してしまう。

　「ビタミン K 製剤の点滴（d）」をまず行うべきである。PT は半日後には正常化するため，治療診断としての意義も大きい。なお，ビタミン K は脂溶性ビタミンであるため，その吸収には胆汁が必要である。本症例は閉塞性黄疸を合併している可能性があり，ビタミン K は経口投与ではなく，経静脈的に投与するのが肝要である。

　「トラネキサム酸（e）」は出血症状に対してしばしば処方されるが，血尿がある症例に対して用いると，尿路での凝血塊が溶解せず，腎後性腎不全をきたす可能性があるため勧められない。

臨床推論

①家族歴，現病歴：先天性出血性素因は否定的である。
②身体所見（症状）：全身の各部からの出血がみられる。紫斑はびまん性出血であり，血小板の問題ではなく凝固異常と考えられる。
③検査：血小板数も出血時間も正常である。血小板機能にも問題ない。PT は著明に延長しているが，APTT は軽度延長に留まっている。ビタミン K 欠乏症のパターンである。
④出血症状が悪化しているため，早々に治療を開始する必要がある。「ビタミン K 製剤の点滴

(d)」により，PTは速やかに正常化して出血傾向も消退することが期待される。出血傾向がなくなったあとは，胆石の治療が必要になるであろう。

正解：d

Case Ⅲ

78歳の男性。抜歯時に止血困難をきたしたため，精査目的に来院した。
既往歴・家族歴：特記すべきことはない。
身体所見：腹部に拍動性腫瘤を触知し，Bruitを聴取した。また，抜歯部位からの出血が持続していた。全身皮膚に斑状出血が散在していた。
血液所見：赤血球387万，Hb 10.6 g/dL，白血球6,800，血小板5.6万，ALT 32単位（基準35以下），クレアチニン0.8 mg/dL，LDH 235単位（基準115〜245）。PT 16.3秒（基準10〜14），APTT 35.8秒（基準対照32.2），フィブリノゲン128 mg/dL（基準200〜400），CRP 0.2 mg/dL（基準0.3以下），PIVKA-Ⅱは陰性。

まず行うべき検査はどれか。
a 骨髄穿刺
b Dダイマー
c 血管造影検査
d 下肢静脈エコー
e ADAMTS 13活性

アプローチ
・抜歯時に止血困難
・全身皮膚の斑状出血

診断のポイント

抜歯をきっかけに明瞭化した出血傾向である。紫斑もみられている。身体所見が特徴的であり，腹部に拍動性腫瘤を触知，Bruitを聴取しており，腹部大動脈瘤の存在が疑われる。
腹部大動脈瘤の患者で出血傾向がみられたら，まずDIC（線溶亢進型DIC）を疑う（F4C）。血小板数低下，PT延長，フィブリノゲン低下は，いずれもDICに伴う所見である。あとは，DIC診断に最も重要な検査であるFDP，「Dダイマー（b）」の測定を行えば良い。

まず行うべきこと

本症例は，線溶亢進型DICが原因となった出血傾向と考えられる。FDP，「Dダイマー（b）」の測定を行ってDIC診断の確定が最も重要である。
線溶活性化が強いタイプのDICの基礎疾患としては，急性前骨髄球性白血病〈APL〉，大動脈瘤，巨大血管腫，前立腺癌，常位胎盤早期剥離，羊水塞栓などが知られている。血小板数が比較的保たれていても出血症状が強いことが特徴であるが，臓器症状はあまりみられない。
深部静脈血栓症〈DVT〉（「下肢静脈エコー検査（d）」で診断される）でも，FDP，Dダイマーの上昇がみられるが，本症例ではまず行うべき検査ではない。

「血管造影検査（c）」よりも，非観血的検査である造影 CT のほうが優先される。

「骨髄穿刺（a）」は行っても，特に新たな情報は得られない。しかも，十分に注意しないと穿刺部位に血腫を形成する可能性がある。

「ADAMTS 13 活性（e）」は，血栓性血小板減少性紫斑病〈TTP〉の診断に重要であるが，DIC では敢えて測定しない。

FDP，D ダイマーの測定を行って DIC 診断を確定した後は，トロンビン-アンチトロンビン複合体〈TAT〉，プラスミン-α_2プラスミンインヒビター複合体〈PIC〉，α_2プラスミンインヒビター〈α_2PI〉などの測定を行い，DIC の病型が線溶亢進型であることを確認したい。DIC の病型により，治療方針が変わってくる。

[臨床推論]
①家族歴，現病歴：先天性出血性素因は否定的である。
②身体所見（症状）：紫斑は斑状出血であり，血小板の問題ではなく凝固異常と考えられる。
③検査：血小板数は低下している。加えて，フィブリノゲンの低下が著しい。FDP，D ダイマーの上昇が予想される。また，TAT，PIC は上昇して，α_2PI は低下していることが予想される（動脈瘤に合併した線溶亢進型 DIC）。
④FDP，D ダイマーの確定診断，線溶亢進型 DIC の病型診断の後は，メシル酸ナファモスタット（商品名：フサン）などによる DIC の加療を行う。また血管外科へ手術適応についてコンサルトする。

正解：b

Chapter 7 腎，泌尿器，生殖器

1 乏尿，無尿 …………………………… 330
2 多　尿 ………………………………… 337
3 排尿障害 ……………………………… 342
4 血　尿 ………………………………… 346
5 蛋白尿 ………………………………… 351
6 月経異常 ……………………………… 356
7 不正性器出血 ………………………… 363

7-1 乏尿，無尿

草場　岳

　腎臓で生成される尿量の低下として，1日尿量が400 mL以下になった場合を乏尿とし，1日尿量が100 mL以下になった場合を無尿という。

　なお，腎臓で尿が生成されて膀胱に貯留はするが，尿道の閉塞のために尿量の減少を認める場合は，尿閉として区別する。尿閉の結果として水腎症となり，尿細管の圧が上昇することで腎障害が進行する場合もあり，広義的に尿閉を腎後性乏尿・無尿と捉えることもある。

診断のフローチャート

```
乏尿，無尿 → ① 問診・身体所見・検査 → 通過障害
    1A 無 → ② 尿所見
        2A 軽度異常 → 腎前性乏尿，無尿
            3A 全身性循環不全
            3B 局所性循環不全
        2B 重度異常 → 腎性乏尿，無尿
            3C 尿細管性，間質性糸球体障害
            3D 糸球体性糸球体障害
            3E 血管性糸球体障害
    1B 有 → 腎後性乏尿，無尿，尿閉
```

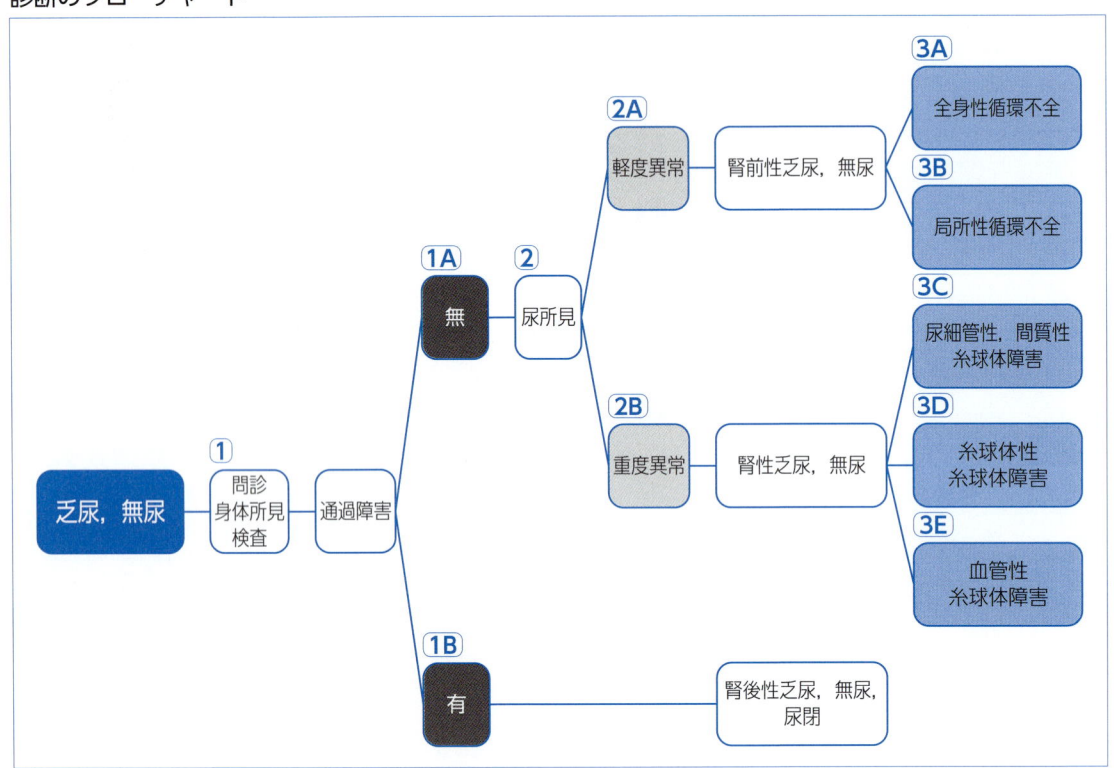

1　**問診・身体所見・検査（超音波・エックス線・CT）**

　まずは問診で，①下腹部痛，②違和感（膀胱緊満感）の有無，③飲水状況，④体重変化，⑤消化器症状（嘔吐，下痢など脱水症）の有無，⑥既往歴（心，腎疾患など），⑦服薬歴（消炎鎮痛薬，抗菌薬，降圧薬など），の確認が重要である。

　次に身体所見では，まずは①膀胱（下腹部）の腫脹や肋骨脊柱角叩打痛〈CVA tenderness〉があるかどうか，②浮腫の有無，を確認する。

　さらに，超音波やエックス線画像，CT検査で腎臓のサイズや形態を確認することで，急性腎不全による乏尿・無尿なのか，慢性腎不全による乏尿・無尿なのかを鑑別することが可能となる（慢性腎不全でも，糖尿病やアミロイドーシスなどは腎萎縮を認めないことに注意する）。

1A　通過障害のない場合

尿路に通過障害を認めない場合は，腎前性か腎性が原因であり，鑑別を要する（**表1** 参照）。

表1　腎前性と腎性（急性尿細管壊死）の鑑別

	腎前性乏尿	腎性乏尿 （急性尿細管壊死）
尿比重	>1.018	<1.015
尿浸透圧（mOsm/L）	>500	<300
（尿/血清）UN 濃度比	>20	<20
（尿/血清）Cr 濃度比	>40	<20
尿中 Na 濃度（mEq/L）	<20	>40
Na 排泄分画（FE_{Na}）	<1%	>1%

1B　通過障害のある場合

尿管〜膀胱頸部までに閉塞がある場合は，背部痛の訴えや肋骨脊柱角叩打痛〈CVA tenderness〉の所見に注意する。超音波やCTで両側の水腎症を認め，上部尿路に両側の閉塞起点が明らかとなり，腎後性乏尿・無尿の診断がつく。

下腹部緊満感，腫脹などを認め，膀胱の緊満がある場合は尿閉を疑う。超音波で膀胱内に尿貯留を認め，導尿で尿道閉塞を解除して尿量を確保できれば尿閉の診断となる（狭義的には，真の乏尿・無尿ではないと判断できる）。

腎後性乏尿・無尿の原因としては両側性に尿管を閉塞する尿路結石，腫瘍，後腹膜線維症，結核などがある。尿閉の原因には前立腺肥大症，腫瘍，神経因性膀胱，膀胱結石，薬剤（α作動薬，β遮断薬）などがある。

2　尿所見

2A　軽度異常の場合

腎前性乏尿の場合は循環不全のために有効腎血流量〈RBF〉が低下し，そのことが糸球体濾過量〈GFR〉を低下させるため，尿量が低下している。したがって，初期は腎臓の能力は維持されているので，尿所見は軽度であり，尿細管が行っている再吸収能力（尿濃縮能）が維持されている。

2B　重度異常の場合

尿所見で蛋白尿や血尿が高度であり，円柱も認める場合は，腎性のなかでも糸球体障害を示唆する。腎性乏尿・無尿の原因のなかでは，急性尿細管壊死が最も多い。

3 乏尿，無尿における鑑別診断の対象疾患

3A 全身性循環不全

【細胞外液の喪失】脱水，出血，外傷など
【細胞外液の分布異常】ネフローゼ症候群，非代償性肝硬変，低アルブミン血症，膵炎など
【心拍出量低下】うっ血性心不全，心筋梗塞など
【末梢血管拡張】エンドトキシンショック，血管拡張性薬剤など

3B 局所性循環不全

【腎血管閉塞】腎動静脈閉塞症，解離性大動脈瘤など
【腎血管の自己調節障害】非ステロイド性抗炎症薬，降圧薬など

3C 尿細管性，間質性糸球体障害

【急性尿細管壊死】
　［腎毒性物質］①薬剤（抗菌薬，非ステロイド性抗炎症薬，造影剤など），②重金属（ヒ素，鉛，水銀，ゲルマニウム，カドミウムなど），③毒物（蛇毒など），有機溶剤（パラコートなど），④不適合輸血（ヘモグロビン尿症），横紋筋融解症（ミオグロビン尿症）
　［腎虚血］腎前性乏尿・無尿が継続した場合
【尿細管腔閉塞】多発性骨髄腫，シュウ酸，尿酸
【尿細管間質性腎炎】薬剤誘発性アレルギー性腎炎，膠原病，白内障，感染症，白血病

3D 糸球体性糸球体障害

【原発性】急性糸球体腎炎〈AGN〉，急速進行性糸球体腎炎〈RPGN〉，慢性糸球体腎炎の急性増悪，血管炎など
【二次性】膠原病，糖尿病など

3E 血管性糸球体障害

【血管の攣縮，閉塞】薬剤（造影剤），悪性高血圧，強皮症，血管炎，高カルシウム血症
【血液学的異常】溶血性尿毒症症候群〈HUS〉，播種性血管内凝固〈DIC〉，血栓性血小板減少性紫斑病〈TTP〉

Case 1

　60歳の男性。1週前からの下腹部痛と日中の尿量減少を主訴に来院した。飲水は特に変わらないが，夜間に排尿感がありトイレに行くが思うように尿が出ないという。嘔吐や下痢などは認めない。既往歴，服薬歴に特記すべきことはない。尿検査をオーダーしたが尿が出ないとの訴えがあり，導尿したところ約 400 mL の淡黄色，透明な尿が回収された。尿所見：蛋白（－），糖（－），潜血（－），沈渣に赤血球 2～3/視野，円柱を認めない。血液生化学所見：クレアチニン 0.9 mg/dL，尿素窒素 20 mg/dL，前立腺特異抗原〈PSA〉5 ng/mL である。
　次に行うべき検査として最も適切なのはどれか。
　a　膀胱造影
　b　膀胱内視鏡
　c　腹部超音波
　d　腹部造影 CT
　e　腹部エックス線

アプローチ

・中年男性の尿量減少，下腹部痛

診断のポイント

　尿量減少が 400 mL/日以下であるかどうかの尿量測定が必要であるが，乏尿である可能性がある。また下腹部痛の原因として膀胱の緊満が考えられ，導尿で尿が回収されたことからも尿道狭窄・閉塞で尿閉が起こっていると考えられる。PSA 高値であることから，尿道閉塞の原因は前立腺肥大症もしくは癌である可能性を考える。

次に行うべきこと

　本症例では，乏尿診断の第 1 段階である尿量測定を行ってはいないが，初診外来で 1 日尿量を測定することは困難である。そのため，訴えから乏尿もしくは尿閉を予測して鑑別をしていく。
　尿量減少＋夜間頻尿を認めており，通過障害（排尿障害）を疑う（F1B）。下腹部痛は膀胱の緊満感であると考えられ，導尿で尿が回収できていることから通過障害の原因は尿閉である。
　これを検査するためには，「腹部超音波検査（c）」で水腎症まできたしていないかどうかを診断する必要がある。また尿閉の原因として，PSA 高値より前立腺が考えられるため，腹部超音波検査で前立腺を観察することも重要である。

臨床推論

　尿量減少＋下腹部痛とくれば，尿閉を考える。排尿を試みるも尿が出ないのに，導尿で尿が回収できていることから，尿道閉塞は明らかである。「腹部超音波検査（c）」で水腎症の有無はもちろん，前立腺肥大や癌の有無も気になる所である。

正解：c

Case Ⅱ

60歳の男性。3日前に心窩部痛を認めたため救急車で来院した。受診時のエックス線写真にて右横隔膜下に free air を認め，緊急施行した腹部 CT 上で上部消化管穿孔と診断されたため，外科にて同日緊急開腹ドレナージおよび穿孔部大網充填術を施行した。術中，術後1日は収縮期血圧 80〜90 mmHg と低めであったが，術後3日目（本日）は血圧 110/70 mmHg へ上昇している。本日，血清クレアチニンが入院時の 0.7 mg/dL から 2.5 mg/dL へと腎機能悪化を認める。また，胸部エックス線では胸水を認め，心胸郭比 65% と心拡大を認める。導尿バルーンより測定された昨日の1日尿量は 300 mL である。

次に行うべき検査として最も適切なのはどれか。

a　CRP
b　胸部 CT
c　血清 Ca
d　白血球数
e　Na 排泄分画〈FE_Na〉

アプローチ

・心窩部痛にて来院し，上部消化管穿孔にて開腹手術を行った患者の，術後の腎機能障害と乏尿である

診断のポイント

上部消化管穿孔にて開腹手術を行っており，手術中に長時間の血圧低下のために腎虚血となり，腎前性乏尿をきたしたと考えられる（F2A）。

鑑別として，開腹手術のために上部尿管を傷つけてしまい，腎後性乏尿となった可能性も考慮するが，上部消化管穿孔でも開腹ドレナージおよび穿孔部大網充填術では位置的に考えにくい。また，消化管穿孔であるから当然抗菌薬などの薬剤も使用していると考えられ，腎性乏尿も鑑別となるが，これには尿細管の再吸収能力（尿濃縮能）の評価が重要である。

次に行うべきこと

本症例では腎前性急性腎不全による乏尿が疑われるが，腎機能障害の原因を知るためには腎前性か腎性乏尿の鑑別として「尿細管の再吸収能力（尿濃縮能）（e）」をまず調べる必要がある。また本症例では可能性は低いが，腹部超音波，腹部 CT で腎後性乏尿の鑑別も忘れてはいけない。

また，本症例では敗血症性ショックのために術中低血圧となり，腎前性急性腎不全を発症したと考えられる。急性腎不全〈ARF〉による乏尿のために溢水となり，うっ血性心不全を合併して胸水や心胸郭比〈CTR〉の拡大も認めている。

実際には本症例は Na 排泄分画〈FE_Na〉が 0.2%（<1%）であり，腎前性急性腎不全と判断し，利尿薬と輸液を使用したが反応しなかった。そこで持続的血液濾過透析〈CHDF〉を3日間施行し，尿毒素の排出，pH の調整，除水を行ったところ利尿が得られ，CHDF は3日間で離脱し腎機能も正常化した症例である。

臨床推論

血圧低下歴があり，その後の血清クレアチニン上昇からは腎前性腎不全を考える。その後の尿量減少は ARF のためであり，尿量減少のために胸水，CTR 65%（心拡大）を認めているのである。

乏尿の原因鑑別には，Na を再吸収する力があるかどうかをみればよいのである。

正解：e

Case III

60 歳の女性。生来健康であった。1 週前から 40℃の発熱，咳および痰が持続し，食思不振と全身衰弱とが強いので入院した。体温 39.6℃。呼吸数 26/分。脈拍 92/分，整。血圧 102/52 mmHg。発汗があり，口腔粘膜は乾燥している。右下肺野に湿性ラ音を聴取し，胸部エックス線写真で同部位に浸潤影を認めた。直ちにセフェム系抗菌薬の筋注を開始した。翌日，夕方まで排尿がなかった。留置カテーテルにより 120 mL の 24 時間尿を採取した。尿の色調は茶褐色であった。血液生化学所見：尿素窒素 45 mg/dL，クレアチニン 2.8 mg/dL。Na 148 mEq/L，K 4.8 mEq/L，Cl 108 mEq/L。

診断に有用な尿検査はどれか。**3つ選べ**。

a 浸透圧
b 蛋白濃度
c カリウム濃度
d ナトリウム濃度
e クレアチニン濃度

アプローチ

・1 週前からの発熱，口腔粘膜の乾燥
・セフェム系抗菌薬筋注の処置
・120 mL/日の乏尿，茶褐色の色調
・尿素窒素〈BUN〉45 mg/dL，クレアチニン 2.8 mg/dL

診断のポイント

アプローチ からは脱水所見があり，その原因は右下肺野の湿性ラ音，エックス線所見で同部位の浸潤影があることから，肺炎と考えられる。

このような 60 歳の脱水状態の肺炎患者に対して，セフェム系抗菌薬筋注の処置をした翌日に乏尿を認めている。また，BUN 45 mg/dL，クレアチニン 2.8 mg/dL からは腎不全のデータであり，生来健康で既往歴がないことからは急性腎不全と考えられる。ここで知りたいことは，次の急性腎不全の鑑別である（F 2A）。

①脱水による腎前性急性腎不全
②抗菌薬による腎性急性腎不全（急性尿細管壊死）（F 2B）

次に行うべき検査

「蛋白濃度（b）」や「カリウム濃度（c）」は，腎前性と腎性の鑑別には役立たない（表1参照）。本症例では，「浸透圧（a）」，「ナトリウム濃度（d）」，「クレアチニン濃度（e）」が重要である。これらはすべて尿細管の能力をみるものである（UN（尿素窒素）やクレアチニンの排泄能力，Naの再吸収能力，濃縮力など）。

臨床推論

本症例では，腎前性急性腎不全と腎性急性腎不全の鑑別が問われている。

脱水による腎前性か，薬剤による腎性かが焦点となるが，これは上記の検査をしないと結果的には分からない。もちろん，腎前性でも時間が経てば腎臓は虚血により腎性急性腎不全に移行するために，早期に診断する必要がある。

臨床的に，高齢者や脱水状態の患者，既往に腎機能障害をもつ患者が薬剤を使うときは急性腎不全の発症に十分注意を要する。特に，セフェム系抗菌薬，アミノグリコシド系抗菌薬，アムホテリシンB，NSAIDs，造影剤などは注意を要する薬剤である。

正解：a, d, e

7-2 多尿

草場 岳

1日尿量が3L以上を多尿という（文献によって異なるが，2.5〜3.0 L/日以上を指すと考える）。
注意すべきこととして，患者は頻尿と多尿を混同して，尿路感染症や前立腺肥大などにみられる尿意頻数や夜間尿を，多尿と訴えることが多いことが挙げられる。したがって，多尿の診断には1日尿量の測定が必要である。

診断のフローチャート

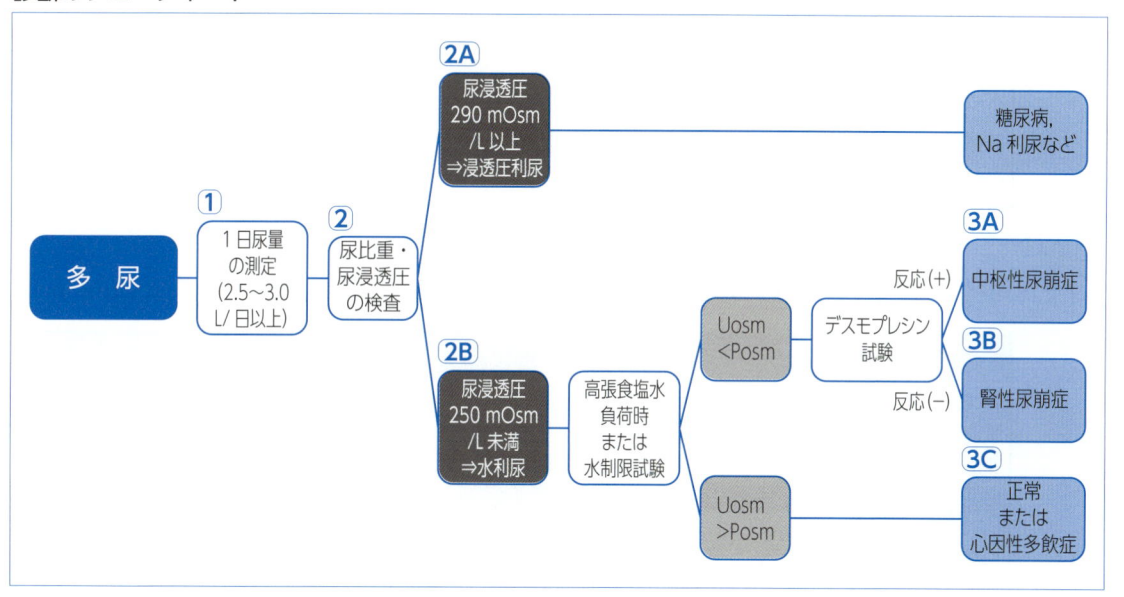

```
多尿 → ① 1日尿量の測定(2.5〜3.0 L/日以上) → ② 尿比重・尿浸透圧の検査
  ├─ 2A 尿浸透圧 290 mOsm/L 以上 ⇒浸透圧利尿 → 糖尿病，Na利尿など
  └─ 2B 尿浸透圧 250 mOsm/L 未満 ⇒水利尿 → 高張食塩水負荷時または水制限試験
        ├─ Uosm<Posm → デスモプレシン試験
        │     ├─ 反応(+) → 3A 中枢性尿崩症
        │     └─ 反応(-) → 3B 腎性尿崩症
        └─ Uosm>Posm → 3C 正常または心因性多飲症
```

① 1日尿量の測定
1日尿量が2.5〜3.0 L以上であることを確認する。

② 尿比重・尿浸透圧の検査
多尿であれば，その原因が水利尿なのか浸透圧利尿なのか，そのどちらかを判断する。尿比重では，1.007以下なら水利尿を，1.025以上であれば浸透圧利尿を，それぞれ考える（等張尿で1.010程度）。尿浸透圧では，250 mOsm/L未満であれば水利尿を，290 mOsm/L以上であれば浸透圧利尿を，それぞれ多尿の原因であると考える。

2A 尿浸透圧 290 mOsm/L 以上（浸透圧利尿）の場合
浸透圧利尿の原因として，糖尿病，Na利尿（そのほとんどは利尿薬が原因であり，ほかには生理食塩水静注などもある），マンニトールなどの薬剤がある（まれなものとして，高蛋白の経管栄養法，尿路閉塞の軽減による腎不全の回復期などが挙げられる）。

2B 尿浸透圧 250 mOsm/L 未満（水利尿）の場合

水利尿を疑う場合には，診断のフローチャートにしたがって①ADH 分泌不全（中枢性尿崩症），②ADH 不応症（腎性尿崩症），③水分過剰摂取（多飲症）を鑑別する。これらの問診上，検査上の鑑別を下に示す（表 1 参照）。

表 1 水利尿の鑑別

	3A 中枢性尿崩症	3B 腎性尿崩症	3C 心因性多飲症
発　症	突然の傾向	一定しない	
日差変動	少		大
冷水嗜好	多い	一定しない	
血清 Na 濃度	正常上限〜高値		正常下限
尿浸透圧/血漿浸透圧	<1		>2
水制限試験	反応（−）		反応（＋）
高張食塩水負荷試験	反応（−）		反応（＋）
DDAVP 負荷試験	反応（＋）	反応（−）	反応（＋）

3 多尿における鑑別診断の対象疾患

浸透圧利尿によるもの
[溶質負荷] 浸透圧利尿薬（マンニトール，血管造影剤），糖尿病，尿素窒素（急性腎不全回復期，高蛋白食，尿管閉鎖後利尿） [Na 利尿] 腎不全，利尿薬，生理食塩水静注，間質性腎炎（腎盂腎炎）
水利尿によるもの
【3A 中枢性尿崩症】外傷，脳腫瘍（鞍上胚芽腫，頭蓋咽頭腫，下垂体腺腫），癌転移（肺癌，乳癌），脳炎，サルコイドーシス，キサントマトーシス，白血病など 【3B 腎性尿崩症】低カリウム血症，高カリウム血症，Fanconi 症候群，水腎症，多発性硬化症，アミロイドーシス，嚢胞腎，鎌状赤血球貧血症，薬剤（リチウム，デメクロサイクリン） 【3C 多飲症】心因性，正常者の水分過剰摂取
混合型（浸透圧利尿＋水利尿）
尿路閉塞解除後利尿，急性腎不全利尿期

Case 1

50歳の男性。1か月前から夜間の排尿で起きることが多くなったため，睡眠時間が短くなったと訴えて来院した。問診上は特に内服薬などはない。水分を過剰に摂取はしていないという。自覚的には尿の混濁や色調に異常はない。
まず行うべき検査として適切なのはどれか。
a　頭部 MRI
b　1日尿量測定
c　血漿 AVP 測定
d　水制限試験
e　DDAVP 負荷試験

アプローチ

・主訴は夜間頻尿である

診断のポイント

夜間頻尿の原因として，①尿量の異常である多尿によるもの，②排尿の異常によるもの，が考えられるが，どちらの原因なのかが確定できておらず，これを鑑別するのが先決である。

まず行うべきこと

「頭部 MRI（a）」は，多尿の原因疾患である中枢性尿崩症で必要な検査である。特発性であれば T1 強調像で下垂体後葉輝度の低下が，続発性であれば腫瘍像などが，それぞれ考えられる。しかし，夜間頻尿の鑑別が先である。

まずは尿量の異常か，排尿の異常かを特定する。尿量のチェックとしては，「1日尿量を測定（b）」し，多尿の有無を確認する。また排尿の異常では排出障害と蓄尿障害があり，直腸診や腹部エコーで前立腺や膀胱のチェックを行う。

多尿であり，水利尿であれば，鑑別には「血漿 AVP 測定（c）」も有用である。中枢性尿崩症では低値だが，腎性尿崩症では正常〜高値となり，心因性多飲症では正常から低値となる。水制限試験や高張食塩水負荷試験の施行後は，心因性多飲症も血漿 AVP 値は高値となる。いずれにしても多尿かどうかを先に調べなければならない。

「水制限試験（d）」は，多尿の水利尿である場合に行う。最近は患者の負担が大きいためにあまり行われない。

「DDAVP 負荷試験（e）」は，多尿の水利尿である場合に行う鑑別法である。

臨床推論

夜間頻尿だからといって排尿の異常だけではない。患者は頻尿と多尿を混同して，尿路感染症や前立腺肥大などにみられる尿意頻数や夜間尿を多尿と訴えることが多いし，多尿により頻尿が生じている場合もある。したがって，本症例では多尿の診断のフローチャートに適応してもいいのかどうかを，まず判断しなくてはならない。

正解：b

> **Case Ⅱ**
>
> 60歳の男性。ある日突然多尿（5 L/日程度）をきたし，同時期より5 L/日程度の多飲も認めるようになったため受診した。検査では尿比重 1.002，尿浸透圧 128 mOsm/L であった。高張食塩水負荷試験にて尿浸透圧は血漿浸透圧を超えることはなかった。
> 次に行うべき検査はどれか。
> a　腹部 CT
> b　頭部 MRI
> c　水制限試験
> d　NH₄CL 負荷試験
> e　バソプレシン試験〈DDAVP 負荷試験〉

アプローチ

・60歳男性の，突然の多尿

診断のポイント

突然の多尿から中枢性尿崩症を疑うが，**診断のフローチャート**で確かめてみよう。

まずは尿比重が低く，尿浸透圧からは水利尿であると分かる（F**2B**）。水利尿であれば血清 Na 値が知りたいが，示されていないので高張食塩水負荷で ADH 分泌がされているかどうかがポイントとなる。

ここでは ADH 分泌については記載がなく，「尿浸透圧は血漿浸透圧を超えることはなかった」とあるので，**ADH 分泌増加がないか**，**ADH を受けとる感受性がないか**，のどちらかであろう。つまり，**中枢性尿崩症**か**腎性尿崩症**かの鑑別となる。

したがって，現時点で次に行うべきこととしては，ADH を与え，反応するかどうかをみることである。

次に行うべきこと

「バソプレシン試験〈DDAVP 負荷試験〉（**e**）」を行い，ADH に対する感受性をみることとなる。尿浸透圧が血漿浸透圧を超えて上昇するといった反応があれば，ADH への感受性はあるので中枢性尿崩症だが，感受性がなければ腎性尿崩症である。

Ⅰ型（遠位尿細管型）尿細管性アシドーシス〈RTA〉では低カリウム血症となり多尿をきたす。この場合は腎の石灰化を著明に認めるため，「腹部 CT（**a**）」で確認できるが，本症例では中枢性か腎性かの鑑別が先である。

中枢性であれば「頭部 MRI（**b**）」が必要となりうるが，中枢性尿崩症か腎性尿崩症かの鑑別が先である。

すでに高張食塩水負荷試験をしているので「水制限試験（**c**）」は不要である。患者への負担もあるのでなるべく行わない。

RTA の場合は「NH₄CL 負荷試験（**d**）」で酸を与えた場合に，近位尿細管型であれば5.5以下まで尿を酸性化できるが，遠位尿細管型であれば尿 pH が5.5を超えてしまうことが鑑別に用いられる。本症例ではそれ以前に中枢性か腎性かの鑑別である。

臨床推論　多尿の見方として，どこまで鑑別できているかを問うている。
　水利尿であることは疑いようがなく，また正常や心因性多飲症は高張食塩水負荷試験で反応（−）より除外できる。分からないのは，中枢性か腎性かの鑑別であり，「DDAVP負荷試験（e）」で確かめたい。

正解：e

7-3 排尿障害

野口 純男

排尿障害とは，尿を膀胱に貯留（蓄尿）し，尿意を感じ，排出する過程での異常をいう。

診断のフローチャート

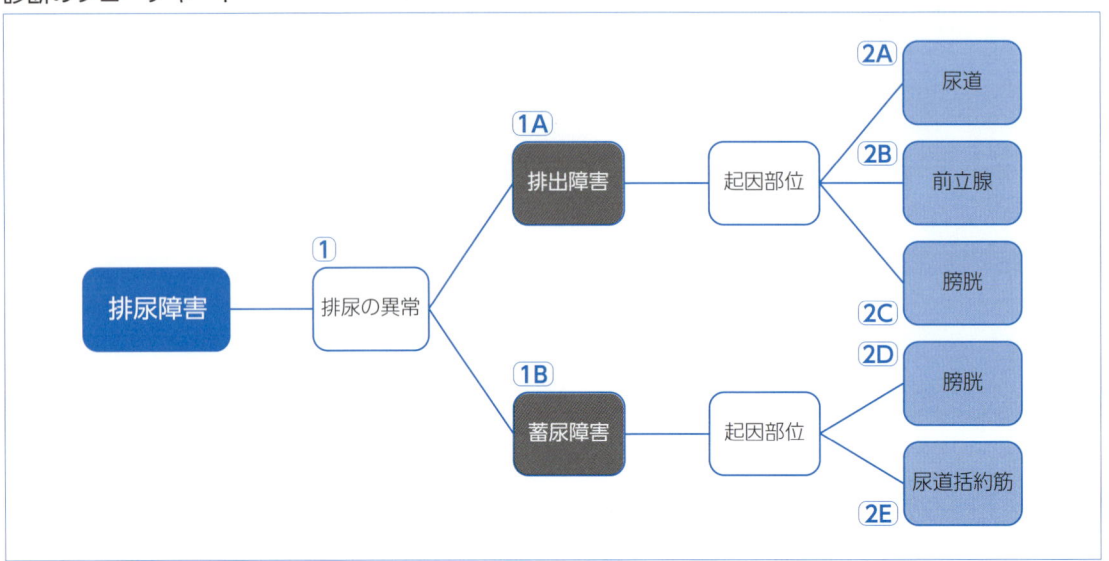

```
排尿障害 ─ ① 排尿の異常 ─┬─ 1A 排出障害 ─ 起因部位 ─┬─ 2A 尿道
                        │                          ├─ 2B 前立腺
                        │                          └─ 2C 膀胱
                        └─ 1B 蓄尿障害 ─ 起因部位 ─┬─ 2D 膀胱
                                                    └─ 2E 尿道括約筋
```

① 排尿の異常：排尿障害が，排出障害か蓄尿障害かを鑑別する。
- **1A 排出障害の場合**：排尿困難，尿線細小，残尿感などの症状を訴える。
- **1B 蓄尿障害の場合**：頻尿，尿失禁，尿意切迫感などの症状を訴える。

② 排尿障害における鑑別診断の対象疾患

2A 排出障害が原因で，尿道が起因部位の場合	
尿道狭窄，尿道結石	
2B 排出障害が原因で，前立腺が起因部位の場合	
前立腺肥大症，前立腺癌，前立腺炎	
2C 排出障害が原因で，膀胱が起因部位の場合	
神経因性膀胱，膀胱結石	
2D 蓄尿障害が原因で，膀胱が起因部位の場合	
神経因性膀胱，過活動膀胱，膀胱炎	
2E 蓄尿障害が原因で，尿道括約筋が起因部位の場合	
腹圧性尿失禁	

Case 1

70歳の男性。2，3年前から排尿に時間がかかるようになった。残尿感や尿線が細くなることを感じていた。前夜に飲酒して，明け方に腹部膨満感で目覚め，排尿しようとしても自力で尿が一滴も出なくなり来院した。全身状態は比較的良好である。

まず行うべき検査はどれか。
a 膀胱尿道鏡
b 尿道ブジー
c 腹部超音波
d 骨盤部MRI
e 腎ダイナミックCT

アプローチ

・高齢男性
・排尿困難による腹部膨満感

診断のポイント

高齢男性の排尿困難では疾患の部位を鑑別することが必要であり，①膀胱に原因があるか（神経因性膀胱など），②前立腺に原因があるか（前立腺肥大症など），③尿道に原因があるか（尿道狭窄など），である。

また，高齢男性の急性尿閉の原因では，圧倒的に前立腺肥大症が多い（F 2B）。ほかに尿道結石や尿道外傷などもあるが，既往歴で鑑別可能である。

まず行うべきこと

急性尿閉の患者が受診した場合にまず行うべきことは，まず尿が出ないという症状が，①無尿であるのか，②尿閉であるのか，の鑑別である。

無尿は腎臓で尿が産生されない状態であり，腎性，腎前性に分けられ，腎不全が原因となる。一方，尿閉は膀胱に尿は溜まるが排泄できない状態をいう。また，特別な状態として腎後性無尿（腎後性腎不全）がある。単腎に発生した尿管結石あるいは両側の尿管結石などで発生する。

臨床推論

尿閉で受診した患者は腹部膨隆と下腹部痛で苦しんでいることが多い。なるべく早く尿を体外に排出させることを考えた場合，侵襲的な検査や処置（「膀胱尿道鏡（a）」や「尿道ブジー（b）」）は不適当である。この場合，膀胱内に大量に尿が貯留していることを確認するためには，まず「腹部超音波（c）」を行う。そして，尿道カテーテルによる導尿を行う。

前立腺肥大症や尿道狭窄で導尿が不可能な場合があるが，その場合は膀胱瘻を造設する。「骨盤部MRI（d）」や「腎CT（e）」は原因を知るために役に立つ可能性はあるが，その場でできる処置ではない。

正解：c

Case Ⅱ

50歳の女性。正常分娩3回の経産婦。最近，くしゃみや大笑いしたときに尿失禁が起こるようになったため来院した。既往歴として膀胱炎を1回。普段の排尿に異常はないが，寒い時期には頻尿になる程度である。
まず行うべきことはどれか。
a 膀胱尿道造影検査　　b 膀胱尿道鏡検査　　c 尿流動態検査
d ストレステスト　　　e 産婦人科併診

アプローチ

・経産婦　・尿失禁

診断のポイント

尿失禁は，①切迫性，②腹圧性，③混合性，に分けられる。そのほか，小児の先天異常（尿管異所性開口）で起こる真性尿失禁もあるが，極めてまれである。
切迫性尿失禁は尿意があってトイレまで間に合わないで漏れてしまうことで，膀胱炎や過活動膀胱，間質性膀胱炎などが原因になる。腹圧性尿失禁は体動時やくしゃみなどで急に腹圧がかかったときに出現する尿失禁（F 2E）であり，混合性尿失禁は両者の合併である。

まず行うべきこと

尿失禁の分類をまず考える。既往歴や出現状況の問診で可能である。また，外陰部の視診で膀胱，子宮脱なども確認しておく。
尿失禁の頻度は高く，経産婦の3割は腹圧性尿失禁の経験があるといわれており，高齢女性の2割は切迫性尿失禁の経験があるといわれている。いずれも生活の質〈QOL：Quality of life〉を著しく低下させるため，治療が必要である。治療についても診察時に考える必要がある。
腹圧性尿失禁では程度が軽い場合は骨盤底筋体操で効果があり，切迫性尿失禁では抗コリン薬が有効であるが，尿失禁の程度によっては手術が必要な場合もある。重要なことは，どのくらい漏れるかという程度を知ることである。

臨床推論

問診でも失禁の程度を知ることができるが，外来で簡単に程度を知ることができる方法は「ストレステスト（d）」である。
膀胱内に尿が充満している状態で，怒責などで腹圧をかけてもらい，尿道からの尿の漏出をみるテストで，腹圧性尿失禁ではその程度が把握できる。尿失禁の量を測る定量テストもあるが，やや煩雑である。「膀胱尿道鏡検査（b）」は程度を知るためには役に立たない。「尿流動態検査（c）」は排尿の状態をみる検査であり，簡便であるが尿失禁の診断には役立たない。「膀胱尿道造影（尿道にチェーンを入れて撮影）（a）」は腹圧性尿失禁の程度がひどく，手術が必要な場合の術前検査として行う。膀胱脱や子宮脱などの臓器脱が合併している場合もあり，「婦人科の専門医（e）」で手術する場合もある。

正解：d

Case Ⅲ

45歳の男性。高所で作業中に落下した。ブロック塀をまたぐような形で会陰部を強打した。その後，局所の疼痛と尿道出血があり，尿閉状態で受診した。既往歴に特記すべきことはない。
まず行うべき検査はどれか。
a 骨盤部 CT
b 骨盤部 MRI
c 尿道ブジー
d 膀胱尿道鏡
e 膀胱尿道造影

アプローチ
・会陰部外傷
・尿閉

診断のポイント

尿道外傷による尿閉で重要なことは，**尿道外傷の程度と部位**の診断である（F**2A**）。膜様部尿道外傷は主に交通事故などによる骨盤骨折に合併することが多く，サドル外傷（硬いものに跨るように会陰部を打撲する外傷）では振り子部尿道外傷が多い。また**完全断裂の場合**では外尿道口からの導尿は**禁忌**であり，膀胱瘻造設の適応になる。**不完全断裂の場合**では尿道からの導尿が可能な場合も多い。

まず行うべきこと

完全断裂か不完全断裂かを鑑別するにはまず，「**尿道造影検査（e）**」が必要である。不完全断裂であればガイドワイヤー下に尿道カテーテルの留置も同時にできる。また完全断裂であれば透視下に膀胱瘻の造設も可能である。「尿道ブジー（**c**）」や「膀胱尿道内視鏡（**d**）」は外傷を拡大してしまうため**禁忌**である。「骨盤部 CT（**a**）」は骨盤骨折の有無や膀胱損傷も同時に診断可能であるが，尿道外傷の診断は難しい。「骨盤部 MRI（**b**）」であれば外傷の程度と骨折の程度が同時に把握できるが，外来ですぐにできる検査ではない。

臨床推論

尿道外傷は，①**完全断裂なのか不完全断裂なのか**，②**膜様部尿道なのか振り子部尿道なのか**，を知ることによりその後の処置を考えていく。

このように，分類・整理をしながら処置・治療を考える思考法は，ほかでも多くの臨床の場面で大いに役立つ。目の前の患者さんに対する検査，処置の優先順位を決めていくには，疾患の分類を頭の中にいかに整理できているかにかかっているからである。

疾患を起こしている臓器によっては**時間に余裕のない場合**（心臓や脳など）もあるので，日頃からの**脳内シミュレーション**が重要である。

正解：**e**

7-4 血尿

松本 博

血尿とは，赤血球が混入した尿をいう。

診断のフローチャート

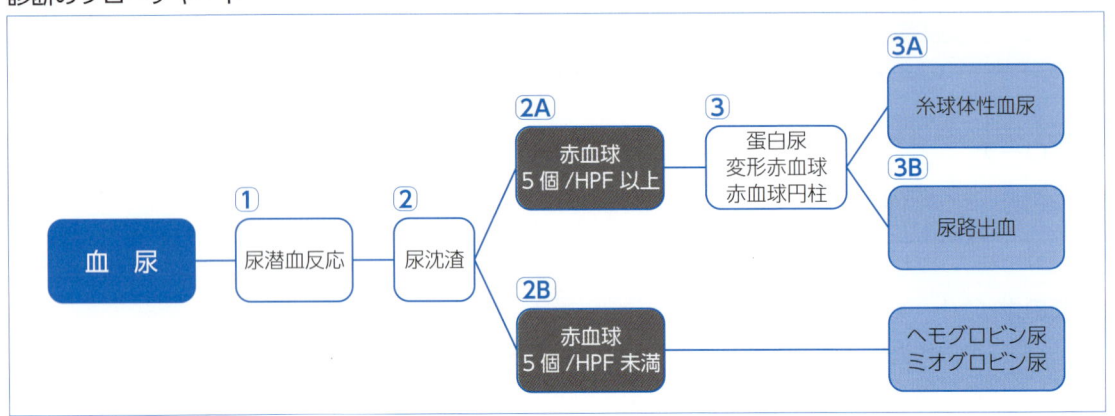

```
血尿 →① 尿潜血反応 →② 尿沈渣 →2A 赤血球5個/HPF以上 →③ 蛋白尿 変形赤血球 赤血球円柱 →3A 糸球体性血尿
                                                                        →3B 尿路出血
                              →2B 赤血球5個/HPF未満 → ヘモグロビン尿 ミオグロビン尿
```

1 尿潜血反応

尿潜血反応は血尿のスクリーニング検査である。試験紙上で赤血球を融解し，ヘモグロビンの多寡により誘導された色調変化を観察し判定する。大量のビタミンC服用はこの反応を阻害し偽陰性の原因となることがある。

2 尿沈渣

血尿の確認のために必須である。中間尿を試験管に約10 mLとり1,500回転/分で5分間遠心後，上清を捨てて得られた沈渣を検鏡する。

2A 赤血球が5個/HPF以上の場合

赤血球が5個/HPF（400倍に拡大した1視野）以上を血尿と判定する。

2B 赤血球が5個/HPF未満の場合

尿潜血陽性にもかかわらず血尿を認めない場合は，血管内溶血によるヘモグロビン尿や横紋筋融解症によるミオグロビン尿を念頭に置く。網赤血球数増加を伴った正球性貧血，高CK血症，尿中ミオグロビンを確認する。

3 蛋白尿・変形赤血球・赤血球円柱の有無

①糸球体性血尿（内科的血尿）と②尿路出血（泌尿器科的血尿）に大別され，程度により肉眼的血尿と顕微鏡的血尿に分類される。

尿の色調が赤色だからといって血尿とは限らず，ヘモグロビン尿，ミオグロビン尿，ビリル

ビン尿，ポルフィリン尿や薬剤による着色尿のこともあるので注意が必要である。肉眼的血尿では遠心後の尿上清が透明になるのに対して，着色尿の場合は，色調が変化しない。①糸球体性血尿と②尿路出血の鑑別には，蛋白尿，変形赤血球や赤血球円柱の有無が重要である。

3A 糸球体性血尿の場合

糸球体性血尿で生じる肉眼的血尿はコーラ色あるいは暗赤色であることが多い。上気道感染直後に生じる肉眼的血尿は IgA 腎症を示唆する。それに対し，溶連菌感染後急性糸球体腎炎は，上気道炎罹患後 10〜14 日の潜伏期をおいて発症する。

3B 尿路出血の場合

間欠性血尿，凝血塊の混入，膀胱刺激症状，発熱，疼痛などが診断の参考になる。尿路出血で生じる肉眼的血尿は赤色あるいはピンク色のことが多い。

4 血尿における鑑別診断の対象疾患

3A 糸球体性血尿の場合
[遺伝性]*1 家族性良性血尿，Alport 症候群，多発性嚢胞腎
[腎炎]*2 溶連菌感染後急性糸球体腎炎，IgA 腎症，紫斑病性腎炎，急速進行性糸球体腎炎，ループス腎炎，急性間質性腎炎など
3B 尿路出血の場合
[中〜高齢者]*3 尿路上皮癌，前立腺癌
[疼痛，疝痛発作]*4 尿路結石
[腹膜刺激症状，発熱]*5 急性膀胱炎，急性前立腺炎，急性腎盂腎炎
[血管性]*6 Nutcracker 現象

*1 家族歴を聴取する。
*2 血圧測定，浮腫，皮膚病変，ASLO，免疫グロブリン，補体価，ANCA，抗核抗体，抗 DNA 抗体で鑑別していく。
*3 尿路上皮癌の危険因子として，①40 歳以上の男性，②喫煙歴，③化学薬品曝露，④肉眼的血尿，⑤泌尿器科的疾患の既往，⑥排尿刺激症状，⑦尿路感染症の既往，⑧フェナセチンの多用，⑨骨盤放射線照射歴，⑩シクロホスファミド治療歴，がある。
*4 単純 CT 検査が有用である。
*5 急性膀胱炎では発熱なし，急性腎盂腎炎では肋骨脊柱角叩打痛がある。
*6 腹部大動脈と上腸間膜動脈による左腎静脈の圧迫がみられる。

Case I

36歳の女性。血尿を主訴に来院した。昨日の夕方から赤色尿が出現し，排尿時の下腹部の灼熱感，残尿感および排尿回数の増加を伴っている。既往歴に特記すべきことはない。喫煙歴はない。体温 36.2℃。肋骨脊柱角に圧痛を認めない。尿所見：蛋白（−），潜血 3+。凝血塊の混入を認める。

まず行うべき検査はどれか。
a　膀胱鏡
b　尿沈渣
c　尿細胞診
d　腹部超音波
e　腹部単純エックス線

アプローチ
・中年女性に生じた赤色の尿
・膀胱刺激症状あり

診断のポイント
中年女性に生じた凝血塊を含んだ赤色尿と考えられる。膀胱刺激症状を伴っていることから**尿路感染による尿路出血**が強く疑われる。発熱，疼痛および肋骨脊柱角に圧痛がなく，既往疾患もないので尿路結石や急性腎盂腎炎は否定的であり，**急性（単純性）膀胱炎**の可能性が最も高い（F**3B**）。

まず行うべきこと
急性膀胱炎の診断は「**尿沈渣（b）**」により白血球，赤血球および細菌を証明し，**尿細菌培養**で起因菌の同定と**薬剤感受性試験**を行う（F**2**）。

臨床推論
40歳未満の女性で，しかも喫煙歴や泌尿器科的疾患の既往がないことより，**尿路上皮癌の可能性**は低く，「膀胱鏡（a）」と「尿細胞診（c）」の必要性は低い。疼痛や肋骨脊柱角に圧痛がないので**尿路結石の可能性**は低く，「腹部超音波（d）」と「腹部単純エックス線（e）」の必要性も低い。

正解：b

Case Ⅱ

　20歳の男性。今朝よりコーラ色の尿が出現したため来院した。昨夜から38℃の発熱と咽頭痛を認める。体温37.8℃。血圧102/65 mmHg。脈拍84/分，整。顔面，体幹および四肢に皮疹を認めない。咽頭に発赤を認める。上眼瞼および下腿に浮腫を認めない。尿所見：蛋白1+，潜血3+，糖（－），沈渣で赤血球≧50/1視野，白血球1～4/1視野，変形赤血球を認める。血液所見：赤血球420万，Hb 13.0 g/dL，Ht 40%，白血球9,000，血小板22万。血液生化学所見：尿素窒素12 mg/dL，クレアチニン0.7 mg/dL。

現時点で**異常値**が予想されるのはどれか。
a　IgA
b　ASLO
c　補体価
d　抗DNA抗体
e　抗好中球細胞質抗体

アプローチ

・20歳の男性
・急性上気道炎症状直後に生じたコーラ色の尿

診断のポイント

　蛋白尿と変形赤血球を伴っていることから糸球体性蛋白尿と考えられる。急性腎炎症候群にみられるような高血圧，浮腫および腎機能低下は認めない。また上気道炎直後の血尿発症が特徴的である。
　したがって，急性上気道炎に伴い肉眼的血尿を発症したIgA腎症が最も考えられる（F3A）。

現時点での対応

　IgA腎症の半数以上に「血清IgA（a）」が高値（350 mg/dL以上）となり，診断に有用である。

臨床推論

　IgA腎症の多くは偶然の機会（学校検尿や職場健診など）に血尿・蛋白尿で発見されるが，急性上気道炎に伴う肉眼的血尿で発見される場合も少なくない。肉眼的血尿の発症が上気道感染直後に認められ，つまり潜伏期を欠くこと，また急性腎炎症候群の臨床所見を欠くことからも溶連菌感染後急性糸球体腎炎，膜性増殖性糸球体腎炎，あるいはANCA関連腎炎などは否定的である。また積極的に全身性エリテマトーデス〈SLE〉を疑わせる臨床および検査所見はない。

正解：a

Case Ⅲ

50歳の男性。突然生じた強い左腰背部痛と赤色尿のために救急車で来院した。2年前から痛風で尿酸排泄薬を内服している。身長 160 cm，体重 80 kg。体温 36.0℃。脈拍 84/分，整。血圧 170/90 mmHg。腹部は平坦，軟。左肋骨脊柱角に叩打痛を認める。尿所見：pH 5.0，蛋白 1+，潜血 3+，糖（−），沈渣で赤血球≧50/1 視野，白血球 1〜4/1 視野。血液所見：赤血球 420 万，Hb 14 g/dL，Ht 40%。血液生化学所見：総蛋白 6.9 g/dL，アルブミン 4.1 g/dL，尿素窒素 15.0 mg/dL，クレアチニン 0.9 mg/dL，尿酸 7.5 mg/dL。CRP 0.1 mg/dL。腹部超音波検査で左腎盂の拡張を認める。腹部エックス線で異常を認めない。
次に行うべきことはどれか。
a 尿培養
b 直腸診
c 腹部単純 CT
d 降圧薬投与
e コルヒチン投与

アプローチ

- 痛風の既往
- 肥満（BMI 31）の中年男性
- 突然生じた強い左腰背部痛と赤色尿

診断のポイント

肉眼的血尿を伴った突然の左腰背部痛の鑑別診断である。①痛風の既往があり尿酸排泄薬を服用していること，②尿 pH が低いこと，③左肋骨脊柱角に叩打痛があり，超音波で左水腎症が疑われること，④エックス線で結石影を認めないことより，エックス線透過性の尿酸結石による左尿管結石の存在が強く示唆される（F3B）。

次に行うべきこと

尿管結石の診断には「腹部骨盤単純 CT（c）」が第 1 選択となる。

臨床推論

尿路感染症の所見がないので「尿培養（a）」は不要である。前立腺肥大を疑わせる所見や腹膜刺激症状がないので「直腸診（b）」は不要である。高血圧を認めるが，痛みの影響も考えられ，重症高血圧（収縮期 180 mmHg 以上または拡張期 110 mmHg 以上）とは考えられないので急な「降圧（d）」は必要ない。「コルヒチン（e）」は痛風の治療薬であるので適応はない。

正解：c

7-5 蛋白尿

副島 昭典

蛋白尿とは，尿蛋白 0.15 g/日以上あるいは 0.15 g/gCr 以上であることをいう。

診断のフローチャート

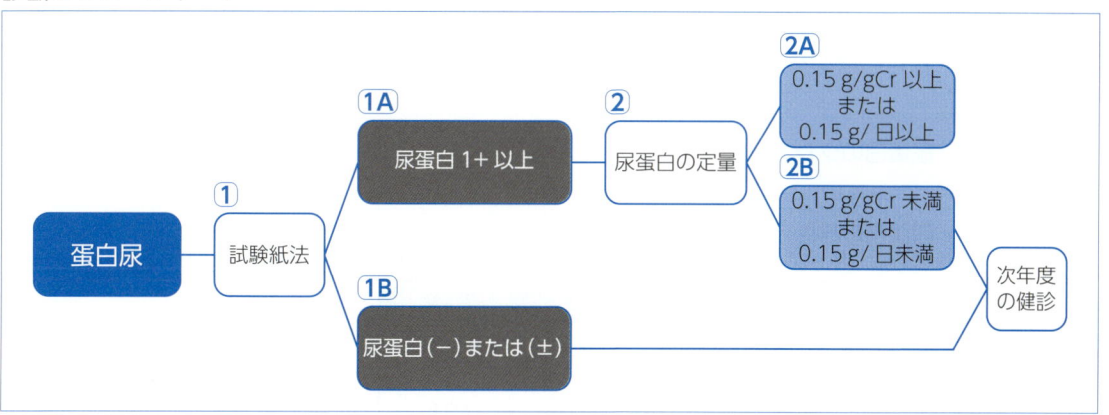

```
蛋白尿 → ① 試験紙法 ─┬─ 1A 尿蛋白 1+ 以上 → ② 尿蛋白の定量 ─┬─ 2A 0.15 g/gCr 以上 または 0.15 g/日以上
                    │                                        └─ 2B 0.15 g/gCr 未満 または 0.15 g/日未満 → 次年度の健診
                    └─ 1B 尿蛋白（−）または（±） ─────────────────────────────────────────────→ 次年度の健診
```

1 試験紙法

　随時尿を用いて試験紙法による尿蛋白の定性試験を行う。この場合，飲水量や食事などの影響で尿比重が低い（希釈尿：1.010 以下）または尿比重が高い（濃縮尿：1.020 以上）場合があることに注意する。すなわち，濃縮尿では尿蛋白のレベルを過大評価することになり，一方，希釈尿では過小評価することになりがちである。

1A 尿蛋白 1+ 以上の場合

　尿蛋白 1+ では 30 mg/dL，尿蛋白 2+ では 100 mg/dL，尿蛋白 3+ では 250〜300 mg/dL ほどである。

1B 尿蛋白（−）または（±）の場合

　一般に尿蛋白（±）では 15 mg/dL である。

2 尿蛋白の定量

　尿蛋白の定性試験で 1+ 以上の場合には尿蛋白の定量を行う。
　随時尿で同一の尿検体を用いた尿蛋白と尿中クレアチニン〈Cr〉の比が 0.15 g/gCr 以上であれば蛋白尿である。このように，尿中クレアチニン濃度（g/dL）で除して得られた値をクレアチニン補正値という。これは尿の比重の違いによる測定結果のばらつきを是正するための方法である（図 1 参照）。
　24 時間蓄尿を行って，採取した一部尿の蛋白濃度に尿量を乗じた尿蛋白の 1 日総排泄量を測定した場合，0.15 g/日以上が蛋白尿である。正常な腎臓から尿中へ排泄される蛋白のほとん

どは，アルブミン，免疫グロブリンの軽鎖，IgG，また尿細管から分泌される Tamm-Horsfall ムコ蛋白などで，その量は 0.04〜0.08 g/日程度である．尿蛋白が 0.15 g/日以上の場合は明らかに病的である（表1 参照）．

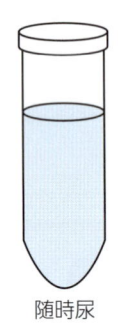

$$\frac{尿蛋白（mg/dL）}{尿中クレアチニン^{*1}（g/dL^{*2}）} = 尿蛋白のクレアチニン補正値^{*3}（mg/gCr）$$

*1 各個人の尿中クレアチニン排泄量は一定である．
*2 尿中クレアチニン（mg/dL）は（g/dL）に換算する．
*3 随時尿での尿蛋白の評価は尿中クレアチニン濃度で補正した値で行う必要がある．尿中クレアチニンで除すことで，1日総排泄量の近似値を得ることができる．

図1　尿蛋白のクレアチニン補正

表1　尿蛋白の診断と評価

	正　常	軽　度	高　度
試験紙法での目安	(−)〜(±)	1+〜3+	3+〜4+
尿蛋白排泄量（g/日）	<0.15	0.15〜0.49	≧0.5
尿蛋白/Cr 比（g/gCr）			

2A　尿蛋白が認められる場合

次の原因が考えられる．
① 慢性糸球体腎炎などの糸球体病変による糸球体係蹄からの血漿蛋白の漏出
② 多発性骨髄腫などによる血漿中での異常蛋白の著明な増加（腎前性蛋白尿）
③ 膀胱炎や尿路の腫瘍など下部尿路疾患による血漿成分の尿中への混入

2B　尿蛋白とはいえない場合

通常は経過観察であり，次年度の健診で再確認する．

3　蛋白尿における鑑別診断の対象疾患

2A　尿蛋白が認められる場合
糸球体腎炎，糖尿病腎症，ループス腎炎など
2B　尿蛋白とはいえない場合
熱性蛋白尿，運動後蛋白尿，起立性蛋白尿

Case I

58歳の男性。職場健診で検尿異常を指摘されて来院した。前年度の健診の記録には尿蛋白（2+）と記載されている。泌尿器科で腹部エコー検査と排泄性尿路造影〈DIP〉が行われたが異常を認めていない。内科初診時の血圧は 110/76 mmHg，眼瞼や下腿に浮腫はみられない。検査の結果，中等度以上の持続性の蛋白尿がみられることが明らかになった。尿沈渣の鏡検では硝子円柱を1視野に数個認めるのみである。

腎生検を行った場合，現時点で想定される腎組織病型はどれか。
 a　膜性腎症
 b　膜性増殖性糸球体腎炎
 c　管内増殖性糸球体腎炎
 d　微小変化型ネフローゼ
 e　半月体形成性糸球体腎炎

アプローチ

・健診で検尿異常
・中等度以上の持続性の蛋白尿

診断のポイント

・無症候性蛋白尿，膜性腎症の疑い

現時点での対応

尿蛋白の定量を行い，その程度を明らかにすることがまず必要である。また，過去の健診歴などから尿所見の推移を知ることで，発症からの時間経過を明らかにすることができる。

尿蛋白の定量にはクレアチニン補正あるいは 24 時間蓄尿の一部尿を用いて蛋白の1日総排泄量を計算する。1.0 g/gCr 以上または 1.0 g/日以上の蛋白尿を認める場合は糸球体病変の存在が強く疑われる（F 2A）。

臨床推論

中年の男性にみられる持続性蛋白尿の症例である。自覚症状はなく，理学的所見にも乏しい。また，蛋白尿の出現は潜在性である。蛋白尿は中等度以上であるが，今後は次第に増加してネフローゼ症候群（尿蛋白 3.5 g/日以上または血漿アルブミン 3.0 g/dL 以下）に陥る可能性が高い。これらはいずれも「膜性腎症（a）」に特徴的な臨床経過と検査値異常である。

膜性腎症では腎機能は保たれていることが多く，高血圧をきたすこともほとんどない。中高年に好発する膜性腎症では，腫瘍抗原とその抗体が免疫複合体を形成することが腎症の成因となることがある。したがって，悪性腫瘍のスクリーニング検査を行っておくことも必要である。

本症例では腎生検を行って診断を確定し，薬物治療の方針（免疫抑制療法）を決定するのが好ましい。一方で，自然寛解例があることも知られている。

正解：a

> **Case II**
>
> 16歳の女性。急速に出現した下腿と眼瞼の浮腫を主訴に来院した。浮腫以外に理学的所見に異常を認めない。入院後に行った尿検査では蛋白尿 6.8 g/日，尿沈渣では顕微鏡的血尿は認められず，硝子円柱を 1 視野に数個認めるのみであった。
> 現時点での検査所見として考えられるのはどれか。2 つ選べ。
> a 低補体血症
> b 血清 IgE 高値
> c 血清 IgG 高値
> d LDL コレステロール高値
> e HDL コレステロール高値

アプローチ

- 若年女性
- 急性発症した浮腫
- 多量な蛋白尿
- 血尿は認めない

診断のポイント

血清アルブミン値は示されていないが，高度な蛋白尿と浮腫を認めることから，ネフローゼ症候群と考えることができる（F2A）。

現時点での対応

血清アルブミン値の測定と尿蛋白の選択性を評価しておくことが必要である。定型的な経過をとる微小変化型ネフローゼの症例では，診断のために必ずしも腎生検を行う必要はない。

臨床推論

若年者に急性発症したネフローゼ症候群であることから，微小変化型ネフローゼを想定するのは容易である。本症はステロイド治療の絶対的適応で，副腎皮質ステロイド薬の投与開始から短期間の内に蛋白尿は減少して完全寛解に至る。

本症の発症にはⅠ型アレルギーの関与が疑われる場合があり，「血清 IgE の高値（b）」を認める場合は本症を疑う根拠となる。また，尿蛋白のほとんどは血漿アルブミンで，これを高選択性蛋白尿という。

ネフローゼ症候群の診断基準を表 2 に，また尿蛋白の選択指数の計算法を図 2 に示す。

表2　ネフローゼ症候群の診断基準[*1]

①蛋白尿[*2]：3.5 g/日以上が持続する（随時尿において尿蛋白/尿クレアチニン比が 3.5 g/gCr 以上の場合もこれに準ずる）。
②低アルブミン血症[*2]：血清アルブミン値 3.0 g/dL 以下。血清総蛋白量 6.0 g/dL 以下も参考になる。
③浮腫[*3]
④脂質異常症（高 LDL コレステロール血症）[*4]

[*1] 卵円形脂肪体は本症候群の診断の参考となる。
[*2] 上記の尿蛋白量，低アルブミン血症（低蛋白血症）の両所見を認めることが本症候群の診断の必須条件である。
[*3] 浮腫は本症候群の必須条件ではないが，重要な所見である。
[*4] 脂質異常症は本症候群の必須条件ではない。

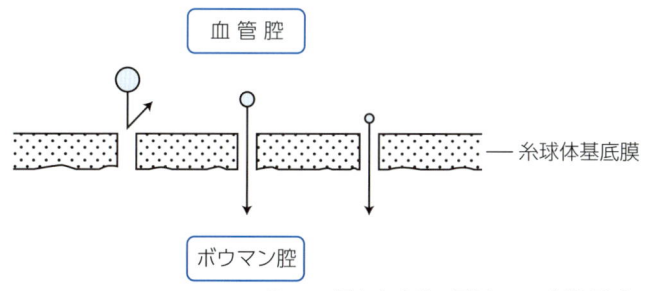

$$尿蛋白の選択指数 (SI^{*1}) = \frac{C_{IgG}}{C_{Tf}} = \frac{尿中 IgG^{*2} \times 尿量}{血漿 IgG} \times \frac{血漿 Tf^{*3}}{尿中 Tf \times 尿量} = \frac{尿中 IgG}{血漿 IgG} \times \frac{血漿 Tf}{尿中 Tf}$$

[*1] 高選択性蛋白尿：SI≦0.25，低選択性蛋白尿：SI>0.25
[*2] IgG の分子量は 150 kDa ほどである。トランスフェリンの分子量は 80 kDa である。両者のクリアランスの比から糸球体基底膜のサイズバリアの障害を判定する。
[*3] Tf：トランスフェリン

図2　尿蛋白の選択指数〈selectivity index：SI〉の計算法

正解：b, d

7-6 月経異常

金井　誠

　月経異常とは，**無月経**，**過多月経**，**月経困難症**などをいい，満18歳を過ぎても初経のない場合を**原発性無月経**，初経後の性成熟期に無月経となる場合を**続発性無月経**という。

［無月経］

診断のフローチャート

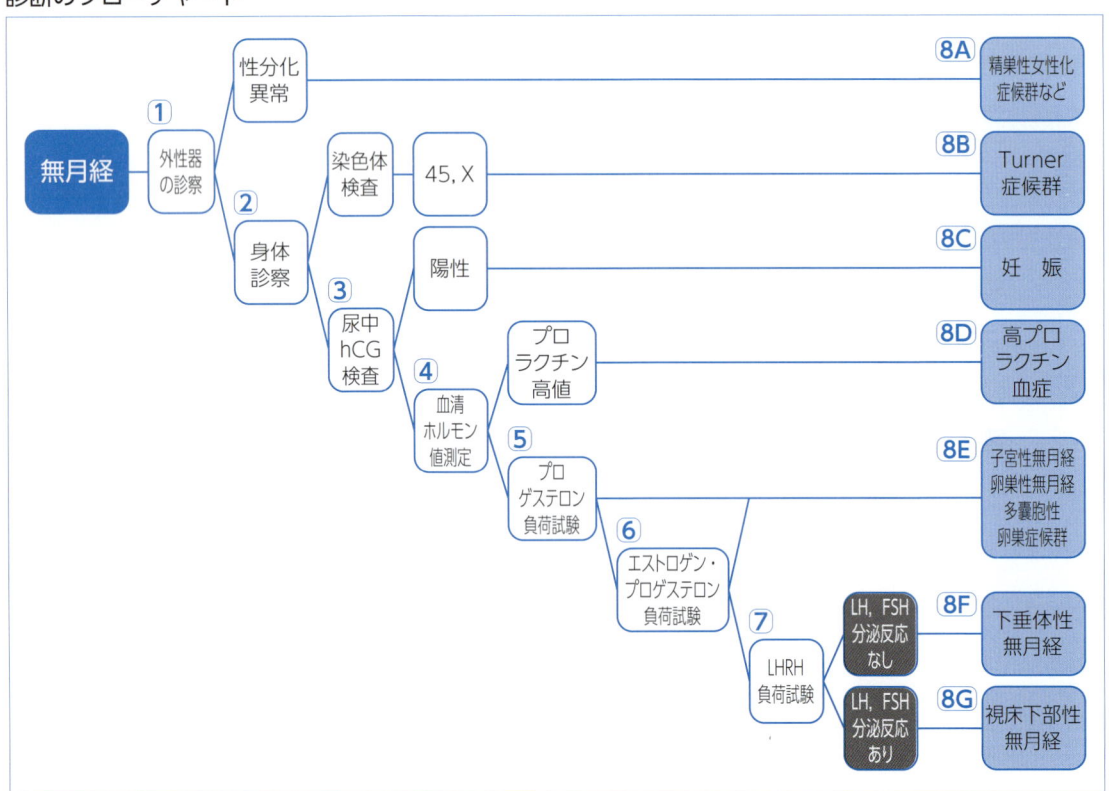

```
無月経 ─① 外性器の診察 ─── 性分化異常 ─────────────────── 8A 精巣性女性化症候群など
         │
         └② 身体診察 ── 染色体検査 ── 45, X ──────────────── 8B Turner症候群
                   │
                   └③ 尿中hCG検査 ── 陽性 ─────────────── 8C 妊娠
                            │
                            └④ 血清ホルモン値測定 ── プロラクチン高値 ── 8D 高プロラクチン血症
                                    │
                                    └⑤ プロゲステロン負荷試験 ──────── 8E 子宮性無月経／卵巣性無月経／多囊胞性卵巣症候群
                                          │
                                          └⑥ エストロゲン・プロゲステロン負荷試験
                                                │
                                                └⑦ LHRH負荷試験 ── LH, FSH 分泌反応なし ── 8F 下垂体性無月経
                                                           └── LH, FSH 分泌反応あり ── 8G 視床下部性無月経
```

1　外性器の診察

　原発性無月経では，まず**外性器の診察**を行い，性分化異常を鑑別する。性分化異常では，①男性半陰陽（**精巣性女性化症候群**など），②女性半陰陽（**副腎性器症候群**など），③生殖器奇形（**処女膜閉鎖症**など），を考える。

2　身体診察

　外性器の診察で異常を認めない場合，**Turner症候群**に特徴的な身体所見（低身長，2次性徴の欠如，翼状頸，樽状胸，外反肘など）の有無を確認する。特徴的な身体所見を認めれば，**染色体検査**を施行し，**45,X**であればTurner症候群と確定する。

| 3 | 尿中 hCG 検査 |

①，②でも異常なく，わずかでも妊娠の可能性がある場合は尿中 hCG 検査を行う．

| 4 | 血清ホルモン（プロラクチン，LH，FSH，エストラジオール）値測定 |

妊娠でもない場合，プロラクチン，LH，FSH，エストラジオールを測定し，高プロラクチン血症の有無を確認する．プロラクチン高値であれば高プロラクチン血症と診断し，プロラクチン正常であれば⑤へ進む．

| 5 | プロゲステロン負荷試験：プロゲステロン負荷試験で第 1 度無月経か否かを確認する．出血を認める場合は第 1 度無月経であり，出血を認めない場合は⑥へ進む．

| 6 | エストロゲン・プロゲステロン負荷試験 |

第 1 度無月経でない場合は，エストロゲン・プロゲステロン負荷試験で第 2 度無月経と子宮性無月経を鑑別する．出血を認める場合は第 2 度無月経を考え，出血を認めない場合は子宮性無月経を考える．

第 1 度または第 2 度無月経の場合，④の LH，FSH の値と超音波断層検査の所見から卵巣性無月経，多嚢胞性卵巣症候群を鑑別する．FSH 高値，LH 高値の場合は卵巣性無月経を考える．FSH 正常〜低値の場合は，LH 高値（LH/FSH＞1）で多嚢胞性卵巣症候群を考え，LH 正常〜低値で⑦へ進み，視床下部性無月経と下垂体性無月経を鑑別する．

| 7 | LHRH 負荷試験：LH，FSH の分泌反応があれば視床下部性無月経を，分泌反応がなければ下垂体性無月経を考える．

| 8 | 無月経における鑑別診断の対象疾患 |

8A　性分化異常の場合
精巣性女性化症候群，副腎性器症候群，処女膜閉鎖症など
8B　染色体検査で 45, X の場合
Turner 症候群
8C　尿中 hCG 陽性の場合
妊娠
8D　プロラクチン高値の場合
高プロラクチン血症
8E　エストロゲン・プロゲステロン負荷試験で出血を認める場合
第 1 度無月経，第 2 度無月経
8F　LHRH 試験で分泌反応を認めない場合
下垂体性無月経
8G　LHRH 試験で分泌反応を認める場合
視床下部性無月経

[過多月経]

診断のフローチャート

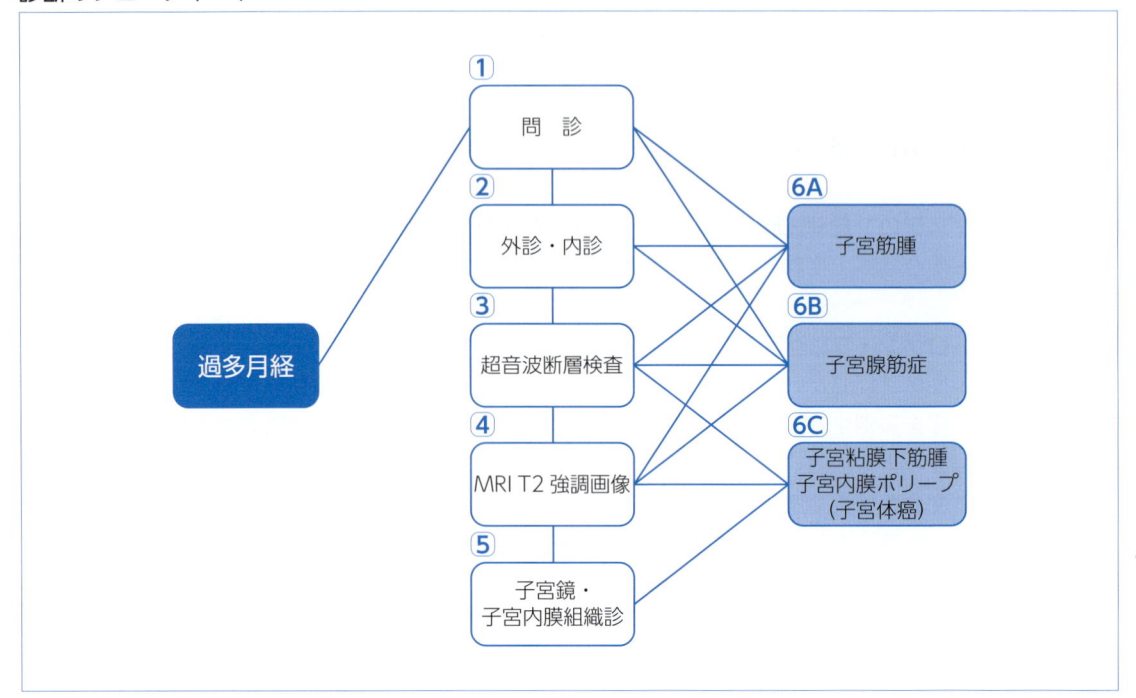

```
                         ①
                        問 診
                         ②                    ⑥A
                      外診・内診                子宮筋腫
   過多月経              ③                    ⑥B
                   超音波断層検査              子宮腺筋症
                         ④                    ⑥C
                  MRI T2 強調画像          子宮粘膜下筋腫
                         ⑤                 子宮内膜ポリープ
                    子宮鏡・                   （子宮体癌）
                  子宮内膜組織診
```

1 問 診
　過多月経の原因としては，①子宮筋腫，②子宮腺筋症，③子宮内膜ポリープといった器質性のものが多い．症状，検査所見などを総合的に判断して診断するが，超音波断層検査や MRI 検査といった画像検査の有用性が非常に高い．

2 外診・内診
　下腹部に腫瘤を触知する所見は子宮筋腫，子宮腺筋症を疑う．内診にて子宮が腫大し，大小様々な弾性硬の腫瘤を触知する所見は子宮筋腫を疑う．

3 超音波断層検査
　超音波断層検査にて，子宮の腫大と子宮内に辺縁明瞭な充実性腫瘤を認めれば子宮筋腫を疑う．また，子宮は腫大しているが明瞭な腫瘤を認めず，子宮筋層全体が肥厚した所見を認めれば子宮腺筋症を疑う．

4 MRI 検査 T2 強調画像
　MRI 検査 T2 強調画像にて子宮内に辺縁明瞭な結節状低信号の腫瘤を認めれば子宮筋腫を疑う．また，子宮筋層に広がる辺縁不明瞭な低信号の病変を認めれば子宮腺筋症を疑う．

5 子宮鏡・子宮内膜組織診
　F3 または F4 で子宮内腔に病変が存在する場合に，子宮粘膜下筋腫，子宮内膜ポリープ，

子宮体癌の鑑別を行う。

6 過多月経における鑑別診断の対象疾患

6A 内診で，大小様々な弾性硬の腫瘤を触知する場合など
子宮筋腫
6B 超音波断層検査で，子宮筋層全体が肥厚している場合など
子宮腺筋症
6C 超音波断層検査またはMRI検査で，子宮内腔に病変を認める場合
子宮粘膜下筋腫，子宮内膜ポリープ，子宮体癌

Case I

16歳の女子。初経が発来しないことを主訴に来院した。身長 141 cm，体重 34 kg。幼少期からずっと低身長・低体重で，急な発育停止は認めない。成長曲線にて－3 SD である。乳房発育は不良で，外反肘を認める。外陰部に異常所見は認めない。

次に行うべき検査はどれか。
a 染色体検査
b 心エコー検査
c 基礎体温計測
d プロラクチン値の測定
e プロゲステロン負荷テスト

アプローチ

- 原発性無月経
- 低身長，乳房発育不良，外反肘

診断のポイント

原発性無月経では，まず**外性器の診察**で性分化異常を鑑別するが，本症例では異常所見を認めていない（[無月経]F①）。身体所見として，幼少期からずっと低身長・低体重であり，乳房発育は不良で，外反肘を認めることから **Turner 症候群**を疑って診断を進める（F②）。

次に行うべきこと

一般的な無月経の鑑別診断には，**血清ホルモン値の測定**，「**プロゲステロン負荷テスト（e）**」，**エストロゲン・プロゲステロン負荷テスト**などの検査を**診断のフローチャート**に則って施行することが重要である。「**基礎体温の記録（c）**」は排卵の確認に有用であり，**超音波検査**は排卵の確認，子宮や卵巣の所見確認に有用である。

また，性分化異常や Turner 症候群などの診断には，理学的所見の観察と確定診断に必要な検査，病態把握に必要な検査へと進むことが重要となる。患者の現病歴，理学的所見などから，次に行うべき検査を考慮する。

臨床推論

本症例では Turner 症候群の可能性が高いと判断し，確定診断となる「**染色体検査（a）**」を次に行うべきである。なお，Turner 症候群は大動脈縮窄症などの**心奇形を合併**することが多いため，「心エコー検査（b）」も重要であるが，診断が確定した後で行う。

正解：a

> **Case II**
>
> 34歳の女性。結婚後2年を経ても妊娠せず，月経が不順で，基礎体温が1相性であることを主訴に来院した。月経周期は40〜90日で不整。現在80日間の無月経が続いている。肥満体型で，にきびが多く，多毛を認める。服用中の薬はない。経腟超音波検査で多数の嚢胞状卵胞を認める。
>
> 次に行うべき検査はどれか。
> a 腹腔鏡
> b 腹部MRI
> c 子宮卵管造影
> d LH，FSHの測定
> e プロゲステロン負荷テスト

アプローチ

・不妊，月経不順
・現症：肥満，にきび，多毛
・基礎体温が1相性

診断のポイント

月経周期が非常に長く不整で，不妊を主訴としており，基礎体温が1相性であることから，無排卵の状態と考えられる。無排卵の原因検索として，続発性無月経の診断のフローチャートによる原因検索が有用である。

また，不妊の原因は，①内分泌・排卵因子，②卵管因子，③子宮因子，④男性因子と多岐にわたるが，その全ての検索が重要となる。

次に行うべきこと

「プロラクチン，LH，FSH，エストラジオール測定（d）」は，視床下部-下垂体-卵巣系の異常を確認し，不妊における内分泌・排卵因子の検索となる（[無月経]F❹）。クラミジア検査と淋菌検査は卵管周囲炎や卵管閉塞の原因検索となり，「子宮卵管造影検査（c）」は卵管因子と子宮因子の検索が可能となる。

ただし，本症例は肥満，にきび，多毛といった症状を伴っており，経腟超音波検査で多数の卵胞の嚢胞状変化を認めることから，多嚢胞性卵巣症候群を念頭に置いて診断を進める。

臨床推論

多嚢胞性卵巣症候群の診断基準は，①月経異常，②多嚢胞卵巣，③男性ホルモン高値またはLH基礎値高値かつFSH基礎値正常，の全てを認めることである。したがって，本症例では診断基準①と②を満たしており，次に行う検査を選択肢の中から選ぶとすれば「LH，FSHの測定（d）」となる（F❹）。

正解：d

Case Ⅲ

28歳の女性。1年ほど前から月経が不順となり，時々乳汁が分泌することを主訴に来院した。現在50日間の無月経が続いている。未婚である。妊娠歴はない。内診上，子宮は正常大で付属器は触れない。
まず行うべき検査はどれか。
a 頭部MRI
b 腹部MRI
c 子宮卵管造影
d アンドロゲン測定
e プロラクチン測定

アプローチ
- 月経不順
- 乳汁分泌
- 子宮は正常大

診断のポイント

月経不順，乳汁分泌を主訴としており，子宮は正常大であることから，**高プロラクチン血症**を疑う（[無月経]F④）。高プロラクチン血症の原因は多岐にわたり，**生理的なもの**として妊娠，分娩後が，**病的なもの**として下垂体腫瘍，異所性プロラクチン産生腫瘍，視床下部障害などが，**薬剤性**として向精神薬，降圧薬，抗潰瘍薬などが，それぞれ挙げられる。

まず行うべきこと

妊娠歴がなく，子宮が正常大であることから，妊娠中期以降または分娩後の可能性は低い。検査の前に**常用薬の問診**で**薬剤性高プロラクチン血症の可能性**の確認は重要となるが，まず行う検査としては，高プロラクチン血症の診断を「**プロラクチン測定（e）**」で確定する。診断が確定したら，その原因検索を進める。

臨床推論

月経不順，乳汁分泌，正常大の子宮などから，高プロラクチン血症を疑うことは容易である。プロラクチンの産生部位は下垂体前葉を主とするので，原因検索として「頭部MRI検査（a）」にて**下垂体腫瘍の有無**を確認することは重要であるが，まずは診断を確定させるために「プロラクチン測定（e）」を選択することも容易である。

正解：e

7-7 不正性器出血

金井　誠

　性器出血とは女性性器（子宮，腟，外陰）からの出血で，**生理的な出血（月経，出産時の出血，悪露）以外**を不正性器出血という．

診断のフローチャート

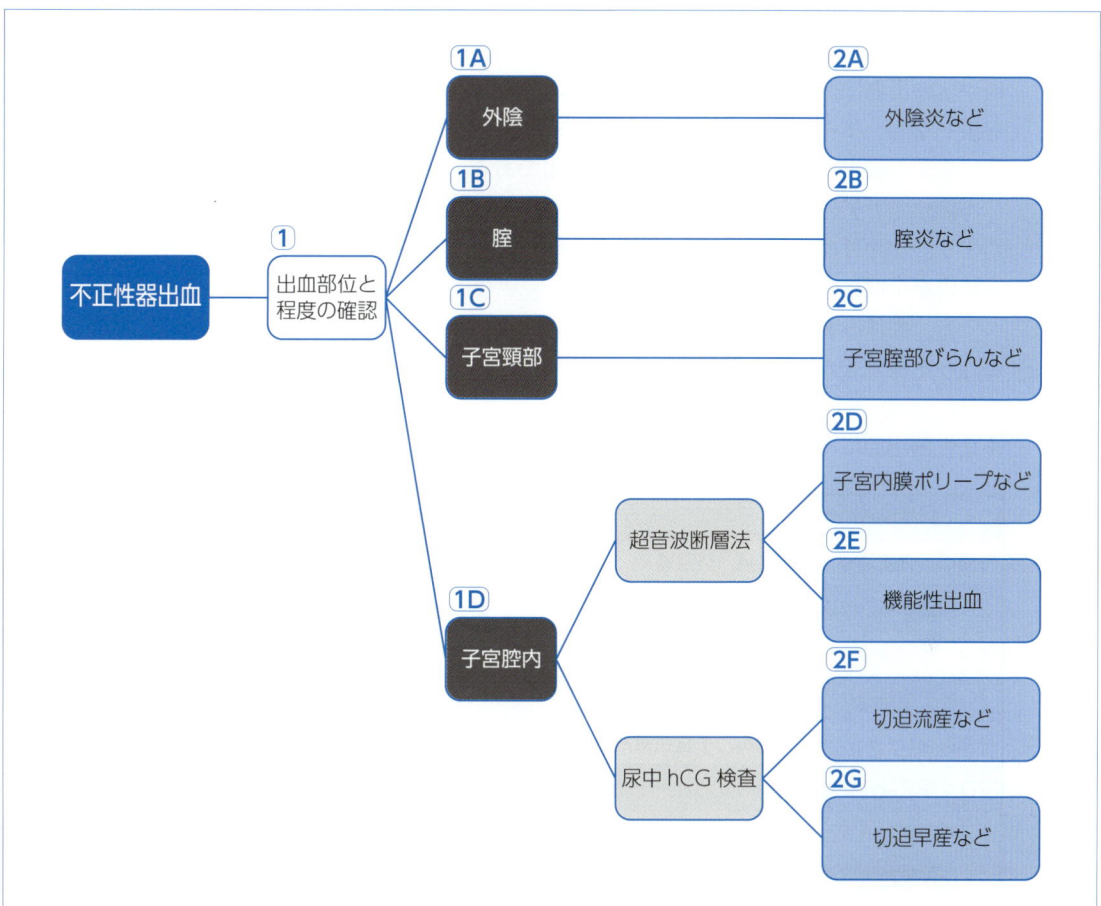

```
不正性器出血 → ①出血部位と程度の確認
  ├─ 1A 外陰 ──────────────── 2A 外陰炎など
  ├─ 1B 腟 ───────────────── 2B 腟炎など
  ├─ 1C 子宮頸部 ──────────── 2C 子宮腟部びらんなど
  └─ 1D 子宮腔内
         ├─ 超音波断層法 ──┬─ 2D 子宮内膜ポリープなど
         │                 └─ 2E 機能性出血
         └─ 尿中hCG検査 ──┬─ 2F 切迫流産など
                           └─ 2G 切迫早産など
```

1　出血の部位と程度の確認

　出血部位と出血の程度を確認する．**大量出血の場合**には，診断よりも**止血**（出血部位の圧迫など）と**バイタルサインの安定**（輸液，輸血，昇圧薬投与など）を優先する．

1A　外陰からの出血

　視診で病変を確認できるので診断は容易だが，**外陰癌**の確定診断は**細胞診・組織診**による．

1B　腟からの出血

視診で病変を確認できるので診断は容易だが，腟鏡で隠れた部位の視診を怠らないことが重要である．腟癌の確定診断は細胞診・組織診による．

1C　子宮頸部からの出血

多くは視診で病変を確認できるが，頸管内に隠れた病変は観察し難いので注意が必要である．ポリープは切除して組織診で確定診断し，子宮頸癌を疑う際は細胞診，コルポスコピー，狙い組織診で確定診断する．

1D　子宮腔内からの出血

まず妊娠の可能性を問診し，わずかでも可能性がある場合は尿中 hCG 検査を行う．子宮腔内からの出血は，視診で病変を確認できないため，超音波断層法による子宮腔内の画像診断が有用となる．また内診による子宮の大きさや硬さなどの情報も総合して判断する．超音波断層法で病変の描出が不明瞭の際は MRI が有用である．

画像診断で子宮腔内に腫瘤像あるいは内膜の異常肥厚像を認めれば，子宮鏡で直接病変を確認する．切除可能なポリープや粘膜下筋腫は切除して確定診断し，子宮内膜病変は組織診（子宮腔内を全面掻爬）で確定診断する．

一方，画像診断で子宮腔内に腫瘤像あるいは内膜の異常肥厚像を認めなければ，器質的疾患の存在を除外した上で，機能性出血と診断される．

2　不正性器出血における鑑別診断の対象疾患

2A　外陰からの出血
外陰炎，外陰潰瘍，外陰外傷，外陰癌
2B　腟からの出血
腟炎，腟壁裂傷，腟癌
2C　子宮頸部からの出血
子宮腟部びらん，子宮頸管炎，子宮頸管ポリープ，子宮頸癌
2D　子宮腔内からの出血（検査で病変像を認める場合）
子宮内膜ポリープ，子宮粘膜下筋腫，子宮内膜増殖症，子宮体癌，子宮肉腫
2E　子宮腔内からの出血（検査で病変像を認めない場合）
機能性出血
2F　妊娠初期
切迫流産，進行流産，胞状奇胎，異所性妊娠
2G　妊娠中期・妊娠後期
切迫早産，前置胎盤，常位胎盤早期剥離

7-7 不正性器出血

Case 1

40歳の女性。既婚者で，2回経妊2回経産である。3日前に前回の月経から45日で性器出血が始まったが，通常の月経よりも出血量が多く，昨夜から下腹部痛も強くなったため来院した。父親は70歳のときに胃癌で死亡，母親は60歳のときに子宮体癌で死亡している。月経周期は30〜50日型で不整。下腹部痛のため，昨夕から飲食できていない。体温36.9℃。脈拍88/分。血圧108/60 mmHg。腟鏡診では暗赤色の血液が腟内に中等量貯留しているが，持続的な出血は認めない。内診にて子宮は鵞卵大である。

現時点での対応として適切なのはどれか。
a 子宮鏡を行う。
b 細胞外液を輸液する。
c 尿中hCGを検査する。
d 骨盤部MRIを撮影する。
e 鎮痛薬を処方し経過観察する。

アプローチ

- 不正性器出血（最終月経から45日），下腹部痛
- 月経周期は30〜50日型で不整，脈拍88/分，血圧108/60 mmHg，子宮は鵞卵大

診断のポイント

不正性器出血の患者に対しては，**出血部位と出血量の確認**を行い（F①），原因となる妊娠に伴う疾患，器質的疾患，機能的な出血の鑑別診断を行う。視診と画像診断に加え，内診による子宮の大きさや硬さの情報も総合して判断する。腫瘍性病変の確定診断には組織診が必要となる。

現時点での対応

大量出血の場合には，診断よりも治療が優先する場合がある。**出血性ショック**の状態であれば出血部位の圧迫などによる**止血**や，輸液，輸血，昇圧薬投与などによる**バイタルサインの安定**を図る。本症例は現時点でのバイタルサインは安定しており，持続出血も認めないことから，通常の**診断のフローチャート**に則って診断を進める。

臨床推論

本症例は通常の月経周期内で性器出血が始まっているが最終月経から45日経過しており，妊娠の可能性は否定できない。子宮は鵞卵大で正常よりも大きく，**妊娠や子宮頸部・体部の腫瘍性病変**も鑑別疾患として挙げられる。

昨夕から飲食ができていないことから，脱水症状を認めれば「細胞外液の輸液（b）」も必要となる。しかし，現在のバイタルサインは安定していること，異所性妊娠の場合には突然のショックになる可能性があること，妊娠に気付かない状況での子宮内の細胞診・組織診の施行や，薬剤投与は避けたいことなどから，現時点で最優先に確認するべきは**妊娠の有無**であり，「**尿中hCGの検査（c）**」が正解となる（F①D）。

正解：c

Case Ⅱ

35歳の女性。3時間前から反復する下腹痛と少量の性器出血を認め，下腹痛が増強したために来院した。妊娠14週まで近くの診療所で妊婦健診を受けていたが，それ以降は家庭の事情で健診を受けていなかった。母子手帳の分娩予定日からは妊娠38週5日であった。2回経産婦。体温36.9℃。脈拍88/分。血圧152/80 mmHg。尿所見：蛋白2＋，糖（－）。腟鏡診で暗赤色の血液が腟内に中等量貯留しているが，持続的な出血は認めない。

次に行うべきことはどれか。

a 内　診　　　　b 心電図　　　　　　c 腹部超音波検査
d 凝固・線溶検査　　e 胸部エックス線検査

アプローチ

・妊娠38週5日相当の未受診妊婦　　・反復する下腹痛と少量の性器出血
・血圧152/80 mmHg，尿蛋白（2＋）

診断のポイント

妊娠38週5日相当の妊婦が反復する下腹痛と少量の不正性器出血を認め，血圧152/80 mmHg，尿蛋白（2＋）と**妊娠高血圧腎症**を発症している可能性が高い。反復する下腹痛と少量の性器出血は，陣痛発来，常位胎盤早期剥離，前置胎盤などを疑うが，未受診妊婦のため胎児発育や胎盤の位置などの情報は全くない。

まずは，**母体と胎児の状態**を早急に把握することが重要である。

次に行うべきこと

まずは緊急を要する病態である**常位胎盤早期剥離，胎児機能不全，前置胎盤**の有無を診断する（F**2G**）。迅速に診断可能なのは「**腹部超音波検査（c）**」であり，胎児心拍，胎盤後血腫，胎盤の位置などを確認する。

これらの可能性が低ければ，「**内診（a）**」で**頸管の変化**を評価し，**胎児心拍数モニター**で胎児機能不全の有無を継続的に評価し，血液検査で貧血や「**凝固・線溶系異常の確認（d）**」を考慮する。

臨床推論

本症例は未受診妊婦の**陣痛発来の可能性**もあるが，緊急性の高い常位胎盤早期剥離，胎児機能不全，前置胎盤の可能性もありうる。

常位胎盤早期剥離の場合，胎児心拍数異常，胎盤後血腫，外出血に比して重度の出血性ショック状態，DICなどの所見を認める。胎児機能不全は超音波検査での心拍数や羊水量および胎児心拍数モニターで診断する。前置胎盤では内子宮口を覆う胎盤の所見がある。

選択肢は全て，緊急帝王切開の施行，DICや分娩進行の評価に重要な検査または診察だが，現時点で行うべきことは，胎児と胎盤の情報をすばやく確認可能な「**腹部超音波検査（c）**」となる。なお，本症例では前置胎盤の可能性があるため，最初に「**内診（a）**」は危険である。

正解：c

Chapter 8 心理，精神機能

1 記憶障害 ………………………… 368
2 幻覚，妄想 ……………………… 372
3 躁，抑うつ ……………………… 380
4 不安，恐怖，強迫 ……………… 385
5 睡眠障害 ………………………… 389

8-1 記憶障害

中野 弘一

　記憶障害とは，加齢の要因を含めて記憶が障害されることをいう。最も重要な病態はAlzheimer型認知症である。

診断のフローチャート

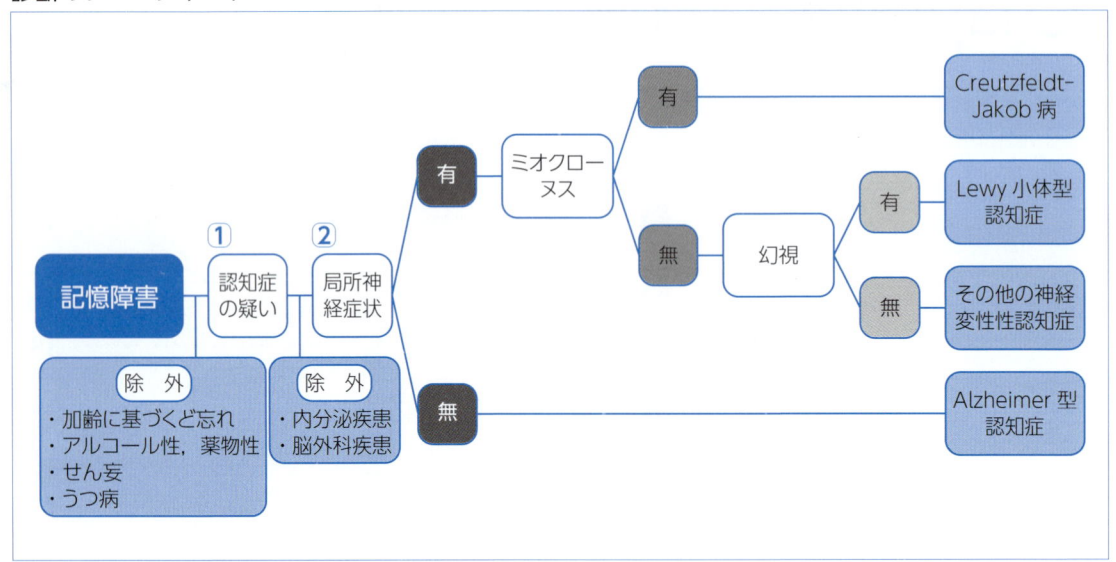

```
                                          ┌─有─→ Creutzfeldt-Jakob病
                            ┌─有─→ ミオクローヌス ┤
              ①      ②    │              └─無─→ 幻視 ┬─有─→ Lewy小体型認知症
          認知症   局所神経  │                          │
記憶障害─ の疑い   症状   ─┤                          └─無─→ その他の神経変性性認知症
              │        │    │
            除外     除外   └─無──────────────────→ Alzheimer型認知症
         ・加齢に基づくど忘れ  ・内分泌疾患
         ・アルコール性，薬物性 ・脳外科疾患
         ・せん妄
         ・うつ病
```

1　認知症の疑い

　記憶障害で最も頻度の高いのは，ど忘れを含めて，加齢に基づくものなど正常範囲と考えられるものである。心理的には認知症発症に関する予期不安であると考えられる。
　初老期・老年期に記憶障害を示す認知症以外の代表的な病態に，せん妄，うつ病，アルコールや睡眠導入薬によって誘発された記憶障害などがある。
　せん妄は急激に発症し経過は変動的であり，脳波では徐波がみられる。
　うつ病は仮性認知症とも呼ばれ，物忘れへの自覚が強く，深刻であり，抗うつ薬が有効である。

2　局所神経症状

　Alzheimer型認知症と診断していく上では，類似の病態として脳血管性認知症，Creutzfeldt-Jakob病，前頭葉・側頭葉変性症，Lewy小体型認知症などが挙げられる。
　Creutzfeldt-Jakob病は，ミオクローヌスなどの神経症状を伴う。
　前頭葉・側頭葉変性症は，性格変化と反道徳的行為が特徴である。
　Lewy小体型認知症は，幻視と錐体外路症状が特徴である。
　キュアラブルな病態としては，正常圧水頭症がシャント作成により，また硬膜下血腫では血腫除去により，それぞれ回復できる脳外科的疾患として重要である。

3 記憶障害における鑑別診断の対象疾患

3A 大脳の変性
Alzheimer 型認知症，前頭側頭型認知症，Lewy 小体型認知症など
3B 神経感染症
急性ウイルス性脳炎，Creutzfeldt-Jakob 病など
3C その他の脳障害
脳血管性認知症，脳腫瘍，正常圧水頭症，頭部外傷など
3D 内分泌疾患
甲状腺機能低下症，副腎皮質機能低下症など
3E 薬物関連疾患
慢性アルコール中毒，向精神薬による薬物中毒など

Case 1

80歳の男性。それまで病気を知らず健康であったが、同窓会の会場に遅れそうになり急いで階段を登ろうとしたとき転倒し、右上腕の手関節部を開放骨折した。処置と経過観察のため入院となった。入院3日目の夜間に「ここはどこだ」、「すぐに帰る」と急に大声で訴え、病棟からスリッパで帰ろうとした。翌日は前夜のことを尋ねても覚えていない。入院前に精神症状は認められていない。

現時点で、この患者の病態を確認するために必要な検査はどれか。
a 血中アンモニアの測定
b 胸部エックス線検査
c 頭部 CT
d 脳波
e 心電図

アプローチ

・それまで精神症状もなく健康であった80歳の男性
・入院3日目の夜間にスリッパで帰ろうとした
・前夜のことを覚えていない

診断のポイント

それまで精神症状なく健康な高齢者が、急な入院などにより生活環境が大きく変化してしまったことによって夜間のせん妄を起こしたと考えられる（F①）。

現時点での対応

翌日応答可能となったときに、せん妄の内容を記憶していないことが一般的である。せん妄は軽度の意識障害なので、「脳波（d）」によって病態を評価することができる。

臨床推論

高齢者が入院後、記憶障害を呈したものに対して、まず行うべき検査を問う症例である。

急な入院で、それまで精神的および身体的に疾病の既往はない。しかも、最も頻度の高い認知症を思わせる徐々に進行する記憶障害の経過は認められない。

したがって、現在起こっている病態は認知症ではなさそうである。となると想定すべき病態はせん妄、うつ病、アルコールや睡眠導入薬によって誘発された記憶障害などである。

うつのエピソードもアルコールのエピソードも記載がない。せん妄ではないだろうか？ せん妄は軽度の意識障害によって起こる病態であり、意識障害を評価する検査は「脳波（d）」である。

正解：d

Case Ⅱ

70歳の女性。最近料理の献立が思い浮かばず，簡単な調理もできないことを主訴に家族に伴われて来院した。出かけるときにいつも使っている玄関の鍵が盗まれてしまい出かけられず，しばしば職場にいる娘に電話で連絡してくる。夕方になると，家にいるのにもかかわらず，暗くなってきたのでもう家に帰らなければならないと言って家を出ていこうとする。

現時点で，この病態を確認するための問診として**適切でない**のはどれか。
 a 「郵便葉書の値段はいくらですか？」
 b 「最近わがままや短気になりましたか？」
 c 「鍵が盗まれてしまったのはどうしてですか？」
 d 「意味がないと思っても繰り返し確認しますか？」
 e 「いまここで話をしていますが，ここはどこですか？」

アプローチ

- 70歳女性で，主訴は簡単な調理ができない
- 玄関の鍵が盗まれていると思っている
- 家にいるのに，家に帰らなければならないと言う

診断のポイント

家族に伴われて来院しているので，病識はないか重度でない可能性が高い。献立が思い浮かばず，鍵の置き場所を忘れてしまったり，今いる場所の見当識も障害されているので，認知症である可能性が最も高い（F②）。

現時点での対応

病態を確認するためには，記憶障害に対しての特徴的な症状の有無を質問することが必要である。記憶，見当識，性格変化などの問いが適切である。

臨床推論

認知症の特徴的な症状を問診し，症状を確認していく問診過程に関する症例である。認知症は記憶障害とともに思考，見当識，理解，判断など多彩な高次脳機能の障害を示す病態である。したがって，記憶をはじめとする高次の脳機能について問診し診断の材料を増やしていく。

「葉書の値段についての質問（a）」は，記憶障害を確認するためである。料理の献立や調理を忘れてしまっていることの検査である。余談であるが，現在の総理大臣についての質問は，日本ではしょっちゅう代わるので，記憶のテストには不向きかもしれない。「わがままや短気についての質問（b）」は，性格の変化に関する質問である。認知症では頻度の高い症候である。「鍵が盗まれた（c）」というのは，泥棒に入られたからという取り繕いという症候も認知症に特徴的である。「現在の場所についての質問（e）」は，見当識障害に関する質問である。もう帰らなければという症状の確認をしている。

「繰り返し確認する症状（d）」は，不安障害の強迫神経症に特徴的な症状であり，認知症の診断としては不適切である。

正解：d

8-2 幻覚，妄想

荒田 智史

幻覚とは，実在しないものを知覚することをいう。妄想とは，誤った確信をもつことをいう。

診断のフローチャート

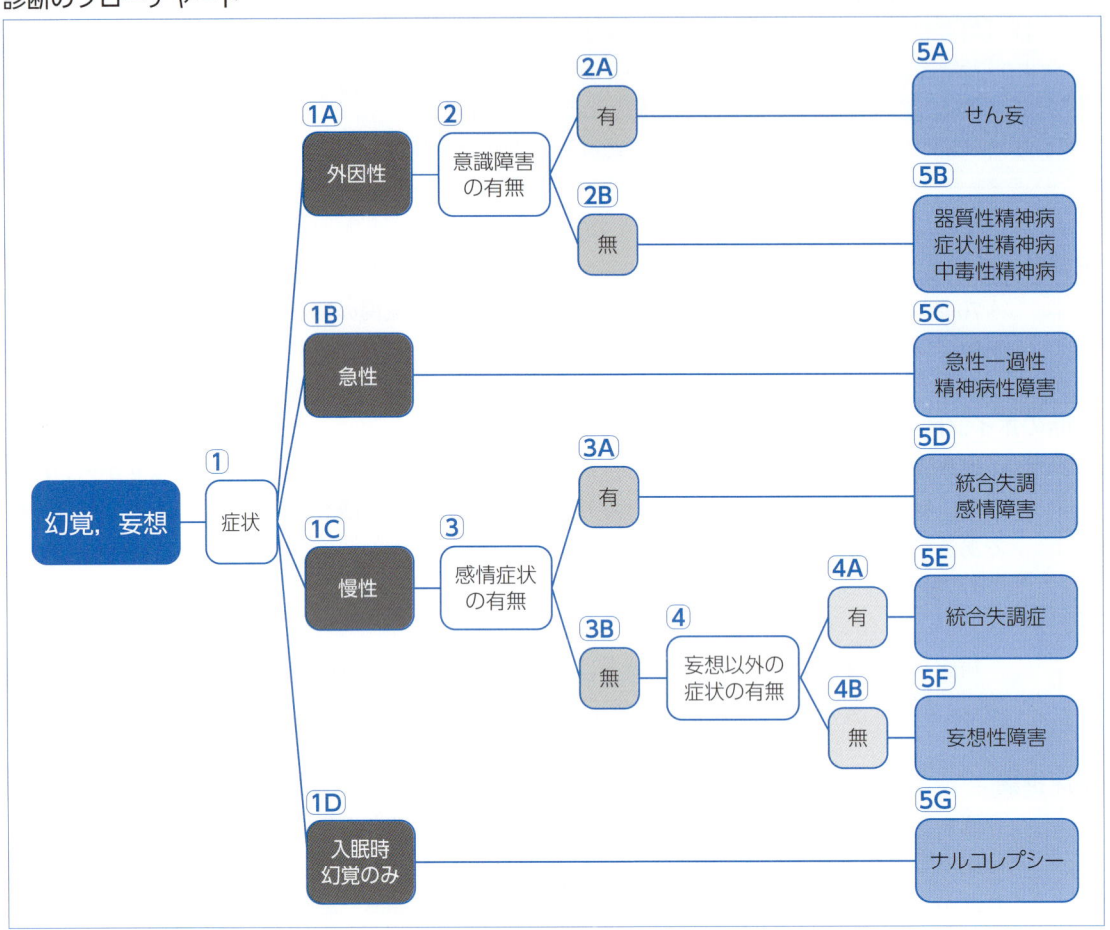

```
幻覚，妄想 ─① 症状
   ├─[1A] 外因性 ─[2] 意識障害の有無 ─[2A] 有 → [5A] せん妄
   │                                  └[2B] 無 → [5B] 器質性精神病
   │                                                症状性精神病
   │                                                中毒性精神病
   ├─[1B] 急性 ────────────────────→ [5C] 急性一過性精神病性障害
   ├─[1C] 慢性 ─[3] 感情症状の有無 ─[3A] 有 → [5D] 統合失調感情障害
   │                                └[3B] 無 ─[4] 妄想以外の症状の有無 ─[4A] 有 → [5E] 統合失調症
   │                                                                    └[4B] 無 → [5F] 妄想性障害
   └─[1D] 入眠時幻覚のみ ──────────────→ [5G] ナルコレプシー
```

1　症　状

幻覚や妄想などの精神病症状が，**[1A] 外因性**か，**[1B] 急性**か，**[1C] 慢性**か，または**[1D] 入眠時幻覚のみ**かで鑑別する。

[1A]　外因性の場合

外因とは，薬剤歴，飲酒歴，身体所見，血液検査，頭部画像検査，脳波などでの異常で確認される外的因子である。

1B 急性の場合

急性一過性精神病性障害と診断する。2 週間以内に発症（急性）し，持続期間が 1 か月を超えた場合は，統合失調症（F5E）に診断を変更する。

症状は幻覚，妄想，過敏，不安など多様で動揺的（多形性）である。

1C 慢性の場合

3 へと進む。

1D 入眠時幻覚のみの場合

ナルコレプシーと診断する。Chapter 8-5「睡眠障害」参照。

2 意識障害の有無

意識レベルが低下しているかどうかで鑑別する。

2A 意識障害を伴う場合

せん妄と診断する。せん妄とは，意識レベルの低下に加えて，錯覚や幻覚などがある。一過性，変動性で，身体的な原因がある。例えば，高齢者（加齢性）の夜間せん妄，術後せん妄，振戦せん妄などである。

2B 意識障害を伴わない場合

①器質性精神病：脳そのものの変化により精神症状が生じる（表 1 参照）。

表 1　原因となる脳そのものの変化

分　類	疾患名
感染症	脳炎，髄膜炎，神経梅毒
脳血管障害	脳梗塞，脳出血，血腫，水頭症
変性疾患	Parkinson 病，Huntington 病など
脱髄疾患	多発性硬化症，白質変性症など
腫　瘍	脳腫瘍，がん脳転移
その他	頭部外傷，てんかんなど

②症状性精神病：脳以外の全身性の身体疾患により精神症状が生じる（表 2 参照）。

表 2　原因となる身体疾患

分　類	疾患名
感染症	HIV 症候群
自己免疫疾患	全身性エリテマトーデス〈SLE〉，神経 Behçet 病
内分泌疾患	甲状腺機能障害，副甲状腺機能障害
電解質異常	低ナトリウム血症，低カルシウム血症，低マグネシウム血症
ビタミン欠乏症	ペラグラ，B_1 欠乏症（Wernicke 脳症），B_{12} 欠乏症，葉酸欠乏症
その他	肝性脳症，尿毒症

③**中毒性精神病**：中毒物質により精神症状が生じる（表3参照）。

表3　原因となる中毒物質

分類	中毒物質
嗜好品	アルコール
医薬品	オピオイド（モルヒネ，コデイン），ステロイド，インターフェロン
違法薬物	覚醒剤，麻薬（＝オピオイド），大麻（マリファナ）
化学物質	有機溶剤（シンナー），一酸化炭素中毒，水銀中毒，鉛中毒など

3 感情症状の有無

躁症状や抑うつ症状などの感情症状があるかどうかで鑑別する。

3A 感情症状を伴う場合

統合失調感情障害と診断する。**統合失調症**の症状と**気分障害**の症状（感情症状）が**同時に出現**する。

3B 感情症状を伴わない場合

4へと進む。

4 妄想以外の症状の有無

妄想以外の症状があるかどうかで鑑別する（表4参照）。

表4　統合失調症と妄想性障害の分類

	統合失調症	妄想性障害
妄想の対象数	複数の場合も	単一
妄想の内容	被害妄想	嫉妬妄想，控訴妄想など
妄想の奇異さ	あり（一次妄想）	なし（二次妄想）
妄想以外の症状	あり（幻聴，認知機能障害など）	なし
社会適応	不良	比較的良好

4A 妄想以外の症状を伴う場合

統合失調症と診断する。主症状は，**幻聴**と**被害妄想**で，慢性の経過をたどる。

4B 妄想のみの場合

妄想性障害と診断する。症状は1つのテーマの妄想だけ（**単一主題妄想**）で，妄想の内容は奇異ではない。

5 幻覚，妄想における鑑別診断の対象疾患

5A　せん妄
夜間せん妄，術後せん妄，振戦せん妄

5B　器質性精神病／症状性精神病／中毒性精神病
【器質性精神病】[感染症] 脳炎，髄膜炎，神経梅毒／[脳血管障害] 脳梗塞，脳出血，血腫，水頭症／[変性疾患] Parkinson 病，Huntington 病など／[脱髄疾患] 多発性硬化症，白質変性症など／[腫瘍] 脳腫瘍，がん脳転移／[その他] 頭部外傷，てんかんなど

【症状性精神病】[感染症] HIV 症候群／[自己免疫疾患] 全身性エリテマトーデス〈SLE〉，神経 Behçet 病／[内分泌疾患] 甲状腺機能障害，副甲状腺機能障害／[電解質異常] 低ナトリウム血症，低カルシウム血症，低マグネシウム血症／[ビタミン欠乏症] ペラグラ，B_1 欠乏症（Wernicke 脳症），B_{12} 欠乏症，葉酸欠乏症／[その他] 肝性脳症，尿毒症

【中毒性精神病】[嗜好品] アルコール／[医薬品] オピオイド（モルヒネ，コデイン），ステロイド，インターフェロン／[違法薬物] 覚醒剤，麻薬（＝オピオイド），大麻（マリファナ）／[化学物質] 有機溶剤（シンナー），一酸化炭素中毒，水銀中毒，鉛中毒など

5C　急性一過性精神病性障害
急性で一過性の幻覚や妄想

5D　統合失調感情障害
幻覚，妄想，躁または抑うつ

5E　統合失調症
幻聴，被害妄想

5F　妄想性障害
嫉妬妄想，好訴妄想

5G　ナルコレプシー
入眠時幻覚，睡眠麻痺（金縛り），情動脱力発作

Case I

　38歳の女性。全身倦怠感を主訴に来院した。20歳から毎日飲酒するようになり，ワインを1日1本（750 mL/日）飲み干していた。その後，飲酒量は増えたものの仕事に支障をきたすことはなかった。35歳時に職場の定期健康診断で肝機能障害を指摘されたが，産業医から繰り返し勧められた内科受診と断酒は実行されていなかった。2か月前に交際相手との関係の破綻があり，飲酒量が急激に増加した。5日前からは，朝から飲酒し仕事に行かなくなった。3日前から全身倦怠感が強くなり，増悪したため受診した。外来で肝機能障害が認められ，入院することになった。入院3日目，「ここは葬儀場だ」「そこに元恋人が自分を供養しに来ている」と言い張る。発汗が著明で，粗大な手指振戦を認める。

現時点での対応として適切なのはどれか。

a　身体の拘束
b　抗酒薬の投与
c　ビタミンを含む輸液
d　入院形態の措置入院への変更
e　選択的セロトニン再取り込み阻害薬〈SSRI〉の投与

アプローチ

- 「葬儀場」という場所の見当識障害
- 「元恋人」の幻視
- 「自分は供養されている」との妄想（思考散乱）

診断のポイント

- 対人関係の問題というストレス因子により，習慣飲酒から連続飲酒に至り，社会不適応を起こしており，アルコール依存症が考えられる。
- 入院による断酒，つまりアルコール離脱という外因があり，見当識障害や幻視などの意識障害があることから，アルコール離脱せん妄（振戦せん妄）が考えられる（F5A）。

現時点での対応

　アルコール離脱せん妄に対しては，全身状態の管理が優先的である。つまり，「ビタミンを含む輸液（c）」を行うことである。十分な補液により全身状態を維持することで，症状は1週間程度で自然に消失する場合が多い。この治療が遅れれば，Wernicke脳症やKorsakoff症候群に移行するリスクが高まる。

臨床推論

　日常的な大量飲酒のある人が断酒をした場合は，離脱症候群のハイリスクであることを念頭に置く。せん妄の増悪により，精神運動興奮がみられれば，点滴自己抜去のリスクがあり，「身体拘束（a）」が必要であるが，現時点では不要である。
　また，せん妄から離院のリスクが高まったり，自傷他害のリスクが高まる場合は，医療保護入院や「措置入院（d）」が必要であるが，現時点では不要である。

薬物療法として，ジアゼパムや抗精神病薬が適用となるが，「SSRI（e）」は不適切である．また，「抗酒薬（b）」は肝機能障害の副作用リスクがあり，肝機能障害が元々ある患者には勧められない．さらに，抗酒薬を内服後に大量飲酒をした場合には，劇症肝炎に至るリスクがあり，断酒の決意のない人やせん妄の患者には禁忌である．

正解：c

Case Ⅱ

25歳の男性．あるクラブの人気DJ．いつもの曲の終了後，突然，ステージで倒れた．すぐに起き上がったが，「怖い怖い，落ちる～」と声を震わせて叫び出した．救急搬送され，精神科救急に来院した．顔は痩せこけてやつれている．問いかけに対して無言で怯えた表情をしている．腕にはいくつかの注射痕が見え隠れしている．
まず行うべきことはどれか．
a 措置入院
b 警察への通報
c 薬物の尿検査
d 抗不安薬の投与
e 自助グループへの参加

アプローチ

- 「恐い」との突然の興奮した不安の訴えやその後の怯え→不安（パニック発作）
- ステージの床で「落ちる」と声を震わせ叫ぶ→意識変容または精神病症状（妄想など）
- 問いかけに無言→黙秘または精神病症状
- るいそうや腕の注射痕→覚醒剤などの中毒物質の乱用または依存症が強く疑われる

診断のポイント

- 中毒物質（覚醒剤など）が外因となり，不安や示唆される精神病症状を引き起こしている可能性が高い．つまり，中毒性精神病が強く疑われる（F5B）．
- ステージで倒れたのは，中毒物質によると思われるブラックアウト（いわゆる「トリップ」や「トランス」）の可能性が高い．
- 意識変容などの意識障害が明らかであれば，中毒せん妄と言える．
- 無言であることから，聴取により病歴を明らかにするのは，現時点では難しい．

まず行うべきこと

原因が，中毒物質によるものかを確認するため，まず「薬物の尿検査（c）」が必要である．尿検査の結果が陽性なら，事実を打ち明ける患者の動機付けにもなる．また，薬物療法も必要である．せん妄の可能性があるので，これを増悪させるリスクのあるベンゾジアゼピン類などの「抗不安薬を投与（d）」するのは極めて慎重を要する．抗精神病薬の投与が適切である．

臨床推論

尿検査にて**アンフェタミン類**が陽性であれば，**覚醒剤精神病**と診断できる。この次の対応は，**覚醒剤の断薬**の指示と「**自助グループへの参加（e）**」の勧奨である。

「警察への通報（b）」に関して，違法薬物を検査結果で同定していない段階では，通報は不適切である。通報義務は，麻薬にはあるが，覚醒剤にはない。また，自傷他害のおそれは現時点ではないので，「措置入院（a）」は優先すべき対応ではない。

正解：c

Case Ⅲ

32歳の男性。閉じこもりがちの生活を心配した両親に伴われて来院した。25歳時に「会社の同僚が自分の悪口を言っている」，「近所の人に嫌がらせをされる」と訴えたため，3か月間の入院治療を受けた。その後は，これらの訴えに対して外来通院で治療を続けてきた。3年前から無職である。家庭では問題なく日常生活を送ることができている。服薬は遵守している。高齢の両親と3人で暮らしている。

現時点での対応として適切なのはどれか。
- a 入院治療
- b 抗うつ薬の処方
- c 両親への心理教育
- d デイケアへの通所
- e グループホームへの入所

アプローチ

- 無職，閉じこもりなどの無為，自閉
- 「悪口」「嫌がらせ」などの残存する被害妄想

診断のポイント

- 慢性的な被害妄想に加えて，無為，自閉などの陰性症状が目立ってきている。**統合失調症**が当てはまる（F**5E**）。
- 外来治療が可能で家庭内適応しているが，陰性症状により社会適応が難しくなっている。
- 両親が高齢のため，将来的には単身生活が必要である。

現時点での対応

現時点では，社会適応に向けて「**デイケアへの通所（d）**」が優先的である。デイケアとは，主に統合失調症の通院患者が行う**通所リハビリテーション**である。その目的は，生活リズムの改善，対人技能の改善，社会的な居場所の確保であり，これらを通じて再発（再燃）を防止し，就労，就学などの**社会復帰**を目指す。

臨床推論

精神科リハビリテーションにおいて，①「**デイケア通所→作業所通所→就労**」というステッ

プ，②「グループホーム入所→単身生活」というステップ，がそれぞれ重要である。デイケアで適応し，社会性が向上すれば，「グループホームへの入所（e）」が次のステップとなる。

陰性症状の増悪により家庭内適応が不良になれば，統合失調症後抑うつの診断にて，「抗うつ薬を投薬すること（b）」はあるが，現時点では不要である。また，被害妄想などの陽性症状が再燃すれば，「入院すること（a）」はあるが，現時点では不要である。

「両親などの家族への心理教育（c）」は，症例文で「家庭では問題なく日常生活を送る」と記載されているので，現時点で優先的に必要なことではない。しかし，この障害が長期に渡る以上，定期的には必要なことである。その内容は，①障害の症状と経過，②薬の作用副作用，③家族の役割，④デイケアや作業所などの社会資源，⑤自立支援法による公費負担の制度，などである。また，本人への家族のかかわり方のコツの指導も重要である。例えば，家族から患者への細かい問題指摘（ダメ出し）は，非難，批判，過干渉につながり，いわゆる「高EE*家族」になるリスクがある。単なる否定的な問題指摘ではなく，「具体的」「簡潔」「一歩ずつ」という前向きな目標を設定することが指導されている。

*EE〈expressed emotion〉：感情表出

正解：d

8-3 躁，抑うつ

荒田 智史

躁，抑うつとは，**感情や意欲の障害**をいう。躁とは感情や意欲が**高まっている状態**であり，抑うつとは感情や意欲が**低まっている状態**である。

診断のフローチャート

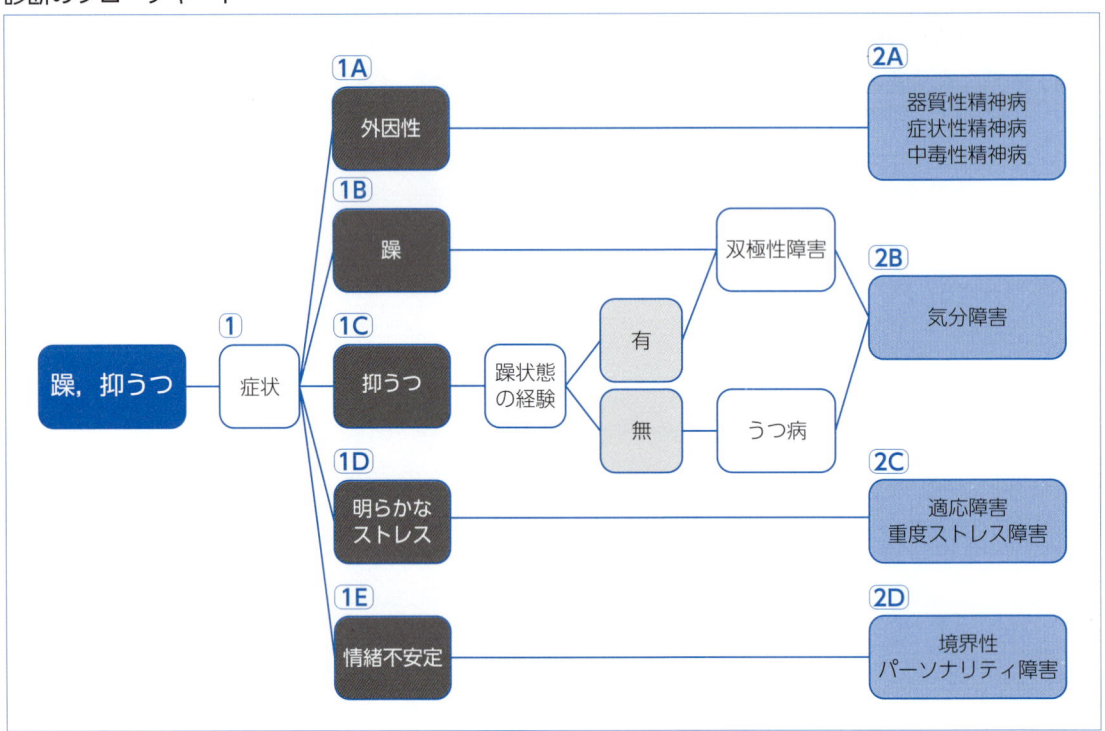

- 1A 外因性 → 2A 器質性精神病／症状性精神病／中毒性精神病
- 1B 躁 → 双極性障害 → 躁状態の経験：有 → 2B 気分障害
- 1C 抑うつ → 躁状態の経験：無 → うつ病 → 2B 気分障害
- 1D 明らかなストレス → 2C 適応障害／重度ストレス障害
- 1E 情緒不安定 → 2D 境界性パーソナリティ障害

1 症状

感情症状が，外因性か，明らかなストレス因子があるか，数週～数か月で持続性（躁または抑うつ）か，動揺性（情緒不安定）かで鑑別する。

1A 外因性の場合

Chapter 8-2「幻覚，妄想」参照。

1B 1C 躁，抑うつの場合

①**躁**：爽快気分，過活動など
②**抑うつ**：抑うつ気分，活動性低下など

1D 明らかなストレスの場合

Chapter 8-4「不安，恐怖，強迫」参照。

1E 情緒不安定の場合

次の特徴がある。①些細なことで，躁にも抑うつにもなる（反応性）。②躁や抑うつの持続期間は数秒～数時間（動揺性）である。③見捨てられ不安が基盤にある。

2 躁，抑うつにおける鑑別診断の対象疾患

2A 器質性精神病／症状性精神病／中毒性精神病

【器質性精神病】[感染症] 脳炎，髄膜炎，神経梅毒／[脳血管障害] 脳梗塞，脳出血，血腫，水頭症／[変性疾患] Parkinson 病，Huntington 病など／[脱髄疾患] 多発性硬化症，白質変性症など／[腫瘍] 脳腫瘍，がん脳転移／[その他] 頭部外傷，てんかんなど

【症状性精神病】[感染症] HIV 症候群／[自己免疫疾患] 全身性エリテマトーデス〈SLE〉，神経 Behçet 病／[内分泌疾患] 甲状腺機能障害，副甲状腺機能障害／[電解質異常] 低ナトリウム血症，低カルシウム血症，低マグネシウム血症／[ビタミン欠乏症] ペラグラ，B_1 欠乏症（Wernicke 脳症），B_{12} 欠乏症，葉酸欠乏症／[その他] 肝性脳症，尿毒症

【中毒性精神病】[嗜好品] アルコール／[医薬品] オピオイド（モルヒネ，コデイン），ステロイド，インターフェロン／[違法薬物] 覚醒剤，麻薬（＝オピオイド），大麻（マリファナ）／[化学物質] 有機溶剤（シンナー），一酸化炭素中毒，水銀中毒，鉛中毒など

2B 気分障害

双極性障害，うつ病

2C 適応障害，重度ストレス障害

適応障害，急性ストレス障害，外傷後ストレス障害

2D 境界性パーソナリティ障害

見捨てられ不安

Case 1

45歳の女性。勤務中にしゃべり続けて業務に支障をきたすようになったため，上司に伴われて，会社の産業医へ相談に来た。もともと甲状腺機能亢進症にて定期内服中であったが，ここ2か月ほどは多忙で服薬は不定期であった。半月ほど前から，職場で会う人ごとに楽しそうに延々と話し続け，性的な発言も目立ち，男性の部下から苦情が寄せられている。

現時点での対応として適切なのはどれか。
a 服薬遵守のための心理教育を行う。
b 甲状腺ホルモンを含めた血液検査を行う。
c セクシャルハラスメントであると叱責する。
d 警察へ被害届を提出するよう上司に勧める。
e セロトニン・ノルアドレナリン再取り込み阻害薬〈SNRI〉を処方する。

アプローチ

- 楽しそうに延々と話し続ける→爽快気分，多弁
- 性的な発言が目立ってきている→性欲亢進
- 甲状腺機能亢進症の治療薬の不定期内服→甲状腺機能亢進症の再燃の疑い

診断のポイント

- 爽快気分，多弁，性欲亢進がみられ，躁状態である。
- 甲状腺機能亢進症の再燃が外因となり，躁状態を引き起こしている可能性が高い。つまり，症状性精神病が強く疑われる（F2A）。

現時点での対応

躁状態の原因が，甲状腺機能亢進症の再燃によるものかを確認するため，まず「甲状腺ホルモンの血液検査（b）」が必要である。そうであれば，甲状腺機能亢進症の改善により，躁状態も連動して改善することが見込まれる。

ただ，躁状態はすぐに改善しないため，その間は，抗精神病薬や気分安定薬の投与が必要である。「SNRI（e）」は抗うつ薬であり，不適切である。

臨床推論

甲状腺機能亢進症治療薬の「定期内服の遵守を指導する心理教育（a）」は重要ではあるが，精神状態が安定してから行うべきである。現時点の躁状態に対しては不適切である。

爽快気分や多弁などの一連の躁症状が改善して，性的発言だけ残存している場合は，セクシャルハラスメントと捉え，パーソナリティの問題と考える。対応は，「叱責（c）」ではなく，自己客観視を促す認知行動療法が基本である。それでも改善がみられない場合は，セクハラについての社内ルールに従うことや「警察に被害届を提出する（d）」などの法令的な介入が必要になってくる。

正解：b

> ### Case II
> 36歳の女性。赤ん坊を抱いて踏み切りに立ち尽くしているところを保護され，遺書を持っていたため，心配した夫に伴われて受診した。2か月前に男児を初産で出産した。男児は元気で，夫は育児に協力的である。もともと授乳のため睡眠が不規則になっていたが，ここ1か月間はほとんど笑うことがなくなり，ぼうっとしていることが多かった。「勇気はないので死ねない」「迷惑をかけるのが嫌なので，この子とだけにして欲しい」と帰宅を希望する。
>
> まず行うべきことはどれか。
> a 警察に通報する。
> b 精神科に入院させる。
> c 抗うつ薬を点滴静注する。
> d 自殺念慮について具体的に尋ねる。
> e 次回の外来を予約して帰宅を認める。

アプローチ

- 抑うつ気分，無気力，無関心，不眠などの一連の抑うつ症状

診断のポイント

- 出産1か月目から1か月間ほど，抑うつ気分，無気力，無関心，不眠，罪業妄想などの抑うつエピソードが続いている。
- 男児は健康的で，夫は育児に協力的であり，ストレス因子は明らかではない。
- 出産前後の内分泌（女性ホルモンなど）の急激な変化が誘因となっている可能性が高いが，これは生理的反応であり，外因とは言えない。
- 罪業妄想はうつ病に特徴的な精神病症状であり，その他の精神病症状は明らかではない。
- 過去の躁病エピソードは明らかではない。
- 情緒不安定性は明らかではない。

上記より，うつ病（いわゆる産後うつ病）の可能性が高い（F2B）。

まず行うべきこと

遺書を用意し，男児を抱いて踏み切りに立っていたという事実から，状況は切迫している。しかし，自ら自殺念慮を否定している。まず行うべきことは，「この自殺念慮が表面的なものかどうかを具体的に確認すること（d）」である。

この確認なくして，「帰宅を認める（e）」のは禁忌である。また，本人は帰宅を希望しており，本人の同意による任意入院は不可である。よって，自殺念慮が明らかになれば，「医療保護入院または措置入院（b）」が必要である。さらに，入院中に内服の拒否があれば，「抗うつ薬の点滴静注（c）」が必要である。

男児を連れた無理心中（拡大自殺）として，事件性が高い場合は「警察通報（a）」が必要である。

臨床推論

　確定診断が何であろうとも，現在の状態像が抑うつ状態であり，自殺念慮が強く疑われる。この時点で最優先して行うべきことは，「自殺念慮の本質的な有無のほか，程度，切迫感，計画性などを具体的に掘り下げていくこと（d）」である。

　例えば，「死にたいかどうか」という直接的な質問以外に，「疲れましたか？」「いろいろ面倒臭くなりましたか？」「もうどうでもよくなっていたりしていますか？」「生きていても仕方ないですか？」などの婉曲的ないくつもの質問の網にかける必要がある。

　自殺念慮は本人にとって言いづらいことなので，そのハードルを下げるためにいくつかのアプローチ方法がある。

　まず，「ここにいらっしゃる患者さんからよくお聞きするのですが」「誰でも時々そういうことはあるんですけど」などの前置きを使う（標準化）。次に，「いつから消えてもいいというお気持ちが強くなりましたか？」「（消えてもいいというお気持ちから）ほかの方法を試そうと考えましたか？」「もう身の回りの整理は終えられましたか？」「どうして思い留まることができていますか？」など，自殺念慮があることを前提にして話を進める（症状の予想）。さらには「もうどうでもいいと何回くらい踏み切りに行きましたか？　3回くらい？　もっと多い？」など，問題行動を予想よりも重く言ってみることである（症状の誇張）。最後に，「何かを起こす前に，ご主人に相談してみると約束できますか？」と，自殺をしない約束を主治医とすることができるかを見極める（安全契約）。

正解：d

8-4 不安，恐怖，強迫

荒田 智史

　不安は，対象が**不特定的で漠然としている**。一方，恐怖は，対象が**特定的である**。強迫とは，**不合理な考えに囚われてしまうこと**をいう。

診断のフローチャート

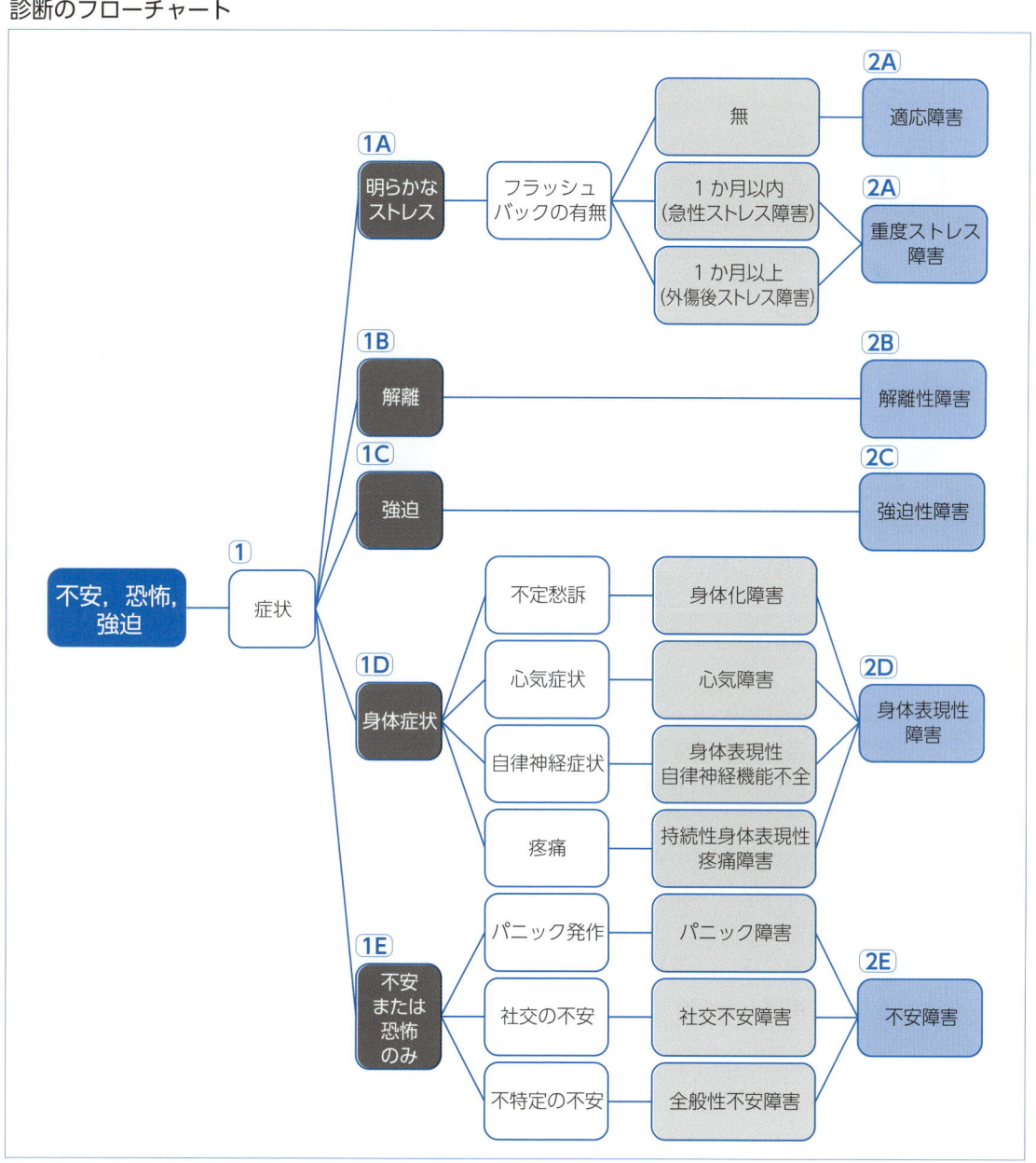

不安，恐怖，強迫 → ① 症状

- **1A** 明らかなストレス → フラッシュバックの有無
  - 無 → **2A** 適応障害
  - 1か月以内（急性ストレス障害） → **2A** 重度ストレス障害
  - 1か月以上（外傷後ストレス障害） → **2A** 重度ストレス障害
- **1B** 解離 → **2B** 解離性障害
- **1C** 強迫 → **2C** 強迫性障害
- **1D** 身体症状
  - 不定愁訴 → 身体化障害 → **2D** 身体表現性障害
  - 心気症状 → 心気障害 → **2D** 身体表現性障害
  - 自律神経症状 → 身体表現性自律神経機能不全 → **2D** 身体表現性障害
  - 疼痛 → 持続性身体表現性疼痛障害
- **1E** 不安または恐怖のみ
  - パニック発作 → パニック障害
  - 社交の不安 → 社交不安障害 → **2E** 不安障害
  - 不特定の不安 → 全般性不安障害

1 症　状

症状が，明らかなストレス因子があるか，解離があるか，強迫があるか，身体症状があるか，不安または恐怖のみかで鑑別する。

1A　明らかなストレスの場合

明らかなストレス因子により，不安，抑うつ，フラッシュバックなどの症状がみられる（表1参照）。

表1　適応障害と重度ストレス障害の分類

		適応障害	重度ストレス障害	
			急性ストレス障害	外傷後ストレス障害
ストレス因子		対人関係の問題，環境変化など	心的外傷	
症状	フラッシュバック	なし	あり	
	その他	不安，抑うつなど		
持続期間		2年以内	1か月以内	1か月以上

1B　解離の場合

精神機能や身体機能が意識から解き離れて，コントロールができなくなる。解離性健忘，解離性運動障害（転換性障害）などが挙げられる。

1C　強迫の場合

強迫観念や強迫行動を基盤に不安が伴う。典型的な症状として，確認強迫，洗浄強迫がある。

1D　身体症状を伴う場合

身体所見に問題がなく，身体疾患がないにもかかわらず，身体症状の訴えを繰り返す。次の4つが挙げられる。
①身体化障害：不定愁訴（多発的，動揺的）
②心気障害：心気症状（「健康不安」，「病気恐怖」）
③身体表現性自律神経機能不全：慢性の自律神経症状
④持続性身体表現性疼痛性障害：疼痛（限局的，固定的（持続的））

1E　不安または恐怖のみの場合

不安や恐怖に特化し，症状としては不安や恐怖のみである。主に次の3つが挙げられる。
①パニック障害：急性の自律神経症状（パニック発作，不安発作）
②社交不安障害：社交に対する不安（「人見知り」，「上がり症」）
③全般性不安障害：全般的（＝不特定）で持続的な不安（「心配性」，「神経質」）

2 不安，恐怖，強迫における鑑別診断の対象疾患

2A 適応障害，重度ストレス障害
適応障害，急性ストレス障害，外傷後ストレス障害
2B 解離性障害
解離性健忘，解離性運動障害（転換性障害）
2C 強迫性障害
確認強迫，洗浄強迫
2D 身体表現性障害
身体化障害，心気障害，身体表現性自律神経機能不全，持続性身体表現性疼痛障害
2E 不安障害
パニック障害，社交不安障害，全般性不安障害

Case I

20歳の男性。大学生。人前に出るのを恐れていることを心配した母親に無理矢理に連れられて来院した。3か月前から母親や同級生など誰かと話をするときに，その相手を殴ってしまうのではないかと繰り返し考えるようになった。自分でもばかばかしいと感じているが，最近は大学の講義に欠席ぎみで，自室に閉じこもりがちの生活に陥っている。幼少期に両親は離婚しており，それ以降，現在まで母親との2人暮らしである。

現時点での対応として適切なのはどれか。**2つ選べ。**
a　家族療法
b　認知行動療法
c　デイケアへの通所
d　生活技能訓練〈social skill training：SST〉
e　選択的セロトニン再取り込み阻害薬〈SSRI〉の投与

アプローチ
- 自分が目の前の人を殴るのではないかとどうしても考えてしまう→加害恐怖
- ばかばかしいと感じている→自我違和感　　・不登校で自室に閉じこもり→回避行動

診断のポイント
- 加害恐怖，自我違和感，回避行動がみられ，強迫観念が主体の強迫性障害である（F2C）。
- 自我違和感がなくなれば，自分は目の前の相手を殴るに違いないという妄想になり，統合失調症が考えられる。
- 回避行動の長期化，重症化により抑うつ状態が出現すれば，うつ病が併発したと考えられる。
- 父親が不在（父性欠如）で母親との2人暮らしの上，来院の経緯より母親が過保護であることが示唆され（母性過剰），家庭内葛藤も疑われる。

現時点での対応
強迫性障害に対しては，薬物療法と「認知行動療法（b）」をまず行う。薬物療法の第1選択は「SSRI（e）」である。

臨床推論
強迫観念の対象が家庭内に限局している場合は，要因として家族内葛藤も示唆される。生活歴や家族背景などを詳細に掘り下げていき，ラポールが築かれたタイミングで，「家族療法（a）」による家庭環境の調整も必要である。例えば，本人と母親の心理的距離や物理的距離を置くことである。強迫性障害は，特定の環境上のストレスによるものであれば，予後は比較的良好である。

若年発症ということもあり，今後の経過を追うことで，自我違和感の希薄化や「殴れ殴れ」との命令幻聴の出現などにより，強迫性障害は統合失調症に発展する可能性はある。その場合は「デイケアへの通所（c）」や「SST（d）」の導入が必要なことはある。

正解：b, e

8-5 睡眠障害

堀 有行

　睡眠障害とは，睡眠に何らかの問題がある状態を表現していることが多い。睡眠に問題が生ずる場合，睡眠以外のさまざまな要因によって，日中の眠気，不眠，睡眠中の行動異常などが生ずることも多く，正確には「睡眠関連の問題」が正しい表現である。睡眠医学では，これらに関連する病態・疾患を「睡眠関連疾患」という。

診断のフローチャート

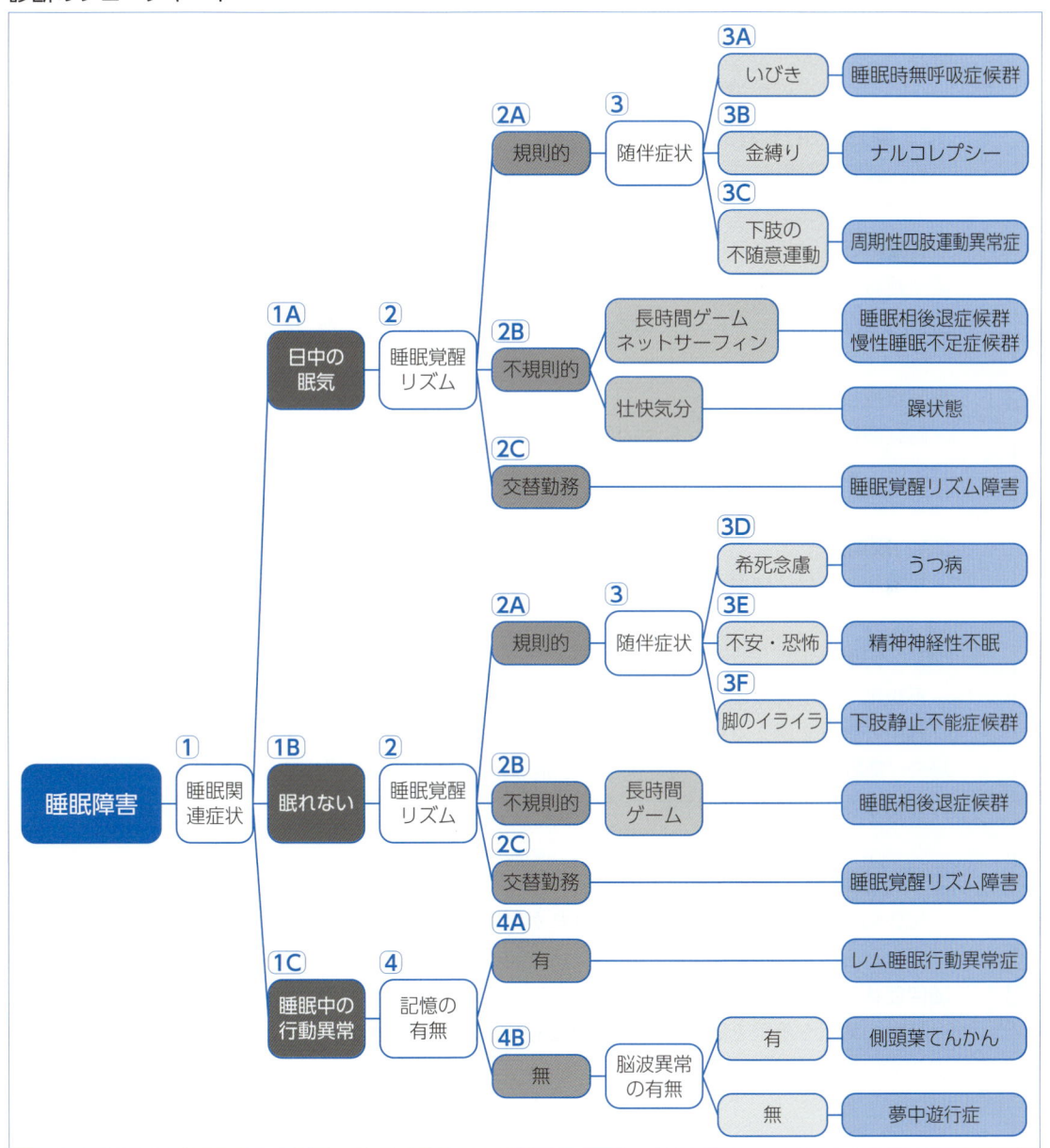

睡眠障害
- ① 睡眠関連症状
  - 1A 日中の眠気
    - ② 睡眠覚醒リズム
      - 2A 規則的
        - ③ 随伴症状
          - 3A いびき → 睡眠時無呼吸症候群
          - 3B 金縛り → ナルコレプシー
          - 3C 下肢の不随意運動 → 周期性四肢運動異常症
      - 2B 不規則的
        - 長時間ゲーム・ネットサーフィン → 睡眠相後退症候群／慢性睡眠不足症候群
        - 壮快気分 → 躁状態
      - 2C 交替勤務 → 睡眠覚醒リズム障害
  - 1B 眠れない
    - ② 睡眠覚醒リズム
      - 2A 規則的
        - ③ 随伴症状
          - 3D 希死念慮 → うつ病
          - 3E 不安・恐怖 → 精神神経性不眠
          - 3F 脚のイライラ → 下肢静止不能症候群
      - 2B 不規則的 → 長時間ゲーム → 睡眠相後退症候群
      - 2C 交替勤務 → 睡眠覚醒リズム障害
  - 1C 睡眠中の行動異常
    - ④ 記憶の有無
      - 4A 有 → レム睡眠行動異常症
      - 4B 無 → 脳波異常の有無
        - 有 → 側頭葉てんかん
        - 無 → 夢中遊行症

1 睡眠関連症状

睡眠関連疾患の症状には，日中の過度の眠気〈excessive daytime sleepiness：EDS〉，不眠（入眠困難，中途覚醒，早朝覚醒），睡眠中の行動異常などがある。

1A 日中の眠気

耐えがたい，あるいは「落ちる」ような睡魔で，試験中，大切な会議中あるいは運転中に寝てしまうような過度の眠気である。2 へ進む。

1B 眠れない

「眠れない」という訴えには，寝付きの悪い「入眠困難」，いったん眠った後に目が覚めてしまう「中途覚醒」，十分な睡眠時間がとれないうちに覚醒してしまう「早朝覚醒」がある。2 へ進む。

1C 睡眠中の行動異常

レム睡眠行動異常症では，大きな声での寝言や叫び声，殴ったり蹴飛ばす仕草，寝床から起き上がってベッドパートナーを殴ったりする。複雑部分発作では，むっくり起き上がって異常な行動をとり，再び何事もなかったように寝床に戻ったりすることもある。小児期にみられる夢中遊行症では，床の上にひょこっと座りこんだり，リビングまで歩いてゆき，トイレと思って排尿した後にベッドに戻って眠るなどの行動をとる。4 へ進む。

2 睡眠覚醒リズム

睡眠関連症状のなかで，日中の眠気や不眠を訴える場合は，次に睡眠覚醒リズムによって分けて考える。

2A 規則的

規則正しく生活習慣の乱れがない。3 へ進む。

2B 不規則的

不規則で生活習慣が乱れている。就寝が遅い，起床がつらい。

日中の眠気を訴える睡眠障害では，①長時間ゲーム，インターネットなどを就寝前まで行う場合（睡眠相後退症候群，慢性睡眠不足症候群），②壮快気分，睡眠欲求の低下による睡眠時間の短縮が原因の場合（躁状態），に分類される。

2C 交代勤務：睡眠覚醒リズム障害

交替勤務による睡眠覚醒リズムの乱れが原因である。

3 随伴症状

日中の眠気や不眠を訴えるが，睡眠覚醒リズムが規則的な場合は，その随伴症状によって鑑別していく。

3A　いびき：睡眠時無呼吸症候群
いびきを指摘されている。肥満，起床時の頭痛，喉の違和感を伴う。

3B　金縛り：ナルコレプシー
入眠時幻覚，睡眠麻痺（金縛り），情動脱力発作を伴う。通常，入眠1時間以上経過して出現するレム睡眠期が，入眠直後に出現する。

3C　下肢の不随意な運動：周期性四肢運動異常症
睡眠中に足をぎゅーっと不随意に動かす運動が数～10 数秒ごとに出現する。

睡眠ポリグラフィを行うと下肢筋肉に不随意な収縮が確認され，睡眠時周期性四肢運動〈Periodic limb Movements during Sleep：PLMS〉という。下肢静止不能症候群〈RLS〉の80～90％に PLMS を伴うが，検査上 PLMS がみられることが RLS の診断基準ではない。PLMS があって，睡眠が分断され熟眠できず，昼間に疲れ，眠気などを生じ，RLS を伴わないものを周期性四肢運動異常症〈Periodic limb Movement Disorder：PLMD〉と診断する。

3D　希死念慮：うつ病
希死念慮，厭世感，不安，抑うつ気分，疲労感を伴う。

3E　不安・恐怖：精神神経性不眠
日中から夜間眠れるかの心配，眠れないことへの不安・恐怖を感じている。

3F　脚のイライラ：下肢静止不能症候群
下肢静止不能症候群〈Restless Legs Syndrome：RLS（むずむず脚症候群）〉には，①脚を動かしたくなる衝動があり，②じっとしていると症状が強くなり，③下肢を動かすと症状が軽減し（楽になり），④夜間に症状が悪くなる，という特徴がある。RLS を合併するものに，多発神経炎，鉄欠乏症，腎不全，妊娠，Parkinson 病，多発性硬化症，肺疾患，抗うつ薬服用，カルシウム拮抗薬服用，などがある。

4　記憶の有無
睡眠関連症状のなかで，睡眠中の行動異常を訴える場合は，その行動異常について記憶しているかどうかで鑑別していく。

4A　有：レム睡眠行動異常症（障害）
行動の途中から記憶があり（目が覚める），寝付いて 60～90 分後（レム睡眠期が出現する頃）に生じやすい。目が覚めたときに，夢の内容を覚えていることが多く，その内容は攻撃的で「襲われる」「喧嘩する」というものである。終夜睡眠ポリグラフ（ポリソムノグラフィ）検査では，レム睡眠中に持続的筋放電を認める。

4B　無：側頭葉てんかん（精神運動発作，複雑部分発作），夢中遊行症
本人は自分の行動を覚えていない。眠気のあるとき，寝付いた直後に生じやすい。脳波異常を伴う。一方，脳波異常を伴わない場合は夢中遊行症で，ノンレム睡眠期にみられる。

5 睡眠障害における鑑別診断の対象疾患

1A　日中の眠気〈EDS〉を訴える場合
睡眠時無呼吸症候群，ナルコレプシー，睡眠相後退症候群，慢性睡眠不足症候群，躁状態に伴う睡眠時間の短縮，睡眠覚醒リズム障害，周期性四肢運動異常症
1B　不眠（入眠困難，中途覚醒，早朝覚醒）を訴える場合
うつ病，精神神経性不眠，睡眠相後退症候群，睡眠覚醒リズム障害，下肢静止不能症候群
1C　睡眠中の行動異常を訴える場合
レム睡眠行動異常症，側頭葉てんかん（精神運動発作，複雑部分発作），夢中遊行症

> **Case 1**
>
> 56歳の男性。日中の眠気と夜間に熟眠感が得られないことを主訴に来院した。1年近く同様の症状を自覚していたが，最近日中の眠気がさらに強まり，仕事中に突然居眠りするようになったという。既往歴に特記すべきことはない。身長 160 cm，体重 96 kg。神経学的所見に異常はない。尿所見：蛋白（－），糖（－）。血液生化学所見：総コレステロール 180 mg/dL，トリグリセリド 380 mg/dL。心電図に異常はない。
> この時点で行うべき検査はどれか。
> a 脳 SPECT　　　b 安静時脳波　　　c 頭部単純 MRI
> d 動脈血ガス分析　e 終夜睡眠ポリグラフィ

アプローチ

- 日中の眠気，熟眠感がない

診断のポイント

記載がないが睡眠時間が十分取れているとすると，日中の眠気，熟眠感がないことから，睡眠の質の低下の可能性を考える。

身長 160 cm で体重 96 kg の肥満と中性脂肪高値より，睡眠時無呼吸症候群を除外する必要がある。眠気は，意識を低下させる病態と同様に考え，意識の問題でないと判断されれば，次に，睡眠の問題の有無，さらに日中の眠気をきたす病態の有無へと鑑別診断を進めてゆく。

現時点での対応

眠気をきたしうる薬剤（抗アレルギー薬，抗不安薬，睡眠薬など）の服用や甲状腺機能低下を示唆する身体所見はなく，脳幹（上行性脳幹網様体賦活系）—視床・視床下部—視床-皮質投射系—大脳皮質の経路の病変を疑わせる神経所見もない。

したがって，まず，睡眠の質の低下を招いている原因として最も疑われる睡眠時無呼吸症候群の検索を行う（F**3A**）。簡易型睡眠呼吸モニターあるいは「終夜睡眠ポリグラフィ（e）」がまず行われる検査となる。

通常，睡眠日誌などを用いて睡眠習慣を確認し，睡眠時間を含めた睡眠習慣に問題がないと考えられれば，簡易型睡眠呼吸モニター装置（この機器で睡眠の確認はできない）による口鼻腔の換気と経皮的酸素飽和度とのモニターにより，夜間の無呼吸の有無をスクリーニングした後に終夜睡眠ポリグラフィを行う。この設問の選択肢の中から選ぶとすれば，終夜睡眠ポリグラフィとなる。

臨床推論

医療面接のレベルで，眠気をきたしうる薬剤（抗アレルギー薬，抗不安薬，睡眠薬など）の服用を確認する。身体診察で，甲状腺腫などの有無を確認する。神経学的所見により意識に関わる病変の有無を除外する。眠気の解剖学的な責任病巣を考えるときは，意識の解剖生理を考える。意識は，脳幹（上行性脳幹網様体賦活系）—視床・視床下部—視床-皮質投射系—大脳皮質の経路が関わっている。脳幹と視床は単独病変で意識障害が生じる。視床-皮質投射系（出血

量の多い脳内出血など）と大脳皮質病変は広範な障害（脳炎，くも膜下出血）でなければ明らかな意識障害が生じにくい。神経学的に，脳幹，視床を含めた病変を示唆する所見があるかを確認する。

正解：e

Case Ⅱ

68歳の男性。就寝中の行動を心配した妻に伴われて来院した。週に数回，就寝後1時間半ほどすると大声をあげ，むっくと起き上がって何かと戦っているような行動をするようになった。妻が制止すると我に返り「夢を見ていた」と言い，再び就寝し翌朝には夢の中でのことだったと記憶している。日中の行動異常は全くない。身体的には体が固く，動作が遅くなったといい，物忘れを自覚している。身長 168 cm，体重 60 kg。四肢に筋固縮を認める。Mini-Mental State Examination〈MMSE〉では21点（満点30）。血液所見および血液生化学所見に異常を認めない。

この時点で行うべき検査はどれか。**2つ選べ。**
a 脳波　　　　b 頭部CT　　　　c 神経伝導速度
d 脳脊髄液検査　　e Rorschachテスト

アプローチ

・睡眠中の行動異常

診断のポイント

就寝90分前後に大声をあげて戦うような行動をし，途中から覚醒し（我に返り）夢を見ていたことを自覚する。レム睡眠行動異常症（障害）〈RBD〉に典型的な症状である（F4A）が，側頭葉てんかんによる精神運動発作（複雑部分発作）の可能性もある（F4B）。

RBDを呈する疾患には，Parkinson病，Lewy小体型認知症など，さまざまな神経疾患があり，物忘れ（MMSE 21/30），筋固縮，動作緩慢，などはLewy小体型認知症を疑わせる。

現時点での対応

てんかんの除外のための「脳波（a）」と器質的病変の有無を確認するための「頭部CT（b）」を行う。次に，ポリソムノグラフィで確定診断を行う。

臨床推論

成人では，睡眠中に行動異常を生ずる病態はてんかんあるいはレム睡眠行動異常症（障害）〈RBD〉がほとんどである。

てんかんの除外は脳波であるが，頭皮上からの通常の脳波では，側頭葉内側部の異常を捉えられないことがある。その際は，蝶形骨誘導や硬膜外電極の植え込みなどにより，確認しなければならないことがある。RBDは睡眠ポリグラフィでレム睡眠時に行動異常が発現するか，オトガイ筋電図や四肢の表面筋電図の持続的筋放電が確認できれば診断できる。RBDでは，攻撃性のある夢が多く，それが行動化すると本人や周囲の人に危険が生ずることがあり，検査では

注意が必要である。

正解：a，b

> **Case Ⅲ**
>
> 50歳の女性。不眠を主訴に来院した。寝床に入って何時間経っても眠れないのがつらいと訴える。睡眠が十分に取れないと，日中，からだがだるく眠気はあるが昼寝はできない。徐々に，体が衰弱することを心配している。日頃から，睡眠に関する健康関連のテレビ番組や雑誌から情報を得ようと努力しているという。
> この時点で行うべきことはどれか。
> a　脳波検査　　　　　　　　　b　睡眠ポリグラフィ
> c　睡眠潜時反復テスト　　　　d　睡眠に関する専門書の紹介
> e　解釈モデルと関連する不安の傾聴

アプローチ

・不眠，寝つけない，睡眠に関する情報を得ようと努力している

診断のポイント

不眠の訴えに対しては，睡眠に関する習慣の他に，睡眠に対してどのように考えているのかの解釈モデルの確認が重要である。日中より，その日の睡眠を案じ睡眠と体調管理との関連を過度に心配していることが多い（F**3E**）。身体診察で，甲状腺機能低下症などの除外を行うことは大切であるが，眠れないことのつらさを聞き出し共感してゆくことが診断のポイントである。

現時点での対応

「解釈モデルとそれに関連する不安を傾聴すること（e）」が大切である。「脳波検査（a）」，「睡眠ポリグラフィ（b）」，「睡眠潜時反復テスト（c）」は無意味ではないが，最初に行うべきものではない。「睡眠に関する専門書の紹介（d）」は，本人をさらに混乱させる結果となり適切ではない。

臨床推論

精神科の専門でなくとも，眠れないことへの過度の不安を聞き出すことができれば，睡眠時無呼吸症候群，睡眠覚醒リズム障害，あるいは甲状腺機能低下症など身体疾患に伴う不眠とは一線を画する病態であることに気づくはずである。

正解：e

Chapter 9　神経，運動器

1 構音障害 …………………………… 398
2 頭　痛 ……………………………… 404
3 運動麻痺，筋力低下 ……………… 410
4 運動失調 …………………………… 416
5 不随意運動 ………………………… 422
6 歩行障害 …………………………… 429
7 感覚障害 …………………………… 435
8 腰背部痛 …………………………… 442
9 筋肉痛 ……………………………… 450
10 関節痛，関節腫脹，関節変形 …… 455

9-1 構音障害

堀 有行

構音障害とは，発音が正しくできないことをいう。ここでは，発声の障害である嗄声を含める。

診断のフローチャート

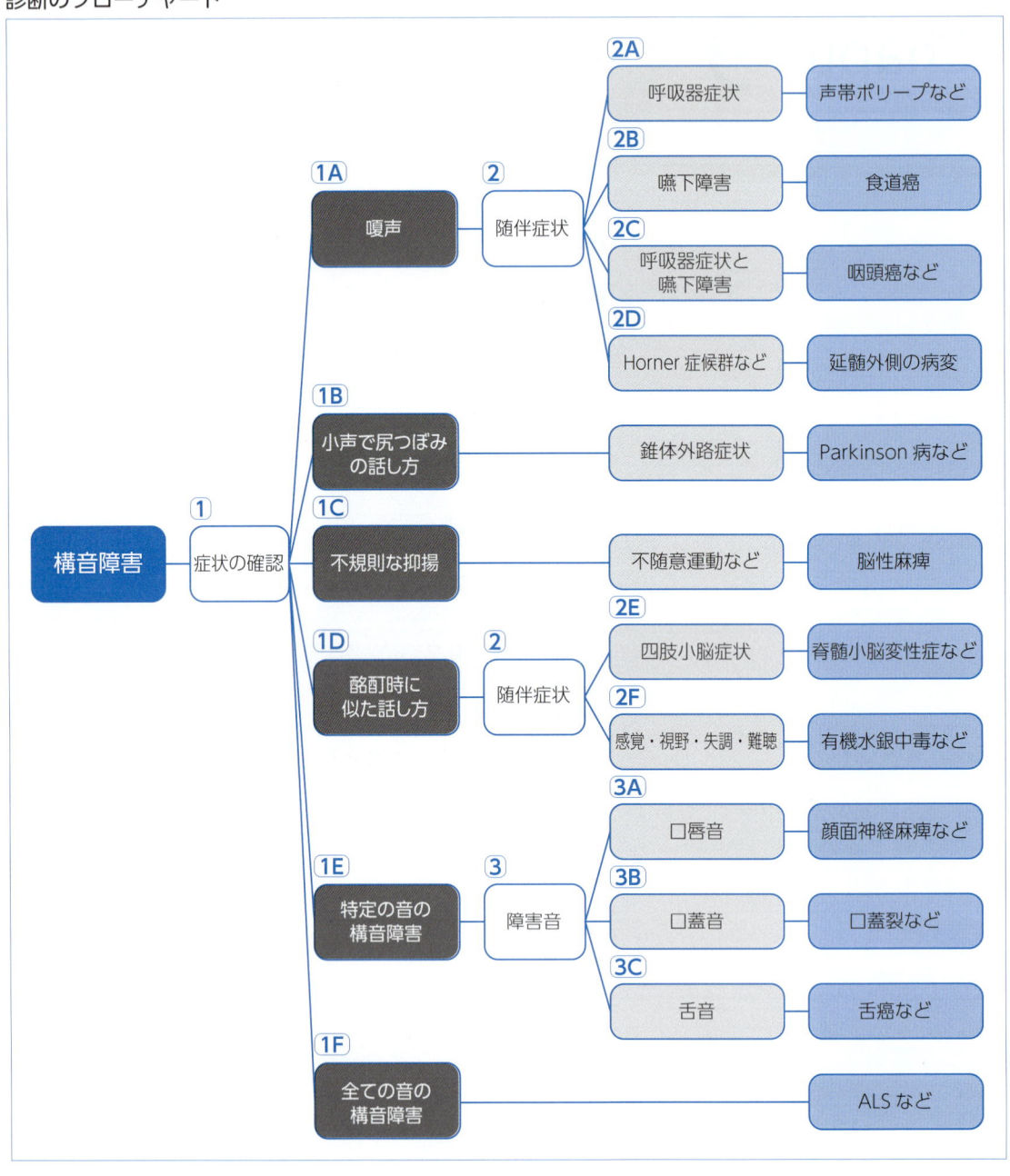

① 症状の確認

- **1A 嗄声** → **② 随伴症状**
  - 2A 呼吸器症状 → 声帯ポリープなど
  - 2B 嚥下障害 → 食道癌
  - 2C 呼吸器症状と嚥下障害 → 咽頭癌など
  - 2D Horner症候群など → 延髄外側の病変

- **1B 小声で尻つぼみの話し方** → 錐体外路症状 → Parkinson病など

- **1C 不規則な抑揚** → 不随意運動など → 脳性麻痺

- **1D 酩酊時に似た話し方** → **② 随伴症状**
  - 2E 四肢小脳症状 → 脊髄小脳変性症など
  - 2F 感覚・視野・失調・難聴 → 有機水銀中毒など

- **1E 特定の音の構音障害** → **③ 障害音**
  - 3A 口唇音 → 顔面神経麻痺など
  - 3B 口蓋音 → 口蓋裂など
  - 3C 舌音 → 舌癌など

- **1F 全ての音の構音障害** → ALSなど

1 症状の確認

まず，うまく喋れない，呂律が回らないなどの症状を確認する。

嗄声とは，かすれた発生声であり，主に声帯を含む喉頭の病態で生ずる。一方，構音障害は，声量や抑揚など口唇，口蓋，舌あるいは喉頭などの音声を発生する器官をコントロールする神経筋機能の病態で生ずることが多い。

1A 嗄　声：声帯あるいは声帯に間接的に影響を与える喉頭の病変，あるいは声帯を主に司る反回神経の病態で生ずる。**2**へ進む。

1B 小声で尻つぼみの話し方：錐体外路症状（動作緩慢，筋固縮，振戦，姿勢保持反射障害）を伴う。手足の麻痺を伴う。Parkinson病とその類縁疾患を考える。

1C 不規則な抑揚

抑揚が不規則で，息継ぎと発声とのバランスがうまく取れず，聞きづらい。不随意運動（ジスキネジア，舞踏病）・姿勢異常症（ジストニア）を伴う。脳性麻痺を考える。

1D 酩酊時に似た話し方：爆発性〈explosive〉または断綴性言語〈scanning speech〉は，小脳症状としてみられる。**2**へ進む。

1E 特定の音の構音障害：口唇，口蓋あるいは舌そのもの，あるいはそれをコントロールする神経筋機能の病態で生ずることが多い。**3**へ進む。

1F 全ての音の構音障害：筋萎縮性側索硬化症〈ALS〉などの球麻痺では，口唇音，口蓋音と舌音の全てが障害される。球麻痺は，舌咽・迷走神経（疑核）と舌下神経核の支配筋が麻痺した状態であり，呼吸障害，嚥下障害を伴う。

2 随伴症状：随伴する症状や障害されている音により，病態や病変の絞り込みが可能である。

2A 呼吸器症状（咳，喘鳴など）

喉頭病変である。さらに，慢性であれば声帯ポリープ，喉頭癌を，急性であれば急性喉頭炎，急性喉頭蓋炎を，それぞれ考える。

2B 嚥下障害：食道を含む縦隔病変である。食道癌を考える。

2C 呼吸器症状と嚥下障害

気道，咽頭・食道を含む縦隔病変である。食道癌，咽頭癌，喉頭癌を考える。

2D Horner症候群，手足の感覚障害，麻痺，小脳失調

延髄外側の病変（延髄外側症候群（Wallenberg症候群））を考える。

2E　四肢小脳症状

ほかの神経症状（認知症，錐体外路症状，錐体路症状，神経因性膀胱，起立性低血圧ほか）である。**脊髄小脳変性症，多系統萎縮症**を考える。

2F　感覚・視野・失調・難聴

四肢末梢・口周囲の感覚異常，求心性視野狭窄，小脳失調症，聴力障害である。**有機水銀慢性中毒（水俣病）**（熊本県水俣湾，新潟県阿賀野川で発生）と **Hunter-Russell 症候群**を考える。

3 障害音

口唇，舌，口蓋，喉頭そのもの，あるいはそれをコントロールする神経筋機能の病態で生ずることが多い。

3A　口唇音（パピプペポ，バビブベボが言いにくい）

顔面神経・表情筋の障害である。**末梢型（性）顔面神経麻痺，中枢型（性）顔面神経麻痺，半側顔面けいれん**を考える。

3B　口蓋音（ガギグゲゴが言いにくい）

原因として，①**口蓋の形態異常**，②**口蓋の機能障害**，が考えられる。①の場合は**口蓋裂**を，②の場合は舌咽・迷走神経麻痺（（運動を司る）疑核の障害）で延髄外側の病変（**延髄外側症候群（Wallenberg 症候群）**）を，それぞれ考える。

3C　舌音（サシスセソ，タチツテト，ラリルレロが言いにくい）

原因として，①**舌自体の異常**，②**舌の機能障害**，が考えられる。①の場合は**舌癌，舌のアフタ，舌炎**を，②の場合は舌下神経麻痺で**延髄内側の病変**を，それぞれ考える。

4 構音障害における鑑別診断の対象疾患

1A　嗄声がみられる場合
声帯ポリープ，喉頭癌，急性喉頭炎，急性喉頭蓋炎，食道癌，咽頭癌，Horner 症候群，延髄外側症候群（Wallenberg 症候群）
1B　小声で尻つぼみの話し方の場合
Parkinson 病とその類縁疾患
1C　不規則な抑揚を伴う発声の場合
不随意運動（ジスキネジア，舞踏病），姿勢異常症（ジストニア），脳性麻痺
1D　酩酊時に似た話し方の場合
脊髄小脳変性症，多系統萎縮症
1E　特定の音の構音障害の場合
顔面神経麻痺，半側顔面けいれん，口蓋裂，延髄外側症候群（Wallenberg 症候群），舌下神経麻痺
1F　全ての音の構音障害の場合
球麻痺（筋萎縮性側索硬化症〈ALS〉など）

Case 1

76歳の男性。発熱と呼吸困難とを主訴に来院した。

現病歴：2か月前から声がかれ，嚥下障害を自覚していたが放置していた。5日前から水分摂取時にむせるようになった。昨日から熱感と呼吸困難とを自覚している。6か月間に8 kgの体重減少を認めた。

既往歴・家族歴：特記すべきことはない。

現　症：意識は清明。身長 170 cm，体重 52 kg。体温 38.9℃。脈拍 104/分，整。血圧 150/88 mmHg。左右肺野に coarse crackles を聴取する。腹部は平坦，軟で，肝・脾を触知しない。下肢に浮腫を認めない。

検査所見：尿所見：蛋白（－），糖（－）。血液所見：赤血球 325万，Hb 10.1 g/dL，Ht 30%，白血球 9,800，血小板 37万。血液生化学所見：血糖 88 mg/dL，総蛋白 5.6 g/dL，アルブミン 2.6 g/dL，クレアチニン 0.9 mg/dL，総ビリルビン 1.0 mg/dL，AST 30 IU/L，ALT 22 IU/L，ALP 198 IU/L（基準 115～359），アミラーゼ 138 IU/L（基準 37～160）。

この時点で行うべきでない検査はどれか。

a　上部消化管バリウム　　b　上部消化管内視鏡　　c　胸部エックス線
d　頸部超音波　　　　　　e　気管支鏡

アプローチ

・発熱，呼吸困難，嗄声

診断のポイント

呼吸器症状と嚥下障害を伴う嗄声（F2C）であり，解剖学的に1か所の病変ですべてを説明できるのは，気道，咽頭・食道を含む縦隔病変である。体重減少があり，悪性疾患を念頭に置きながら，病変を生じている病態・疾患を絞り込む必要がある。

現時点での対応

咽頭から肺にかけての検索が必要であり，喉頭鏡，「頸部超音波（d）」，「胸部エックス線（c）」で，医療機関として可能であれば，侵襲性の低い造影を含めたCTにより咽頭から肺にかけての病変を確認することが第1選択であろう。病変は気道のみでなく，侵襲性の高い「気管支鏡検査（e）」は最初に行うべきでない。

臨床推論

嗄声は随伴する症状から障害部位を解剖学的に推定できる。呼吸器症状と嚥下障害を伴う嗄声であれば，喉頭から気管および咽頭から食道で，なおかつ反回神経の経路と一致する解剖学的部位を考える。気道，咽頭・食道を含む縦隔病変が考えられ，それらを巻き込む病変を考えると，浸潤性の悪性疾患あるいは慢性炎症性の疾患などを想定しなければならない。

正解：e

Case II

62歳の男性。2年ほど前から歩行時のふらつき、ろれつの回り難さおよび排尿困難がみられ、徐々に増悪するため来院した。半年前から食事をとるのが遅くなり3 kg体重が減った。また、1か月前から寝つきが悪い。診察室に入るとき、酩酊しているようにふらついていた。飲酒は日本酒1日1合を40年間。意識は清明。身長158 cm、体重67 kg。体温36.0℃。呼吸数16/分。脈拍84/分、整。血圧130/72 mmHg。胸部にラ音を聴取しない。腹部は平坦で、肝・脾を触知しない。下肢に浮腫を認めない。

神経内科への紹介を予定したが、現時点で最も適切な対応はどれか。
a　禁酒の指導
b　食事増量の指導
c　自宅での安静臥床の指導
d　1日1万歩の歩行の指導
e　ベンゾジアゼピン系睡眠薬の処方

アプローチ

・ふらつき、ろれつの回り難さ、排尿困難

診断のポイント

2年の経過で、構音障害、歩行障害、排尿障害があり、酩酊しているようにふらつきを示していることから、**小脳性運動失調**を主体とする**神経変性疾患**を疑わせる（F2E）。認知症、錐体外路症状、錐体路症状の有無などを確認、遺伝素因の確認、MRIなどの画像診断が必要であるが、**プライマリケア**として神経内科への紹介が想定される。

現時点での対応

脊髄小脳変性症、多系統萎縮症などの神経変性疾患を疑ったら、その疾患によるリスク回避を行うことが必要である。誤嚥、転倒、廃用性筋力低下、ベンゾジアゼピン系薬剤やアルコールによる失調症状の増悪を回避すべきである。

選択肢は、いずれも禁忌ではないが、確定診断前に積極的に指導すべきことでもない。飲酒により、小脳失調による起立歩行の不安定さをさらに増強させ、**転倒する危険性**を説明し、専門医の診察・指導を受けるまで「**禁酒を指導すること（a）**」が最も適切である。

臨床推論

長期の大量の飲酒で、小脳萎縮を生ずるが、「日本酒1日1合40年間」はそれに該当するとは言いがたい。中年発症の緩徐進行性の小脳失調を思わせる歩行障害、構音障害、排尿障害から、脊髄小脳変性症、多系統萎縮症などの神経変性疾患を疑う。**脳幹小脳部の腫瘍を除外**する必要があるが、その診断過程はプライマリケアの範囲を超えているであろう。

正解：a

Case Ⅲ

76歳の女性。一過性の右片麻痺と構音障害を主訴に来院した。15年前から高血圧症で通院中である。2年前の心電図検査では異常がなかった。数日前から動悸を自覚していたが、症状が軽かったため様子をみていた。今朝、朝食中に右上下肢の脱力感と構音障害とが出現した。症状は30分程度で消失したが、心配した家族に付き添われて受診した。来院時、意識は清明。脈拍92/分、不整。血圧124/74 mmHg。眼瞼結膜に貧血を認めない。頸部血管雑音を認めない。過剰心音と心雑音とを認めない。呼吸音に異常を認めない。神経学的診察で異常を認めない。頭部CTでは明らかな異常を認めない。

この時点で行うべきことはどれか。
a 心電図　　　b 経過観察　　　c 頭部MRI
d 嚥下造影検査　　e 心臓カテーテル

アプローチ

・一過性の右片麻痺と構音障害、脈不整

診断のポイント

一過性の神経脱落症状（右上下肢の脱力感と構音障害）を生じており、**一過性の虚血性の血管障害**を考慮しなければならない。頸部血管雑音があれば、頸動脈の粥状硬化症を基盤におく一過性脳虚血発作〈TIA〉、心房細動などがあれば心原性のTIAを疑い、いずれにしても、直ちに治療を開始すべき**切迫脳卒中〈impending stroke〉**である。

現時点での対応

本人家族の訴える「構音障害」が純粋な構音障害なのか、失語症を含んでいたのかはわからないので、**両者があったと考えることが重大な見落としを防ぐ**ことができる。失語症があったとすれば、その責任病変は大脳皮質以外にない。したがって、「心電図（**a**）」を直ちに施行して、TIAが塞栓によるものなのかどうかを鑑別すべきである。

臨床推論

診察時点では、神経症状がないことから、本人家族の訴える「構音障害」が純粋な構音障害なのか、失語症を含んでいたのかはわからない。そのため、左中大脳動脈領域の虚血を念頭に置くべきである。心原性の塞栓症により中大脳動脈の基幹部や内頸動脈レベルで閉塞すれば、予後不良な脳梗塞に進展する危険がある。これは、中大脳動脈や内頸動脈が粥状動脈などにより徐々に狭窄・閉塞する過程では、側副血行路が発達し脳梗塞の範囲が最小限で済むことがあるのと対称的に、塞栓症では側副血行路発達の準備ができないからである。

正解：a

9-2 頭痛

大賀 優

　頭痛とは脳頭蓋部に感じる痛みをいい，国際頭痛分類第 2 版（ICHD-Ⅱ）に従って，個々の分類の中で個別にその性状が定義される．

　そもそも，痛みを感じるには感覚受容器が必要であるが，脳・頭蓋骨には感覚受容器がないため，痛みを感じない．そのため，頭蓋外の皮膚・筋肉・血管，静脈洞や硬膜に分布する動脈，脳底部の動脈，骨膜などに存在する感覚受容器（感覚受容部位）が痛みを感じ，頭痛となる．

　代表的な頭痛のメカニズムは，これら痛覚感受部位の炎症（髄膜炎），圧迫・牽引（脳腫瘍や脳膿瘍のような占拠性病変），脳動脈の伸展・拡張・炎症（くも膜下出血や片頭痛など），頭頸筋の持続的収縮（緊張型頭痛），脳神経や上部頸髄由来の脊髄神経の圧迫（三叉神経痛や舌咽神経痛），である．しかし，そのほか種々の要素があり，解明されていない部分も少なくない．

1　問診・一般理学的検査・神経学的検査・眼底検査

　頭痛には多くの成因があるため，単純な線形アルゴリズムを作成することは不可能である．しかし，必要項目を順序立てて漏れなく検討することにより，確定診断に至ることは可能である．

　その第一歩は問診である．問診の内容は①患者背景：年齢，性別，家族歴，既往歴，治療歴など，②時間的プロフィール：発症時期，頻度，持続時間，発症様式，好発時間帯など，③頭痛の特徴：場所，性状，強さ，支障度，随伴症状など，④修飾因子：誘因，増悪因子，軽快因子など，である．

　次いで，診察を行う．血圧などのバイタルサイン，一般身体所見・神経学的所見をとる．項部硬直の有無，眼底検査を忘れてはならない．

1A　一次性頭痛および頭部神経痛・中枢性顔面痛

　二次性頭痛が疑われる場合だけでなく二次性頭痛を除外しておきたい場合にも血液生化学・尿検査や頭部 CT/MRI などの神経画像検査を行う．例えば，三叉神経痛の背後に腫瘍が潜んでいることも稀ではない．

1B　二次性頭痛

　ここまでくるとある程度確定診断の候補が絞られてくるので，逆にそれらを鑑別するために必要な検査を選択し，確定診断候補との整合性を見極めていくことになる．例えば，60 歳以降の側頭動脈の怒張を伴う側頭部痛では側頭動脈炎を疑い赤沈〈ESR〉や CRP の測定を行う．

　確定診断にあたっては迅速性を必要とされる緊急疾患があることを忘れてはならない．くも膜下出血や髄膜炎・脳炎の診断においては診断の遅れが治療の遅れを生み，生命予後を左右することになる．これらの疾患を強く疑った場合には頭部 CT 上明らかな所見がない場合でも腰椎穿刺を追加すべきである．ただし，著明な頭蓋内圧亢進症状が存在する場合には腰椎穿刺は禁忌であり，頭部 MRI などの次善の検査に委ねる．頭部 CT/MRI 所見に異常があった場合，必要に応じて造影 CT/MRI（腫瘍，膿瘍など）や脳血管撮影（くも膜下出血，脳動静脈奇形の

診断のフローチャート

```
頭痛 ─① 問診*1
        一般理学的検査      異常の
        神経学的検査        有無
        眼底検査
                    ┌─1A 無─慢性頭痛─┬─発作型誘発性─┬─電撃痛─┬─咀嚼,嚥下時─舌咽神経痛 ┐2C 頭部神経痛
                    │                │              │        └─顔面痛──────三叉神経痛 ┘  中枢性顔面痛
                    │                │              └─拍動性─┬─前兆────────片頭痛 ┐2A 一次性頭痛
                    │                │                        └─流涙・鼻汁──群発頭痛 ┘
                    │                └─持続性圧迫性─────────────────緊張型頭痛
                    │
                    └─1B 有─二次性頭痛─┬─血圧検査──異常高値─高血圧性脳症 ┐
                                        ├─血液検査──────────代謝性・中毒性頭痛 │
                                        │            ESR↑,CRP↑─側頭動脈炎 │
                                        ├─眼科──────眼圧上昇──急性緑内障 │2B 二次性頭痛
                                        ├─髄液検査──細胞数増加─髄膜炎 │
                                        ├─頭部CT*2───特徴的所見─脳炎など*3 │
                                        ├─整形外科──手のしびれ─頸椎病変 │
                                        ├─耳鼻科────鼻閉感────副鼻腔炎 │
                                        └─精神神経科─抗うつ薬服用─心因性頭痛 ┘
```

*1 問診の Key phrase：「いつもと違う」「だんだん強くなる」「突然きた（何時何分に生じた）」「頭をぶつけた」「熱がでた」「朝，頭痛で目が覚める」「成績低下」「けいれんが生じた」「脳疾患の既往あり」「生活習慣病あり」
*2 頭部 CT のほか，必要に応じて頭部造影 CT，MRI，脳血管撮影などを行う。
*3 脳炎のほか，脳膿瘍，静脈洞血栓症，慢性硬膜下血腫，くも膜下出血，脳出血・脳梗塞，頭部外傷，脳腫瘍

存在が疑われる脳出血など）を追加する。
　二次性頭痛の原因は多岐に渡り，眼科・耳鼻科・精神科・整形外科的疾患が疑われる場合には，それら専門医との連携が必要である。

2 頭痛における鑑別診断の対象疾患*

2A　一次性頭痛（機能性頭痛）
片頭痛，緊張型頭痛，群発頭痛（自律神経性頭痛）
2B　二次性頭痛（症候性頭痛）
［頭頸部外傷］外傷性頭蓋内血腫（急性硬膜外血腫，急性硬膜下血腫，慢性硬膜下血腫，脳内出血，脳挫傷）など
［頭頸部血管障害］脳梗塞，脳出血，くも膜下出血，側頭動脈炎，解離性脳動脈瘤，脳静脈血栓症など
［非血管性頭蓋内疾患］脳腫瘍，低髄液圧症候群など
［薬剤乱用頭痛］
［感染症］髄膜炎，脳炎，全身性感染症による頭痛（感冒）など
［ホメオスターシスの障害］代謝性頭痛，高血圧性脳症，中毒性頭痛など
［顔面・頭蓋の構成組織の障害］頸椎症，急性緑内障，副鼻腔炎など
［精神疾患］心因性頭痛
2C　頭部神経痛・中枢性顔面痛
三叉神経痛，舌咽神経痛，後頭神経痛など

*頭痛の分類法で現在最も広く使用されている分類法は，国際頭痛学会が2004年に発表した国際頭痛分類第2版（ICHD-Ⅱ）である。この分類では，第1部：一次性頭痛（機能性頭痛），第2部：二次性頭痛（症候性頭痛），第3部：神経痛・顔面痛から構成される頭痛，の3つに大別され，その中に14の下位項目が存在する。頭痛の確定診断においては，この3大分類と14項目のいずれにあたるかを効率よく正確に鑑別していく。上の表は，このICHD-Ⅱに準じて作成。

Case 1

68歳の女性。60歳代になり高血圧を指摘されて近医より降圧薬を処方されていた。ある朝，家人と話をしていると突然電撃のような頭痛が生じ，嘔吐を繰り返した。そのまま傾眠傾向となったため救急車で最寄りの救急医療機関に搬送された。到着時の意識レベルは GCS 13 点。呼吸数 16/分，整。脈拍 84/分，整。血圧 198/114 mmHg。明らかな運動麻痺はないが，左側の眼瞼下垂が生じている。

現時点で行うべきでないのはどれか。
a　降圧を図る。
b　頭部 CT を撮る。
c　腰椎穿刺を行う。
d　糖尿病の既往がないか確認する。
e　瞳孔のサイズ・対光反射・眼球運動を診る。

アプローチ

・突然生じた電撃のような頭痛と嘔吐
・異常な高血圧
・左側の眼瞼下垂

診断のポイント

問診の Key phrase（F1）に掲げた「突然きた（何時何分に生じた）」頭痛である。いわゆる雷鳴頭痛においては緊急かつ専門的対応が必要な二次性頭痛を絶対に見逃してはならない。主たる原因として，くも膜下出血，頸動脈や椎骨動脈の解離，脳出血，脳梗塞，静脈洞血栓症，下垂体卒中などがあるが，上述のアプローチを考慮すれば自ずと，くも膜下出血（脳動脈瘤破裂）が筆頭にあがってくる（F2B）。

現時点での対応

急性発症の中枢神経疾患において，まずなされるべきことはバイタルサインの確認およびそれらの安定化である。本症例の場合，各種モニター装着後に速やかに「降圧を図る（a）」ことが第一の対応となる。

臨床推論

「突然の・電撃のような強い頭痛」から，くも膜下出血が最も強く疑われ，左の眼瞼下垂から左動眼神経麻痺→左側内頸動脈-後交通動脈（あるいは脳底-左側上小脳動脈）分岐部動脈瘤の破裂まで推測できる。

左動眼神経麻痺の確認のための e，末梢性神経障害鑑別のための d，くも膜下出血確認のための b，再破裂予防のための a いずれも必須である。しかし，「腰椎穿刺（c）」に関しては，まず「頭部 CT（b）」の結果を確認してから行うべきかどうかを検討すべきである。

正解：c

> **Case Ⅱ**
>
> 73歳の男性。陳旧性脳梗塞の既往があり，近医より投薬を受けていた。2週ほど前から頭痛が生じている。また同時に足がもつれるようになったため来院した。
> 最初に問診・診察を行うにあたって**必須とはいえない**項目はどれか。
> a　喫煙習慣の有無
> b　Barré徴候の有無
> c　抗血小板薬の内服歴
> d　数か月以内の頭部打撲の既往
> e　頭痛は徐々に増強しているのか

アプローチ

- 服薬歴：抗血小板薬の内服
- 現病歴：徐々に発症し継続する頭痛
- 足のもつれ

診断のポイント

「抗血小板薬の内服」と「徐々に発症し継続する頭痛・足のもつれ」の関連性に気付くことが重要である。この2つを結びつけるものとして，頭部打撲のエピソードに思い至るのが診断のポイントである。

まず行うべきこと

何らかの救急処置を要する状態ではないので，まず問診・診察を丁寧に行う。問診では，可能性のある疾患を念頭に置き，的を絞ることが必要である。
悪性新生物の既往（転移性脳腫瘍（もちろん原発性脳腫瘍も鑑別の対象となる）），副鼻腔炎など感染症の先行（脳膿瘍）などを聞くことで鑑別を行っていく。脳梗塞の再発やParkinson病の症状発見という可能性もありうる。

臨床推論

中高年の男性，頭痛，歩行障害，抗血小板薬の服用，の4点から，まず慢性硬膜下血腫を疑う（F 2B）。この疑いを確定診断に変えていくためには，「頭痛は徐々に増強しているのか（e）」，「軽度の片麻痺が歩行障害の原因ではないのか（b）」，「頭部打撲のエピソードはないのか（d）」，をまず問診することが必要である。「抗血小板薬の内服歴（c）」に関しては，手術に際しての止血時のリスク因子として把握しておく必要がある。「喫煙（a）」に関しては聞いてもよいが，慢性硬膜下血腫との明らかな因果関係はない項目であり，飲酒の習慣について聞くべきである。

正解：a

Case III

42歳の女性。元来生理時の頭痛が強かったが，高校卒業頃より生理時以外にも嘔吐を伴う頭痛が出現するようになった。最初は生理痛に対する市販薬でコントロールできていたが，30歳代になりその頻度や強度が増してきたため近医を受診し，トリプタン系薬剤を中心とした複数の鎮痛薬を内服していた。しかし，それでも頭痛がコントロールできなくなったため来院した。
現時点での問診・検査として**必須とはいえない**項目はどれか。
a 家族歴
b 頭部 CT
c 頭痛の性状
d 内服している鎮痛薬の種類・量・頻度・期間
e 眼底検査

アプローチ

- 生理時以外にも出現してきた嘔吐を伴う頭痛
- トリプタン系薬剤
- 鎮痛薬の増量・増加にもかかわらずコントロールできない頭痛

診断のポイント

診断のフローチャートでは慢性頭痛の流れとなるが，一次性頭痛はあくまで背景であり，そこから派生した病態としての二次性頭痛が本体であり，治療対象であることを見抜かなければならない。

現時点での対応

問診を丁寧に行うことが，まず第一の対応である。片頭痛の初期診断が果たして正しいのかどうかを確認（「家族歴（a）」，「頭痛の性状（c）」，「眼底検査（e）」など）した後，薬剤乱用頭痛が最も疑わしい病態であることを念頭に置き（F2B），問診（頭痛の頻度，「内服している鎮痛薬の種類・量・頻度・期間（d）」，「頭痛の性状（c）」）を行う。ICDH-IIの診断基準を参照のこと。

臨床推論

片頭痛が10歳代より生じ，30歳代で増強する過程で服薬コントロールが良好になされずに薬剤乱用頭痛となっていることが強く疑われる。片頭痛および薬剤乱用頭痛の診断はあくまで問診・診察でなされるものであることから，「頭部CT（b）」は，あくまで他の二次性頭痛が疑われる際の補助検査としての位置づけであることを理解する。

正解：b

9-3 運動麻痺，筋力低下

庄司 進一

運動麻痺，筋力低下とは，筋の収縮力の低下ないし，その持久力の低下をいう。

1 問 診

①現病歴で経過を聴き，②家族歴で同病を聴く。①では，症状の筋力低下や運動麻痺の経過が一過性なのか，発作性なのか，進行性なのか，によって疾患が絞られる。

1A 一過性経過
一過性なら感染や免疫や中毒や血管障害などの原因が考えられる。

1B 発作性経過
発作性なら発作性の疾患が考えられる。

1C 進行性経過
進行性なら変性や腫瘍が原因として考えられる。

1D 家族歴
家族に同病か同様な症状の筋力低下や運動麻痺がある場合には遺伝性や感染性疾患が考えられる。

2 診 察

①筋萎縮の有無，②深部腱反射の有無，③筋力低下の分布，を診る。

2A 筋萎縮の有無
筋萎縮の有無により，疾患の主座が絞られる。筋萎縮がある場合は筋や下位運動ニューロンが病変の主座であると考えられる。

2B 深部腱反射の亢進の有無
深部腱反射の亢進の有無により，病変の主座が絞られる。深部腱反射の亢進がある場合は上位運動ニューロンが，亢進がない場合は筋や末梢神経や下位運動ニューロンが病変の主座であると考えられる。

2C 筋力低下の分布
筋力低下の分布により，疾患の主座が絞られる。四肢麻痺では，筋や両側錐体路が病変の主座であると考えられる。片側上下肢麻痺では，脳の反対側錐体路が病変の主座であると考えられる。片側上下肢麻痺と同側の脳神経麻痺では，大脳の反対側錐体路が病変の主座と考えられる。交代性麻痺では，脳幹錐体路が病変の主座と考えられる。交差性麻痺では，延髄が病変の

診断のフローチャート

運動麻痺，筋力低下

- ① 問診
  - **1A** 一過性経過 → 感染・免疫・中毒・血管障害性疾患
  - **1B** 発作性経過 → 発作性疾患
  - **1C** 進行性経過 → 変性・腫瘍性疾患
  - **1D** 家族歴 → 遺伝性・感染性疾患

- ② 診察
  - **2A** 筋萎縮
    - 筋萎縮あり → 筋疾患，下位運動ニューロン疾患
    - 筋萎縮なし → 上位運動ニューロン疾患
  - **2B** 深部腱反射
    - 亢進あり → 上位運動ニューロン疾患
    - 亢進なし → 筋疾患，末梢神経疾患，下位運動ニューロン疾患
  - **2C** 筋力低下の分布
    - 四肢麻痺 → 両側錐体路障害，筋疾患
    - 片側上下肢麻痺 → 脳の反対側錐体路障害
    - 片側上下肢麻痺＋同側脳神経麻痺 → 大脳の反対側錐体路障害
    - 交代性麻痺 → 脳幹錐体路障害
    - 交差性麻痺 → 延髄障害
    - 対麻痺 → 胸髄障害，両側大脳障害
    - 単麻痺 → 神経叢障害，脊髄障害
    - 脊髄神経節麻痺 → 神経根障害，脊髄障害
    - 近位筋麻痺 → 筋疾患
    - 遠位筋麻痺 → 多発末梢神経障害
    - 一神経麻痺 → 単神経障害
    - 一筋麻痺 → 筋障害

- ③ 検査
  - **3A** 血清CK高値 → 筋疾患
  - **3B** 筋電図 → 神経原性変化 → 末梢神経疾患，下位運動ニューロン疾患
  - **3C** 末梢神経伝導速度低下 → 末梢神経障害
  - **3D** 誘発筋電図
    - waning → 重症筋無力症
    - waxing → Lambert−Eaton症候群

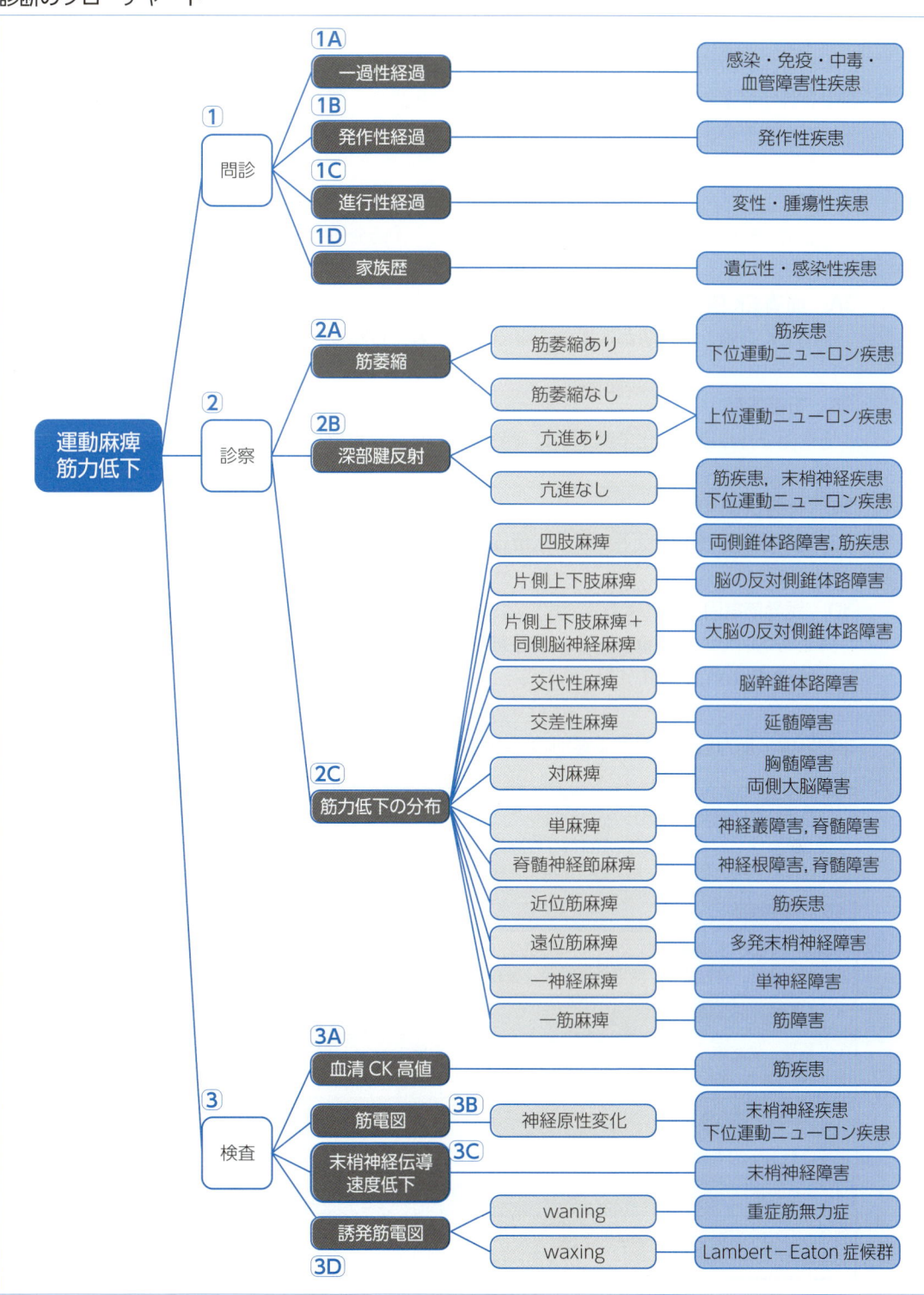

主座と考えられる。対麻痺では，胸髄や両側大脳が病変の主座と考えられる。単麻痺では，脊髄や神経叢が病変の主座と考えられる。脊髄神経節麻痺では，神経根や脊髄が病変の主座と考えられる。近位筋麻痺では，筋が病変の主座と考えられる。遠位筋麻痺では，多発性の末梢神経や脊髄が病変の主座と考えられるが遺伝性筋疾患の一部がこの分布を示す。一神経麻痺では，単神経が病変の主座と考えられる。一筋麻痺では，筋が病変の主座と考えられる。

3 検 査

①血清 CK 値，②針筋電図，③神経伝導速度，④誘発筋電図，を検査する。

3A 血清 CK 値

血清 CK 高値では，筋が病変の主座であると考えられる。

3B 針筋電図

筋電図で神経原性変化では，下位運動ニューロンや末梢神経が病変の主座と考えられる。

3C 神経伝導速度

末梢神経伝導速度の低下では，末梢神経が病変の主座と考えられる。

3D 誘発筋電図

誘発筋電図での waning では，重症筋無力症が考えられる。誘発筋電図での waxing では，Lambert-Eaton 症候群が考えられる。

4 運動麻痺・筋力低下における鑑別診断の対象疾患*

4A 脳疾患
脳炎，脳膿瘍，多発性硬化症，急性散在性脳脊髄炎，脳梗塞，脳出血，脳動静脈奇形，もやもや病，一過性脳虚血発作〈TIA〉，脳腫瘍，脳外傷，Wilson 病，家族性痙性対麻痺，ミトコンドリア脳筋症
4B 脊髄疾患
脊髄炎，HTLV-Ⅰ関連ミエロパチー〈HAM〉，多発性硬化症，急性散在性脳脊髄炎，脊髄梗塞，脊髄出血，脊髄動静脈奇形，脊髄腫瘍，変形性脊椎症，後縦靱帯骨化症，筋萎縮性側索硬化症〈ALS〉，脊髄性筋萎縮症
4C 末梢神経疾患
Bell 麻痺，神経痛，Guillain-Barré 症候群，脱髄性多発ニューロパチー，慢性炎症性脱髄性多発ニューロパチー〈CIDP〉，末梢神経腫瘍，末梢神経外傷
4D 神経筋接合部疾患
重症筋無力症，Lambert-Eaton 症候群，ボツリヌス中毒
4E 筋疾患
筋炎，内分泌性筋障害，薬剤性筋障害，筋外傷，進行性筋ジストロフィー，ミトコンドリア脳筋症，周期性四肢麻痺

*脳，脊髄，末梢神経，神経筋接合部，筋の各部位別に，炎症，免疫・アレルギー，脱髄，先天異常，循環障害，腫瘍，外傷，代謝障害，内分泌障害，栄養障害，中毒，変性，など各病理分野別にある疾患のうち，頻度の比較的高い疾患を鑑別対象疾患に掲載した。

Case 1

26歳の男性。2年前から徐々に両手指の力が弱くなり，次第に悪化してきたため，受診した。家族歴では父と父方叔母に白内障がある。本人は強く手を握ると開きにくいことに気づいている。診察では四肢遠位筋優位の筋萎縮と顔面筋・側頭筋・咬筋・胸鎖乳突筋・眼瞼挙筋の筋力低下・筋萎縮をきたしている。深部腱反射低下があるが，筋肥大はない。

まず行うべき検査はどれか。
a 髄　液
b 筋CT
c 胸部CT
d 針筋電図
e 末梢神経伝導速度

アプローチ

・両側上肢遠位筋の筋力低下
・進行性，筋強直症状
・家族歴に白内障

診断のポイント

若年成人発症で慢性進行性の経過をとる両側上肢遠位筋の筋力低下で，進行性ということから変性疾患が示唆され（F1C），家族歴は常染色体優性遺伝をする疾患を示唆する（F1D）。筋強直症状があり，筋萎縮の分布は特有で，深部腱反射は低下しており，筋疾患が示唆される。白内障の家族歴があることから，常染色体優性遺伝疾患を想定すれば，筋力低下や筋萎縮の分布から筋強直性ジストロフィーが最も考えられる。

まず行うべきこと

筋強直症状があるため，針の刺入時に高頻度持続性放電が認められる「針筋電図（d）」により電気的筋強直反応（電気的ミオトニア反応）が確認できれば，診断が確定する。

臨床推論

筋力低下が慢性進行性であることから，変性疾患が示唆される。常染色体優性遺伝を示唆する白内障がある。筋萎縮，筋力低下の分布は，遠位筋優位で頭部・頸部筋の障害があり，筋強直性ジストロフィーに特有である。

正解：d

Case II

29歳の女性。1か月前から複視，眼瞼下垂が出現し，軽快しないので心配になり来院した。症状は，朝より夕方に強い傾向がある。既往歴や家族歴に特記すべきことはない。診察では，眼球運動障害のため複視と両側眼瞼下垂が認められた。

まず行うべき検査はどれか。
a　テンシロンテスト
b　針筋電図
c　髄　液
d　筋 CT
e　CK

アプローチ
・複視
・眼瞼下垂

診断のポイント
若年成人発症の外眼筋の筋力低下で日内変動があることから，神経筋接合部の病変（F 4D）を主座とする重症筋無力症が最も疑われる。

まず行うべきこと
易疲労性の確認が診断確定に重要で，「テンシロンテスト（a）」が一般に用いられている検査方法である。

臨床推論
筋力低下が外眼筋で，日内変動を示すことから，重症筋無力症の診断を確定できるかどうかが，まず行うべきこととなる。
「テンシロンテスト（a）」はテンシロン 2～10 mg 静注し，注射前に比べ劇的に著明な筋力の回復が認められた場合を陽性とする。

正解：a

Case Ⅲ

24歳の女性。無月経と四肢の脱力を主訴に来院した。1年2か月前から体重減少があり，9か月で10kgの減少があった。9か月前から無月経になり，眉毛の外側半分が薄くなり，手足が黄色くなった。6か月前に下肢脱力，3か月前に上肢脱力が出現した。既往歴・家族歴に特記すべきことはない。身長147cm，体重37kg。顔面と四肢に浮腫がみられる。皮膚は乾燥し黄色い。脈拍44/分。顔面筋，胸鎖乳突筋，頸部前後屈で筋力低下，四肢筋には近位筋優位の筋萎縮と筋力低下が生じ，アキレス腱反射遅延を認めた。

次に行うべき検査はどれか。
a CK
b 筋CT
c 髄　液
d 針筋電図
e 甲状腺機能検査

アプローチ

- ・体重減少
- ・無月経
- ・四肢近位筋脱力
- ・顔面・頸部筋筋力低下
- ・浮腫

診断のポイント

浮腫，皮膚乾燥，徐脈，無月経などから甲状腺機能低下症が疑われ，四肢近位筋筋力低下から内分泌異常に伴う筋障害（F 4E）が最も考えられる。

次に行うべきこと

「甲状腺機能検査（e）」をTSH，FT$_4$，FT$_3$などの測定で行うことである。

臨床推論

甲状腺機能低下症による筋障害は，筋緊張様症状，筋肥大，筋痛，筋収縮・弛緩時間の延長，myoedema，筋けいれん，筋力低下，筋無力症などが単独または合わさって存在する。

正解：e

9-4 運動失調

永島 隆秀，平田 幸一

　運動失調とは，麻痺がないにもかかわらず，円滑で正確な運動ができない状態をいう。また，協調運動とは，作動筋と拮抗筋が共同して行う統合された運動をいう。一般的には，多少の筋力低下があったとしても，筋力相応な運動ができず，協調運動が障害されたものは運動失調として評価する。

　協調運動は，小脳と基底核系の正常な機能に依存している。小脳は，大脳連合野から運動の指令を受け適切な運動ができるように調節を行っている。しかし，この運動制御のためには，十分な筋力と，筋肉の長さや関節の角度などの深部感覚の情報が必要である。したがって，運動失調の原因となる病変部は，運動をコントロールする小脳と，感覚情報の入力路としての前庭，脊髄後索，末梢神経である。

診断のフローチャート

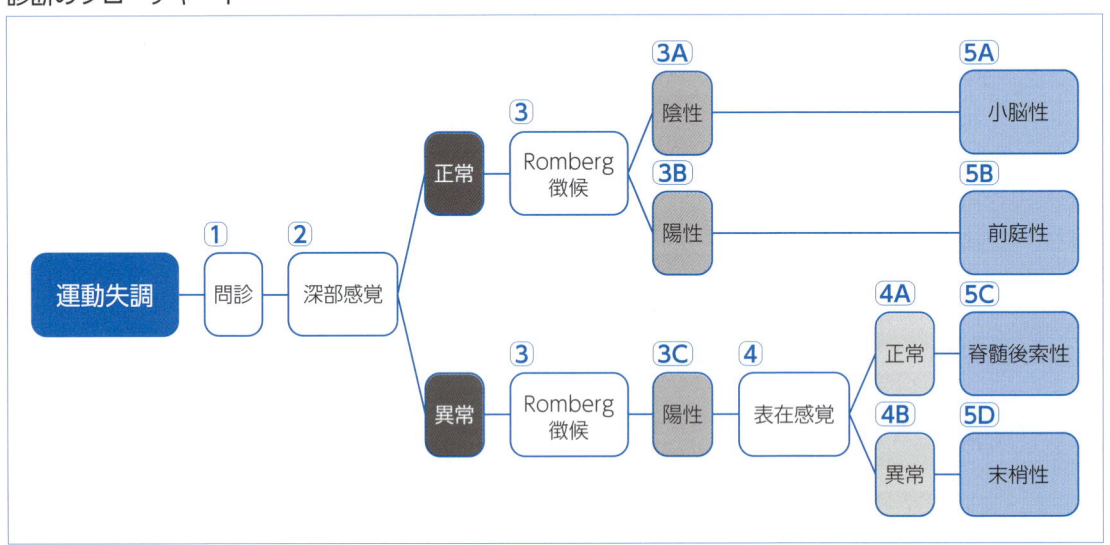

運動失調 → ①問診 → ②深部感覚
- 正常 → ③Romberg徴候
  - 3A 陰性 → 5A 小脳性
  - 3B 陽性 → 5B 前庭性
- 異常 → ③Romberg徴候 → 3C 陽性 → ④表在感覚
  - 4A 正常 → 5C 脊髄後索性
  - 4B 異常 → 5D 末梢性

① 問　診

　ふらつき，バランスがとれない，ろれつがまわらない，手がうまく使えないなどの運動失調を示唆する病歴を確認する。明らかな意識障害やめまいの訴え，麻痺が存在するときには，そちらからのアプローチが通常は本質的である。

　医療面接では，緊急性のある血管障害を示唆する情報として，突然発症であることや，片側性症候などに注意する。慢性の場合は遺伝性疾患を示唆する家族歴がないかを確認する。

　突然発症の病歴で，何らかの原因で起立不能であったり，感覚系の情報が得られないときは，まず第一に脳血管障害を鑑別する。生命徴候の評価とRomberg徴候の確認（F③）を行い，早急な画像診断への手続きを検討する。

② 深部感覚（振動覚・位置覚）障害の有無

　振動覚・位置覚といった深部感覚障害の有無を判定する。

3 Romberg徴候の有無

感覚性運動失調による平衡障害は，視覚性フィードバックが失われたときに著明な悪化を示す．Romberg徴候は，起立位において閉眼による動揺の増強をみる簡便な検査である．一方，四肢の感覚性失調の判断には，母指探し試験などが有用である．

3A 深部感覚正常で，Romberg徴候陰性の場合

感覚入力に問題がなければ，出力系である小脳の機能障害を考える．小脳性の構音障害があれば，脳神経症状であり脳幹より中枢の障害と判断できる．四肢の運動失調も随伴しうる．

緊急度の高い疾患として，血管障害である延髄外側症候群（Wallenberg症候群）に注意する．本疾患は感覚性運動失調ではないが，連絡路である下小脳脚の障害により同側の小脳性運動失調と，脊髄視床路の障害による反対側の温痛覚障害が出現する．

3B 深部感覚正常で，Romberg徴候陽性の場合

深部感覚が正常の感覚性運動失調であり，前庭性失調を考える．前庭性歩行は，坐位保持や歩行など状況にかかわらず，一貫して一側に倒れる傾向がある．また，四肢失調は伴わない．

3C 深部感覚異常で，Romberg徴候陽性の場合

深部感覚障害に伴う感覚性運動失調である．

4 表在感覚の障害の有無

次に，表在感覚の障害を判定する．表在感覚とは，触覚，温痛覚を指す．

4A 表在感覚正常の場合

表在感覚の異常がなければ，深部感覚伝導路である脊髄後索障害である．Babinski徴候陽性は，脊髄疾患を示唆する長経路徴候である．

4B 表在感覚異常の場合

全感覚の障害を伴う感覚性失調は，末梢神経障害を示唆する．四肢腱反射の減弱～消失を示す．末梢神経伝導検査は，感覚神経活動電位の障害があるかどうかにより，後根神経節より中枢側の病変（特に神経根部）か，より遠位の病変かの鑑別に有用である．

突然発症の脊髄血管障害では，急性期に腱反射減弱が起こりうること（脊髄ショック：spinal shock）に留意する．

5 運動失調における鑑別診断の対象疾患

5A 小脳が障害部位の場合

[緊急性の高い疾患] 脳梗塞，脳出血，小脳炎
[緊急性のやや高い疾患] 脳腫瘍，多発性硬化症
[緊急性の低い疾患] 多系統萎縮症，脊髄小脳変性症

5B 前庭が障害部位の場合

[緊急性の高い疾患] 血管障害（脳幹梗塞）
[緊急性のやや高い疾患] 前庭神経炎，Ménière 病

5C 脊髄後索が障害部位の場合

[緊急性の高い疾患] 後脊髄動脈症候群
[緊急性のやや高い疾患] 脊柱管狭窄症，脊髄腫瘍，亜急性連合性脊髄変性症
[緊急性の低い疾患] 神経梅毒（脊髄癆）

5D 末梢神経が障害部位の場合

[緊急性の高い疾患] Fisher 症候群
[緊急性のやや高い疾患] 慢性炎症性脱髄性多発神経炎〈CIDP〉
[緊急性の低い疾患] 糖尿病性ニューロパチー，感覚失調性ニューロパチー，傍腫瘍性神経症候群

Case I

52 歳の男性。歩行困難を主訴に来院した。

現病歴：5 か月ほど前よりピリピリするような足のしびれ感があり，歩行時のふらつき感を自覚していた。1 か月前には残尿感や便秘もみられるようになった。症状はやや変動するものの徐々に増悪し，歩行困難となった。

既往歴：45 歳時，胃癌で胃全摘術を受けた。

生活歴：一人暮らしで，食事はインスタントものや外食が主体である。喫煙歴は 20 本/日，約 30 年。アルコール常飲者で，最近量が増え，飲酒は 2〜3 合/日である。

現　症：意識は清明。身長 162 cm，体重 42 kg。体温 36.4℃。呼吸数 16/分。脈拍 60/分，整。血圧 90/58 mmHg。眼瞼結膜に貧血を認め，舌乳頭は萎縮しやや赤みがかっている。頸部および鼠径部の表在リンパ節は触知しない。脳神経系には明らかな異常を認めない。四肢で明らかな脱力はないが，腱反射は下肢で亢進し，Babinski 徴候陽性である。指鼻試験では左右とも測定異常を示す。手袋靴下型の異常感覚があり，触覚・温痛覚は正常だが，内顆の振動覚は右 2 秒，1 秒と低下している。歩行は広基性で動揺が強い。Romberg 徴候は陽性である。

検査所見：血液所見：赤血球 210 万，Hb 8.1 g/dL，MCV 118.7 fL，血小板 12.6 万。

現時点での対応として適切なのはどれか。

a　Schilling 試験を予約する。
b　濃厚赤血球輸血の同意をとる。
c　ビタミン B 群の採血結果を待つ。
d　緊急で頸椎 MRI 検査を行う。
e　緊急で胸腹部造影 CT 検査を行う。

アプローチ

- 胃全摘術後の患者で，アルコール常飲者でもあり，栄養障害を示唆する病歴がある
- 神経学的所見：①下肢腱反射亢進，②運動失調，③深部覚障害，④Romberg 徴候陽性，⑤膀胱直腸障害

診断のポイント

本症例は**亜急性進行性経過**を呈しており，**炎症性**，**代謝性**，**腫瘍性**の疾患などが鑑別になる。生命徴候などに緊急性のある異常はみられない。**栄養障害**を示唆する病歴が明らかなため，まずはこれを確認することを当面の方針にする。

栄養障害と関連した神経障害では，ビタミン B_1 欠乏による Wernicke 脳症，脚気ニューロパチー，ビタミン B_{12} 欠乏による**亜急性連合性脊髄変性症**が重要である。早期にビタミン補充を行うことで，不可逆的な神経障害の増悪を減じうる。

本症例で主体になっている障害は何かを考える。**診断のフローチャート**に従い，本症例の運動失調は**脊髄後索性**（F**5C**）であると判断できる。病因としては，るいそうと Hunter 舌炎を示唆する理学所見，大球性貧血があり，ビタミン B_{12} 欠乏があると考えられる。これと関連する脊髄後索障害は亜急性連合性脊髄変性症である。腱反射亢進と Babinski 徴候陽性という長経

路徴候，膀胱直腸障害も脊髄病変があることを裏付ける。

現時点での対応

緊急対応が必要か，治療を開始する前にすべきことは何かを考える。

「ビタミン値測定（c）」は，欠乏症の有無を確認するために有用な検査であるが，結果が出るまでに日数を要し，また境界域低値であったとしても疾患は否定できない。貧血はあるが，この時点では生命徴候に異常はなく，Hb 値からみても「緊急輸血（b）」は必要なく，ビタミン B$_{12}$ 欠乏であれば，補充により改善が見込まれる。しかし，脊髄腫瘍など他の病因は除外できていない。よって，優先すべきは，神経障害がビタミン欠乏によるものであることを臨床的に確定し，早急にビタミン補充療法を開始することである。

「Schilling 試験（a）」はビタミン B$_{12}$ の吸収障害を確認する試験だが，前処置として絶食が必要であり，欠乏症による障害が出ているこの時点では施行すべきでない。胃癌の再発を含め消化管の器質的異常の有無は検討されるべきである（「胸腹部造影 CT（e）」）が，優先度は劣る。また失調の鑑別診断に傍腫瘍性神経症候群もあるが，亜急性連合性脊髄変性症の確定を優先させる。

臨床推論

症候から脊髄後索障害を考え，指鼻試験の異常があることから頸髄レベルでの病変と推測した。理学的所見でビタミン B$_{12}$ 欠乏が疑われ，神経障害の原因は亜急性連合性脊髄変性症を疑った。ビタミン補充を開始して経過をみる間に，増悪する可能性がある他の病因を鑑別するために「緊急で頸椎 MRI 検査を施行する（d）」。

正解：d

Case II

67 歳の男性。歩行時のふらつきを主訴に来院した。

現病歴：本日起床時からふらつき感があった。ろれつが回らず，唾液が飲み込みづらく，痰がからむ。

既往歴：8 年前から高血圧で内服治療している。

現　症：意識は清明。身長 168 cm，体重 72 kg。体温 37.2℃。呼吸数 18/分。脈拍 76/分，整。血圧 198/102 mmHg。SpO$_2$ 97％（room air）。胸腹部の一般理学所見に異常を認めない。構音障害があり，軟口蓋挙上では口蓋垂が右側へ偏位する。上下肢に麻痺はみられないが，左の指鼻試験で測定障害を認める。右上下肢で温痛覚の低下がある。歩行は足を広げており動揺性。Romberg 徴候は陰性である。

この時点での対応として適切なのはどれか。

a 酸素を投与する。
b 腰椎穿刺を行う。
c 降圧薬を開始する。
d 頭部 MRI を施行する。
e アスピリンを投与する。

アプローチ

- 高齢者
- 起床時に突然発症の運動失調
- 既往歴：血管障害のリスクである高血圧
- 神経学的所見：①構音障害，②左カーテン徴候陽性，③運動失調，④右温痛覚障害

診断のポイント

　診断のフローチャートに従うと，深部覚の情報がないことからF②は判断できない。しかし，感覚性運動失調としての体幹失調であれば，通常はRomberg徴候が陽性となるはずである。

　そこで，F③からみればRomberg徴候陰性の失調は小脳性と判断できる。片側の舌咽・迷走神経障害，小脳性運動失調，感覚解離をきたす病巣として，解剖学的に推定される病変部位は延髄外側である。血管障害を示唆する発症様式があり，血圧上昇もみられていることから延髄外側症候群を疑う。情報にはないものの，触覚は保たれる感覚解離を呈し，ほかにHorner症候群も診断に有用な徴候である。

　しかしながら，この時点では梗塞以外にも，脳幹の小出血や，脱髄性疾患などは否定できていない。

現時点での対応

　本症例では，微熱があり多少の誤嚥はあるかもしれないが，酸素化は正常範囲内であり，有意な呼吸促迫はない（a）。血圧は高いものの高血圧緊急症としての意識障害などは呈していない（c）。脳出血であれば降圧の優先度は高いが，脳梗塞であれば不用意な降圧は虚血を増長する。「腰椎穿刺（b）」は，頭部CTで出血が摘出されない少量のくも膜下出血を確認するために有用であるが，突然の頭痛などくも膜下出血を疑う病歴ではない。この時点で行うべきことは，この障害が虚血性の脳血管障害であるか否かの確定である。「アスピリンの投与（e）」は治療であるが，心筋梗塞と異なり，脳血管障害では出血が否定できない状況で使用すべきではない。

臨床推論

　虚血性脳血管障害（延髄外側症候群）を疑い，診断のための検査を選択する。頭部CTは選択肢にないが，延髄外側はCTでの診断感度が非常に低いため，施行可能ならば「MRI（d）」を行う。

　なお，発症時間が特定できる状況で，治療を4.5時間以内に開始できるならば，血栓溶解療法を施行できる病院への搬送を考慮すべきである。

正解：d

9-5 不随意運動

永島 隆秀，平田 幸一

　不随意運動とは，自分の意志によらず出現する非合目的的な運動をいう。体の一部または複数の部位に現れ，通常は意識的に抑制することはできない。

　診断手順は，まずその不随意運動が何かを症候学的に確認することから始まる。次いで，発症様式や出現部位，随伴する神経症候から，病変部位と病因を推定していく。ほかの疾患に続発するものが疑われれば，血液検査や神経生理学的検査，画像などを確認していく。

　主訴として，体が勝手に動く，震える，捻れる，蠢く，ぴくっとする，じっとしていられない，などの訴えから不随意運動を考える。実際の臨床では痙攣する，突っ張る，しびれる，こわばる，など多様な訴えがみられるため問診の際は注意を要するが，国家試験では誤解を招く表記はされないであろう。医療面接では，血管障害を示唆する突然の発症様式に注意する。身体所見では，片側性症候や，随伴する巣症状は血管障害を示唆する。

診断のフローチャート

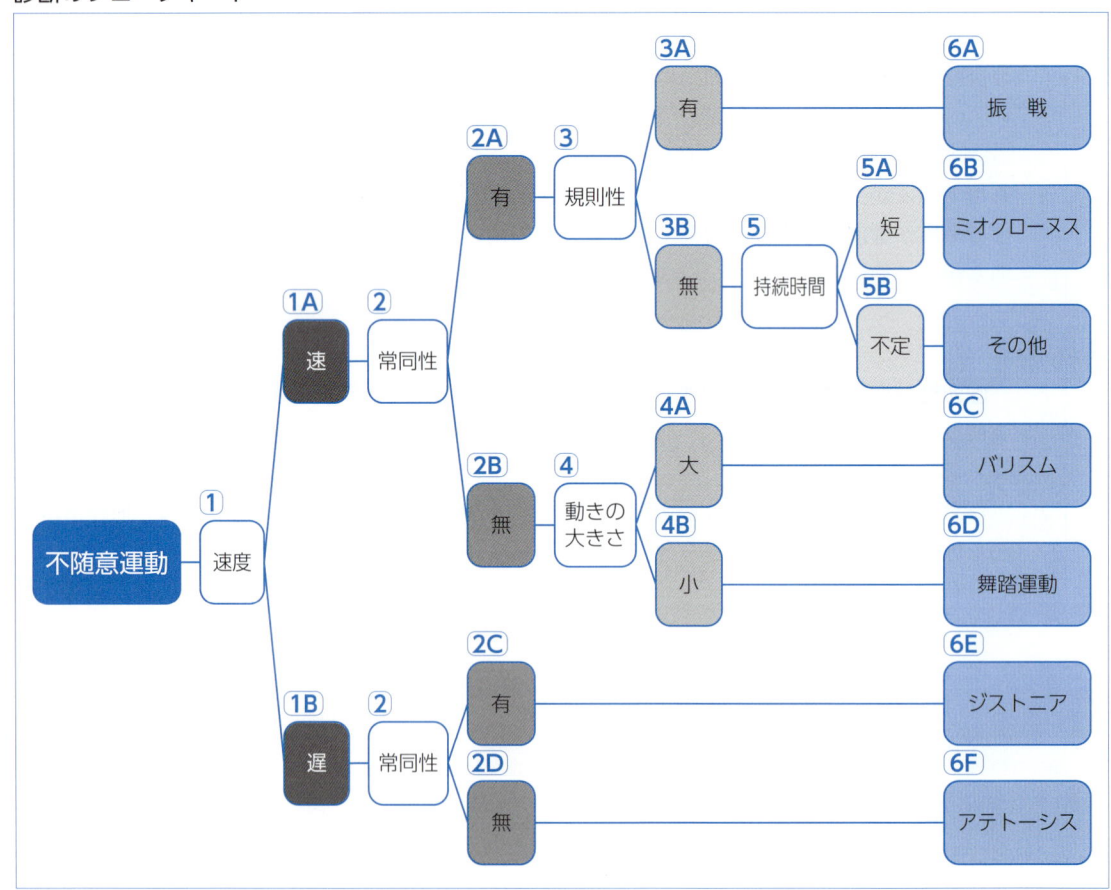

不随意運動 → ① 速度
- ①A 速 → ② 常同性
  - ②A 有 → ③ 規則性
    - ③A 有 → ⑥A 振戦
    - ③B 無 → ⑤ 持続時間
      - ⑤A 短 → ⑥B ミオクローヌス
      - ⑤B 不定 → その他
  - ②B 無 → ④ 動きの大きさ
    - ④A 大 → ⑥C バリスム
    - ④B 小 → ⑥D 舞踏運動
- ①B 遅 → ② 常同性
  - ②C 有 → ⑥E ジストニア
  - ②D 無 → ⑥F アテトーシス

1 速さの判定
不随意運動の速さを判定する。

1A 速い不随意運動
震えやぴくっとするような動きは速い運動である。

1B 遅い不随意運動
捻れるように，蠢くようにという訴えは，通常遅い運動である。

2 常同性の判定
運動の常同性を判定する。常同性ありとは，同じ運動様式が継続するものであり，定型的な運動である。

2A 速い，常同性のある不随意運動
「ぴくつき」のリズムが不規則であったときも，同じ様式の筋収縮が反復するのであれば，常同性があるといえる。

2B 速い，常同性のない不随意運動
一定していない，多様な動きを示すものを常同性なしとする。

2C 遅い，常同性のある不随意運動
遅く常同性がある，持続性で反復性の運動がジストニアである。主動筋と拮抗筋が同時に収縮し，特定の動作や姿勢により出現・増悪する特徴がある。しばしば捻転性，または特有の異常姿勢をとる。一般には成人発症の局所性ジストニアが多く，両側顔面痙攣（Meige 症候群），痙性斜頸，書痙などがこれに含まれる。全身性ジストニアは若年発症が多く，遺伝性ジストニアを鑑別する。

2D 遅い，常同性のない不随意運動
遅く常同性がない，一定の様式ではない不規則な不随意運動がアテトーシスである。捻るような要素を特徴とするが，ジストニアと異なり感覚トリックや疼痛を伴うことがない。また，舞踏運動との違いは，緩徐で捻るような要素を有することである。

3 規則性の判定
素早く常同性のある運動のとき，動きの規則性を判定する。規則性があるとは，反復性・律動性のリズミカルな運動である。

3A 規則的な不随意運動
規則的であれば，振戦である。一般的に「震え」と表現される。出現状況から静止時と姿勢時，動作時に分けられる。Parkinson 病の静止時（安静時）振戦や，本態性振戦における姿勢時振戦，小脳疾患に付随する企図振戦などが代表である。

3B　規則的でない不随意運動

不規則な，つまりリズムの一定しない常同性のある運動では，ミオクローヌスか否かを判断する。

4　動きの大きさの判定

素早いが，常同性のない運動のとき，動きの大きさを判定する。バリスムや舞踏運動が片側性であるとき，特に出現部位と対側の脳血管障害や脱髄，腫瘍などを鑑別する。

4A　動きの大きい不随意運動

激しく素早い，上肢または下肢を投げ出すような，振り回すような，と表現される運動がバリスムである。近位筋の運動要素が大きく，最も運動振幅の大きな不随意運動である。比較的常同的なものもあり，F5Bに入っていても，このような特徴ある運動であればバリスムを考える。

4B　動きの小さい不随意運動

比較的素早いが，不規則でバリスムより小さな動きが舞踏運動である。四肢遠位部優位に出現し，典型的には手指の開閉や屈伸，回内，回外する運動が組み合わさり，舞い踊るような動きと表現される。ミオクローヌスに比べると滑らかで，断続的で複雑な運動である。しかめ面など顔面筋の運動もよく観察される。

5　運動の持続時間の判定

素早い常同性のある運動であるが，不規則な動きのときに，運動の持続時間をみる。

5A　不規則で非常に速い不随意運動

突然の瞬間的な，持続時間の短い動きがミオクローヌスである。複数の筋群が同時に素早く収縮する。物を落としたり，崩れ落ちたりすることは，比較的ミオクローヌスに特徴的である。

5B　不規則で一定しない不随意運動

上記に該当しない場合，その他の病態を考慮する。チックや強迫行為などの心因的疾患はここに属しやすい。非典型的な他の不随意運動の可能性がないかどうかも見直す必要がある。

6 不随意運動における鑑別診断の対象疾患*

6A 振戦

[静止時振戦] Parkinson 病
[姿勢時・動作時振戦] 生理的振戦，本態性振戦，老人性振戦，甲状腺機能亢進症，深部感覚性ニューロパチー
[企図振戦] 脳血管障害，脳腫瘍，小脳炎

6B ミオクローヌス

生理的ミオクローヌス，家族性本態性ミオクローヌス，脳血管障害，脳腫瘍，脳炎，Creutzfeldt-Jakob 病，亜急性硬化性全脳炎〈SSPE〉，若年性ミオクローヌスてんかん，ミトコンドリア脳筋症（赤色ぼろ線維を伴うミオクローヌスてんかん），歯状核赤核淡蒼球ルイ体萎縮症

6C バリスム

脳血管障害，脳腫瘍，多発性硬化症

6D 舞踏運動

脳血管障害，脳腫瘍，老人性舞踏病，Sydenham 舞踏病，妊娠舞踏病，Huntington 病，歯状核赤核淡蒼球ルイ体萎縮症，有棘赤血球舞踏病

6E ジストニア

[局所性ジストニア] 眼瞼・顔面痙攣，痙性斜頸，書痙，音楽家痙攣
[全身性ジストニア] 特発性捻転ジストニア，DOPA 反応性ジストニア

6F アテトーシス

脳性麻痺，無酸素脳症，核黄疸，脳炎

* すべての不随意運動で，薬剤性のものは鑑別となる。
* 代謝性脳症では種々の不随意運動がみられる。代表的なものに非ケトン性高浸透圧症候群でみられるバリスムやミオクローヌス，肝性脳症や腎不全などでみられる陰性ミオクローヌス（アステリキシス）などがある。
* 若年女性に好発する抗 NMDAR 脳炎では，振戦，ミオクローヌス，舞踏運動，アテトーシスなど様々な不随意運動が出現しうる。

Case I

64歳の男性。右手の震えを主訴に来院した。

現病歴：半年ほど前から，会議などで緊張したとき，右手の震えがあることを同僚に指摘されるようになった。症状の出現する頻度が増えてきたため，心配した妻に付き添われて受診した。本人は，日常生活や仕事に支障を感じておらず，多忙なため通院することを希望していない。

既往歴：特記すべきことはない。

生活歴：喫煙歴は10本/日を約40年。飲酒は週に2～3回，缶ビール2本程度である。

現　症：意識は清明。身長170 cm，体重61 kg。体温36.2℃。脈拍68/分，整。血圧102/68 mmHg。一般理学的所見に異常はない。脳神経系で異常所見なし。四肢に脱力はなく，腱反射の減弱亢進なし。右手首のみ誘発で歯車様固縮を認める。協調運動は良好で，感覚系も異常は認めない。歩行は正常で，Romberg徴候は陰性である。振戦は静止時に右手に出現し，比較的速い規則的な動きである。上肢を挙上すると消失する。頭部MRI所見で異常を認めない。

今後の方針として，現時点で本人へ行う説明で適切なのはどれか。
a 「生理的なものであり，心配はありません」
b 「血管造影検査を予約しましょう」
c 「定期的に診察させてください」
d 「通院での内服治療が必要です」
e 「入院での精査が必要です」

アプローチ

- 特に既往のない患者に出現した，片側の不随意運動である
- 神経学的所見：①不随意運動（静止時振戦），②固縮

診断のポイント

本症例は，慢性経過で出現していると考えられる不随意運動である。診断のフローチャートに従い，速い運動でありF3へ。特に複雑な運動との記載もない震えであり，常同的で規則的な運動と考えると，F3Aから振戦であると推定される。この中で，静止時振戦を特徴とする疾患を鑑別する。

緩徐に増悪していることから，病因として変性疾患や腫瘍性疾患などを疑うが，頭部MRIで器質的な病変は否定されている。振戦と同肢に固縮を認めることは，Parkinson症候群に特徴的な点である。Parkinson病は特発性のパーキンソニズムをきたす変性疾患であり，振戦で発症する例が多く，典型例では初期には片側性である（Yahr分類I度）。精神的緊張や歩行での振戦増強がみられ，本症例と矛盾しない。

一方で，鑑別となる疾患に薬剤性パーキンソニズムや多系統萎縮症などでみられる振戦がある。薬剤使用歴や，中毒を示唆する病歴はないが，この時点では他の変性疾患であるが，初期であるためにMRIで明らかな萎縮をきたしていない可能性も完全には否定し得ない。

現時点での対応

この問題は「現時点での，適切な疾患予測と方針決定をした上での説明」を求めている．最も疑わしい Parkinson 病は緩徐進行性の疾患であるが，運動障害の出現する前段階で，本人が支障を感じていないならば，必ずしも治療は要しない．大切なことは，今後の経過で診断を確定することと，運動障害の出現に対し適切に治療を開始することである．

臨床推論

Parkinson 病初期（Yahr 分類 I 度）の疑い．多系統萎縮症など Parkinson 症候群を呈する変性疾患の経過鑑別が必要である．本人は通院を極力避けたいほどに多忙であり，現時点での治療はしなくとも疾患の経過に影響はないこと，経過観察による他疾患の鑑別と進行時の治療の必要性があることを説明し，「定期的な診察（c）」を行う．

正解：c

Case II

55 歳の男性．体が勝手に動くことを主訴に来院した．既往歴に 10 年前からの高血圧，糖尿病があり内服治療している．右上下肢を，素早く投げ出すような大きな運動があり，絶え間なく繰り返している．自分では止められないようである．

診療方針を決定するために，この時点で最も重視すべきことはどれか．

a　腱反射
b　家族歴
c　発症様式
d　錐体外路症状
e　使用中の薬剤名

アプローチ

・既往歴には血管障害のリスクである高血圧，糖尿病がある
・神経学的所見：不随意運動（バリスムの疑い）

診断のポイント

主訴から不随意運動が疑われる患者の来院場面である．これから医療面接を行うが，初期診療において大切なことは，正確な鑑別診断を行うこととともに，緊急性の把握をすることである．入室した患者の動きを，診断のフローチャートに従い評価すると，早い動き（F1A）であるが常同性は不明確である．そこで，F3〜5 を別個に評価していく．

投げ出すような大きな動きとは，近位筋群に大きな運動が連続して起こっていることを示唆する．振戦のような規則的な震えではなく（F3A を否定），急激だが瞬間的な筋収縮を示すミオクローヌスを疑う動きでもない（F5A を否定）．また，小さく遠位優位の動きを示す舞踏運動でもないだろう（F4B を否定）．すると，可能性が高いのは F4A，F5B となるが，特徴的な運動様式より，まずはバリスムを考慮して対応すべきである．バリスムの原因には，脳血管障害，腫瘍，脱髄，外傷などが含まれる．

現時点での対応

　ではここで，診療方針の決定に大きく影響する情報とは何か。

　片側性のバリスムで最も緊急性があるのは，やはり脳血管障害である。薬剤性・中毒性の不随意運動や遺伝性疾患は，もちろん不随意運動の鑑別に挙がる。しかし，リスク薬剤の使用歴があったり，遺伝性神経変性疾患の家系であったり，基礎疾患をもっているなどの状況でも，新規の神経症状に脳卒中の可能性があるならば，まずはこれに迅速な対応をしなければならない。脳卒中を診断するための最初の手がかりは，突然発症であるか否かという「発症様式（c）」にある。

臨床推論

　片側バリスムの疑い。緊急性と頻度の観点から脳血管障害によるものをまず鑑別する。血管障害を示唆する病歴の有無を速やかに確認し，解剖学的診断部位を確定するための神経所見をとる。

　次いで迅速に頭部 CT や MRI 検査へ移行する。それとともに，治療開始を見据えて禁忌薬剤が存在するような併存症がないかの情報収集を行う。血糖値を含めた採血も同時に確認が必要である。

正解：c

9-6 歩行障害

庄司 進一

　歩行障害とは，**姿勢を保ちつつ体重の平衡を保った体移動の障害**をいう。姿勢異常（腰椎前弯，前屈姿勢，上体をそらす），動揺性，膝高挙，広い両足スタンス，分回し，リズム不整，足先底屈，左右対称性，小歩などの症状を示す。

診断のフローチャート

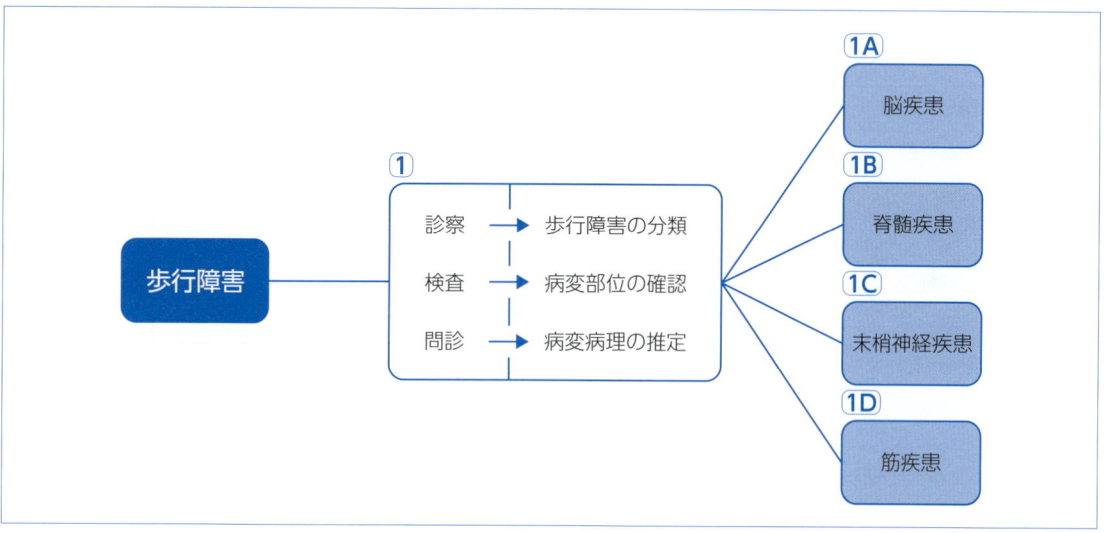

```
                    ①
                ┌──────────────────────┐          1A
                │ 診察 → 歩行障害の分類 │ ───── 脳疾患
                │                      │
   歩行障害 ─→  │ 検査 → 病変部位の確認 │          1B
                │                      │ ───── 脊髄疾患
                │ 問診 → 病変病理の推定 │
                └──────────────────────┘          1C
                                        ───── 末梢神経疾患
                                                  1D
                                        ───── 筋疾患
```

1 歩行障害の分類・病変部位の確認・病変病理の推定（表1参照）

①鶏状歩行
- つま先が挙げられず，垂れ足になり，つま先を引きずるような歩行
- それを代償するため，膝を高く挙げ，足をバタンと投げ出す
- **前脛骨筋群の筋力低下**

②動揺性歩行
- 体幹を左右にゆすりながら歩く
- 骨盤と大腿骨の固定が不十分となり，片足で立ったとき，骨盤が反対側に傾斜するので，それを代償するために立っている足のほうへ体幹を傾けてバランスを保とうとする
- **腰椎前弯の増強**がみられる
- 下肢帯，大腿などの**下肢近位筋の筋力低下**
- 中殿筋の筋力低下で左右に動揺する

③失調性歩行
- 動揺性歩行
- スタンスが広くなる
- ⅰ）深部感覚障害
  - 膝を必要以上に高く挙げ，下肢をバタンと前に投げ出すような歩行

表1 歩行障害の分類

症　状	①	②	③	④	⑤	⑥	⑦	⑧	⑨
姿勢異常									
腰椎前弯		○							
前屈姿勢					○				
上体をそらす									○
歩行異常									
動揺性歩行		○	○						
膝高挙	○		○						
両足スタンス広い			○			○		○	○
分回し*				○					
リズム不整			○				○	○	
垂れ足	○								
尖　足					○	○			
左右対称性		○				○		○	
小　歩					○	○			○

*足を外側に弧を描くように回すこと

　　　・体幹にも不規則な動揺
　　　・上肢はそのバランスの崩れを代償するような動き
　　ⅱ）小脳性
　　　・深部感覚障害とほぼ同様
　　　・膝を高く挙げすぎることはない
　　　・継ぎ足歩行，かかと歩きで検出しやすい
④痙性歩行
　・錐体路障害でみられる
　　ⅰ）痙性片麻痺歩行
　　　・足関節は尖足傾向
　　　・下肢は伸展
　　　・健側の足を軸足にして，患側の足は外側に弧を描くように回す（分回し歩行）
　　　・上肢は肘で屈曲位，前腕はやや回内
　　ⅱ）両側性痙性歩行
　　　・両下肢とも痙性となり，膝の自然な屈曲が減少，つま先から地面に着くすり足歩行
　　　・歩くときに両足が交叉してしまう痙性鋏足歩行
⑤Parkinson病様歩行
　　・ステップが小さい小刻み歩行，つまさきで地面をこするように歩く
　　・靴が床をこするシュッシュッという音を立てる
　　・姿勢は前屈姿勢

- ・歩いているうちにだんだん小走りにステップが速くなり，前屈姿勢を示す（加速歩行）
- ・大脳基底核障害

⑥小刻み歩行
- ・固縮，歯車現象がない，前屈姿勢もみられない
- ・つま先歩きはあるが音を立てることはない
- ・リズムはほぼ一定している
- ・加速はみられない
- ・両側前頭葉またはその皮質下の障害，両足のスタンスがやや広い
- ・麻痺を起こさない程度の錐体路障害
- ・Parkinson症候には至らない程度の大脳基底核の多発小梗塞

⑦すくみ足
- ・歩こうとしたとき，しばらく足を出すことができず，歩行中も障害物がみえたり，方向転換時に急に足がすくんで歩けなくなる
- ・下肢がブルブル震えたり，太い線のような目印をまたぐことで足を出すことができる
- ・前頭葉障害，大脳基底核障害の一部
- ・Parkinson病，Binswanger病，進行性核上性麻痺

⑧歩行失行
- ・スムーズでリズムをもった歩行が困難になる
- ・歩こうとしても最初の一歩がなかなか出せず，歩き始めても歩行のリズム不整でゆっくりとぎこちない
- ・スタンスがやや広く，上肢の振りも規則的でない
- ・前頭葉内側面両側性障害，運動野より前方
- ・筋力低下，失調，筋緊張異常，感覚障害がない

⑨前頭葉性歩行障害
- ・上体をそらし，両足のスタンスを広げ，小歩
- ・前頭葉の障害，正常圧水頭症

2 歩行障害における鑑別診断の対象疾患

1A 脳疾患
脳炎，脳膿瘍，多発性硬化症，急性散在性脳脊髄炎，脳梗塞，脳出血，脳動静脈奇形，もやもや病，脳腫瘍，脳外傷，Parkinson病，進行性核上性麻痺，家族性痙性対麻痺，ミトコンドリア脳筋症，脊髄小脳変性症，正常圧水頭症
1B 脊髄疾患
脊髄炎，HTLV-Ⅰ関連ミエロパチー〈HAM〉，多発性硬化症，急性散在性脳脊髄炎，脊髄梗塞，脊髄出血，脊髄動静脈奇形，脊髄腫瘍，変形性脊椎症，後縦靱帯骨化症，筋萎縮性側索硬化症〈ALS〉
1C 末梢神経疾患
Guillain-Barré症候群，脱髄性多発ニューロパチー，慢性炎症性脱髄性多発ニューロパチー，糖尿病性ニューロパチー，血管炎性ニューロパチー，末梢神経腫瘍，末梢神経損傷
1D 筋疾患
筋炎，内分泌性筋障害，薬剤性筋障害，筋外傷，進行性筋ジストロフィー，ミトコンドリア脳筋症

Case 1

　17歳の男性。歩行の異常を主訴に来院した。13歳のとき，バスケット練習中にジャンプ力の低下と走るのが遅いのに気づいた。15歳ころ，身長の伸びに比して下肢が太くならないのを自覚していた。筋力低下と筋萎縮はゆっくりと進行している。既往歴・家族歴に特記すべきことはない。診察では上肢は母指球と小指球に筋萎縮，大腿下1/3以下にびまん性の筋萎縮（逆さのシャンパンボトル型）を認める。筋力は前脛骨筋で「2」，腓腹筋で「4」である。足の凹足変形がみられ，歩行は膝を高く挙げ足を投げ出すようにする。
　まず行うべき検査はどれか。
　a　CK
　b　筋CT
　c　髄　液
　d　針筋電図
　e　末梢神経伝導速度

アプローチ
- ・進行性の筋力低下と筋萎縮
- ・両上下肢遠位筋萎縮

診断のポイント
　遠位筋萎縮で逆さのシャンパンボトル型の特有のパターンを示す，前脛骨筋と腓腹筋の障害の差，凹足変形などから末梢神経病変を主座とする疾患が最も考えられる（F1C）。Charcot-Marie-Tooth病またはperoneal muscular atrophyまたはHMSN I型を考える。

まず行うべきこと
　末梢神経病変の確定のために「末梢神経伝導速度の測定（e）」を行う。

臨床推論
　鶏状歩行で，前脛骨筋筋力低下を示している。このパターンはHMSN I型に一致する。

正解：e

> ### Case Ⅱ
> 　9歳の男児。階段を昇れないことを主訴に母親に連れられて来院した。出生時体重3,450 gで，難産であった。乳児期両股関節の開排が悪く，臀部が身体全体に比べ小さい，下腿が太いことに気づいていた。頸定1か月半，坐位8か月，這行9か月，処女歩行1歳7か月で，歩行は動揺性であった。4歳で駆け足ができるようになったが遅く，両下腿の肥大が目立ち，疲労すると痛みを訴えるようになった。5歳で歩行時に腹を突き出すようになり，7歳で階段昇降に手すりを使うようになり，9歳で階段昇降は四つん這いとなり，起立，歩行も困難になってきた。既往歴に特記すべきことはない。
> 　まず行うべきことはどれか。
> 　a　筋電図
> 　b　筋生検
> 　c　脊髄エックス線撮影
> 　d　家族歴についての問診
> 　e　妊娠中の異常についての問診

アプローチ
- 進行性両下肢近位筋力低下と筋萎縮
- 両下腿筋肥大

診断のポイント
　進行性両下肢近位筋の筋力低下と筋萎縮と両下腿の筋肥大の男児で，家族歴が確認されれば，進行性筋ジストロフィーのDuchenne型が最も考えられる（F1D）。

まず行うべきこと
　「家族歴（d）」で，X連鎖劣性遺伝形式を示唆する所見が得られれば，進行性筋ジストロフィーのDuchenne型の可能性が高まる。

臨床推論
　動揺性歩行で，下肢近位筋の筋力低下と腹を突き出す姿勢は腰椎の前弯の増強を示している。

正解：d

Case Ⅲ

75歳の男性。歩行の異常を主訴に来院した。2年ほど前から右手の震えと動作が遅くなり，特に歩行の際に前屈みとなり，歩幅が小さくなり，上肢の振りがない。既往歴と家族歴に特記すべきことはない。

まず行うべき検査はどれか。
a 頭部 MRI
b 筋力テスト
c 筋固縮の検査
d 深部腱反射測定
e 頸椎エックス線撮影

アプローチ
- 右手の振戦
- 動作緩徐
- 前屈姿勢で小歩

診断のポイント
振戦と動作緩徐と特徴的な歩行障害から Parkinson 症候群が最も疑われる（F1A）。「筋固縮（c）」や姿勢反射異常などの有無を診ることにより，Parkinson 症候がより明確になる。

まず行うべきこと
「筋固縮の有無（c）」，姿勢反射の異常（後方，前方，側方突進現象）の有無，などを診察で確認する。

臨床推論
Parkinson 病様歩行に一致する歩行である。

正解：c

9-7 感覚障害

永島 隆秀, 平田 幸一

　感覚障害とは，表在感覚（触覚，温痛覚）や深部感覚（位置覚，振動覚）の低下とともに，感覚過敏，異常感覚（自発的な痺れや錯感覚），自発痛（神経痛）を含む症候である．
　問診では，症状の発現部位が最も重要である．パターンによって解剖学的病変部位の推測ができる．末梢神経の支配領域，皮膚分節知覚帯（デルマトーム）と，中枢神経内の神経走行に関する神経解剖を理解しておく必要がある．脳幹や脊髄では，温痛覚と触覚，深部感覚の走行の違いを理解する．これに発症様式と経過をあわせて病因を推定し，随伴症候によってそれを裏付けていく．
　同時に意識障害，急性の運動麻痺などがある場合，通常はそちらからのアプローチが本質的である．

1 パターン

症状の分布パターンを判定する．

1A 片側性症候
明らかな片側性症候は脳病変を示唆する．

1B 感覚レベル
脊髄は 31 の髄節からなり，対応する皮膚分節が存在する．皮膚分節に合致したレベルの障害があるとき，感覚レベルが存在するといい，脊髄病変を考える．

1C 末梢性
末梢神経支配領域と合致した障害は，末梢神経疾患を示唆する．通常は全感覚の障害である．

1D その他
過換気症候群による痺れは実臨床でしばしば遭遇する．らい病では，らい菌は低温部を好んで感染するため，特徴的な顔面・関節伸側部などの障害を示す．

2 分布

各パターンごとに，症状の分布を判定する．中枢性病変ではどの感覚が障害されているか，種別によって病変の局在が推定できる．頸髄の髄外圧迫性病変では，初期に手袋靴下型の症候を呈することもあるが，この場合は腱反射亢進していることが多発ニューロパチーとの鑑別のポイントになる．末梢性障害では罹患神経の分布を確認する．複数の末梢神経が障害されているとき，単肢のみのものは神経叢に特徴的な組合せでないかを判定する．四肢でまだらに神経障害が多発するときには，多発単神経障害として鑑別を行う．

2A 顔面を含む
二点識別覚や立体覚などの皮質性知覚障害は頭頂葉感覚皮質の病変である．対側の顔面を含む片側の全感覚障害は中脳から視床の病変を，対側の温痛覚のみの障害は橋上部外側の病変を

診断のフローチャート

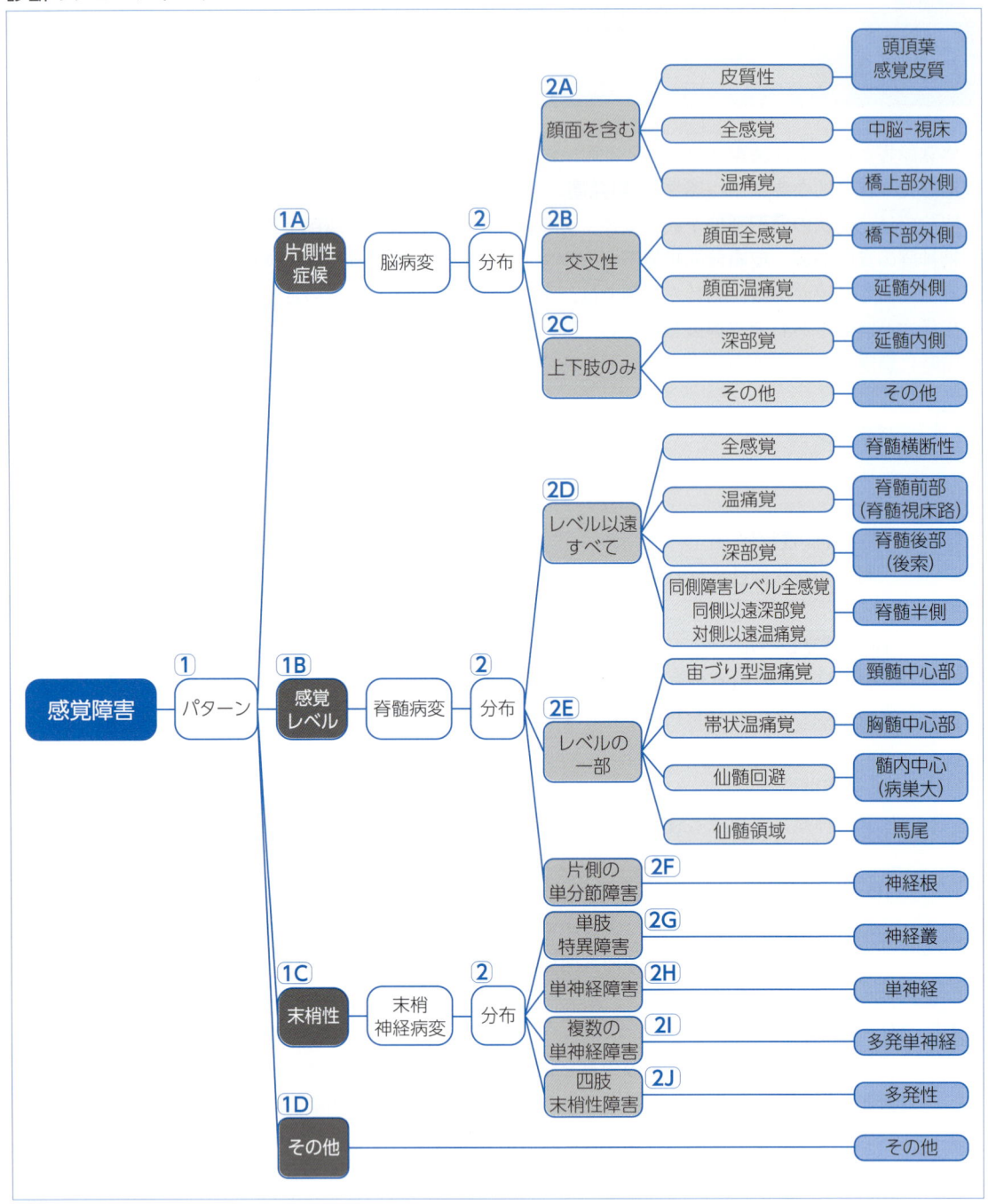

```
感覚障害 ─① パターン─┬─1A 片側性症候 ── 脳病変 ──② 分布 ──┬─ 2A 顔面を含む ──┬─ 皮質性 ───── 頭頂葉感覚皮質
                  │                                │                ├─ 全感覚 ───── 中脳-視床
                  │                                │                └─ 温痛覚 ───── 橋上部外側
                  │                                ├─ 2B 交叉性 ─────┬─ 顔面全感覚 ── 橋下部外側
                  │                                │                └─ 顔面温痛覚 ── 延髄外側
                  │                                └─ 2C 上下肢のみ ──┬─ 深部覚 ───── 延髄内側
                  │                                                 └─ その他 ───── その他
                  │
                  ├─1B 感覚レベル ── 脊髄病変 ──② 分布 ──┬─ 2D レベル以遠すべて ──┬─ 全感覚 ────────── 脊髄横断性
                  │                                    │                      ├─ 温痛覚 ────────── 脊髄前部(脊髄視床路)
                  │                                    │                      ├─ 深部覚 ────────── 脊髄後部(後索)
                  │                                    │                      └─ 同側障害レベル全感覚
                  │                                    │                         同側以遠深部覚 ──── 脊髄半側
                  │                                    │                         対側以遠温痛覚
                  │                                    └─ 2E レベルの一部 ──┬─ 宙づり型温痛覚 ──── 頸髄中心部
                  │                                                        ├─ 帯状温痛覚 ────── 胸髄中心部
                  │                                                        ├─ 仙髄回避 ──────── 髄内中心(病巣大)
                  │                                                        └─ 仙髄領域 ──────── 馬尾
                  │
                  ├─1C 末梢性 ── 末梢神経病変 ──② 分布 ──┬─ 2F 片側の単分節障害 ──── 神経根
                  │                                    ├─ 2G 単肢特異障害 ───────── 神経叢
                  │                                    ├─ 2H 単神経障害 ─────────── 単神経
                  │                                    ├─ 2I 複数の単神経障害 ────── 多発単神経
                  │                                    └─ 2J 四肢末梢性障害 ─────── 多発性
                  │
                  └─1D その他 ─────────────────────────────────────────────────── その他
```

考える．

2B 交叉性

同側顔面と対側上下肢の交叉性感覚障害は，**橋下部外側から延髄外側病変**の特徴である．上下肢は，ともに温痛覚のみの障害だが，前者では顔面のみ全感覚障害となり，後者では顔面も

温痛覚障害のみとなる。

2C　上下肢のみ
　対側上下肢の深部覚障害は延髄内側病変で起こりうる．一方で，上下肢のみの片側性症候では，上位中枢の不全障害や，脊髄片側性病変も考慮する必要がある．

2D　レベル以遠すべて
　脊髄分節に合致した，レベル以遠の感覚障害は，上向性の知覚ニューロン経路の障害で起こる．全感覚障害は脊髄横断性病変であり，温痛覚障害は脊髄前方（前脊髄動脈灌流域）の，深部覚障害は脊髄後方（後脊髄動脈灌流域）の病変で出現する．障害レベルの同側全感覚障害，それ以遠の同側深部覚・対側温痛覚の障害が，脊髄半側症候群（Brown-Séquard 症候群）である．

2E　レベルの一部
　上胸部から肩まわりにかけての，宙づり型の温痛覚障害は，頸髄中心部病変に特徴的である．体幹部の帯状温痛覚障害は，胸髄中心部病変で起こる．髄内中心部の大きな病変は，仙髄領域を除いた（仙髄回避：sacral sparing）全感覚の障害を呈する．反対に仙髄領域のみの障害は馬尾病変を示す．

2F　片側の単分節障害
　片側の単分節障害は神経根部の病変でみられる．多くは椎間板ヘルニアによる神経根圧迫である．初期には痺れのみを呈しうる．外傷などを契機に急性増悪するものもある．帯状疱疹の初期には単〜数分節にわたる急性の痺れのみを呈することがある．髄外で限局した炎症性・腫瘍性の病変は，連続した数分節にわたる神経根障害をきたしうる．

2G　単肢特異障害
　神経叢障害は，神経根から末梢神経に移行する中間にあたり，特徴的な組合せが出現する．

2H　単神経障害
　単神経障害の多くは絞扼性であり，手根管など生理学的狭窄部位に好発する．

2I　複数の単神経障害
　単神経障害が多発するものである．血管炎症候群に多く，急性で機能予後が不良なものも多いため注意を要する．

2J　四肢末梢性障害
　手袋靴下型の分布を示す四肢末梢の感覚障害は，多発ニューロパチーである．下肢遠位から始まることが多く，距離依存性の障害であることを示す．糖尿病など代謝性・栄養障害性ニューロパチーの多くはこの形態をとる．

3 感覚障害における鑑別診断の対象疾患

2A〜2C 脳が障害部位の場合

[突発性〜急性] 脳血管障害，脱髄性（多発性硬化症，視神経脊髄炎，急性散在性脳脊髄炎），炎症性（脳炎，免疫介在性脳症）
[亜急性〜慢性] 腫瘍性

2D 2E 脊髄が障害部位の場合

[突発性〜急性] 脊髄血管障害（前脊髄動脈症候群，後脊髄動脈症候群），圧迫性（硬膜外血腫，硬膜外膿瘍），脱髄性（大脳と同じ），炎症性（横断性脊髄炎，サルコイドーシス）
[亜急性〜慢性] 圧迫性（頸椎症性脊髄症，後縦靱帯骨化症），代謝性・栄養障害性（ビタミン B_{12} 欠乏），炎症性（脊髄癆），腫瘍性，血管性（動静脈奇形），脊髄空洞症

2F 神経根が障害部位の場合

[突発性〜急性] 椎間板ヘルニア（急性増悪），炎症性（帯状疱疹），糖尿病性多発根ニューロパチー
[亜急性〜慢性] 椎間板ヘルニア，炎症性，腫瘍性

2G〜2J 末梢神経が障害部位の場合

【神経叢傷害】
　[突発性〜急性] 腕神経叢炎
　[亜急性〜慢性] 胸郭出口症候群，腫瘍性，傍腫瘍性
【単神経傷害】
　[突発性〜急性] 絞扼性（橈骨神経麻痺）
　[亜急性〜慢性] 絞扼性（手根管症候群，肘部尺骨神経障害）
【多発単神経傷害[*1]】
　[突発性〜急性] 血管炎症候群（結節性多発動脈炎，アレルギー性肉芽腫性血管炎，関節リウマチ），サルコイドニューロパチー
　[亜急性〜慢性] 糖尿病性ニューロパチー，遺伝性（遺伝性圧脆弱性ニューロパチー），ライム病性ニューロパチー
【多発神経傷害】
　[突発性〜急性] Guillain-Barré 症候群，急性感覚性ニューロパチー
　[亜急性〜慢性] 代謝性・栄養障害性（糖尿病性[*2]，アルコール性，肝不全・腎不全・ビタミン B_1・B_6・B_{12} 欠乏），慢性炎症性脱髄性多発神経炎，Crow-Fukase 症候群，遺伝性（Charcot-Marie-Tooth 病，家族性アミロイドポリニューロパチー），免疫介在性，中毒性，炎症性，傍腫瘍性

1D その他

[突発性〜急性] 局所の血液循環障害，心因性（過換気症候群，身体表現性障害）
[亜急性〜慢性] 皮膚疾患，心因性，炎症性（らい病）

[*1] 多発単神経障害を呈する疾患は，始まりは単神経障害であることに留意する。
[*2] 糖尿病性神経障害は，典型的には多発ニューロパチーの型をとるが，単神経障害，多発単神経障害，多発根神経障害など様々な型の神経障害を呈しうる。

> **Case 1**
>
> 　67歳の男性。背部痛と下肢のしびれを主訴に来院した。50歳から高血圧で内服治療中である。本日の昼食後，突然に突き刺すような痛みを背中に自覚した。30分ほど経っても痛みは改善せず，下肢のしびれや脱力感も出現してきたため，救急車で来院した。身長170 cm，体重82 kg。体温36.6℃。脈拍80/分，整。血圧180/104 mmHg。SpO₂ 98%（room air）。疼痛を強く訴え，呼吸は荒く，不穏状態である。痛みが強く，正確に筋力を評価することは困難であるが，両下肢とも力を入れづらく，また臍の高さより遠位で温痛覚の低下がみられる。
> 現時点での対応として適切なのはどれか。
> a　正確な筋力の診察をするため，落ち着くように説明する。
> b　落ち着くまで経過観察する。
> c　胸腹部CT検査を施行する。
> d　脊椎MRI検査を施行する。
> e　鎮静薬を使用する。

アプローチ

・高血圧既往のある患者で，突然の疼痛と，引き続いて起こった神経障害がある

診断のポイント

　本症例では十分な神経診察が行われておらず，正確な病巣高位の診断は困難である。しかし，臍レベル（T10皮膚分節）以遠の感覚レベルの存在から，胸髄より上位の障害が疑われる。診断のフローチャートより脊髄性の障害（F 1B）を考え，温痛覚障害の記載から脊髄前方の病巣を推測する。下肢の脱力があることは錐体路障害を推測する症候であり，これを支持する。しかし，深部覚の記載はなく，脊髄横断性障害も否定はできない。
　では，病因は何か。
　突然の疼痛は血管障害をまず第一に疑うべき病歴であり，これに脊髄障害をきたしうる疾患の鑑別になる。背部痛の原因疾患に大動脈瘤の急性増大，大動脈解離があり，これに脊髄障害が加わるとき，腹部大動脈瘤から分枝する脊髄動脈の閉塞で起こる前脊髄動脈症候群が考えられる。
　ほかに，脊髄硬膜外血腫による圧迫でも突然発症し急性の運動感覚障害を示すが，全感覚障害であることが一般的である。椎間板ヘルニアなどの圧迫性病変の急性増悪も鑑別に挙がるが，外傷などの病歴は記載がない。椎間板炎・硬膜外膿瘍など感染性炎症性疾患も考慮が必要だが，発熱もなく鑑別の優先順位は低い。
　誘因の明らかでない前脊髄動脈症候群は，脊髄血管の梗塞であり血栓症に準じて治療を行う。

現時点での対応

　この問題では，大まかな初期診察を行ったところでの「現時点での対応」を求めている。血管障害を第一に考えるため，早急な診断と処置をすべきである。
　確定診断のためには「CT（c）」，「MRI（d）」を順次施行すべきだが，疼痛が強い患者に「落ち着けと言う（a）」のは無理があり，不穏で体動が強くては満足な画像が得られないおそれも

ある。また，大動脈解離であれば高血圧が増悪リスクとなり，疼痛による不穏はさらに血圧を上げてしまうため，「経過観察（b）」すべきでもない。

この時点では，疼痛の緩和と鎮静を速やかに得て，適切な検査へ迅速に移行することが望ましい。

臨床推論

体部での血管障害と，付随する脊髄障害（前方の温痛覚経路・錐体路を含む病変）の疑い。不穏による血圧上昇を抑え，安静下での画像検査を施行できるよう，「鎮静薬を投与（e）」する。同時に消炎鎮痛薬の使用も考慮する。並行して，血管リスクの評価と迅速な画像診断の準備を進める。

正解：e

Case II

57歳の女性。右手のしびれるような痛みを主訴に来院した。

現病歴：1か月前から関節に違和感を覚えるようになった。1か月前に左足底，3週前に右足底のしびれが出現したが，軽度であるため放置していた。2日前より右手の母指から示指，中指の指尖がジンジンと痛むようになり，改善しないため来院した。

既往歴：42歳から気管支喘息で吸入ステロイド薬，抗アレルギー薬の治療を受けている。

現　症：意識は清明。身長150 cm，体重53 kg。体温36.8℃。呼吸数17/分。脈拍64/分，整。血圧134/78 mmHg。SpO_2 98%（room air）。心雑音はない。左肺野に軽微な喘鳴を聴取する。脳神経系に異常所見なし。右母指の外転は徒手筋力検査で4レベル。腱反射は左アキレス腱のみ減弱している。右の母指から示指，中指の指尖部で触覚・温痛覚の低下がみられる。協調運動は良好である。歩行は正常で，Romberg徴候は陰性である。

現時点での対応として適切なのはどれか。
a　脊椎MRIを施行する。
b　末梢神経伝導検査を施行する。
c　抗菌薬の点滴静注を開始する。
d　非ステロイド性抗炎症薬を投与する。
e　入院し心電図・SpO_2モニターを装着する。

アプローチ

・気管支喘息既往の患者に出現した，急性の神経障害である
・神経学的所見：①右正中神経障害，②左足趾のしびれ，③右足趾のしびれ

診断のポイント

本症例は，発症時期の異なる3肢の感覚障害を呈している。

足趾については詳細の記述がないが，足底というと一般にはL5根か，脛骨神経末端の足底神経の障害である。軽いしびれのみであると，他覚的な脱力を判定できるほどの障害はないこ

とも多く，運動障害の随伴については判定を保留すべきである。

そこで注目すべきは，明らかな障害のある右手であり，指尖部の感覚低下は母指から中指に至る。これは皮膚分節では C6, C7 であるが，母指外転の脱力は C8, T1 の筋分節であることから，末梢神経である正中神経の障害分布と判断できる。

ここで診断のフローチャートに従い，少なくとも右手の障害は末梢性分布であることより F 1C へ，3 肢の障害であるため多発単神経障害を疑う。喘息の既往とともに一元的に考えるならば，アレルギー性肉芽腫性血管炎（Churg-Strauss 症候群）が第一の鑑別となる。鑑別としては，ほかの血管炎症候群を筆頭とした免疫介在性のニューロパチーやサルコイドーシスなどがある。

また，実臨床では疾患頻度を考え，腰椎椎間板ヘルニアによる神経根症が連続して左右に出現し，さらに正中神経障害として頻度の高い手根管症候群を発症した可能性も鑑別が必要である。

現時点での対応

血管炎症候群は，悪化すれば機能予後の不良な疾患群であり，現在急速に活動性が増している本症例では，早急に診断し，免疫抑制薬による治療を開始することが求められる。

身体所見から，呼吸・循環動態に大きな問題はなく，まず病変の首座である末梢神経が血管炎によるものかを確認する。絞扼性ニューロパチーは「末梢神経伝導検査（b）」で脱髄型の異常を示し，軸索障害を主体とする血管炎と区別できる。

臨床推論

アレルギー性肉芽腫性血管炎の疑い。多発する軸索性の単神経障害を確認し，早急に治療へ移行するため「末梢神経伝導検査（b）」を行う。同時に，好酸球数や P-ANCA の確認，喘息の重症度評価，重要臓器（脳・心血管など）の血管炎スクリーニングなど，並行して検査を進めていく。鑑別診断に疑義がある場合，神経生検も考慮される。

正解：b

9-8 腰背部痛

洪　定男

腰背部痛とは，肩甲骨背部から腰部（触知可能な最下端の肋骨から下殿溝）にかけての疼痛をいう。

診断のフローチャート

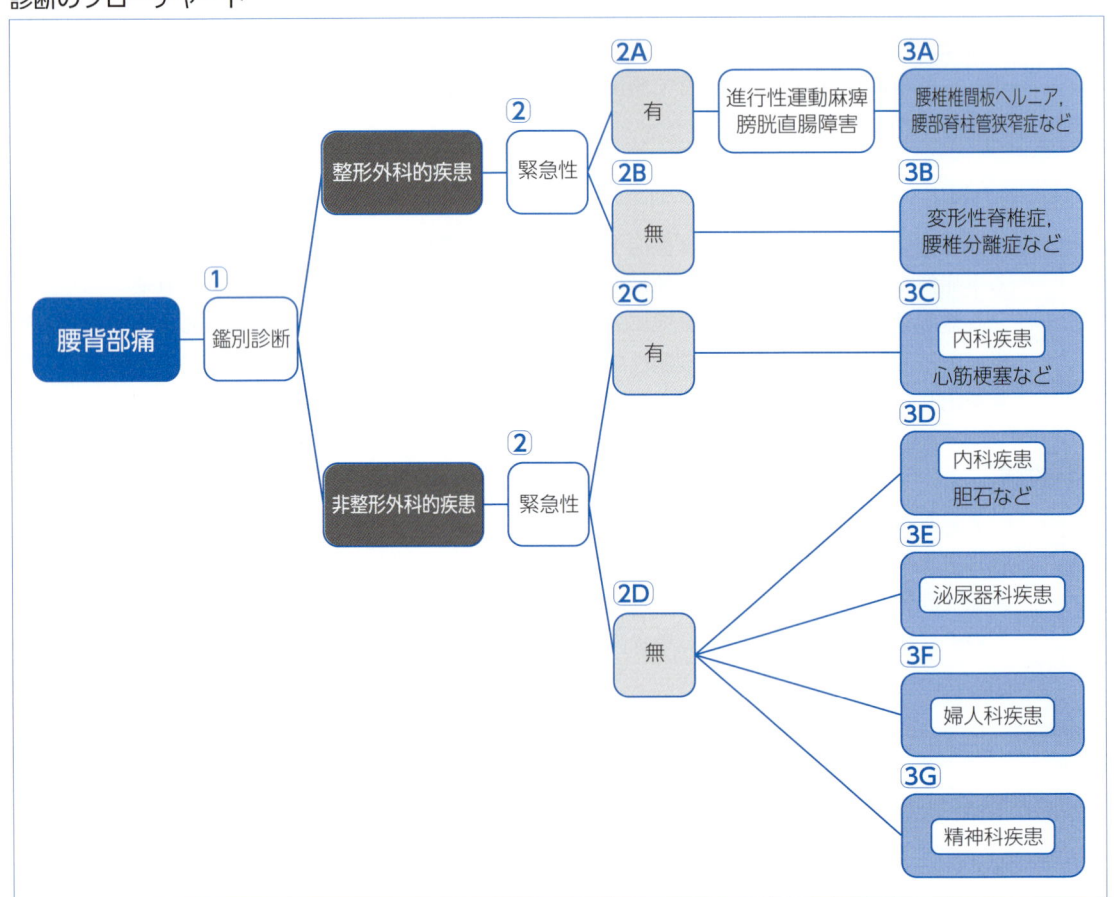

- 腰背部痛
  - ① 鑑別診断
    - 整形外科的疾患
      - ② 緊急性
        - 2A 有 — 進行性運動麻痺，膀胱直腸障害 — 3A 腰椎椎間板ヘルニア，腰部脊柱管狭窄症など
        - 2B 無 — 3B 変形性脊椎症，腰椎分離症など
    - 非整形外科的疾患
      - ② 緊急性
        - 2C 有 — 3C 内科疾患　心筋梗塞など
        - 2D 無
          - 3D 内科疾患　胆石など
          - 3E 泌尿器科疾患
          - 3F 婦人科疾患
          - 3G 精神科疾患

1 鑑別診断

脊椎および支持組織の破綻，傍脊柱筋への過度の負荷，脊髄，馬尾神経や神経根への圧迫，炎症による整形外科的疾患による腰背部痛と非整形外科的な内臓疾患に由来する関連痛としての腰背部痛や器質的原因の存在しない心因性による腰背部痛がある。

2 緊急性の有無

重篤な脊椎疾患（腫瘍，炎症，骨折など）や生死に関わる内科的疾患に由来する腰背部痛を見逃さないことが重要である。

2A　緊急性のある整形外科的疾患

整形外科的疾患でも進行性麻痺や膀胱直腸障害を呈する場合は緊急性があり，腰椎椎間板ヘルニア，腰部脊柱管狭窄症，化膿性脊椎炎や結核性脊椎炎による膿瘍形成，転移性脊椎腫瘍（癌の骨転移），胸腰椎破裂骨折による脊柱管内への骨片陥入などの外傷によって麻痺を生じる。進行性の麻痺や膀胱直腸障害を呈する場合は緊急手術の対象になる。

2B　緊急性のない整形外科的疾患

整形外科的疾患では筋・筋膜性腰痛症，姿勢性腰痛症，変形性脊椎症などの非特異的腰痛症が腰痛を訴える疾患の85％以上を占めている。そのほかに，腰椎椎間板ヘルニア，腰椎分離症，腰椎すべり症，腰部脊柱管狭窄症，骨粗鬆症性脊椎圧迫骨折，化膿性脊椎炎などが腰背部痛の原因となる。また，腰椎椎間板ヘルニア，腰部脊柱管狭窄症ともに腰痛と下肢痛を訴えるが，腰椎椎間板ヘルニアではtension sign，腰部脊柱管狭窄症では間欠性跛行が特徴である。閉経後女性，ステロイド服用歴のある患者では骨粗鬆症を基盤として，軽微な外傷で骨粗鬆症性脊椎圧迫骨折を発症しやすく，発熱などの炎症症状，激烈な疼痛，脊椎の不撓性は化膿性脊椎炎で認められ，糖尿病や肝硬変などの易感染性疾患を合併していると重症化する。高齢者で安静時痛を訴える場合は悪性腫瘍（肺癌，胃癌，乳癌，膵癌，腎癌，子宮癌，前立腺癌，骨髄腫など）の脊椎への骨転移に留意しなければならない。

進行性麻痺を呈していなければ，緊急性は比較的低く保存的治療の対象と考えられる。また，神経症状を認めなければ筋・筋膜性腰痛症，姿勢性腰痛症，椎間関節性腰痛症などの非特異的腰痛症を，青少年で過度のスポーツに起因していれば腰椎分離症を，中年女性では腰椎すべり症を，それぞれ認めることが多い。

tension sign，神経性間欠性跛行などの神経症状を呈する場合は腰椎椎間板ヘルニア，腰部脊柱管狭窄症を念頭に置く。また，発熱，微熱などの炎症症状，脊椎の不撓性があれば，化膿性脊椎炎，結核性脊椎炎（カリエス）などの感染性疾患を考え，高齢者で安静時痛を訴える場合は悪性腫瘍（癌）の骨転移を，体動時痛であれば骨粗鬆症性脊椎圧迫骨折，変形性脊椎症などを，それぞれ考える。

2C　緊急性のある非整形外科的疾患

緊急を要する整形外科以外の疾患として心筋梗塞，肺梗塞，解離性大動脈瘤あるいは腹部大動脈瘤の破裂，消化管潰瘍の穿孔などに注意して除外診断する。

2D　緊急性のない非整形外科的疾患

緊急ではないが，尿管結石や腎盂腎炎などの泌尿器科疾患，膵炎，胆石などの内科疾患，妊娠，子宮筋腫，子宮後屈などの婦人科疾患でも腰背部痛を呈するので，それも除外診断しておくことが必要である。

最終的に明らかな器質的原因が存在しないのに難治性の腰背部痛を訴える場合は，心理社会的影響の起因を検討して，心因性の腰背部痛も考慮する。

3 腰背部痛における鑑別診断の対象疾患

3A 緊急性のある整形外科的疾患
進行性運動麻痺，膀胱直腸障害を呈する脊椎疾患
3B 緊急性のない整形外科的疾患
非特異的腰痛症，腰椎椎間板ヘルニア，腰部脊柱管狭窄症，腰椎分離症，腰椎すべり症，骨粗鬆症，化膿性脊椎炎，転移性脊椎腫瘍など
3C 緊急性のある内科疾患
心筋梗塞，肺梗塞，解離性大動脈瘤，腹部大動脈瘤破裂，消化管穿孔
3D 緊急性のない内科疾患
膵炎，胆囊炎，胆石
3E 泌尿器科疾患
尿管結石，腎結石，腎盂腎炎
3F 婦人科疾患
妊娠，子宮筋腫，子宮後屈，子宮内膜症，卵巣囊腫
3G 精神科疾患
ヒステリー，ストレス

Case 1

62歳の女性。2週ほど前から腰背部痛が続き，安静時にも疼痛が認められるようになったため来院した。身長158 cm，体重42 kg。食事は偏食で，栄養状態は不良である。わずかな段差でつまづいたことはあるが，大きな外傷歴はない。発熱症状，下肢麻痺や膀胱直腸障害はなく，糖尿病や肝硬変の合併もない。初診時の腰椎単純エックス線像（A）とMRI像（B, C）を別に示す。

現時点で最も考えられる疾患はどれか。

a 骨粗鬆症性脊椎圧迫骨折
b 脊椎椎体破裂骨折
c 心因性腰背部痛
d 転移性脊椎腫瘍
e 化膿性脊椎炎

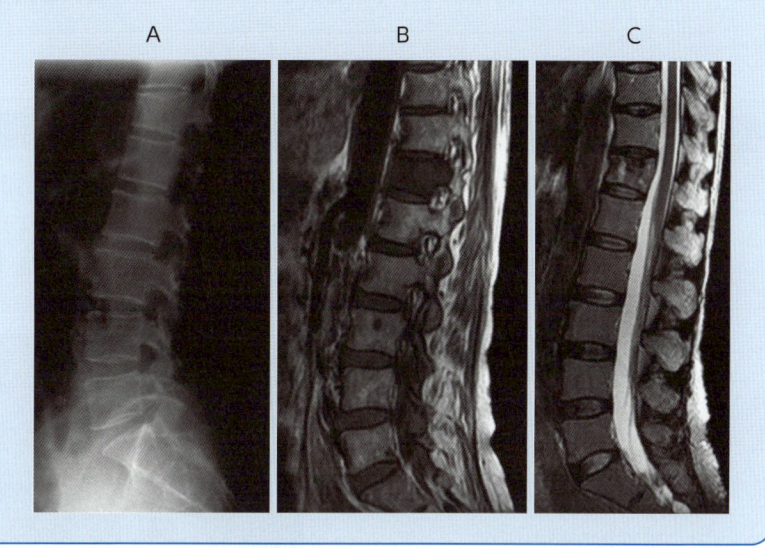

アプローチ

- 女性で偏食，栄養状態不良
- 安静時痛

診断のポイント

女性で偏食，栄養状態も不良であれば**骨粗鬆症の危険因子**はあると考えられる。また，高齢者で安静時痛があるときに留意するべき疾患は何であるかも考慮すべきである。

現時点での対応

進行性麻痺や膀胱直腸障害はないので緊急手術の対象ではないが，**圧迫骨折**による**椎体圧迫**は認められるので，その**根本的な原因疾患**を検討しなければならない。

画像診断

A: 圧迫骨折を認める
B: 椎体全域に低輝度変化を認める
C: 椎弓根まで輝度変化があり，病変が及んでいる／低輝度と高輝度変化が混在している

> **臨床推論**
>
> 　発熱などの全身症状がなく，易感染性疾患の合併もないことから内科的疾患からの腰背部痛や炎症性の脊椎疾患は除外できそうである．エックス線像で第12胸椎圧迫骨折はあるが，下肢麻痺や膀胱直腸障害がみられないので緊急性の対象（F**2A**）ではなく，新規または陳旧性の<u>圧迫骨折</u>なのか，危険信号である安静時痛があるので<u>癌の骨転移</u>も考慮して検査を進めていく．MRI（B）で第12胸椎椎体の全域に低輝度変化を認めて椎弓根まで病変は及び，MRI（C）では低輝度と高輝度変化が混在していることから「<u>悪性腫瘍の骨転移（d）</u>」が最も考えられる．また，生命予後に関係するので原発巣を精査していく必要性もある．
>
> 正解：d

Case II

　38歳の男性．中腰姿勢で重量物を運搬した際に，腰部に激痛が出現して立位困難となり，救急車で搬送された．Lasègue 徴候陽性，アキレス腱反射は低下している．腰椎単純エックス線写真正面像（A）と側面像（B），腰部 MRI 写真矢状断像（C）と L_5/S_1 レベル水平断像（D）を別に示す．

現時点で注意すべき症状はどれか．
a 尿　閉
b 安静時痛
c 体動時痛
d 傍脊柱筋の圧痛
e 腰椎棘突起の圧痛

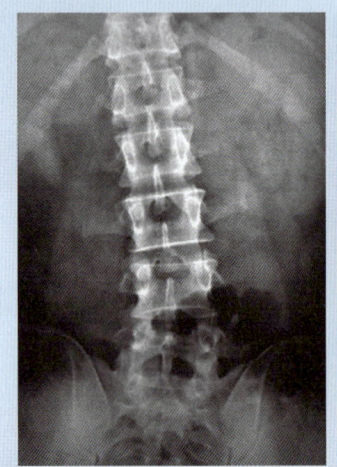

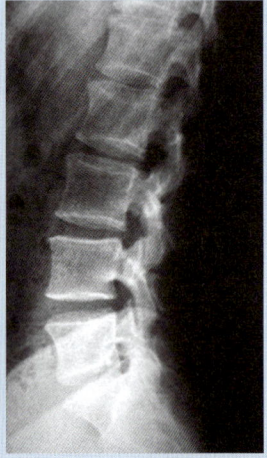

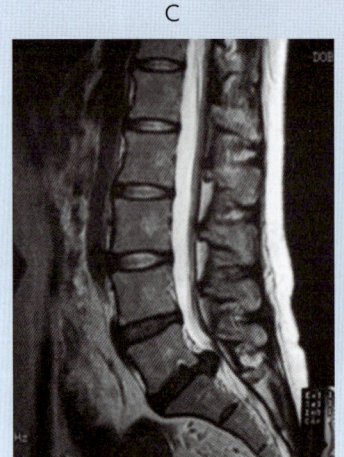

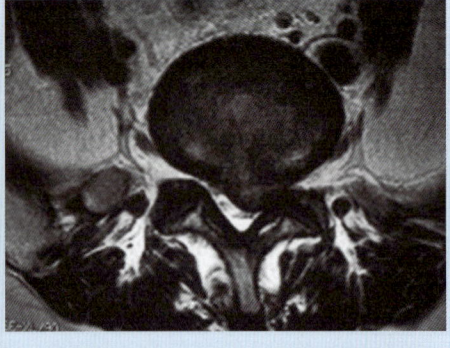

アプローチ

- 中腰姿勢で重量物運搬
- 腰部激痛
- Lasègue 徴候陽性

診断のポイント

腰部への負荷が大きい中腰で腰痛が生じており，整形外科的疾患による腰痛が最も考えられる。Lasègue 徴候陽性と MRI 画像から，診断は容易に導き出せる。

現時点での対応

腰部の激痛によって立位保持が困難になっているが，神経学的理学所見から緊急性の対象か否かを検討することが重要である。

臨床推論

突然の腰部への激痛であり，非整形外科的疾患で緊急を要する心筋梗塞，肺梗塞，解離性大動脈瘤あるいは腹部大動脈瘤の破裂，消化管潰瘍の穿孔などを一応除外しておく（F①）ために，既往歴をしっかりと聴取すべきである。診断は比較的容易であるが，次に整形外科的緊急性（F②A）を検討するために，進行性の麻痺や「膀胱直腸障害（a）」の有無を確認することが重要である。

画像診断

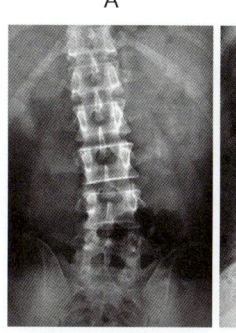

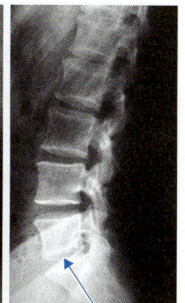

A 腰椎の側弯がある
B L5/S1 椎間腔の狭小化
C L5/S1 にて硬膜嚢が圧排されている
D 中央〜左側寄りにヘルニアが突出している

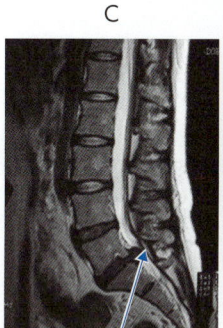

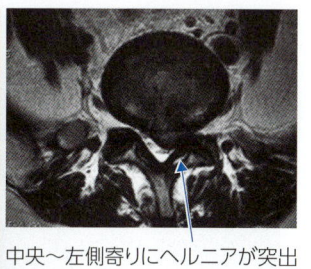

正解：a

Case Ⅲ

70歳の男性。比較的軽度の腰痛と両足底部のしびれがあり，立位の継続と歩行によって両下肢痛と脱力感が増強して立ち止まっても軽快しないため来院した。しゃがみ込むと軽快する。血圧 168/92 mmHg。血液生化学所見：空腹時血糖 120 mg/dL，HbA1c (NGSP) 6.8%（基準 4.6〜6.2），尿素窒素 14 mg/dL，クレアチニン 0.9 mg/dL，尿酸 5.6 mg/dL。腰椎単純エックス線写真正面像（A）と側面像（B），MRI 像（C）を別に示す。

次に行うべきことはどれか。
a　MRI 検査
b　ABI 検査（足関節／上腕血圧比）
c　骨密度測定
d　骨シンチグラフィー
e　足背動脈，後脛骨動脈触知

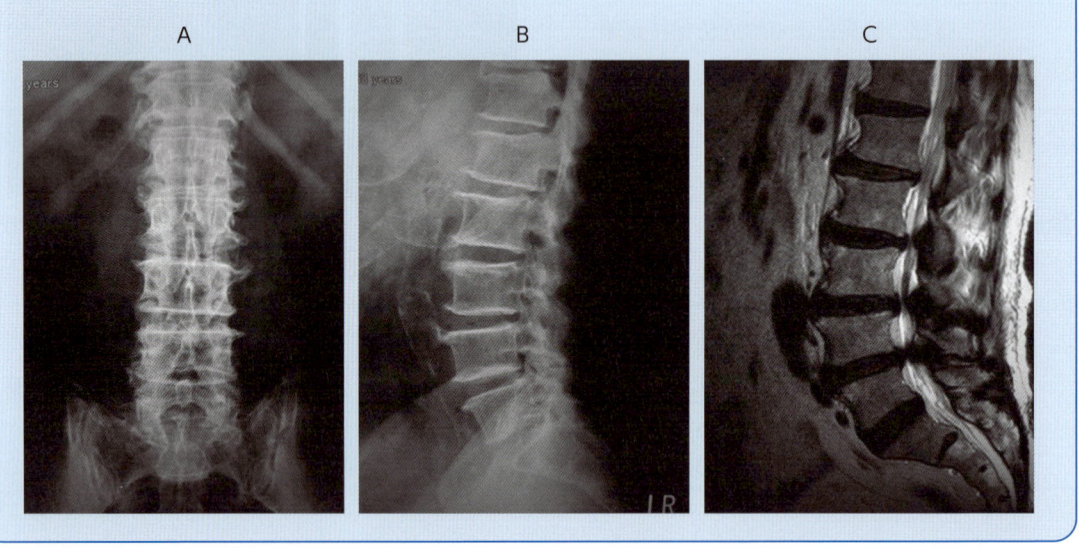

A　　　　　　　　　　　　B　　　　　　　　　　　　C

アプローチ

- 立位の継続，歩行によって両下肢痛と脱力感
- 立ち止まっても軽快しない，しゃがみ込むと軽快
- 既往歴に糖尿病

診断のポイント

70歳男性で，両下肢痛と脱力感を主訴として**間欠性跛行**がみられ，血圧と血液生化学所見から高血圧と糖尿病の合併もあることから，**神経性**だけではなく**血管性**の間欠性跛行を呈する疾患も考えられるので，次に示す鑑別のポイントを念頭に置いて診断を進めていく（**表1**参照）。

画像診断

A	B	C
多椎体に骨棘形成がある	多椎間に椎間腔狭小化がある	L2/3, 3/4, 4/5 で明らかな脊柱管狭窄を認める

表1 間欠性跛行の鑑別

	神経性	血管性
歩行による増強	あり	あり
立位による増強	あり	なし
歩行中止による軽快	なし	あり
前屈位での軽快	あり	なし
しゃがみ込みによる軽快	あり	なし
代表的疾患	腰部脊柱管狭窄症	閉塞性動脈硬化症〈ASO〉 閉塞性血栓血管炎〈TAO〉

次に行うべきこと

高血圧と糖尿病の合併があることから血管性間欠性跛行を呈する**閉塞性動脈硬化症〈ASO〉**や**閉塞性血栓血管炎〈TAO〉**の有無を確認しなければならない。

臨床推論

高血圧,糖尿病も合併しているので心筋梗塞や解離性大動脈瘤などによる腰痛(F**2C**)も念頭に置くべきである。間欠性跛行を呈しているので,血管性または神経性の間欠性跛行の鑑別が重要になる。

立位,歩行による下肢痛の増強,歩行中止による軽快がなく,しゃがみ込みによって軽快することから**腰部脊柱管狭窄症**による**神経性間欠性跛行**が最も考えられ,MRI画像(C)でも明らかな狭窄がみられる。また,経過とともに下垂足などの下肢麻痺が出現することがあるので**緊急性の有無**(F**2**)を注意深く観察しておくべきである。腰部脊柱管狭窄症に閉塞性動脈硬化症〈ASO〉や閉塞性血栓血管炎〈TAO〉を合併することも約15%あるので「**足背動脈,後脛骨動脈は必ず触知(e)**」しておきたい。

正解:e

9-9 筋肉痛

洪　定男

筋肉痛とは，筋線維と筋膜などの周囲結合組織の損傷や炎症によって生じる疼痛をいう。

診断のフローチャート

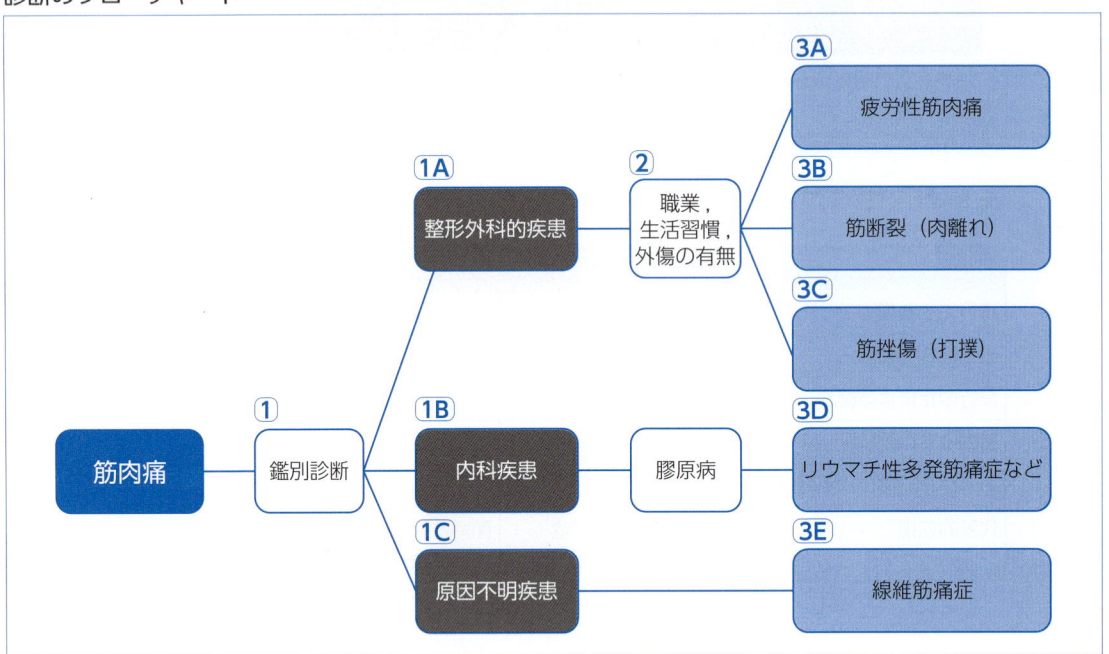

```
筋肉痛 → ① 鑑別診断 ┬─ 1A 整形外科的疾患 ─ 2 職業，生活習慣，外傷の有無 ┬─ 3A 疲労性筋肉痛
                    │                                                  ├─ 3B 筋断裂（肉離れ）
                    │                                                  └─ 3C 筋挫傷（打撲）
                    ├─ 1B 内科疾患 ─ 膠原病 ─ 3D リウマチ性多発筋痛症など
                    └─ 1C 原因不明疾患 ─ 3E 線維筋痛症
```

1　鑑別診断

筋肉痛が起こる原因としては肉離れや運動後の筋肉痛などの整形外科的疾患が考えられるが，膠原病による炎症や，まだ原因が明らかにされていない疾患でもみられる。

1A　整形外科的疾患

狭義の頸肩腕症候群（肩こり）や筋・筋膜性腰痛症による疲労性筋肉痛，筋断裂（肉離れ），筋挫傷（打撲）がある。

1B　内科疾患

内科疾患であるリウマチ性多発筋痛症，多発性筋炎，皮膚筋炎などの膠原病でも筋痛はみられ，筋以外にも関節痛や皮膚症状がみられる。

1C　原因不明疾患

原因不明疾患といわれる線維筋痛症では3か月以上持続する筋痛で，広範囲に圧痛点があり，膠原病との鑑別も必要になる。

2　職業，生活習慣，外傷の有無

労働による身体的負荷の程度，生活習慣（運動不足，不良姿勢など），外傷の有無を把握しておくことが必要である。

2A　疲労性筋肉痛

同姿勢の継続や不良姿勢などによる狭義の頸肩腕症候群である肩こりによる頸部痛，腰痛における筋・筋膜の疼痛，運動や労働後の筋肉痛が疲労性筋肉痛である。特に運動後の筋肉痛では比較的早い段階で生じる通常の疲労性筋肉痛と 24〜72 時間後に生じる遅発性の疲労性筋肉痛があり，遅発性の場合は運動不足，筋力不足の状態で筋への負荷が大きいときに生じる。

2B　筋断裂（肉離れ）

筋断裂（肉離れ）は自家筋力や介達外力による急激な筋肉の収縮（筋肉への急激な過伸展）によって筋肉線維が損傷，断裂し，①微細断裂（Ⅰ°），②不全断裂（Ⅱ°），③完全断裂（Ⅲ°）に区分される。肉離れは大腿部膝屈筋（ハムストリング）に最も多くみられ，大腿四頭筋，腓腹筋，股関節内転筋など下肢に多く，内腹斜筋，腹直筋にみられることもある。

筋肉の柔軟性の不足，拮抗筋とのアンバランス，ストレッチ不足などが原因となるが，最近では MRI で重症度を，①筋肉内，筋間，筋膜の出血（Ⅰ型），②筋腱移行部を含む部位の損傷（Ⅱ型），③筋または腱付着部の断裂（Ⅲ型）と分類し，Ⅰ，Ⅱ型では保存的治療が原則で，Rest（安静），Icing（冷却），Compression（圧迫），Elevation（挙上）のいわゆる RICE 処置が基本であり，Ⅲ型では手術治療が推奨されている。

2C　筋挫傷（打撲）

筋挫傷（打撲）は代表的なものとして俗称"ももかん"，英語で charley horse といわれるものがあり，直達外力によって大腿部を強くぶつけて大腿深部に血腫が生じ，早めに膝関節屈曲位にして血腫を大きくしないようにすることが大切といわれている。

3　筋肉痛における鑑別診断の対象疾患

3A　疲労性筋肉痛
肩こりによる頸背部痛，筋・筋膜性腰痛，運動後の筋肉痛（通常の筋肉痛，遅発性筋肉痛）
3B　筋断裂（肉離れ）
［従来の分類］微細断裂（Ⅰ°），部分断裂（Ⅱ°），完全断裂（Ⅲ°） ［MRI による分類］筋肉内，筋間，筋膜の出血（Ⅰ型），筋腱移行部を含む部位の損傷（Ⅱ型），筋または腱付着部の断裂（Ⅲ型）
3C　筋挫傷（打撲）
大腿四頭筋深層の血腫（charley horse）
3D　内科疾患
リウマチ性多発筋痛症，多発性筋炎，皮膚筋炎
3E　原因不明疾患
線維筋痛症

Case 1

22歳の男性。陸上短距離競技で走行中に上体を前傾させ，膝関節を伸展したときに，左大腿部に激痛が走り，左大腿部を手で押さえながら走行不能になり来院した。
現時点での対応として適切なのはどれか。
a　MRI検査
b　超音波検査
c　RICE処置
d　患部への局所麻酔薬注入
e　大腿部のストレッチング

アプローチ

・左大腿部激痛，走行不能

診断のポイント

上体を前傾（股関節屈曲）させ，膝関節を伸展した際に急激な筋肉の収縮と伸展があって受傷しており，**筋断裂（肉離れ）**をまず考えるべきである（F**3B**）。大腿部に多い筋断裂は大腿部膝屈筋（ハムストリング），大腿四頭筋，股関節内転筋で，股関節屈曲，膝関節伸展で，最も筋伸展が生じるのは**大腿部膝屈筋（ハムストリング）**であることから，ハムストリングの肉離れの可能性が高い。

現時点での対応

現時点で求められる対応は，競技の続行（d），検査（a，b），患部へのさらなる負荷（e）ではなく，**患部の安静**を保ちながら，さらに悪化させないように防ぐことである。

臨床推論

患部を悪化させないようにする**救急的処置の必要**が問われており，保存的治療の，Rest（安静），Icing（冷却），Compression（圧迫），Elevation（挙上）のいわゆる「RICE処置（c）」が求められている。

正解：c

Case II

22歳の女性。数か月前から頸背部痛があり，ときに頭痛が出現することもある。数日前からは両上腕の脱力感もみられるようになって来院した。他院を受診したが，特記すべき異常なしと診断された。他院で検査した単純エックス線像（A）とMRI画像（B）を示す。
この時点での対応として**適切でない**のはどれか。
a 職業の聴取
b 神経学的診察
c 運動習慣の聴取
d 筋の圧痛と筋緊張の触知
e 精神科へのコンサルテーション

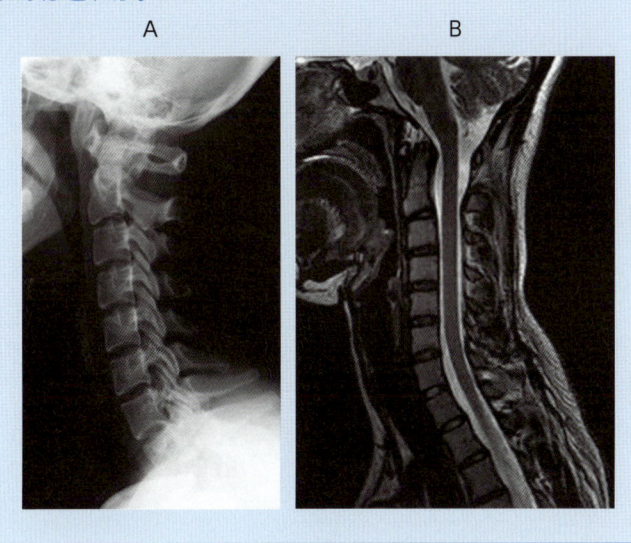

アプローチ
・頸背部痛，頭痛
・両上腕の脱力感

診断のポイント

頸背部痛，両上腕の脱力感を呈していることから頸椎疾患が第一に考えられ，「神経学的異常所見（b）」の有無や「筋緊張（d）」が増強するような他の疾患がないか十分に問診する必要がある。また，エックス線像やMRI画像などの検査も確認しておきたい。

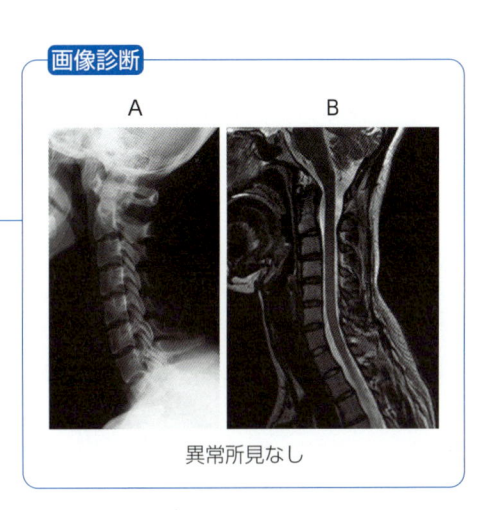

画像診断

A　B

異常所見なし

現時点での対応

頭蓋内疾患，高血圧症，眼疾患，耳鼻咽喉疾患の随伴症状としての肩こりも少なくないので注意しながら（F❶），身体的負荷が多い「職業（a）」，不良姿勢，「運動不足（c）」などがないかをしっかり問診するべきである（F❷）。また，精神的なストレスでも肩こりの原因になることがあるが，「精神科的疾患（e）」として最初から対処するべきではない。

臨床推論

頸背部痛，両上肢の症状が神経学的異常から生じているのかを確認するべきである。エック

ス線像やMRI画像でも異常所見がないことから，頸部〜背部の筋緊張を呈する疾患，狭義の頸肩腕症候群（肩こり）が最も考えられる。

正解：e

9-10 関節痛，関節腫脹，関節変形

近藤 信和

　関節は肩，肘，手，指，股，膝，足などにあるが，関節痛，関節腫脹，関節変形とは，これらの関節の病的状態をいう．問診，視診，触診などによって診断を進めていく．

診断のフローチャート

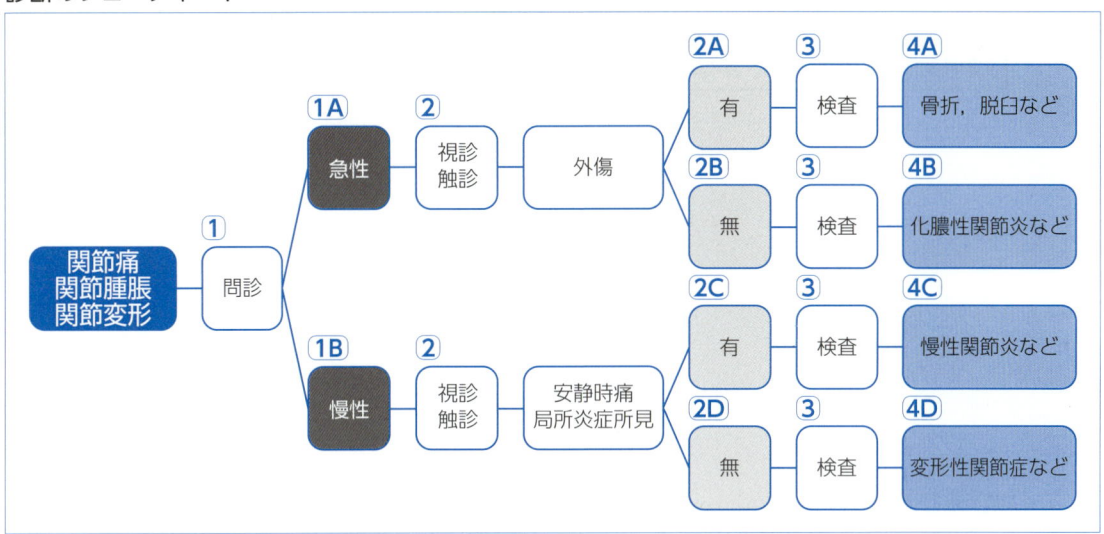

```
関節痛                ①        ②視診   外傷   ②A 有 — ③検査 — ④A 骨折，脱臼など
関節腫脹 — ①問診 — ①A急性 — 触診 —        ②B 無 — ③検査 — ④B 化膿性関節炎など
関節変形              ①B慢性 — ②視診   安静時痛  ②C 有 — ③検査 — ④C 慢性関節炎など
                              触診   局所炎症所見 ②D 無 — ③検査 — ④D 変形性関節症など
```

1 問 診
　症状の発症経過による違いがあり，急性発症では外傷や急性炎症疾患，時間が経過した慢性疾患では慢性関節炎や変性疾患を鑑別診断していく．

2 視診・触診
　外傷の既往があれば外傷性疾患を想定し診断を進めていく．外傷の既往がない場合は急性炎症を診断する．慢性進行の安静時痛や局所炎症症状があれば全身性多発性関節炎を考える．

3 検 査
　整形外科において単純エックス線写真診断は重要である．この画像診断によって疾患の鑑別が容易となってくる．骨折，脱臼，関節裂隙の狭小化，石灰沈着などが描出される．これに加え，血液学的検査によって急性炎症の鑑別が可能となる．関節腫脹は関節穿刺によって血腫や水腫の診断が可能となる．

　現病歴，視診，触診，関節可動域，圧痛点の診察をする．これに加えて単純エックス線写真による診断で骨折，脱臼，関節裂隙狭小化による変形性関節症，特発性骨壊死，神経病性関節症などの鑑別が可能となる．血液検査による白血球増加，CRP 陽性，赤沈値の増加は感染性関節炎，尿酸値の上昇は痛風性関節炎，RA 因子陽性では関節リウマチを考える．

4 関節痛，関節腫脹，関節変形における鑑別診断の対象疾患

4A 急性発症で外傷性の疾患
骨折，脱臼，靱帯損傷，半月板損傷，関節血腫
4B 急性発症で非外傷性の疾患
化膿性関節炎，痛風性関節炎，偽痛風
4C 慢性発症で安静時痛，局所炎症症状がある疾患
慢性関節炎，関節リウマチ
4D 慢性発症で局所炎症症状がない疾患
変形性関節症（頸椎，腰椎，手指，股，膝など），特発性骨壊死，神経病性関節症

Case 1

17歳の男子。体育の授業でバスケットボールをしていたとき，ジャンプの着地にて足関節を内反し受傷した。足関節外側腫脹と疼痛を訴え来院した。全身状態は良好である。疼痛は足関節外果のみであり外果前方から下方に腫脹および軽度の皮下出血がみられる。足関節底屈痛，内反痛があるが，足関節前方引き出し現象などの関節不安定性はなかった。すぐにスクリーニング単純エックス線写真撮影が行われたが，骨折，脱臼の所見はみられなかった。

次に行うべき検査はどれか。
a CT b MRI c 超音波 d 関節鏡 e 関節造影

アプローチ

・17歳男子の外傷による足関節外側痛

診断のポイント

足関節痛であり急性発症の外傷である。問診を詳しく行い，受傷機転や疼痛部位から足関節の骨折，脱臼，靱帯損傷，軟骨損傷などが診断される。また，単純エックス線検査で骨折，脱臼がないことがわかった。

次に行うべきこと

スクリーニング単純エックス線写真で骨折，脱臼が否定されているため，靱帯損傷，軟骨損傷の診断をするための検査を行う。まず行う検査は簡便で患者に対して侵襲性の低いものから行うべきである。

「MRI（b）」は靱帯損傷，骨軟骨損傷の有無の診断に有用であるが，「超音波検査（c）」に比べて簡便ではなく，まず行う検査ではない。「CT（a）」は最近では3D画像が描出でき，骨折骨片の位置や大きさが診断できるが，この症例では有用ではない。超音波検査は整形外科領域で最近初診時に多用されるようになった検査である。侵襲性が低く，靱帯損傷の状態が動態でも描出され，有用な検査である。「関節造影検査（e）」は造影剤の漏れから靱帯の断裂部位が診断できるが，手術前提の検査である。「関節鏡検査（d）」も関節鏡鏡視下手術を行うものである。

臨床推論

外傷の場合は，問診で損傷部位がかなりの確率で診断できる。急性発症の外傷であるため，骨折，脱臼，靱帯損傷，軟骨損傷が推察できる。問診による受傷機転が内反によるものであり，足関節外側腫脹疼痛があるため，この部位の損傷である。単純エックス線で骨折脱臼がないことから，外側支持機構の軟部組織損傷と診断できる（F4A）。

外果前方，下方の前距腓靱帯，踵腓靱帯損傷を念頭に置き，次に行うべきことを考える。患者にとって侵襲がなく簡便な検査方法として，「超音波検査（c）」は最近多くなっている。肩腱板損傷，靱帯損傷，腱断裂，ガングリオンなどの診断で使用されることが多い。

正解：c

Case II

45 歳の女性。主婦。最近,第 3 指 DIP 関節が腫脹し関節痛があるため来院した。かなり前より右手指痛が発症していた。第 5 指 DIP 関節が腫脹変形を起こしていたが放置していた。安静時痛はなく発赤,熱感などの局所症状もない。血液検査所見に異常はなかった。来院時単純エックス線写真を別に示す。

次に行うべきことはどれか。
a ステロイド投与
b 消炎鎮痛薬投与
c 関節固定手術
d MRI 検査
e 生　検

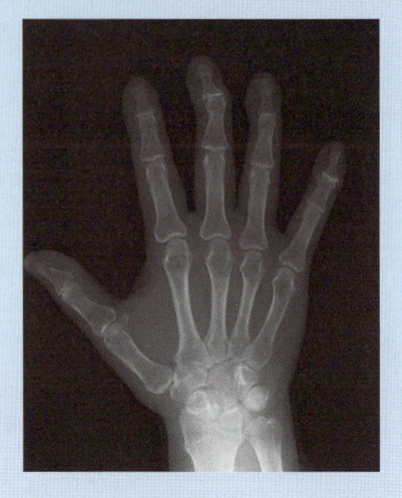

アプローチ

・右第 3 指 DIP 関節痛

診断のポイント

右手指の慢性痛であり安静時痛はなく局所炎症症状もなく,血液所見も異常なかった。このことより**変形性関節症**などが考えられる（F**4D**）。単純エックス線写真では第 3, 5 指の DIP 関節に変形がみられる。

画像診断
― 骨硬化像
― 関節裂隙の狭小化

次に行うべきこと

単純エックス線写真から**右第 3, 5 指 DIP 関節の変形**が診断できる。関節裂隙の狭小化や末節骨の側方転位がわかる。つまり**指関節の変形性関節症**である。

本症例では,炎症所見もなく安静時痛もないため,「ステロイド投与（**a**）」は通常行われない。DIP 関節に生じる変形性関節症を **Heberden 結節**と呼び,この疾患は激しい機能障害を生じることはなく一定期間後に疼痛は軽くなるので,疼痛に応じて「**消炎鎮痛薬を投与（b）**」するのが,次に行うべきことである。

変形の矯正や疼痛がひどく残存するものには「関節固定術（**c**）」が行われるが,ファーストチョイスではない。「MRI（**d**）」は軟部組織や軟骨組織の病態では有用であるが,骨の変形ではあまり有用ではない。「生検（**e**）」は腫瘍性疾患に対して行われるものである。

臨床推論

問診により慢性発症で安静時痛，局所炎症所見がないことから，関節炎は除外される。血液検査所見正常なことより，関節リウマチなどの自己免疫疾患でないことも推察できる。単純エックス線写真所見より Heberden 結節であることが容易にわかる。

Heberden 結節は 40 歳以上の女性に多く，加齢とともに頻度が高くなる疾患である。この治療法は，まず「消炎鎮痛薬の内服や外用薬を処方（b）」する。

正解：b

Case Ⅲ

35 歳の男性。一昨日アルコールを多めに摂取したところ，昨日より右足痛が誘因なく発症し，歩行困難で来院した。来院時所見は右母趾 MP 関節の発赤・腫脹・熱感が強く，安静時痛もあり関節運動不能である。外傷の既往もなく，全身状態は良好である。

まず行うべきことはどれか。
a 尿検査
b 関節穿刺
c 血液培養
d 血液検査
e 関節造影検査

アプローチ

・35 歳男性の右母趾 MP 関節痛

診断のポイント

右母趾 MP 関節の急性発症の関節炎である。誘因となる外傷もないため，急性関節炎が診断される（F 4B）。急性関節炎では感染，痛風，偽痛風などが想定されるため，この診断をつけるための検査を行っていく。

まず行うべきこと

外傷のない急性発症の関節炎のため，原因を特定するための検査を行う。MP 関節という小関節のため，侵襲性が低く原因が特定できる検査が行われなくてはならない。

「尿検査（a）」は尿中の糖，蛋白，潜血をみるもので，この関節炎の診断には有用ではない。「関節穿刺（b）」は膝など大きい関節で行うが，MP 関節では行わない。「血液培養（c）」は，感染性関節炎で敗血症などの診断で菌培養を行う検査で，全身状態の良い本症例では必要ない。「関節造影（e）」は小関節では行わない。

急性関節炎ではまず「血液検査（d）」を行い，尿酸値，白血球数，赤沈値，CRP 上昇などがないか検査する。これが上昇していれば，発生部位からして痛風性関節炎が診断できる。

臨床推論

急性発症で外傷のない関節痛である。このため，感染性関節炎や結晶誘発性関節炎が疑われ

る。

　感染性関節炎では発熱などの全身症状がみられるが，本症例では全身状態良好のため否定される。結晶誘発性関節炎や痛風性関節炎，偽痛風性関節炎が診断できる。35歳の年齢，飲酒の既往，発生場所より，痛風性関節炎が推察できる。

　この確定診断のため，「血液検査（d）」を行い，尿酸値の高値，白血球増加，赤沈値の上昇，CRP値の上昇がみられれば，痛風性関節炎と確定診断される。

正解：d

Chapter 10　内分泌, 代謝, 栄養, 乳腺疾患

- **1** 肥　満 …………………………………… **462**
- **2** や　せ …………………………………… **466**
- **3** 乳房のしこり・左右差, 皮膚の陥凹 … **472**

10-1 肥満

山内 俊一

　肥満とは，**脂肪組織が過剰に蓄積した状態**をいう。BMI〈body mass index〉25以上が肥満と定義される。

診断のフローチャート

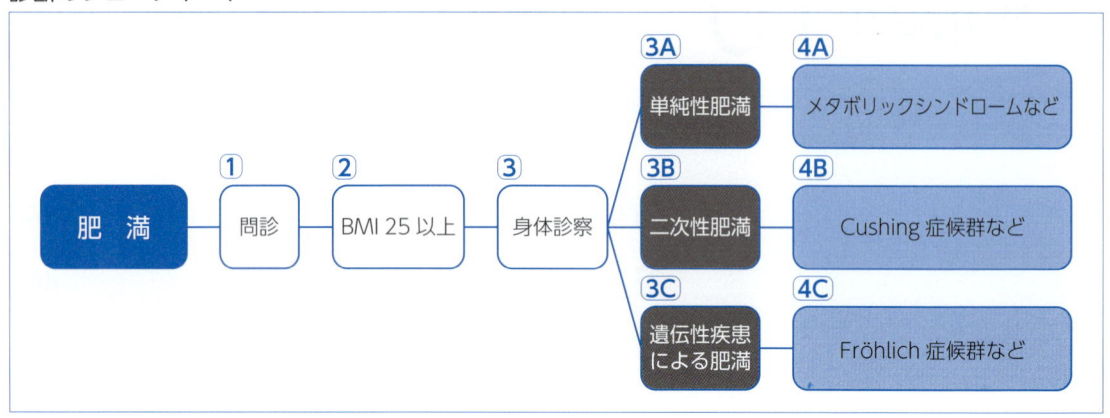

肥満 → ① 問診 → ② BMI 25以上 → ③ 身体診察
- 3A 単純性肥満 → 4A メタボリックシンドロームなど
- 3B 二次性肥満 → 4B Cushing症候群など
- 3C 遺伝性疾患による肥満 → 4C Fröhlich症候群など

① 問診

　体重増加が**浮腫**や**胸・腹水貯留**によるものでないことをまず確認する。BMIのみでは誤ることがある。**むくみの有無**や**圧痕の程度**，**既往歴**に注意する。また，短期間での大幅な体重増加は**水分貯留**によるものである。

② BMI 25以上

　肥満とは脂肪組織が過剰に蓄積した状態で，その判定には，通常BMIが用いられる［**BMI (kg/m²)＝体重(kg)÷身長(m)²**］。標準値は22で，**25以上**を肥満とする。

③ 身体診察

　肥満は過食に基づく**単純性肥満**と，様々な原因疾患に起因する**二次性肥満**，およびまれではあるが**遺伝性疾患**によるもの（広義には二次性肥満に含まれる）に大別される。視診も鑑別に役立つ。

3A 単純性肥満

　身体的バランスが保たれ，障害がない肥満では，過食による単純性肥満を考える。顔面や四肢を含めた全身的な著しい肥満のことが多い。単純性肥満の中でも，皮下より腹腔内の脂肪が優位に蓄積するタイプを**内臓脂肪型肥満**と呼ぶ。内臓脂肪は腸間膜や大網など，臓器の隙間に蓄積する。内臓脂肪組織は，アディポネクチンやTNFαなどを産生することで，高血糖，高血圧，脂質異常症，高尿酸血症，動脈硬化，心筋梗塞などを生じやすい。この病態を**メタボリックシンドローム**と呼ぶ。

内臓脂肪型肥満も多くは過食と運動不足によるため，皮下脂肪も少ないわけではない。あくまでも相対的なものであり，視診のみで内臓脂肪型と皮下脂肪型との鑑別は困難である。腹部CT検査などで判定する。ただし，上記の随伴疾患が多くみられ，腹囲が男性で85 cm以上，女性で90 cm以上あれば，内臓脂肪蓄積を土台としたメタボリックシンドロームと考えてよい。

3B 二次性肥満

肥満をもたらす疾患は多いが，比較的頻度が高く重要なものはCushing症候群である。

Cushing症候群は副腎や下垂体でのコルチゾールの慢性的な過剰分泌で引き起こされる疾患の総称である。コルチゾールの作用による丸顔〈moon face〉や伸展された腹壁の赤色皮膚線条が特徴である。コルチゾールは血糖を上げる作用があるため，これに対抗してインスリンも過剰分泌となる。この両ホルモンの拮抗作用の結果，体幹のみが太く四肢が比較的に細い体型の肥満が生じる。これを中心性肥満と呼ぶ。このタイプでも内臓脂肪型肥満が生じる。

Cushing症候群の診断は，まず血中コルチゾールの増加を証明することにある。ただし，単純性肥満でも血中コルチゾールの軽度増加はよくみられるので，高コルチゾールがみられたら，次にデキサメタゾン抑制試験で診断を確定する。画像検査は腫瘍の部位診断に用いられる。

他の疾患の治療のために長期間かつ大量の副腎皮質ステロイドが投与されると，Cushing症候群類似の病態が形成される。

3C 遺伝性疾患による肥満

まれに遺伝性疾患もみられる。原則，小児期発症で，性器発育不全を伴うFröhlich症候群，これに多指症や網膜色素変性症などを合併したBardet-Biedl症候群（日本では長らくLaurence-Moon-Biedl症候群と呼ばれてきた），小さな手足を合併したPrader-Willi症候群，知的障害を認めるKlinefelter症候群などがある。

4 肥満における鑑別診断の対象疾患

4A　身体的バランスや体型に異常を認めない肥満
単純性肥満（過食による）（メタボリックシンドロームとのつながりが深い），インスリノーマ（低血糖を恐れての過食による）
4B　中心性肥満（コルチゾール過剰を基盤とする）
Cushing症候群，副腎皮質ステロイド過剰投与
4C　知的障害や身体的障害を伴う肥満
Fröhlich症候群，Bardet-Biedl症候群，Prader-Willi症候群，Klinefelter症候群

Case I

59歳の男性。正月中の暴飲暴食後の体重増加が気になり来院した。軽度の呼吸困難を伴う。体重は年末から10日間で10 kg増加した。意識は清明。身長170 cm, 体重78 kg。体温36.5℃。脈拍92/分, 不整。血圧168/88 mmHg。勤務時間が不規則で, 規則的な生活習慣は困難とのことである。
まず行うべきことはどれか。
a　腹囲の測定　　b　既往歴の聴取　　c　降圧薬の投与
d　目標体重の設定　　e　有酸素運動の指導

アプローチ

・急速な体重増加　　・呼吸困難

診断のポイント

体重増加が**肥満によるものか, 水分貯留によるもの**かの鑑別が重要となる（F①）。

暴飲暴食とあるが, 脂肪の1 kgは7,000 kcalに相当するので, 10日間足らずで10 kgの体重増加, すなわち1日当たり7,000 kcalの過食状態が続いたと想像することはさすがに難しい。軽度の呼吸困難, 高血圧, 不整脈などは, 背景に腎不全や心不全などが隠れていることを疑わせるものである。よって, 過食に基づく単純性肥満ではなく, より深刻な病態による**体液貯留**による体重増加が考えられる。

まず行うべきこと

増加した10 kgの全てが水ではないとしても, 体重78 kgから10 kgを引くとBMIは25未満であり, 元々肥満状態にあったとは断定し難い。正月時の暴飲暴食をきっかけに, **腎不全**や**心不全**などの基礎疾患の急性増悪が出現した可能性がある。それら基礎疾患およびその二次疾患の存在の手掛かりを得るため, 「**既往歴の聴取（b）**」が優先される。

なお, 本症例では高血圧がみられるが, このレベルでは治療の緊急性は認めない。

臨床推論

体重増加が脂肪蓄積によるものか体内水分の貯留によるものかの鑑別は極めて重要である。水分貯留による体重増加の場合には, 急性腎不全や心不全などの危機的な病態が含まれるからである。既往歴の問診と同時に, 下腿の浮腫や心雑音, 頸静脈怒張の有無などの**身体診察**が大きな判断材料となる。

水分貯留の疑いが強まると, **胸部エックス線撮影**による胸水貯留の精査, **腹部超音波**による腹水有無のチェックなどに移るが, これらは鑑別診断というより水分貯留の**程度を知る検査**となる。

なお, 肥満者や生活習慣病患者が経過中に腎不全や心不全を引き起こすことは多く, これらによる浮腫が緩徐に進行している際には気付きにくいことがある。本問をひねったパターンとして出題されることはありうる。

正解：b

Case II

38歳の女性。半年前からの頭痛と無月経の原因精査のため来院した。身長160 cm，体重67 kg。脈拍72/分，整。血圧166/84 mmHg。満月様顔貌を認める。下肢に浮腫は認めない。血液所見：赤血球416万，白血球7,200。血液生化学所見：空腹時血糖116 mg/dL。総蛋白7.6 g/dL，総コレステロール252 mg/dL。
まず行うべきことはどれか。
a 染色体検査を行う。
b 婦人科の受診を勧める。
c 血中コルチゾール測定を行う。
d エネルギー摂取量の調査を行う。
e 小児期からの体重の推移を聴く。

アプローチ

・頭痛　・無月経

診断のポイント

下肢に浮腫を認めないことより，水分貯留による体重増加ではなく肥満であると考えられる。
無月経や満月様顔貌，高血圧，高血糖，脂質異常症などからは，内分泌異常に基づく肥満，特にCushing症候群が連想されるが，これらの所見は単純性肥満でも生じうる。頭痛は下垂体腺腫によるCushing病を示唆するものかも知れないが，断定はできない（F3）。
肥満ではCushing症候群の除外診断が最も重要な課題であり，まずこのスクリーニング検査がなされる。

まず行うべきこと

身体所見はCushing症候群や特殊な遺伝性疾患の疑診には役立つが，確定診断には至らない。診断力に乏しい「エネルギー摂取量の調査（d）」や「小児期からの体重の推移（e）」は除外される。既に成人であることから遺伝性の肥満である可能性は低く，「染色体検査（a）」の優先度は低い。無月経は肥満では非特異的によくみられる症候なので，「婦人科の受診（b）」も後回しとなる。
まずは，Cushing症候群のスクリーニングとなる「血中コルチゾール測定（c）」が選択される。

臨床推論

Cushing症候群の多くは適切な治療により治癒する疾患であるので，単なる過食による単純性肥満とはしっかり鑑別する必要がある。
Cushing症候群に特徴的な身体所見などがみられない場合には，費用上の観点から必ずしも全例でホルモン検査がなされるわけではないが，疑わしい例や判別が困難と思われる例では，まず血中コルチゾールが高値か否かを調べ，それが高ければ，さらに順を追って精査が進められる。

正解：c

10-2 やせ

山内 俊一

　やせ（るいそう）とは，脂肪組織が著しく減少した状態をいう。多くは筋肉量の低下も伴う。BMI〈body mass index〉から算出した標準体重より 20％以上減少 していることが定義となっているが，これ以内の体重減少でも短期間に起これば精査の対象となる。

診断のフローチャート

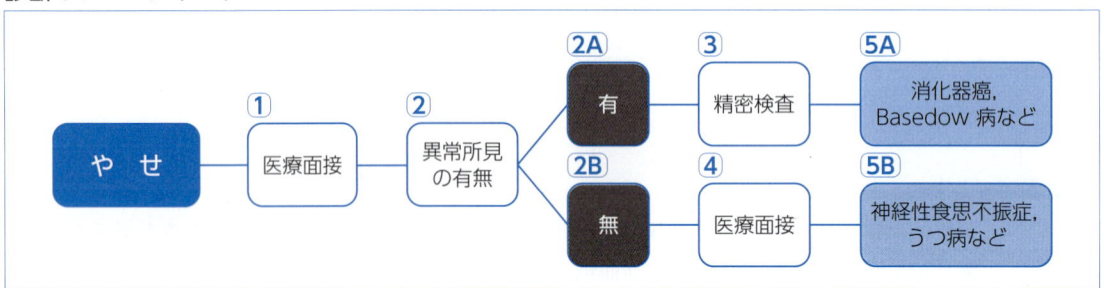

やせ → ① 医療面接 → ② 異常所見の有無
- 2A 有 → ③ 精密検査 → 5A 消化器癌，Basedow 病など
- 2B 無 → ④ 医療面接 → 5B 神経性食思不振症，うつ病など

1 医療面接

　通常，病態的に，①摂取エネルギーの低下，②エネルギー消費の亢進，③代謝障害によるもの，に分類される。しかし，問診や身体診察のみでは誤診の危険も多い。特に臨床現場では，悪性腫瘍の見逃しが問題となるので，基本的な 血液・尿検査の施行 は必須である。

　病歴や身体診察は重要ではあるが，体重減少をきたす疾患は多岐にわたるので，初めから特定の疾患に絞り込むことなく，何回かに分けて 丹念に調べる姿勢 も重要である。腹痛，下痢などの消化器症状が内分泌疾患で出現することもまれではない。

　ほかに症候としては，発熱，頻脈，無月経や疼痛（部位）などに注意する。

2 異常所見の有無

　スクリーニング検査としては，一般尿検査，末梢血液，総蛋白，AST，ALT，LDH，ALP，尿素窒素，クレアチニン，コレステロール，電解質，血糖，HbA1c，TSH，CRP，便潜血，便虫卵，胸部エックス線検査，心電図，胃内視鏡検査，腹部超音波検査などが挙げられる。

2A 検査で異常ありの場合

　スクリーニング検査の中では特に，尿中白血球，末梢血白血球の増加や CRP 陽性などの炎症性変化の有無に注目する。炎症があれば，精神的な問題が認められても，器質的疾患の検索を優先する。体重減少は不安を呼び起こしやすいので，二次的な精神的障害も起きうる。

2B 検査で異常なしの場合

　スクリーニング検査で異常を認めなければ，病歴の詳細な再聴取に移る。ただし，悪性腫瘍などでは限られた検査では異常を捕捉できないことも多いので，体重減少が続く限り，定期的

な検査と状況確認を怠ることはできない。

3 精密検査

スクリーニング検査での異常データに対応した精密検査が必要となる。詳細なホルモン検査や腫瘍マーカー，自己抗体の検索，CT や MRI などの画像診断，培養，生検などとなる。

4 医療面接

精神疾患や薬物によるものが疑われる場合には，医療面接は時間をかけ回数を重ねることで，ようやく診断にたどりつくことが多い。

患者の環境（特に人間関係）や過食・嘔吐の有無，ダイエットのエピソードなどがキーポイントとなるが，聞き出すのが難しいことが多い。やせ薬（緩下薬や利尿薬も含む）や覚醒剤，麻薬，アルコール過飲，喫煙なども念頭に置く必要があるが，病歴聴取の中でも最も厄介な，情報を得にくい領域である。

5 やせにおける鑑別診断の対象疾患

5A　検査値異常を伴うやせ
［摂取エネルギー（食物摂取）不足によるもの］消化器癌
［消化吸収障害によるもの］潰瘍性大腸炎，Crohn 病，慢性膵炎，寄生虫
［エネルギー消費亢進によるもの］Basedow 病，褐色細胞腫，各種感染症，各種悪性腫瘍
［エネルギー代謝異常によるもの］糖尿病，特にケトアシドーシス，Addison 病，肝障害
5B　検査値異常を伴わないやせ
［摂取エネルギー不足によるもの］神経性食思〈欲〉不振症，うつ病，薬物中毒*，アルコール中毒*

*肝障害を示す検査値異常で気付かれることもある。

Case 1

20歳の女性。体重減少を心配した母親に伴われて来院した。患者本人は無口であり、母親が代わりに話すことが多い。1年前の体重は50 kgであった。身長154 cm、体重38 kg。体温35.7℃。脈拍44/分、整。血圧98/60 mmHg。心音と呼吸音とに異常を認めない。

この時点での対応として適切なのはどれか。
a 経過観察
b 心配ないと励ます。
c 点滴ルートを確保する。
d 体重を毎日測定させる。
e 血液・尿のスクリーニング検査を行う。

アプローチ

・体重減少

診断のポイント

若年で、ほかにあまり症状を伴うことがなさそうな女性。母親同伴の来院で、母親のほうがよく喋る。いかにも神経性食思不振症を示唆する記述であるが、この時点では、まだ有力な傍証となる医療面接情報は提示されていない。

神経性食思不振症や精神疾患は、ほかに器質的疾患を認めないことを確認した上での除外診断が原則である。現在のところ、これらの確定診断を下せる特異的な検査法がないからである。

本症例は若年者であり、悪性腫瘍などの可能性は低いが、内分泌疾患や慢性感染症、寄生虫感染などが隠れているかもしれない。

現時点での対応

この時点では「点滴ルートの確保（c）」のような救急処置の必要性は乏しい。一方で、器質的疾患の検索が済んでいないのに「心配ないと励ますこと（b）」や「経過観察（a）」は大きな見逃しにつながりかねない。「体重の経時的測定（d）」も現時点では診断、治療に役立たない。

器質的疾患を除外するための「血液・尿のスクリーニング検査（e）」が優先される（F②）。

臨床推論

中高年での体重減少では、まず悪性腫瘍を疑ってかかる。癌では体重減少以外の症状や所見に乏しいことは珍しくない。一次的なスクリーニング検査で異常が認められなかった場合でも、一部の精密検査の追加や比較的短い期間を置いての再検査も必要である。通常の検査では発見が困難な悪性腫瘍も多いからである。

若年者の体重減少で、ほかの症状に乏しい場合には、国試では神経性食思不振症が正解のことが多いが、今後はこのような思い込みのすきを突く出題も増えるであろう。

正解：e

Case II

24歳の女性。微熱と下痢を主訴に来院した。3か月前から5 kgの体重減少と下肢の脱力感、動悸を自覚している。母親が以前に同様の症状を呈したことを気にしている。職場での人間関係のストレスに悩んでいるという。体温37.5℃。血圧126/82 mmHg。胸部聴診では頻拍以外の異常所見はない。腹部は平坦で肝・脾は触知せず、圧痛もない。四肢に浮腫を認めない。

この時点でのスクリーニング検査に含まれるべき項目はどれか。
a　血液培養
b　眼底検査
c　TSH 測定
d　大腸内視鏡検査
e　うつ病自己評価検査

アプローチ

・微熱
・下痢
・体重減少
・下肢脱力感
・動悸

診断のポイント

主訴がかなり多彩である。症状の間に一見なんの脈絡もない、いわゆる**不定愁訴型**では、**代謝・内分泌疾患、膠原病**などの全身の臓器に異常をきたしうる疾患を忘れないこと。症例文には母親の既往歴を気にしていることやストレスなどの記載がみられるが、いずれも偶発性や患者の不安心理からきていることを否定できないので、初めから精神疾患との予断をもたないようにする。

現時点での対応

「一般的な尿・血液のスクリーニング検査に付け加えるべき検査」についての問題である。下痢や体重減少があるので「大腸内視鏡検査（**d**）」と答えたいところであるが、ほかに除外すべき疾患が多く残っているこの段階で侵襲性の高い検査は後回しとなる。「血液培養（**a**）」や「眼底検査（**b**）」も、スクリーニングで感染症や血管炎などに対象が絞られてきた段階での精密検査となる。「うつ病自己評価検査（**e**）」は、器質的疾患がほぼ除外された段階で行われる（F**3**）。

本症例に記載されている症候はすべて**Basedow病**で認められるものである。ほかの内分泌疾患でも出現することがあるが、疾病頻度を考慮すると、まず「**TSH 測定（c）**」で甲状腺機能を探ることになる。通常の採血で済む簡便さも、重要なポイントとなる。

なお、スクリーニングであれば、FT_4やFT_3などの測定は不要である。Basedow 病であればTSHの異常低値がみられるからである。

臨床推論

　本問では，ほかにも家族歴があることなどが Basedow 病を示唆する。Basedow 病は親子で発症する例がよくみられる。

　下痢，発熱，体重減少，とくるとすぐ消化器疾患，特に若年者では炎症性腸疾患を連想しがちであるが，本症例では腹痛や腹部圧痛の記載がないことにも注目したい。

　代謝物質やホルモンは全身に作用することより，多くの代謝・内分泌疾患は多彩な症候を呈しうる。出題者側からいえば非常に作りやすい問題が多いので，すぐ目につくキーワードだけに惑わされずに，常に全身性疾患を念頭に置く習慣を身につけたい。

正解：c

Case Ⅲ

　75 歳の男性。体重減少と倦怠感を主訴に来院した。ほかに大きな自覚症状はなく，発熱感もないが，体温は 37℃ 前後のことが多い。3 年ほど前から体重が徐々に 7 kg 減少した。身長 162 cm，体重 52 kg。体温 37.0℃。脈拍 84/分，整。血圧 142/90 mmHg。胸腹部の触診，聴診では異常を認めない。血液所見：赤血球 410 万，Hb 11.9 g/dL，白血球 8,800。血液生化学所見：空腹時血糖 104 mg/dL，総蛋白 7.3 g/dL，クレアチニン 0.6 mg/dL，総コレステロール 125 mg/dL，AST 34 IU/L，ALT 35 IU/L。胸部エックス線および腹部超音波で異常を認めなかった。

次に行うべき検査で**必要性に乏しい**のはどれか。
a　尿沈渣
b　TSH 測定
c　便虫卵検査
d　抗 GAD 抗体測定
e　クオンティフェロン測定

アプローチ

・高齢者
・長期にわたる体重減少
・倦怠感
・自他覚所見や検査値に著明な異常がない

診断のポイント

　体重減少や倦怠感が長期にわたり続いているが，ほかに自他覚所見に乏しく，検査値異常もないかボーダーライン上に留まっている。これらは全て高齢者ではよくみられることで，特に大きな疾病がないことや精神的原因によることも多い。軽微な高体温は体温維持中枢の不調による本態性高体温症や，歯周病などの軽い炎症でも起こりうる。

　したがって，このような症例では何か重篤な疾患が隠れていないかを見極めることが課題となる（F②）。

次に行うべきこと

慢性の経過で，激しい症状もないので，強い炎症性疾患や悪性腫瘍の可能性は低い。漫然とした症状が出やすい甲状腺機能異常のチェックは必須である。消化器系の疾患としては，寄生虫は押さえておきたい。症状が意外に少ないことが稀でないことによる。高齢者で長期間微熱気味なので，結核の疑いも外せない。胸部エックス線所見より肺結核の可能性は低いが，肺以外の臓器の結核も多いのでスクリーニングを実施する。高齢者では慢性の尿路感染も多い。尿沈渣中の白血球の存在で判明する。

本症例は年齢と発症状況からみて 1 型糖尿病の可能性は低いので，「抗 GAD 抗体測定（d）」は選ばれない。

臨床推論

「TSH 測定（b）」は甲状腺機能異常のスクリーニング上有用な検査となる。Basedow 病は高齢者にも少なくない。消化器症状がみられないので，消化器系の精査は後回しでもよい。ただし，寄生虫は無症状のことも多いので，「便の虫卵検査（c）」は必要である。

結核が隠れていることは多い。本症例では，咳や痰の症状もなく胸部エックス線像にも異常を認めないが，粟粒結核では胸部エックス線では全く異常を認めず，胸部 CT 撮影で初めて異常が発見されることもある。また，結核の罹患部位は肺に留まらない。様々な臓器を全て調べるのは大変なので，最近は，感染有無の簡便なスクリーニング検査として，血液を用いた「クオンティフェロン検査（e）」が用いられる。

高齢者では慢性の尿路感染も多く，これらによる消耗性の倦怠感や体重減少はありうる。「尿沈渣（a）」中の白血球の有無を確認する。難治性の尿路感染では腎結核も疑う。尿に潜血が認められれば，感染のほか悪性腫瘍も念頭に置ける。なお，本症例は経過が長いので癌の可能性は低いが，高齢者では癌の発育が遅いこともあるので否定まではできない。しかし，本症例では胸部エックス線撮影と腹部超音波検査に異常を認めないので，この時点での癌の精査の優先順位は下がる。

空腹時血糖がやや高めなので糖尿病の可能性もあるが，年齢と進行速度からみて 1 型糖尿病や緩徐進行型 1 型糖尿病の可能性はまずなく，1 型糖尿病の指標である「抗 GAD 抗体の測定（d）」は必然性に乏しい。

正解：d

10-3 乳房のしこり・左右差，皮膚の陥凹

福島 久喜

　乳房のしこり・左右差，皮膚の陥凹がみられたときは，まず乳癌を念頭に置くことが必要である。
　乳腺疾患の診断は，診察から始まる。視診，触診を行い，マンモグラフィ，超音波検査と画像診断を進める。次に，穿刺吸引細胞診，組織診を行い，病理学的に確定診断は可能である。これでなお乳癌の診断がつかないときには，生検すなわち組織診の適応になる。

診断のフローチャート

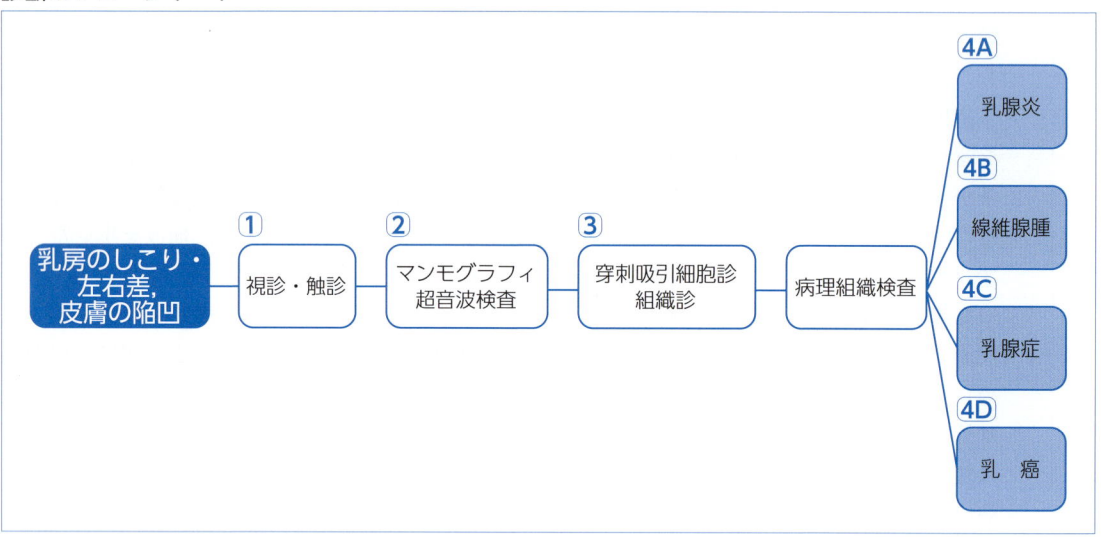

乳房のしこり・左右差，皮膚の陥凹 → ① 視診・触診 → ② マンモグラフィ 超音波検査 → ③ 穿刺吸引細胞診 組織診 → 病理組織検査 →
- 4A 乳腺炎
- 4B 線維腺腫
- 4C 乳腺症
- 4D 乳癌

1 視診・触診

　視診は，両側乳房の左右差，乳頭，乳輪の位置，湿疹様変化，発赤，腫脹などの炎症所見，皮膚のひきつれ（写真 No. 11 参照），隆起，くぼみ，すなわち，えくぼ症状（写真 No. 12 参照）（Delle, Dimpling 症状）を観察する。特に高齢者は，坐位で両腕を挙げた姿勢で乳房縁をよくみると，えくぼ症状が著明になる（図 1 参照）。
　触診は，両手の 2，3，4 指の手掌で乳房をピアノタッチする。乳頭では分泌物を絞り出すつもりで行う。

①乳房のしこり

　乳癌の特徴は，形状不整，表面凹凸不整，硬く，可動性に乏しい。

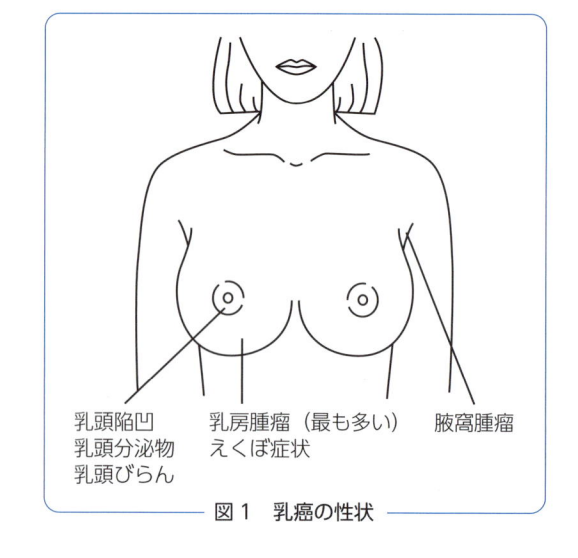

乳頭陥凹　　乳房腫瘤（最も多い）　　腋窩腫瘤
乳頭分泌物　えくぼ症状
乳頭びらん

図 1　乳癌の性状

② えくぼ症状

乳癌の浸潤が皮膚に達したり，Cooper靱帯を巻き込むと皮膚が牽引される。

③ 乳頭陥没

皮膚の陥没と同じ原因で起こる。乳頭直下の癌によって乳管が癌に牽引され陥没する。

④ 乳頭分泌物

授乳時以外に乳頭からの血性，漿液性の分泌物を乳頭異常分泌という。癌，管内乳頭腫でみられる。

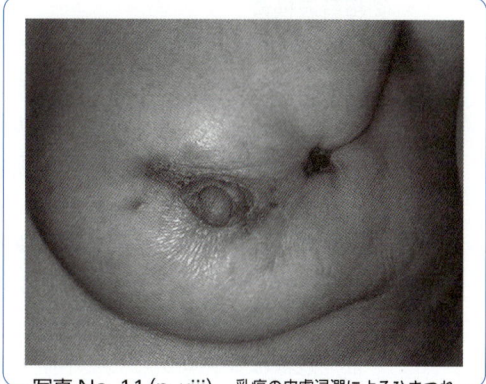

写真 No. 11（p. xiii）　乳癌の皮膚浸潤によるひきつれ

⑤ 乳頭びらん

乳頭のびらん，痂皮，湿疹様変化を呈するものに Paget 病がある。乳管口付近から発生した癌が乳頭，乳輪へ拡がり，湿疹を形成する（写真 No. 13 参照）。

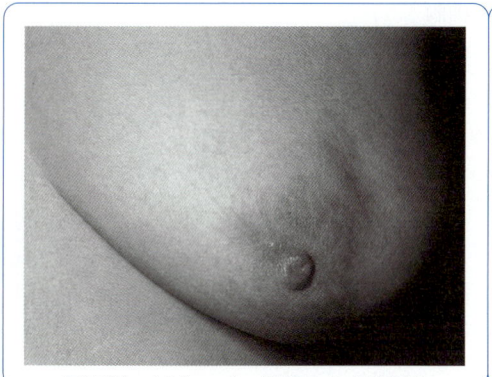

写真 No. 12（p. xv）　乳癌のえくぼ症状

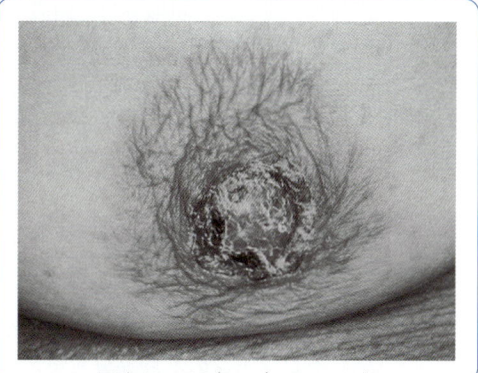

写真 No. 13（p. xv）　Paget 病

2　マンモグラフィ，超音波検査

① マンモグラフィ（乳房エックス線検査）

低電圧による乳房専用装置で，乳房を装置とフィルムで挟み，頭尾，内から外への側面方向で撮影する。主な悪性所見には，次の4つの特徴がある（図2参照）。

　ⅰ）腫瘤像は，触診の大きさに比べ小さい。

　ⅱ）腫瘤辺縁像は，ウニの棘のようにスピキュラ（放射状陰影）を形成する。

　ⅲ）腫瘤像内の濃度陰影は，不均一である。

　ⅳ）カルシウムが沈着した石灰化は，微細な石灰化陰影である（画像 A 参照）。

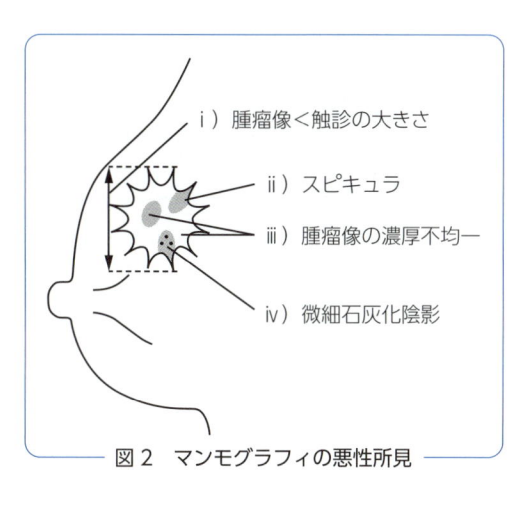

図2　マンモグラフィの悪性所見
ⅰ）腫瘤像＜触診の大きさ
ⅱ）スピキュラ
ⅲ）腫瘤像の濃厚不均一
ⅳ）微細石灰化陰影

②超音波検査

　3～10 MHzの超音波によって乳腺組織からの反射を画像化した検査である。超音波像の形状，内部エコー，辺縁，後方エコーなどから診断する。乳癌の主な超音波所見は4つある。

ⅰ）形状は，凹凸不整，または鋸歯状で不整である。
ⅱ）内部エコーは不均一である。
ⅲ）辺縁はゴツゴツとして不整である。
ⅳ）腫瘤は，縦が長い（縦と横の比が1より大きい）。

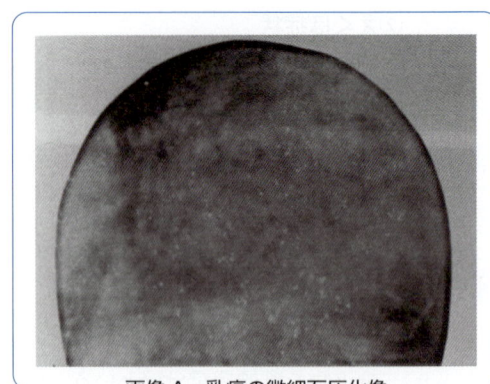

画像A　乳癌の微細石灰化像

3 穿刺吸引細胞診，組織診

　穿刺吸引細胞診，組織診は，顕微鏡の細胞形態によって判定する術前の不可欠な病理学的診断法である。良性腫瘍にみられる細胞は，シート状の正常細胞の集塊である。しかし，乳癌にみられる主な所見は，2つである（**写真No.14** 参照）。

ⅰ）細胞が不規則に重積するマリモ状の集塊をつくる。
ⅱ）個々の細胞は，細胞と核の大小不同，クロマチンの不均等分布を示す。

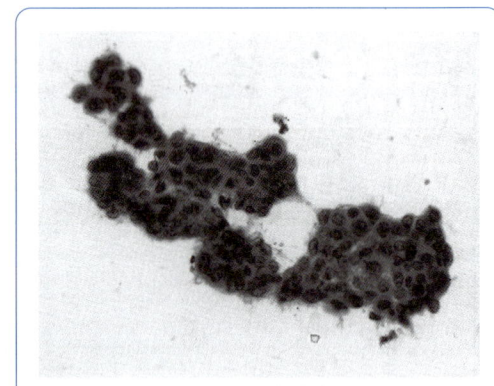

写真No.14（p.ⅹⅴ）　乳癌の穿刺吸引細胞診（×40）

4 乳房のしこり・左右差，皮膚の陥凹における鑑別診断の対象疾患

4A 乳腺炎*1
［疼痛］強く痛む／［腫瘤の性質］軟らかい，境界不明瞭
4B 線維腺腫*2
［疼痛］痛まない／［腫瘤の性質］境界明瞭，よく動く
4C 乳腺症*3
［疼痛］痛むことが多い／［腫瘤の性質］軟らかいが凹凸多い，境界不明瞭，多発することあり
4D 乳癌
［疼痛］痛まない／［腫瘤の性質］硬い，動きにくい

*1 急性化膿性乳腺炎：授乳期の初期にみられる黄色ブドウ球菌を起炎菌とする炎症性疾患である。腫瘤は発赤，疼痛などを伴う膿瘍を形成する。超音波検査で膿瘍腔を確認する。
*2 乳腺線維腺腫：若年者に多い，上皮および結合組織の混合良性腫瘍である。症状は，硬く，表面平滑，境界明瞭な可動性の腫瘤を触知する。マンモグラフィでは，濃度均一なhaloを伴う腫瘤像（halo sign）を認める。
*3 30～40歳代に多く，閉経した高齢者では，ほとんどみられない。片側性または両側性，乳房の一部または全体に硬結，腫瘤を触れ，軽度の痛みを伴う。触診上は，乳癌と異なり軟らかいために境界不明瞭である。画像診断では，囊胞を除き特徴的所見に乏しい。

Case I

64歳の女性。左乳頭のびらんを主訴として来院した。乳頭部の写真（**写真 No. 15**）を別に示す。

現時点で考えられる疾患として正しいのはどれか。
a 抗真菌薬を投与する。
b 乳管が原発巣である。
c 乳房に腫瘤を触知する。
d 乳頭切除の適応である。
e 乳管造影は診断に有用である。

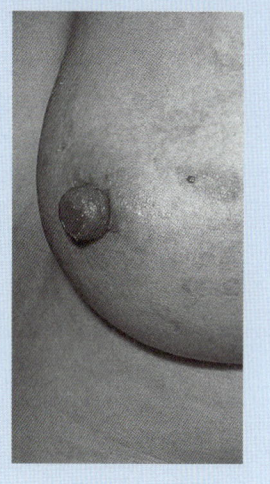

(p. xv 参照)

アプローチ

・左乳頭びらんの64歳，女性

診断のポイント

64歳の乳頭びらんより，Paget 病の診断は容易である（F 4D）。

現時点での対応

乳腺疾患は，視診，触診の診察が基本である。この Paget 病のように腫瘤を触知しなくても，画像診断としてマンモグラフィ，超音波検査は必要である。病理学的診断には，穿刺吸引よりも乳頭のびらんの擦過細胞診が有効である。

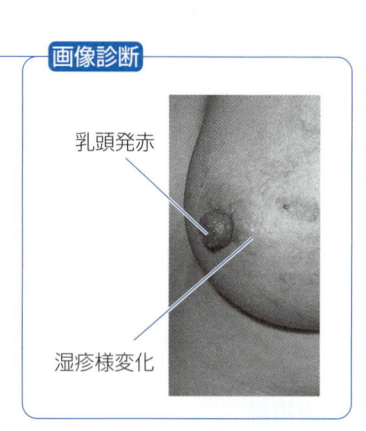

画像診断

乳頭発赤

湿疹様変化

臨床推論

Paget 病を知らないと診断，治療に至らない。非浸潤性乳管癌が「乳管内を伝わって（**b**）」乳頭に達し，乳頭びらんを呈するが，乳房内に腫瘤を触知しないこともある。びらんの生検にて表皮内の Paget 細胞が見つかれば，確定診断となる。

正解：b

476　Chapter 10　内分泌，代謝，栄養，乳腺疾患

Case II

60歳の女性。右乳房のしこりを主訴として来院した。乳房エックス線単純写真を別に示す。現時点で考えられるのはどれか。

a　乳癌
b　乳腺症
c　脂肪壊死
d　線維腺腫
e　葉状囊胞肉腫

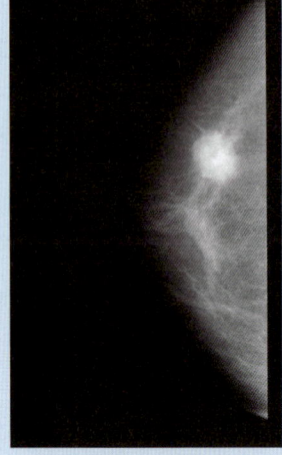

頭尾方向撮影

アプローチ

・右乳房のしこりを主訴にした60歳の女性

診断のポイント

年齢，主訴から，「**乳癌（a）**」を十分に疑うことができる（F**4D**）。

現時点での対応

触診によってほぼ「乳癌（a）」と診断できるが，マンモグラフィ，超音波検査の画像診断，その後の**穿刺吸引細胞診**，**組織診**が診断への手順である。

臨床推論

年齢，主訴，マンモグラフィ所見から診断は容易である。マンモグラフィの悪性所見は**スピキュラ**のみならず，**微細石灰化**も忘れてはならない。

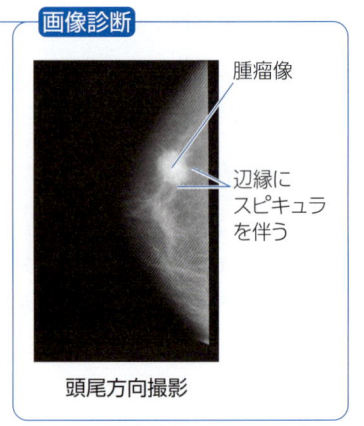

画像診断

腫瘤像
辺縁にスピキュラを伴う

頭尾方向撮影

正解：a

Case Ⅲ

55歳の女性。マンモグラフィで異常を指摘され来院した。自覚症状はない。マンモグラムを別に示す。
現時点での対応として適切なのはどれか。

a 手　術
b 経過観察
c 抗菌薬投与
d 放射線治療
e 副腎皮質ステロイド投与

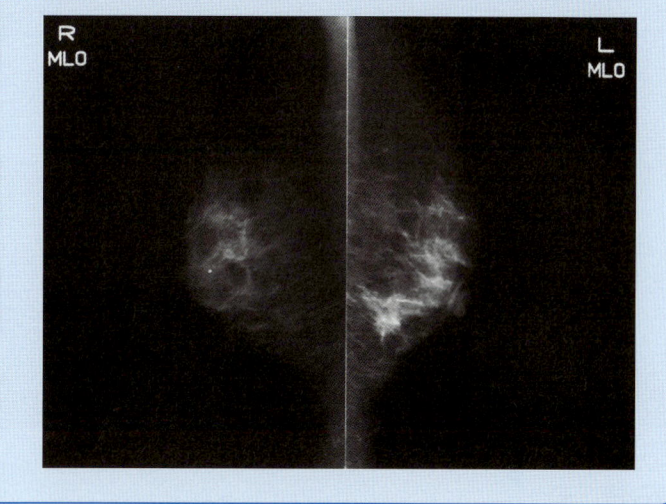

アプローチ

・マンモグラフィで異常を指摘された，自覚症状のない55歳の女性

診断のポイント

マンモグラフィの読影は，まず左右の比較によって所見を取る。次に，左右それぞれのMLO（内から外側方向），CCO（頭尾方向）の所見から良性か悪性かの鑑別診断を行う。

画像診断

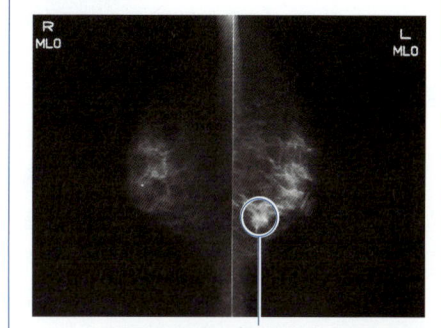

放射状陰影（スピキュラ）を伴う腫瘤像

現時点での対応

マンモグラフィの読影から対応が問われている。L-MLO（左側の内から外への側面像）で乳頭の下方（尾側）にスピキュラを伴う小さな腫瘤像を認める。早期乳癌と診断できる（F**4D**）。対応すなわち治療は「手術（部分切除術）(a)」である。

臨床推論

自覚症状のないことより検診発見の早期乳癌と推察する。検診，特にマンモグラフィ，超音波検査で異常が指摘されたときは，乳癌が最も疑われる。小さな腫瘤像，微細石灰化像などを念頭に置いて診断し，その後の処置を考えたい。

正解：a

Case Ⅳ

乳房超音波写真を別に示す。
現時点で最も考えられる疾患はどれか。
a 囊胞
b 乳癌
c 脂肪腫
d 線維腺腫
e 悪性リンパ腫

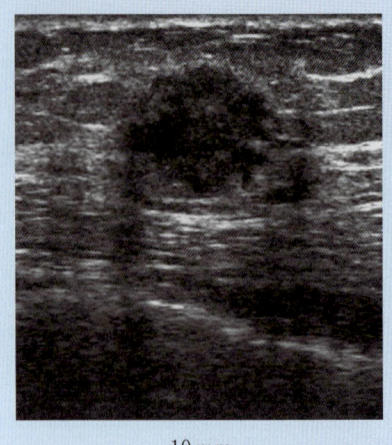

|⎯ 10 mm ⎯|

アプローチ
・画像の読影

診断のポイント
超音波像の形状が凹凸不整，辺縁が粗雑，内部エコーが不均一であり，「乳癌（b）」と診断する（F4D）。

画像診断

内部エコー不均一　　形状は凹凸で不整　　辺縁は粗雑

|⎯ 10 mm ⎯|

現時点での対応
超音波検査の悪性所見で「乳癌（b）」と診断されたが，すでに触診，マンモグラフィにおいても乳癌と診断されているはずである。診断の手順では触診，画像診断，次に確定診断として穿刺吸引細胞診，組織診へと進む。

臨床推論
超音波検査の悪性所見が重要である。

正解：b

Index

日本語索引

■ あ ■

アテトーシス 425
アトピー性皮膚炎 105
アフタ性口内炎 99
アミノ配糖体中毒 62
アミロイドーシス 338
アミロイド苔癬 95, 105
アルコール依存症 25
アルコール性肝炎 289
アルコール性肝硬変 299
アルコール性肝障害 292
アルコール中毒 467
アルコール離脱せん妄 376
アレルギー性胃腸炎 260
アレルギー性紫斑病 322
アレルギー性肉芽腫性血管炎 438, 441
アレルギー性鼻炎 148
亜急性壊死性リンパ節炎 5, 316
亜急性甲状腺炎 5, 150
亜急性硬化性全脳炎 56, 425
亜急性皮膚エリテマトーデス 90
亜急性連合性脊髄変性症 312, 418, 419
喘ぎ呼吸 38
悪性高血圧 332
悪性黒子 92
悪性貧血 308
悪性リンパ腫 5, 13, 25, 150, 308, 316, 319
安全契約 384

■ い ■

イレウス 36, 245, 260
インスリノーマ 28, 463
胃潰瘍 193, 267, 269, 273
胃癌 5, 18, 245, 255, 267, 269, 281, 285, 318
胃十二指腸潰瘍 255, 281, 285
胃静脈瘤 267
胃食道逆流症 159, 256, 258

胃幽門狭窄 260
胃リンパ腫 267, 269
異所性妊娠 205, 260, 364
異所性妊娠破裂 36, 245
萎縮性胃炎 18
意識障害 45
遺伝性圧脆弱性ニューロパチー 438
遺伝性球状赤血球症 308
遺伝性楕円赤血球症 308
遺伝性対側性色素異常症 92
息切れ 177
1型糖尿病 50
1日尿量測定 339
一次性頭痛 406
一次性てんかん 56
一過性脳虚血発作 205, 403, 412
一過性便秘 275
一酸化炭素中毒 375, 381
咽後膿瘍 5, 150, 242
咽頭炎 5, 241
咽頭癌 150, 241, 400
咽頭痛 149
陰部疱疹 99

■ う ■

ウイルス性胃腸炎 77
うつ病 13, 18, 19, 25, 28, 31, 381, 392, 467
うっ血性心不全 73, 80, 161, 332
うっ血乳頭 116
右心不全 82
右側結腸癌 269
運動後蛋白尿 352
運動失調 416
運動麻痺 410

■ え ■

エンドトキシンショック 332
壊死性筋膜炎 5
壊疽性膿皮症 98
腋窩温 2
延髄外側症候群 243, 400, 421

炎症性胸水 165
炎症性腸疾患 132
嚥下障害 240

■ お ■

悪心 259
黄疸 105, 287
黄斑変性症 111
嘔吐 259
横隔膜下膿瘍 245
横隔膜ヘルニア 178
横行結腸癌 269
横断性脊髄炎 205, 438
横紋筋融解症 332
太田母斑 92

■ か ■

カンジダ症 97, 99, 150
かぜ症候群 159
下咽頭癌 152
下行結腸癌 269
下肢深部静脈血栓症 184
下肢静止不能症候群 392
下斜筋麻痺 124
下垂体性無月経 357
下垂体腺腫 117
下腿潰瘍 98
下直筋麻痺 124
下鼻甲介 145
化膿性関節炎 5, 456
化膿性脊椎炎 444
家族性アミロイドポリニューロパチー 438
家族性痙性対麻痺 412, 431
家族性大腸腺腫症 269
家族性本態性ミオクローヌス 425
家族性良性血尿 347
家族性良性慢性天疱瘡 96, 97
過活動膀胱 342
過換気症候群 178, 182, 205, 438
過多月経 358
過敏性腸症候群 245, 260

鵞口瘡　99
回腸末端炎　5
海綿静脈洞症候群　124
疥癬　105, 106
開散麻痺　120, 124
解離性運動障害　387
解離性健忘　387
解離性障害　387
解離性大動脈瘤　332, 444
解離性脳動脈瘤　406
潰瘍　88, 98
潰瘍性大腸炎　245, 269, 467
外陰炎　364
外陰潰瘍　364
外陰外傷　364
外陰癌　364
外眼筋炎　132
外眼筋ミオパチー　124
外耳道狭窄　137
外耳道閉鎖　137
外傷後ストレス障害　381, 387
外傷性頭蓋内血腫　406
外直筋麻痺　120, 124
外転神経麻痺　120
咳嗽　158
咳嗽失神　205
角層下膿疱症　97
角膜潰瘍　111
拡張型心筋症　36
核黄疸　425
喀痰　160
確認強迫　387
肩こり　454
喀血　167
褐色細胞腫　25, 210, 232, 236, 467
金縛り　375
鎌状赤血球貧血症　338
川崎病　316
完全大血管転位症　184
完全房室ブロック　217, 224, 225
肝炎　5, 260
肝外胆汁うっ滞　289
肝癌　245
肝硬変　13, 25, 73, 80, 105, 168, 178, 260, 289, 297, 322
肝細胞癌　5
肝十二指腸間膜リンパ節転移　289
肝性昏睡　49, 260
肝性脳症　56, 375, 381
肝内胆汁うっ滞型黄疸　289, 291
肝膿瘍　5, 245

肝肺症候群　178
肝斑　92
肝不全　28, 260, 289
冠動脈狭窄　256
冠不全症候群　184
間欠性外斜視　120
間欠性跛行　448
間質性腎炎　338
間質性肺炎　178
感音難聴　136
感覚失調性ニューロパチー　418
感覚障害　435
感情表出　379
感染性関節炎　459
感染性心内膜炎　5, 6, 25
感染性腸炎　245, 260
感染性ぶどう膜炎　132
管状視野　111
関節血腫　456
関節腫脹　455
関節痛　455
関節変形　455
関節リウマチ　5, 25, 91, 316, 438, 456
環状紅斑　90
眼窩下壁骨折　124
眼窩上壁骨折　124
眼窩先端部症候群　124
眼窩内腫瘍　124, 132
眼窩内壁骨折　124
眼窩吹き抜け骨折　120
眼窩壁骨折　124
眼球運動障害　123
眼瞼炎　132
眼瞼内反　132
眼内炎　132
眼皮膚白皮症　91
癌性腹膜炎　297, 301
顔面神経麻痺　400
顔面播種状粟粒性狼瘡　95
顔面白癬　105

■　き　■

気管支炎　5
気管支拡張症　13, 159, 161, 168, 178
気管支喘息　159, 161, 174, 178, 184
気管支喘息発作　176
気管支動静脈瘤　168
気胸　184
気分障害　381

記憶障害　368
起立性蛋白尿　352
起立性低血圧　13, 62
基底細胞癌　98
器質性精神病　375, 381
器質性便秘　275
機能性胃腸症　260
機能性出血　364
機能性頭痛　406
機能性ディスペプシア　245
機能性難聴　137
機能性便秘　275
偽性副甲状腺機能低下症　28
偽痛風　5, 456
偽膜性腸炎　282
菊池病　316
逆流性食道炎　193, 245, 255
弓状暗点　111, 116
丘疹　88, 94
吸収不良症候群　25
急性A型大動脈解離　193
急性B型大動脈解離　193
急性胃粘膜病変　245, 260, 267, 269, 281
急性咽頭炎　150
急性ウイルス性脳炎　369
急性肝炎　13, 18, 289
急性乾性咳嗽　159
急性間質性腎炎　347
急性感覚性ニューロパチー　438
急性感染性下痢　280
急性関節炎　459
急性気管支炎　178, 193
急性胸膜炎　193
急性喉頭蓋炎　5, 178, 241, 242, 400
急性硬膜下血腫　406
急性硬膜外血腫　406
急性散在性脳脊髄炎　49, 412, 431, 438
急性子宮付属器炎　245
急性糸球体腎炎　80, 332
急性耳鳴　142
急性湿疹　105
急性湿性咳嗽　159
急性縦隔炎　178, 193
急性上気道炎　14
急性心筋梗塞　36
急性心筋症　193
急性心膜炎　193
急性腎盂腎炎　347
急性ストレス障害　381, 387

急性膵炎　36, 280
急性前部ぶどう膜炎　132
急性前立腺炎　347
急性大動脈解離　36, 184, 199
急性中耳炎　142
急性虫垂炎　260
急性内斜視　120
急性尿細管壊死　332, 335
急性膿胸　193
急性肺炎　193
急性肺血栓塞栓症　193
急性肺水腫　168
急性白血病　322
急性汎発性腹膜炎　297
急性非感染性下痢　280
急性副腎不全　36
急性腹膜炎　275
急性扁桃炎　150
急性膀胱炎　347, 348
急性リンパ性白血病　316
急性緑内障　132, 406
急性緑内障発作　111, 113
急速進行性糸球体腎炎　80, 332, 347
球後視神経炎　111
巨赤芽球性貧血　311
巨大乳頭性結膜炎　132
拒食症　241
虚血性視神経症　116
虚血性心疾患　210, 255
虚血性大腸炎　280
虚血性腸炎　25, 245, 252, 260, 269
虚血性脳血管障害　421
協調運動　416
狭心症　193, 205, 245
恐怖　385
胸囲結核　193
胸郭出口症候群　438
胸痛　191
胸部圧迫感　191
胸部大動脈瘤切迫破裂　193
胸膜炎　5, 159, 245
強直性脊椎炎　132
強迫　385
強迫性障害　387, 388
強皮症　90, 98, 332
境界性パーソナリティ障害　381
局所性浮腫　80
筋萎縮性側索硬化症　25, 241, 412, 431
筋炎　13, 412, 431
筋外傷　412, 431

筋強直性ジストロフィー　413
筋緊張性頭痛　260
筋固縮　434
筋挫傷　451
筋ジストロフィー　178, 241
筋断裂　451
筋肉痛　450
筋力低下　410
緊張型頭痛　406
緊張性気胸　36, 41, 194

■　く　■

クリオグロブリン血症　91, 168
クループ　174
クレアチニン補正値　351
グラフト感染　5
くも膜下出血　49, 406, 407
空気嚥下症　297
屈折異常　111
群発頭痛　406

■　け　■

けいれん　51
けいれん性便秘　275
下血　268
下痢　279
茎状突起過長症　150
痙性斜頸　425
憩室炎　5, 245, 269
頸肩腕症候群　451, 454
頸椎症　406
頸椎症性脊髄症　438
頸部膿瘍　242
血液分布異常性ショック　36
血尿　346
血友病　146, 168, 322
結膜炎　132
結膜の発赤　130
結膜フリクテン　132
血管炎　332
血管炎症候群　5, 438
血管炎性ニューロパチー　431
血管性糸球体障害　332
血管性浮腫　93, 105
血管迷走神経反射　36
血腫　375, 381
血小板減少症　146, 168
血小板無力症　322
血性腹水　297

血清病　316
血栓性血小板減少性紫斑病　91, 322, 332
血痰　167
結核　5, 150, 159, 161
結核性腹膜炎　297
結晶誘発性関節炎　459
結節性紅斑　90
結節性多発動脈炎　13, 91, 98, 438
結腸性便秘　275
月経異常　356
月経随伴性気胸　178
瞼裂斑炎　132
幻覚　372
幻聴　375
原発性アルドステロン症　73, 232, 235
原発性硬化性胆管炎　289
原発性胆汁性肝硬変　289
原発性肺癌　169
原発性マクログロブリン血症　13
原発性無月経　356

■　こ　■

古典的不明熱　5
呼吸困難　177
呼吸性アルカローシス　48
呼吸抑制　278
固定内斜視　124
固定薬疹　96
股部白癬　105
鼓室硬化症　137
誤嚥　240
口蓋裂　400
口腔温　2
口腔潰瘍　25
口内炎　241
甲状腺眼症　120, 124, 132
甲状腺機能亢進症　25, 29, 178, 210, 213, 316, 382, 425
甲状腺機能障害　375, 381
甲状腺機能低下症　28, 73, 80, 83, 308, 369, 415
甲状腺クリーゼ　260
甲状腺ホルモン　82
好酸球性膿疱性毛包炎　97
好訴妄想　375
抗好中球細胞質抗体　170
抗リン脂質抗体症候群　98
肛門癌　275

後脛骨動脈　448
後縦靱帯骨化症　412, 431, 438
後脊髄動脈症候群　418, 438
後頭神経痛　406
後迷路性難聴　137, 142
恒常性外斜視　120
紅斑　89
虹彩毛様体炎　111
高 EE 家族　379
高アンモニア血症　49
高カリウム血症　338
高カルシウム血症　25, 49, 73, 332
高血圧　174, 230
高血圧性脳症　406
高血糖高浸透圧症候群　49
高蛋白血症　73
高窒素血症　80
高張性低ナトリウム血症　73
高度貧血　210
高ナトリウム血症　49, 73
高プロラクチン血症　28, 357, 362
喉頭炎　154, 241
喉頭癌　152, 154, 400
硬化性萎縮性苔癬　105
硬膜下血腫　49
硬膜外血腫　49, 438
硬膜外膿瘍　5, 438
絞扼性イレウス　297, 303
絞扼性ニューロパチー　441
構音障害　398, 403
膠原病　332
骨髄異形成症候群　5, 308
骨髄炎　25
骨髄癌腫症　308
骨髄線維症　308
骨粗鬆症　444, 445
骨盤内炎症性疾患　5
骨折　456
混合性結合組織病　316
混合性呼吸性アルカローシス　48
混合性尿失禁　344

■ さ ■

サーファーズイヤー　137
サラセミア　308
サルコイドーシス　132, 316, 338, 438
サルコイドニューロパチー　438
左心不全　82, 174, 178
詐熱　5

嗄声　153, 398, 400
再生不良性貧血　161, 308, 322
細気管支炎　174, 178
細菌性髄膜炎　5, 60
細血管障害性溶血性貧血　308
三叉神経痛　406
三尖弁閉鎖症　183, 184
産後うつ病　383

■ し ■

ショール徴候　90
ショック　34, 35, 49
ジスキネジア　400
ジストニア　400, 425
ジフテリア　150
じん肺　178
子宮筋腫　359, 444
子宮頸管炎　364
子宮頸管ポリープ　364
子宮頸癌　364
子宮後屈　444
子宮腺筋症　359
子宮体癌　359, 364
子宮腟部びらん　364
子宮内膜症　168, 444
子宮内膜増殖症　364
子宮内膜ポリープ　359, 364
子宮肉腫　364
子宮粘膜下筋腫　359, 364
死戦期呼吸　38
糸球体腎炎　352
糸球体性血尿　347
自然気胸　159, 178, 193
姿勢異常症　400
脂質異常症　73
脂漏性皮膚炎　105
紫斑　90
紫斑病性腎炎　347
視床下部性無月経　357
視神経炎　111, 116
視神経脊髄炎　438
視野異常　115
視力障害　110
歯状核赤核淡蒼球ルイ体萎縮症　425
耳管狭窄　137
耳硬化症　137, 142
耳小骨離断　137, 139
耳鳴　141
自覚的耳鳴　141
自己免疫性肝炎　289

自己免疫性溶血性貧血　308
自殺念慮　383
自律神経失調症　62
自律神経性頭痛　406
持続性身体表現性疼痛障害　387
色素失調症　96
色素性母斑　92
色素斑　92
失神　202
嫉妬妄想　375
社交不安障害　387
若年性ミオクローヌスてんかん　425
雀卵斑　92
手根管症候群　438
種痘様水疱症　96
収縮性心膜炎　36, 80
周期性四肢運動異常症　392
周期性四肢麻痺　412
周辺性角膜潰瘍　132
十二指腸炎　267, 269
十二指腸潰瘍　262, 267, 269, 273
十二指腸癌　267, 269, 281
充血　130
重金属中毒　36
重症急性胆管炎　43
重症筋無力症　122, 124, 178, 241, 412, 414
重度ストレス障害　386, 387
縦隔気腫　193
縦隔腫瘍　193
出血傾向　320
出血性胃潰瘍　246
出血性腸炎　282
術後イレウス　277
術後せん妄　375
春季カタル　132
循環血液量減少性ショック　36, 39
処女膜閉鎖症　357
書痙　425
徐脈　216
徐脈頻脈症候群　229
小球性低色素性貧血　307
小腸癌　269
小腸単純性イレウス　297
小脳炎　418, 425
小脳性運動失調　402
小脳脊髄変性症　62
小発作　205
松果体腫瘍　124
消化管穿孔　178, 444
消化管穿孔性腹膜炎　297

消化器癌　467
消化性潰瘍　245，260，270
症候性頭痛　406
症候性肥満　28
症候性便秘　275
症状性精神病　375，381，382
掌蹠膿疱症　97
硝子体出血　111
猩紅熱　150
睫毛内反　132
上咽頭血管線維腫　146
上顎癌　241
上眼窩裂症候群　124
上気道炎　5
上室期外収縮　224
上室性頻拍（症）　36，205，211
上斜筋麻痺　120，124
上大静脈症候群　80
上腸間膜動脈血栓症　245
上腸間膜動脈症候群　260
上直筋麻痺　124
上鼻甲介　145
常位胎盤早期剥離　364，366
常染色体優性遺伝　413
情動脱力発作　375
静脈還流異常　80
静脈血栓症　80
食思〈欲〉不振　17
食中毒　260
食道アカラシア　255
食道炎　241，255，267，269
食道潰瘍　255，267
食道癌　241，255，267，269，281，400
食道憩室　267，269
食道憩室炎　193
食道静脈瘤　267，269
食道破裂　193
食道裂孔ヘルニア　254，255
食物依存性運動誘発アナフィラキシー　100
褥瘡　98
心因性視力障害　111
心因性食思不振　18
心因性頭痛　406
心因性多飲症　338
心因性難聴　140
心因性反復性腹痛　245
心気障害　387
心筋虚血　174
心筋梗塞　49，178，193，205，245，260，332，444

心筋症　174，210
心原性ショック　36
心室期外収縮　210，215，224，228
心室細動　205，215，224
心室頻拍（症）　36，205，210，215，224
心身症　241
心タンポナーデ　36，205
心停止　205
心内粘液腫　210
心不全　13，25，28，32，297
心房期外収縮　210，215
心房細動　205
心房粗細動　224
心房粗動　205，215
心房粘液（水）腫　36，205
心房頻拍症　210
心膜炎　5，245
身体化障害　13，387
身体表現性自律神経機能不全　387
身体表現性障害　387，438
神経 Behçet 病　375，381
神経因性膀胱　9，342
神経循環無力症　193
神経性食思不振症　18，25，260，467
神経痛　412
神経梅毒　375，381，418
神経病性関節症　456
振戦　425
振戦せん妄　375，376
真珠腫性中耳炎　68，137，142
深部感覚　416，435
深部感覚性ニューロパチー　425
深部静脈血栓症　5，84
進行性運動麻痺　444
進行性核上性麻痺　124，241，431
進行性球脊髄性筋萎縮症　241
進行性筋ジストロフィー　412，431，433
進行流産　364
新生児黄疸　289
滲出性中耳炎　137，142
滲出性腹水　297
尋常性乾癬　105
尋常性痤瘡　97
尋常性天疱瘡　96，97，99，102
尋常性白斑　91
靱帯損傷　456
腎盂腎炎　5，245，338，444
腎血管性高血圧　232，235
腎血管閉塞　332

腎結石　444
腎細胞癌　5
腎実質性高血圧　232
腎性急性腎不全　335
腎性尿崩症　73，338，340
腎前性急性腎不全　334，335
腎動静脈閉塞症　332
腎不全　25，28，49，80，338
蕁麻疹　93，105，107

■　す　■

スピキュラ　476，477
スプルー　280
頭痛　404
水銀中毒　375，381
水腎症　338
水痘　96
水頭症　375，381
水平注視麻痺　124
水平半盲　116
水疱　88，95
水疱性類天疱瘡　96，97，105
睡眠覚醒リズム障害　392
睡眠関連疾患　389
睡眠時無呼吸症候群　392，393
睡眠障害　389
睡眠相後退症候群　392
睡眠麻痺　375
膵炎　245，260，332，444
膵癌　18，245，260
膵頭部癌　267，269，289
髄膜炎　49，375，381，406
髄膜腫　56
髄膜脳炎　59

■　せ　■

せん妄　370
正球性貧血　307
正常圧水頭症　369，431
生理的振戦　425
生理的ミオクローヌス　425
成人 Still 病　5
成人 T 細胞白血病　5，105
声帯結節　154
声帯溝症　154
声帯ポリープ　154，400
性感染症　5
精神運動発作　392
精神神経性不眠　392

精巣軸捻転 245
精巣性女性化症候群 357
静止時振戦 426
赤芽球癆 308
赤痢アメーバ 280
脊髄炎 412, 431
脊髄空洞症 438
脊髄血管障害 438
脊髄梗塞 412, 431
脊髄腫瘍 412, 418, 431
脊髄出血 412, 431
脊髄小脳変性症 241, 400, 402, 418, 431
脊髄性筋萎縮症 412
脊髄動静脈奇形 412, 431
脊髄癆 418
脊柱管狭窄症 418
癤 97
切開排膿 151
切迫性尿失禁 344
切迫早産 245, 364
切迫脳卒中 403
切迫流産 245, 364
赤血球増加症 184
接触皮膚炎 105
舌咽神経痛 150, 406
舌炎 241
舌癌 241
舌下神経麻痺 400
仙髄回避 437
先端巨大症 28
先天性外眼筋線維症 124
先天性心疾患 210
先天性真珠腫 137
先天性胆道閉鎖症 289
先天性表皮水疱症 96
洗浄強迫 387
線維筋痛症 13, 451
線維腺腫 474
線条体黒質変性症 241
線溶亢進型播種性血管内凝固症候群 322
全身倦怠感 11
全身性エリテマトーデス 5, 25, 90, 91, 316, 375, 381
全身性炎症反応症候群 36
全身性けいれん発作 57
全身性硬化症 90, 98
全般性不安障害 387
前頭部腫瘍 175
前脊髄動脈症候群 438, 439

前置胎盤 364, 366
前庭神経炎 62, 66, 418
前頭側頭型認知症 369
前頭葉腫瘍 28
前房蓄膿 132
前立腺炎 5, 342
前立腺癌 342, 347
前立腺肥大症 333, 342, 343
喘鳴 173

■ そ ■

双極性障害 25, 381
爪囲紅斑 90
僧帽弁逸脱症候群 193
僧帽弁狭窄症 168
僧帽弁腱索断裂 193
僧帽弁閉鎖不全症 6, 184
総胆管結石 289
総肺静脈還流異常症 184
瘙痒 104
騒音性難聴 142
躁 380
足白癬 105
側頭動脈炎 5, 16, 406
側頭葉てんかん 58, 207, 392
側頭葉発作 205
続発性無月経 356
続発性緑内障 132

■ た ■

ターゲット様紅斑 90
他覚的耳鳴 141, 144
多飲症 338
多系統萎縮症 400, 402, 418
多系統変性症 205
多型滲出性紅斑 90
多型滲出性紅斑型薬疹 90
多尿 337
多嚢胞性卵巣症候群 28, 361
多発血管炎性肉芽腫症 161, 168
多発性筋炎 13, 241, 451
多発性硬化症 205, 241, 338, 375, 381, 412, 418, 425, 431, 438
多発性骨髄腫 13, 308, 310, 332
多発性嚢胞腎 347
代謝性アシドーシス 48, 49, 201
代謝性アルカローシス 48
代謝性頭痛 406
代謝性脳症 56

体質性黄疸 289
体重減少 21
体重増加 26, 464
体部白癬 105
胎児機能不全 366
帯状疱疹 96, 193
大球性貧血 307
大腿部膝屈筋 452
大腸イレウス 297
大腸炎 5, 269
大腸癌 245, 275, 280, 281
大腸憩室 248, 275
大腸憩室症 281
大腸ポリープ 281
大動脈解離 178, 245, 260
大動脈弁狭窄症 184, 193, 205
大葉性肺炎 162
代償性月経 168
脱色素性母斑 91
脱髄性多発ニューロパチー 412, 431
脱臼 456
脱水 69
丹毒 5, 90
単眼性運動障害 123
単眼性複視 119
単純型熱性けいれん 56
単純性イレウス 297, 303, 304
単純性潰瘍 269
単純性紫斑 322
単純性肥満 28, 462, 465
単純疱疹 96, 99
胆管炎 5, 245
胆管癌 289
胆汁性腹水 297
胆汁性腹膜炎 297
胆石 444
胆石症 25, 245, 260
胆嚢炎 5, 245, 260, 444
胆嚢癌 289
蛋白尿 351
断綴性言語 399
弾力線維性仮性黄色腫 95

■ ち ■

チアゾリジン誘導体 28
チアノーゼ 183
痔核 276, 281
腟炎 364
腟癌 364
腟壁裂傷 364

索　引　**485**

中咽頭癌　152
中耳炎　5
中耳奇形　138
中心暗点　111, 116
中心性橋ミエリン溶解　72, 76
中心性チアノーゼ　179, 180, 184
中枢気道狭窄　174
中枢性尿崩症　73, 338, 340
中毒疹　95
中毒性頭痛　406
中毒性精神病　375, 377, 381
中毒性表皮壊死症　101
中鼻甲介　145
虫刺症　96, 105
虫垂炎　5, 245
虫垂癌　269
肘部尺骨神経障害　438
腸炎　269
腸管外圧迫　275
腸管型 Behçet 病　269
腸管穿孔　245
腸管癒着　275
腸狭窄　275
腸結核　269
腸重積　269
腸性肢端皮膚炎　97
腸閉塞　275
蝶形紅斑　90
聴神経腫瘍　62, 143
聴性脳幹反応　139
聴力障害　136
直腸炎　269
直腸潰瘍　269
直腸癌　269, 272, 276
直腸性便秘　275

■ つ ■

つつが虫病　5
椎間板ヘルニア　438
痛風性関節炎　456

■ て ■

ティンパノメトリ　136
テンシロンテスト　122, 414
てんかん　375, 381, 394
てんかん重積状態　56
手足口病　96
低アルブミン血症　80, 332
低音障害型感音難聴　63

低カリウム血症　73, 275, 338
低カルシウム血症　49, 375, 381
低ゴナドトロピン症　28
低髄液圧症候群　406
低張性低ナトリウム血症　73, 76
低ナトリウム血症　49, 375, 381
低マグネシウム血症　375, 381
適応障害　245, 381, 386, 387
鉄欠乏性貧血　308, 309, 313
転移性悪性腫瘍　25
転移性脊椎腫瘍　444, 445
転移性脳腫瘍　408
転換性障害　56, 387
伝音難聴　136, 137
伝染性単核球症　150
伝染性軟属腫　95
伝染性膿痂疹　96, 97
電解質異常　56
電気的筋強直反応　413

■ と ■

ドライアイ　132
吐血　266
兎眼性角膜炎　132
凍傷　96
凍瘡　90
凍瘡様紅斑　90
等張性低ナトリウム血症　73
統合失調症　374, 375, 378
糖尿病　25, 28, 184, 332, 338, 467
糖尿病ケトアシドーシス　49, 178
糖尿病腎症　234, 352
糖尿病性高血糖　73
糖尿病性昏睡　36, 56, 260
糖尿病性神経症　205
糖尿病性多発根ニューロパチー　438
糖尿病性ニューロパチー　418, 431, 438
糖尿病性末梢神経炎　241
糖尿病網膜症　111
頭蓋咽頭腫　117
頭頸部腫瘍　241
頭部外傷　369
橈骨神経麻痺　438
同名半盲　116, 118
洞性徐脈　205, 217
洞性頻脈　215
洞停止　217
洞不全症候群　36, 210, 217, 224
洞房ブロック　205, 217

動眼神経麻痺　120, 124, 126
動悸　208
動静脈形成異常　269
特発性眼窩炎　124, 132
特発性起立性低血圧　205
特発性血小板減少性紫斑病　91, 161, 322
特発性骨壊死　456
特発性食道破裂　267, 271
特発性捻転ジストニア　425
特発性肺血鉄症　168
特発性肥大性大動脈弁下狭窄　205
突発性難聴　62, 142
豚脂様角膜後面沈着物　130

■ な ■

ナトリウム分画排泄比率　73
ナルコレプシー　375, 392
内頸動脈海綿静脈洞瘻　124, 132
内耳炎　62
内耳性難聴　137, 142
内側縦束症候群　120
内直筋麻痺　120, 124
内分泌性筋障害　412, 431
鉛中毒　375, 381
軟口蓋痙攣　142
難聴　136

■ に ■

Ⅱ度房室ブロック　217
二次性頭痛　406, 409
二次性てんかん　56
二次性肥満　463
肉離れ　451
入眠時幻覚　375
乳癌　474, 476～478
乳酸アシドーシス　49
乳腺炎　474
乳腺症　474
乳頭部癌　289
乳房外 Paget 病　97
乳房のしこり・左右差　472
尿管結石　350, 444
尿細管間質性腎炎　332
尿細管腔閉塞　332
尿細管性アシドーシス　49
尿潜血反応　346
尿蛋白の選択指数　355
尿沈渣　346, 348

尿道外傷　345
尿道狭窄　342
尿道結石　342
尿毒症　18, 25, 49, 56, 260, 375, 381
尿閉　446
尿路感染症　9
尿路系腫瘍　245
尿路結石　260, 347
尿路結石症　245
尿路出血　347
尿路上皮癌　347
妊娠　357, 444
妊娠悪阻　260
妊娠高血圧腎症　366
妊娠性疱疹　105
妊娠舞踏病　425
認知行動療法　388
認知症　25, 241, 368, 371

■ ね ■

ネフローゼ症候群　28, 73, 80, 332, 354
熱傷　96
熱性蛋白尿　352
粘液水腫（昏睡）　36, 49
粘液嚢腫　99
（粘）血便　281
粘膜下腫瘍　267, 269
粘膜疹　88, 99

■ の ■

脳炎　49, 338, 375, 381, 406, 412, 425, 431, 438
脳外傷　412, 431
脳幹梗塞　418
脳血管障害　18, 425, 438
脳血管性認知症　369
脳血栓　49
脳梗塞　375, 381, 406, 412, 418, 431
脳挫傷　49, 406
脳腫瘍　18, 369, 375, 381, 406, 412, 418, 425, 431
脳出血　49, 56, 375, 381, 406, 412, 418, 431
脳静脈血栓症　406
脳振盪　49, 205
脳性麻痺　400, 425
脳塞栓　49

脳動静脈奇形　56, 412, 431
脳動脈瘤破裂　407
脳膿瘍　5, 49, 408, 412, 431
膿胸　5
膿性腹水　297
膿疱　88, 96
膿疱性乾癬　97
膿瘍　25
嚢胞腎　338

■ は ■

ハチ毒　36
ハムストリング　452
バリスム　425, 428
パニック症候群　210
パニック障害　387
播種性血管内凝固　91, 168, 322, 332
肺 Langerhans 細胞組織球症　180
肺アスペルギルス症　161
肺炎　5, 159, 168, 178, 184, 245
肺化膿症　168, 193
肺癌　159, 161, 168, 193
肺気腫　13, 159, 161
肺吸虫症　161, 168
肺血栓塞栓症　84, 168, 179, 196
肺結核　13, 168
肺高血圧症　168, 205
肺梗塞　444
肺真菌症　168
肺水腫　159, 164
肺性脳症　56
肺線維症　13, 159
肺塞栓症　5, 161, 178, 184, 205
肺動静脈瘻　168, 184
肺動脈（弁）閉鎖症　183, 184
肺膿瘍　5, 161
肺分画症　168
肺胞上皮癌　161
排尿障害　342
敗血症　5
敗血症性ショック　43, 251
梅毒　98, 99, 150
白質変性症　375, 381
白癬　96, 105
白内障　111, 112, 332
白斑　91
白板症　99
発熱　2
白血病　13, 105, 146, 161, 308, 332, 338

反回神経麻痺　156
反復性めまい　61
半月板損傷　456
半側顔面けいれん　56, 400
半盲様視野　111
汎下垂体機能低下症　18
斑　88

■ ひ ■

ヒステリー　241, 444
ヒステリー発作　205, 206
ビオフェルミン　283
ビタミン B$_{12}$ 欠乏　438
ビタミン B$_{12}$ 欠乏性貧血　311
ビタミン K 欠乏症　322, 325
ひき運動　123
びっくり目　128
びまん性汎細気管支炎　161, 168
びらん　88, 97
皮質性難聴　137, 142
皮疹　88
皮膚アレルギー性血管炎　91, 98
皮膚筋炎　13, 90, 95, 451
皮膚瘙痒症　105, 107
皮膚の陥凹　472
肥満　462, 464
非代償性肝硬変　332
非特異的炎症性腸疾患　280, 283
非特異的腰痛症　444
非弁膜症性心房粗細動　210
疲労性筋肉痛　451
被害妄想　375
脾梗塞　245
鼻腔腫瘍　146, 147
鼻出血　145
鼻前庭　145
表在感覚　416, 435
貧血　13, 306
頻脈　214

■ ふ ■

フィラリア症　80
ブドウ球菌性熱傷様皮膚症候群　97, 103
プラウト・ワンサンアンギーナ　150
ぶどう膜炎　132
不安　385
　——の傾聴　395
不安障害　387

不安神経症　25, 210
不均衡症候群　49
不随意運動　422
不正性器出血　363
不整脈　223
不眠　392
不明熱　4
浮腫　79
部分てんかん　207
舞踏運動　425
舞踏病　400
副咽頭間隙膿瘍　150
副甲状腺機能障害　375, 381
副腎性器症候群　357
副腎皮質機能低下症　18, 369
副腎不全　25
副鼻腔炎　5, 124, 406, 408
副鼻腔気管支症候群　159
副鼻腔腫瘍　146, 147
腹圧性尿失禁　342, 344
腹腔内出血　297
腹痛　244
腹部大動脈瘤破裂　444
腹部動脈瘤破裂　245
腹部膨隆・膨満　294
腹膜炎　5, 36, 260
腹膜偽粘液腫　297
腹膜播種　301
複雑部分発作　49, 54, 58, 392
複視　119, 121
輻湊麻痺　124

■ へ ■

ヘモグロビン尿症　332
ヘリオトロープ紅斑　90
ヘルペス脳炎　56
ペラグラ　375, 381
閉瞼不全　132
閉塞隅角緑内障　111, 113
閉塞性黄疸　289, 290
閉塞性血栓血管炎　449
閉塞性ショック　36
閉塞性動脈硬化症　98, 184, 449
片頭痛　260, 406
変形性関節症　456, 458
変形性脊椎症　412, 431
扁桃炎　5, 241
扁桃周囲炎　150
扁桃周囲膿瘍　150, 151, 241
扁桃膿瘍　5

扁平苔癬　99, 105
扁平母斑　92
弁膜症　36, 174, 210
便秘　274

■ ほ ■

ホメオスターシス　76
ボツリヌス中毒　412
ポリープ　267, 269
ポリープ様声帯　154
ポルフィリン症　96, 245
歩行障害　429
胞状奇胎　364
疱疹状皮膚炎　96, 105
疱疹性歯肉口内炎　99
蜂窩織炎　5, 132
乏尿　330
房室ブロック　36, 205
傍腫瘍性神経症候群　418
傍中心暗点　111, 116
膀胱炎　245, 342
膀胱結石　342
膨疹　80, 88, 93
発作性上室頻拍　215, 222, 224
発作性心房細動　215, 220
発作性心房粗動　215
発作性夜間ヘモグロビン尿症　308
本態性振戦　425
本態性リンパ性浮腫　80

■ ま ■

まだら症　91
麻痺性内斜視　120
膜性腎症　353
末梢気道病変　174
末梢神経外傷　412
末梢神経腫瘍　412, 431
末梢神経損傷　431
末梢性チアノーゼ　184
慢性アルコール中毒　369
慢性胃炎　255
慢性咽頭炎　150
慢性炎症性脱髄性多発神経炎　418, 438
慢性肝炎　13, 289
慢性乾性咳嗽　159
慢性感染性下痢　280
慢性関節炎　456
慢性気管支炎　159, 161

慢性硬膜下血腫　406, 408
慢性糸球体腎炎　332
慢性色素性紫斑　91
慢性湿疹　105
慢性湿性咳嗽　159
慢性消化管出血　13
慢性心房細動　215
慢性腎炎　18
慢性睡眠不足症候群　392
慢性膵炎　280, 467
慢性中耳炎　137, 142
慢性非感染性下痢　280
慢性閉塞性肺疾患　25, 174, 178, 184, 186
慢性扁桃炎　150
慢性耳鳴　142
慢性リンパ性白血病　316

■ み ■

ミオクローヌス　51, 368, 425
ミオグロビン尿症　332
ミトコンドリア脳筋症　56, 412, 425, 431
見捨てられ不安　381

■ む ■

むき運動　123
むずむず脚症候群　391
無気肺　178
無月経　356, 357
無酸素脳症　425
無トランスフェリン血症　308
無難聴性耳鳴　142
無尿　330
夢中遊行症　392
胸焼け　253

■ め ■

メタボリックシンドローム　233
メトヘモグロビン血症　184, 187
めまい　61
免疫芽細胞性リンパ節症　5
免疫介在性脳症　438

■ も ■

もやもや病　56, 412, 431
毛孔性紅色粃糠疹　95

毛孔性苔癬　95
毛細血管拡張症　267，269
毛嚢炎　97
妄想　372
妄想性障害　374，375
盲点中心暗点　116
蒙古斑　92
網膜色素変性症　116
網膜中心静脈閉塞症　111
網膜中心動脈閉塞症　111
網膜剥離　111
門脈圧亢進症　297

■ や ■

やせ　466
夜間せん妄　375
薬剤性筋障害　412，431
薬剤性肺炎　181
薬剤性リンパ節腫脹　316
薬剤熱　5，10
薬剤誘発性アレルギー性腎炎　332
薬剤誘発性高血圧　232
薬剤乱用頭痛　406，409
薬疹　95
薬物性肝障害　289
薬物中毒　56，467

■ ゆ ■

癒着性イレウス　263，297
有棘細胞癌　98
有棘赤血球舞踏病　425
幽門狭窄　275

■ よ ■

よせ運動　123

葉酸欠乏　308
葉酸欠乏症　375，381
腰椎すべり症　444
腰椎椎間板ヘルニア　444
腰椎分離症　444
腰背部痛　442
腰部脊柱管狭窄症　444
溶血性黄疸　289
溶血性尿毒症症候群　322，332
溶血性貧血　308
溶連菌感染後急性糸球体腎炎　85，347
溶連菌性咽頭炎　14
癰　97
抑うつ　380

■ ら ■

ライム病性ニューロパチー　438
ライン感染　5
ランブル鞭毛虫　280
らい病　438
らせん状視野　111
落葉状天疱瘡　96，97
卵巣癌　5
卵巣軸捻転　260
卵巣腫瘍　297
卵巣嚢腫　444

■ り ■

リウマチ性多発筋痛症　5，15，451
リウマチ熱　90
リンパ管閉塞　80
リンパ節腫脹　314
リンパ脈管筋腫症　180
流行性角結膜炎　132
両下転筋麻痺　124

両眼性運動障害　123
両眼性眼窩壁骨折　124
両眼性複視　119
両耳側半盲　116，117
両上転筋麻痺　124
両側声帯麻痺　156
良性小児てんかん　54
良性発作性頭位眩暈症　62，64
緑内障　116
緑膿菌感染症　161
輪状暗点　116

■ る ■

ループス腎炎　347，352
涙腺炎　132
涙嚢炎　132

■ れ ■

レム睡眠行動異常症　392，394

■ ろ ■

老視　111
老人性紫斑　322
老人性色素斑　92
老人性振戦　425
老人性難聴　142
老人性舞踏病　425
漏出性腹水　297
瘻孔症状検査　67
肋間神経痛　193
肋骨骨折　193

■ わ ■

腕神経叢炎　438

欧文索引

A

Adams-Stokes 症候群　49
Addison 病　49, 467
ADEM　49
AGN　332
Alport 症候群　347
ALS　25, 241, 412, 431
Alzheimer 型認知症　369
ARB　75
ARDS　164
ASO　184, 449
ATL　105

B

Bardet-Biedl 症候群　463
Basedow 病　467, 469
Bazin 硬結性紅斑　98
Behçet 病　98, 99, 132, 134
Bell 現象　124
Bell 麻痺　412
Bernard-Soulier 症候群　322
Bjerrum 暗点　116
Boerrhaave 症候群　271
Brown 症候群　124
Brugada 症候群　210
Buerger 病　98

C

café au lait 斑　92
Castleman 病　316
Charcot-Marie-Tooth 病　432, 438
charley horse　451
Churg-Strauss 症候群　441
CIDP　412, 418
Clostridium difficile　280
CO_2 ナルコーシス　49
COPD　25, 174, 178, 184, 186
CO 中毒　178
CRAB　310
Creutzfeldt-Jakob 病　49, 56, 369, 425
Crigler-Najjar 症候群　289
Crohn 病　245, 260, 269, 467
Crow-Fukase 症候群　438

Cushing 症候群　28, 463, 465
C 型慢性肝炎　292

D

Dalrymple 徴候　128
Darier 病　95
DIC　91, 168, 322, 326, 332
DKA　49
DOPA 反応性ジストニア　425
Duane 症候群　124, 127
Dubin-Johnson 症候群　289
duction　123

E

EDS　390
Eisenmenger 症候群　184

F

Fallot 四徴症　184, 185, 205
Fanconi 症候群　338
FD　245
FE_{Na}　73
Fisher 症候群　124, 418
free air　297
Fröhlich 症候群　28, 463

G

Gaucher 病　316
GERD　159
GFS　124
Gianotti 病　95
Gilbert 症候群　289
GIST　267, 269
Glanzmann 病　322
Glasgow coma scale　46
Goodpasture 症候群　161, 168
Guillain-Barré 症候群　205, 241, 412, 431, 438

H

HAM　412, 431
Helicobacter pylori　313
Hirschsprung 病　275

HIV（関連）感染症　5, 13, 25, 280
HIV 症候群　375, 381
HMSN I 型　432
Hodgkin リンパ腫　105
Horner 症候群　126, 400
HTLV-I 関連ミエロパチー　412, 431
Huntington 病　375, 381, 425
HUS　322, 332

I

IE　6
IgA 腎症　347, 349
impending stroke　403
ITP　91, 161, 322

J

Japan coma scale　46

K

Kerckring 襞　263
Kiesselbach 部位　145
Klinefelter 症候群　463
Korsakoff 症候群　376

L

LAM　180
Lambert-Eaton 症候群　412
Lasègue 徴候　447
Laurence-Moon-Biedl 症候群　28
Leigh 脳症　49
Lennox-Gastaut 症候群　54
Lewy 小体型認知症　369, 394

M

Mallory-Weiss 症候群　267, 269, 281
Mariotte 盲点　116
MCTD　316
MDS　5
Meckel 憩室　269
MELAS　49, 56
Ménière 病　62, 63, 142, 260, 418
Mirizzi 症候群　289

MLF 症候群　124
Mobitz II 型房室ブロック　218
Möbius 症候群　124
Möbius 徴候　128
Mooren 潰瘍　132

N

Niemann-Pick 病　316
Nutcracker 現象　347

O

One and a half 症候群　124
Osler 結節　7
Osler 病　146

P

PAC　232
Paget 病　473，475
Parkinson 症候群　426，434
Parkinson 病　241，375，381，394，
　　400，425，426，431
PBC　289
PCOS　28
PCR 法　165
pin-point pupil　47
pitting edema　32
PLMD　391
PLMS　391
PRA　232
Prader-Willi 症候群　28，463
PSAGN　85
PSC　289
PTE　84

Q

QT 延長症候群　210，227
Quincke 浮腫　80

R

RA　316
Raynaud 症候群　184
RBD　394
Rendu-Osler-Weber 病　172
Reye 症候群　49
RICE 処置　452
RLS　391
Romberg 徴候　416
Roth 斑　7
Rotor 症候群　289
RPGN　332
RTA　49

S

Schmidt 症候群　83
Schönlein-Henoch 紫斑病　91，245，
　　260，269，322
Shy-Drager 症候群　205
SIADH　73
SIRS　36
Sjögren 症候群　90，91，132，316
SLE　5，25，90，91，316，375，381
SSPE　56，425
SSSS　97，103
Stellwag 徴候　128
Stevens-Johnson 症候群　90，96，99
Sydenham 舞踏病　425
Sweet 病　90

S 状結腸過長症　275
S 状結腸癌　269，272，276
S 状結腸軸捻転　245

T

Tamm-Horsfall ムコ蛋白　352
TAO　449
TEN 型薬疹　96，101
TIA　403，412
Tietze 病　193
Tolosa-Hunt 症候群　124
TTP　91，322，332
Turner 症候群　357，360

V

Valsalva 洞動脈瘤破裂　193
vergence　123
version　123
Vogt-小柳-原田病　132
von Graefe 徴候　128
von Willebrand 病　322，323

W

Wallenberg 症候群　62，243，400
Wegener 肉芽腫症　161，168，170
Wernicke 脳症　49，375，376，381
West 症候群　54
Wilson 病　412
WPW 症候群　210

Z

Zollinger-Ellison 症候群　267，269

国試　臨床推論がわかる
2014 年 8 月 28 日　　　　第 1 版第 1 刷発行

　　　　　編　集　安田　幸雄
　　　　　発行所　株式会社　医学評論社
　　　　　　　　　〒169-0073　東京都新宿区百人町 1-22-23
　　　　　　　　　新宿ノモスビル 2F
　　　　　　　　　TEL 03(5330)2441（代表）
　　　　　　　　　FAX 03(5389)6452
　　　　　　　　　URL http://www.igakuhyoronsha.co.jp/
　　　　　印刷所　三報社印刷株式会社

ISBN 978-4-86399-262-7　C3047

国試カンファランス
あなむね

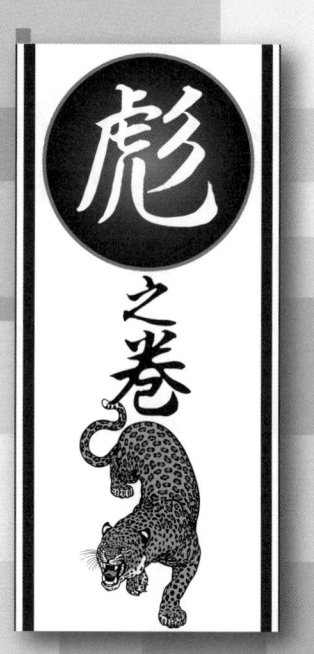

最新刊！

マイナー篇

精神科・皮膚科・放射線科・麻酔科・整形外科・
耳鼻咽喉科・眼科・泌尿器科

◎国試既出「臨床・長文」問題
　100症例を解説
◎診療科・症候別に分類
◎B5判・224頁
◎本体3,700円＋税

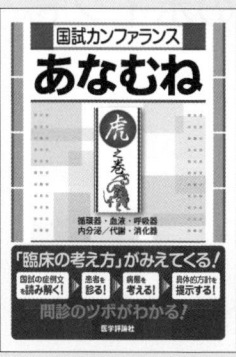

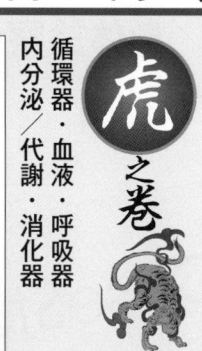

既刊2冊（内・外科篇）　好評発売中！

虎之巻
循環器・血液・呼吸器
内分泌／代謝・消化器
本体 4,600円＋税

あなむねネット講義公開中！
くわしくはWEBで
http://www.igakuhyoronsha.co.jp/

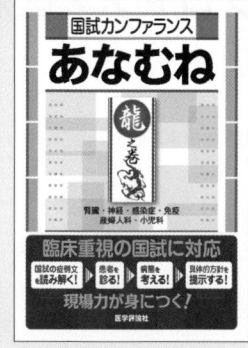

龍之巻
腎臓・神経・感染症
免疫・産婦人科・小児科
本体 4,600円＋税

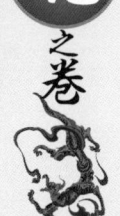

（株）医学評論社

〒169-0073　東京都新宿区百人町1-22-23
電話：03(5330)2441／FAX：03(5389)6452
E-mail：sales@igakuhyoronsha.co.jp

CBTと国試をブリッジ!

シリーズ こあかり ＋Plus

主要症候・医療面接がわかる
―― CBTから国試まで 鑑別診断のテクニック

金沢医科大学医学教育学教授 **安田幸雄** 編集

B5判・334頁・本体4,200円＋税

- ●CBT連問はこれで完璧！36主要症候を完全分析！
- ○国試で使える診断学のテクを専門医が丁寧に解説！
- ●診察━━診断のプロセスが見えるフローチャート！
- ○ケース・スタディを多数収載！画像問題も豊富に！

[内容]
定義／病態生理（メカニズム）／症候の見方，考え方／鑑別診断の対象疾患［フローチャート］／確定診断までのプロセス／医療面接のポイント／身体診察のポイント／検査のポイント／初期対応のポイント

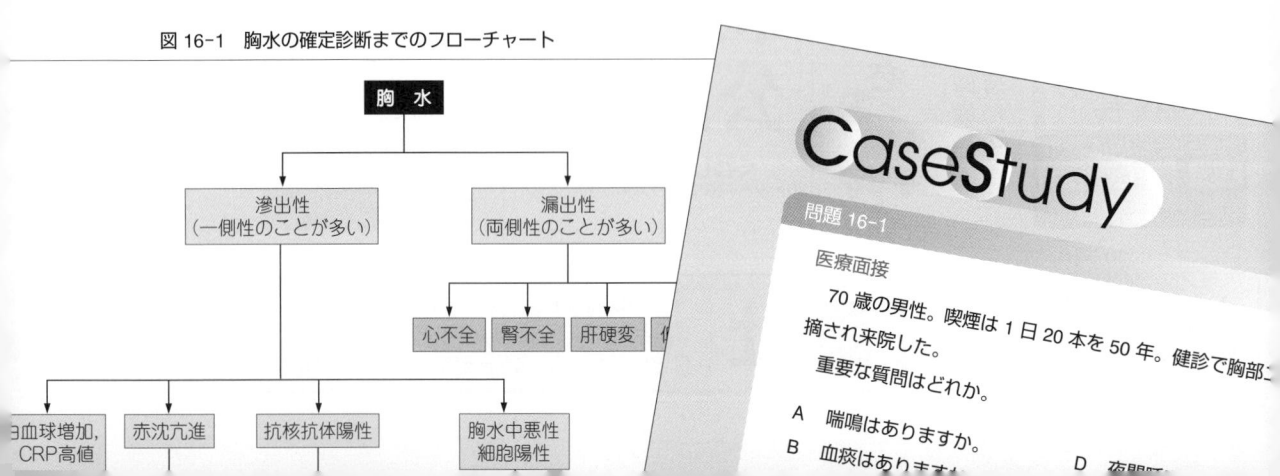

図16-1 胸水の確定診断までのフローチャート

CaseStudy

問題16-1

医療面接

70歳の男性。喫煙は1日20本を50年。健診で胸部に…摘され来院した。
重要な質問はどれか。

A 喘鳴はありますか。
B 血痰はありますか。

基礎医学を含め，専門課程で学ぶ必要のある知識の《すべて》の領域をこの一冊で網羅。

メディカル インデックス
Medical IndeX
～CBT・国試・卒試・プライマリケア対応/コアカリ準拠～

自治医科大学 医学部 医学教育センター/病理学講座
金井 信行 著

好評発売中！

A5判・ビニール装・2色刷り・464ページ・本体4,700円＋税

医学のすべてを持ち歩く。

　この本を読むことで，常に**全体を俯瞰**しながら，「現在学んでいる知識がどの位置にあるか」「何が原則で何が例外か」「同じような病変が他の臓器ではどのように理解されているか」を，**病態生理**を考えながら，**短時間**で，**論理的**に，**効率よく**学べ，**反復**することで，定着しやすい知識を得ることができると考えている。
　広い視野からみることは，**総合医**としての能力を持つために重要で，鑑別診断を考えるときに**力を発揮できる**。

（本書「まえがき」より）

株式会社 医学評論社

〒169-0073　東京都新宿区百人町1-22-23　新宿ノモスビル2F
TEL. 03-5330-2441　FAX. 03-5389-6452
URL http://www.igakuhyoronsha.co.jp/　sales@igakuhyoronsha.co.jp

HELLO MATCHING 2014

小論文・面接・筆記試験対策の ABC

好評発売中

ハローマッチング 2014

医師・作家
石黒 達昌
Ishiguro Tatsuaki

A5判・432頁
本体 2,500円+税

医師臨床研修マッチング対策に必携！
大学院入試対策にも最適！

- ☑ 文章表現のコツ，面接での基本的マナーや話術を，作家 Dr. 石黒が指南！
- ☑ 実際に出題された論文・面接テーマを事例とした解説，受験者アンケート＆各種データがさらに充実！

人気病院情報満載

(株)医学評論社

〒169-0073 東京都新宿区百人町 1-22-23
電話：03 (5330) 2441／FAX：03 (5389) 6452
E-mail：sales@igakuhyoronsha.co.jp